Imunologia Básica

Funções e Distúrbios do
Sistema Imunológico

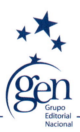

O GEN | Grupo Editorial Nacional – maior plataforma editorial brasileira no segmento científico, técnico e profissional – publica conteúdos nas áreas de ciências da saúde, exatas, humanas, jurídicas e sociais aplicadas, além de prover serviços direcionados à educação continuada e à preparação para concursos.

As editoras que integram o GEN, das mais respeitadas no mercado editorial, construíram catálogos inigualáveis, com obras decisivas para a formação acadêmica e o aperfeiçoamento de várias gerações de profissionais e estudantes, tendo se tornado sinônimo de qualidade e seriedade.

A missão do GEN e dos núcleos de conteúdo que o compõem é prover a melhor informação científica e distribuí-la de maneira flexível e conveniente, a preços justos, gerando benefícios e servindo a autores, docentes, livreiros, funcionários, colaboradores e acionistas.

Nosso comportamento ético incondicional e nossa responsabilidade social e ambiental são reforçados pela natureza educacional de nossa atividade e dão sustentabilidade ao crescimento contínuo e à rentabilidade do grupo.

Imunologia Básica

Funções e Distúrbios do
Sistema Imunológico

Abul K. Abbas, MBBS
Emeritus Professor, Department of Pathology, University of California San Francisco,
San Francisco, California.

Andrew H. Lichtman, MD, PhD
Professor of Pathology, Harvard Medical School, Brigham and Women's Hospital, Boston, Massachusetts.

Shiv Pillai, MBBS, PhD
Professor of Medicine and Health Sciences and Technology, Harvard Medical School,
Massachusetts General Hospital, Boston, Massachusetts.

Ilustrações por David L. Baker, MA.

Tradução e Revisão Técnica
Anderson de Sá Nunes
(Capítulos 3, 4, 6, 8, 10, 12, Glossário e Respostas)
Bacharel em Ciências Biológicas – Modalidade Médica – pelo Instituto de Biociências de Botucatu da Universidade Estadual Paulista (IBB/UNESP). Mestre e Doutor em Imunologia Básica e Aplicada pela Faculdade de Medicina de Ribeirão Preto da Universidade de São Paulo (FMRP/USP). Professor Titular do Departamento de Imunologia, Instituto de Ciências Biomédicas da Universidade de São Paulo (ICB/USP). Professor Visitante do Department of Medicine, Division of Infectious Diseases, Vanderbilt University Medical Center (VUMC), EUA. Pós-Doutorado pelo National Institutes of Allergy and Infectious Diseases, National Institutes of Health (NIAID/NIH), EUA.

Josiane Betim de Assis
(Capítulos 1, 2, 5, 7, 9, 11, Apêndices 1 a 3)
Bacharel em Biomedicina, com Especialização em Patologia Clínica pelo Centro Universitário Campo Real. Mestre e Doutora em Imunologia pelo Instituto de Ciências Biomédicas da Universidade de São Paulo (ICB/USP).

7ª edição

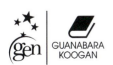

- Os autores deste livro e a editora empenharam seus melhores esforços para assegurar que as informações e os procedimentos apresentados no texto estejam em acordo com os padrões aceitos à época da publicação. Entretanto, tendo em conta a evolução das ciências, as atualizações legislativas, as mudanças regulamentares governamentais e o constante fluxo de novas informações sobre os temas que constam do livro, recomendamos enfaticamente que os leitores consultem sempre outras fontes fidedignas, de modo a se certificarem de que as informações contidas no texto estão corretas e de que não houve alterações nas recomendações ou na legislação regulamentadora.
- Data do fechamento do livro: 09/10/2024.
- Os autores e a editora se empenharam para citar adequadamente e dar o devido crédito a todos os detentores de direitos autorais de qualquer material utilizado neste livro, dispondo-se a possíveis acertos posteriores caso, inadvertida e involuntariamente, a identificação de algum deles tenha sido omitida.
- **Atendimento ao cliente: (11) 5080-0751 | faleconosco@grupogen.com.br**
- Traduzido de:
BASIC IMMUNOLOGY: FUNCTIONS AND DISORDERS OF THE IMMUNE SYSTEM, SEVENTH EDITION
Copyright © 2024 by Elsevier Inc. All rights reserved, including those for text and data mining, AI training, and similar technologies.
Publisher's note: Elsevier takes a neutral position with respect to territorial disputes or jurisdictional claims in its published content, including in maps and institutional affiliations.
Previous editions copyrighted 2020, 2016, 2014, 2011, 2009, 2006, 2004, and 2001.

  This edition of *Basic Immunology: Functions and Disorders of the Immune System, 7th edition*, by Abul K. Abbas, Andrew H. Lichtman, and Shiv Pillai, is published by arrangement with Elsevier Inc.
ISBN: 978-0-443-10519-7
Esta edição de *Basic Immunology: Functions and Disorders of the Immune System, 7ª edição*, de Abul K. Abbas, Andrew H. Lichtman e Shiv Pillai, é publicada por acordo com a Elsevier Inc.

- Direitos exclusivos para a língua portuguesa
Copyright © 2025 by
GEN | Grupo Editorial Nacional S/A.
Publicado pelo selo Editora Guanabara Koogan Ltda.
Travessa do Ouvidor, 11
Rio de Janeiro – RJ – 20040-040
www.grupogen.com.br

- Reservados todos os direitos. É proibida a duplicação ou reprodução deste volume, no todo ou em parte, em quaisquer formas ou por quaisquer meios (eletrônico, mecânico, gravação, fotocópia, distribuição pela Internet ou outros), sem permissão, por escrito, do GEN | Grupo Editorial Nacional S/A.
- Capa: Bruno Sales
- Imagem da capa: © Marcin Klapczynski (iStock)
- Editoração eletrônica: Anthares

Nota

Este livro foi produzido pelo GEN | Grupo Editorial Nacional, sob sua exclusiva responsabilidade. Profissionais da área da Saúde devem fundamentar-se em sua própria experiência e em seu conhecimento para avaliar quaisquer informações, métodos, substâncias ou experimentos descritos nesta publicação antes de empregá-los. O rápido avanço nas Ciências da Saúde requer que diagnósticos e posologias de fármacos, em especial, sejam confirmados em outras fontes confiáveis. Para todos os efeitos legais, a Elsevier, os autores, os editores ou colaboradores relacionados a esta obra não podem ser responsabilizados por qualquer dano ou prejuízo causado a pessoas físicas ou jurídicas em decorrência de produtos, recomendações, instruções ou aplicações de métodos, procedimentos ou ideias contidos neste livro.

- Ficha catalográfica

A112i
7. ed.

  Abbas, Abul K.
  Imunologia básica : funções e distúrbios do sistema imunológico / Abul K. Abbas, Andrew H. Lichtman, Shiv Pillai ; [ilustração David L. Baker] ; tradução e revisão técnica Anderson de Sá Nunes, Josiane Betim de Assis. - 7. ed. - Rio de Janeiro : Guanabara Koogan, 2025.
  il. ; 24 cm.

  Tradução de: Basic immunology : functions and disorders of the immune system
  Apêndice
  Inclui índice
  Inclui glossário
  ISBN 978-65-6111-019-8

  1. Imunologia. 2. Sistema imunológico. 3. Doenças imunológicas. I. Lichtman, Andrew H. II. Pillai, Shiv. III. Baker, David L. IV. Nunes, Anderson de Sá. V. Assis, Josiane Betim de. V. Título.

24-94088
CDD: 616.97
CDU: 616.98:577.27

Meri Gleice Rodrigues de Souza - Bibliotecária - CRB-7/6439

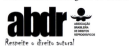

Aos nossos alunos

PREFÁCIO

A sétima edição de *Imunologia Básica: Funções e Distúrbios do Sistema Imunológico* foi revisada para que fossem incluídos os avanços recentes em nosso conhecimento sobre o sistema imune. Desde a primeira edição, os objetivos originais deste livro eram: apresentar conceitos atuais em imunologia de maneira convincente e com detalhes suficientes para que fossem compreendidos pelos estudantes da disciplina; e enfatizar aspectos clínicos como a patogênese das doenças e o desenvolvimento de novas terapias com base na ciência básica da imunologia. Esses permanecem sendo os objetivos pelos quais continuamos nos esforçando. Com melhor compreensão da resposta imune normal, acreditamos que é possível apresentar o conhecimento fundamental de modo conciso. Além disso, tem havido um progresso impressionante na aplicação de princípios básicos para a compreensão e o tratamento de doenças humanas, um tema que é de interesse primordial para estudantes de Medicina e ciências da saúde afins. Entre os avanços recentes, os mais importantes são o desenvolvimento da imunoterapia contra o câncer e as novas informações sobre pandemias, imunidade de rebanho e vacinas, que ilustram como a ciência fundamental pode ser traduzida na prática clínica.

De maneira mais específica, esta edição se concentra nos objetivos a seguir. Primeiramente, apresentamos os princípios mais importantes que regem a função do sistema imune, sintetizando conceitos-chave a partir da vasta quantidade de dados experimentais que surgiram no campo da imunologia. Também priorizamos conteúdos relevantes para a saúde e sobre as doenças humanas. Percebemos que, em qualquer discussão concisa acerca de fenômenos complexos, é inevitável que exceções e ressalvas não possam ser consideradas em detalhes, de modo que foram frequentemente omitidas. Em segundo lugar, concentramo-nos nas respostas imunes contra microrganismos infecciosos; logo, a maior parte das abordagens sobre o assunto se insere nesse contexto. Em terceiro, fizemos extenso uso de ilustrações para destacar princípios importantes e reduzimos os detalhes factuais que podem ser encontrados em livros-texto mais abrangentes. Em quarto lugar, discutimos sobre as doenças imunes a partir da perspectiva dos princípios, enfatizando a sua relação com as respostas imunes normais e evitando detalhes de síndromes clínicas e tratamentos. Incluímos, ainda, casos clínicos selecionados em um *Apêndice*, para ilustrar como os princípios da imunologia podem ser aplicados a doenças humanas comuns. Finalmente, para tornar cada capítulo legível isoladamente, repetimos ideias-chave em diferentes partes do livro. Acreditamos que isso ajudará os estudantes a compreender os conceitos mais importantes.

Esperamos que os alunos considerem esta nova edição clara, convincente, útil e agradável de se ler. Desejamos que o livro transmita nosso entusiasmo sobre como o campo da imunologia evoluiu e continua a crescer em relevância para a saúde e as doenças humanas. Embora tenhamos sido incentivados a desenvolver este projeto em função de nossas associações com cursos de medicina, a expectativa é que ele também seja valioso para estudantes de áreas afins da saúde e da biologia. Teremos sucesso se o livro conseguir responder a muitas das questões que alunos dessas áreas têm sobre o sistema imune e, ao mesmo tempo, incentivá-los a aprofundar-se ainda mais na imunologia.

Várias pessoas foram fundamentais na elaboração deste livro. Nosso talentoso ilustrador, David Baker, continua a converter efetivamente nossas ideias em imagens informativas e esteticamente agradáveis. Nossa editora de desenvolvimento, Rebecca Gruliow, e nosso editor, Jeremy Bowes, mantiveram o projeto organizado e no caminho certo, apesar das pressões de tempo e logística. Clay Broeker conduziu o livro pelo processo de produção de maneira eficiente e profissional. A todos eles, devemos os nossos sinceros agradecimentos. Finalmente, temos uma enorme dívida de gratidão para com as nossas famílias, cujos apoio e incentivo têm sido inabaláveis.

Abul K. Abbas
Andrew H. Lichtman
Shiv Pillai

SUMÁRIO

1. **Introdução ao Sistema Imune, 1**
   Nomenclatura, Propriedades Gerais e Componentes

2. **Imunidade Inata, 25**
   Defesa Inicial contra Infecções

3. **Apresentação de Antígenos aos Linfócitos T e Funções das Moléculas do Complexo Principal de Histocompatibilidade, 59**
   O que os Linfócitos T Veem

4. **Reconhecimento de Antígenos no Sistema Imune Adaptativo, 85**
   Estrutura dos Receptores Antigênicos dos Linfócitos e Desenvolvimento dos Repertórios Imunes

5. **Imunidade Mediada por Células T, 113**
   Ativação de Linfócitos T

6. **Mecanismos Efetores da Imunidade Mediada pelas Células T, 141**
   Funções das Células T na Defesa do Hospedeiro

7. **Respostas Imunes Humorais, 161**
   Ativação de Linfócitos B e Produção de Anticorpos

8. **Mecanismos Efetores da Imunidade Humoral, 187**
   Eliminação de Microrganismos Extracelulares e Toxinas

9. **Tolerância Imunológica e Autoimunidade, 209**
   Discriminação do Próprio/Não Próprio pelo Sistema Imune e sua Falha

10. **Imunologia dos Tumores e do Transplante, 229**
    Respostas Imunes a Células Cancerosas e a Células Estranhas Normais

11. **Hipersensibilidade, 255**
    Distúrbios Causados por Respostas Imunes

12. **Doenças de Imunodeficiência, 277**
    Distúrbios Causados por Problemas na Imunidade

Glossário, 295

Apêndice 1 Principais Características de Moléculas CD Selecionadas, 331

Apêndice 2 Citocinas, 341

Apêndice 3 Casos Clínicos, 346

Respostas das Questões de Revisão, 364

Índice Alfabético, 379

Imunologia Básica

Funções e Distúrbios do
Sistema Imunológico

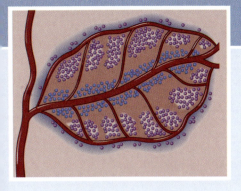

Introdução ao Sistema Imune
Nomenclatura, Propriedades Gerais e Componentes

VISÃO GERAL DO CAPÍTULO

Infecções e Imunidade, 2
Distúrbios Imunológicos, 3
Estágios da Defesa do Hospedeiro: Imunidade Inata e Adaptativa, 4
  Divisão do trabalho: tipos de imunidade adaptativa, 5
Propriedades das Respostas Imunes Adaptativas, 7
  Especificidade e diversidade, 8
  Memória, 9
  Não reatividade ao próprio organismo, 10

  Outras características da imunidade adaptativa, 10
Células do Sistema Imune Adaptativo, 10
  Linfócitos, 10
  Células apresentadoras de antígenos, 14
Tecidos do Sistema Imune, 16
  Tecidos e órgãos linfoides secundários (periféricos), 16
  Recirculação e migração de linfócitos para os tecidos, 20
Resumo, 23

O termo *imunidade* geralmente se refere à proteção contra patógenos infecciosos. No entanto, reações a algumas substâncias não infecciosas, incluindo moléculas ambientais inócuas, tumores e até mesmo moléculas próprias do organismo, também são consideradas tipos de imunidade (alergia, imunidade tumoral e autoimunidade, respectivamente). O conjunto de células, tecidos e moléculas que mediam essas reações é chamado **sistema imune**, e a resposta coordenada dessas células e moléculas aos patógenos e outras substâncias constitui uma **resposta imune**. Imunologia é o estudo do sistema imune e de suas funções. Esse campo chamou a atenção de cientistas, médicos e do público em geral por vários motivos (Figura 1.1). Conforme discutiremos mais adiante, o sistema imune é a principal defesa contra infecções. As consequências devastadoras de pandemias como a covid-19 destacaram a importância de se aprender como preparar as respostas imunes. O sistema imune previne o crescimento de alguns tumores, e certos tipos de câncer podem ser tratados com o estímulo de respostas imunes contra células tumorais. Esses conceitos são a base da imunoterapia contra o câncer, uma modalidade terapêutica que tem transformado o tratamento de muitos pacientes com câncer. As respostas imunes podem tornar-se anormais e causar doenças inflamatórias com grave morbidade e mortalidade. Alergias e doenças autoimunes são exemplos de tais distúrbios. A resposta imune danifica os tecidos transplantados e é a principal barreira para o sucesso do transplante de órgãos. A ampla adoção do transplante como terapia se tornou possível devido ao desenvolvimento de medicamentos eficazes para suprimir essas respostas imunes.

Papel do sistema imune	Implicações
Defesa contra infecções	A imunidade deficiente resulta em maior suscetibilidade a infecções; exemplificada pela AIDS A vacinação aumenta as defesas imunológicas e protege contra infecções
Defesa contra tumores	Potencial para imunoterapia do câncer
Controle da regeneração e cicatrização tecidual	Reparo de tecidos danificados
Lesão celular e inflamação patológica	As respostas imunológicas são a causa de doenças alérgicas, autoimunes, outras doenças inflamatórias e de algumas das consequências prejudiciais das infecções
Reconhecimento e lesão de enxertos teciduais e de proteínas recentemente introduzidas	As respostas imunológicas são barreiras para o transplante e a terapia gênica

Figura 1.1 Importância do sistema imunológico na saúde e na doença. Esta tabela resume algumas funções fisiológicas do sistema imunológico e seu papel nas doenças. *AIDS*, síndrome da imunodeficiência adquirida.

Este capítulo introduz a nomenclatura usada na imunologia, as propriedades gerais importantes de todas as respostas imunes e as células e os tecidos que são os principais componentes do sistema imunológico. Em particular, são abordadas as seguintes questões:

- Que tipos de respostas imunes protegem os indivíduos contra infecções?
- Quais são as características importantes da imunidade e quais mecanismos são responsáveis por essas características?
- Como as células e os tecidos do sistema imune estão organizados para encontrar os microrganismos e responder a eles de maneira que levem à sua eliminação?

Os princípios básicos aqui apresentados preparam o terreno para discussões mais detalhadas sobre respostas imunes em capítulos posteriores. Um glossário dos termos importantes usados neste livro é fornecido ao fim dele.

INFECÇÕES E IMUNIDADE

A função fisiológica mais importante do sistema imune é prevenir e erradicar infecções. Indivíduos com respostas imunes defeituosas apresentam maior suscetibilidade a infecções graves, muitas vezes fatais. Por outro lado, estimular respostas imunes contra microrganismos por meio da vacinação é o método mais eficaz de proteger os indivíduos contra infecções; essa abordagem levou à erradicação global da varíola, a única doença eliminada da civilização pela intervenção humana (Figura 1.2). A pandemia de gripe de 1918, o surgimento da síndrome da imunodeficiência adquirida (AIDS, do inglês *acquired immunodeficiency syndrome*) na década de 1980

Doença	Número máximo de casos (ano)	Número de casos em 2019
Difteria	206.939 (1921)	2
Sarampo	894.134 (1941)	1.192
Caxumba	152.209 (1968)	3.780
Coqueluche	265.269 (1934)	18.617
Poliomielite (paralisia)	21.269 (1952)	0
Rubéola	57.686 (1969)	6
Tétano	1.560 (1923)	26
Doenças causadas por *Haemophilus influenzae* tipo B	Cerca de 20.000 (1984)	18
Hepatite B	26.611 (1985)	3.563

	Média de mortes diárias por 100.000 pessoas que testaram positivo:	
	Não vacinadas	Vacinadas
Covid-19	1,3	0,1

Figura 1.2 Eficácia da vacinação para algumas doenças infecciosas comuns nos EUA. Muitas doenças infecciosas, para as quais vacinas eficazes foram desenvolvidas, foram praticamente erradicadas nos EUA e em outros países economicamente desenvolvidos. As vacinas contra o SARS-CoV-2 reduziram drasticamente os riscos de desenvolvimento de casos graves de covid-19. Os dados da taxa de mortalidade da covid-19 são de um período de 6 meses em 2021. (Adaptada de Orenstein WA, Hinman AR, Bart KJ, Hadler SC. Immunization. In: Mandell GL, Bennett JE, Dolin R, editors: *Principles and Practices of Infectious Diseases*, 4th ed. New York, NY: Churchill Livingstone, 1995; e *Nationally Notifiable Infectious Diseases and Conditions, United States: 2018 Annual Tables*.)

e a covid-19 em 2019 enfatizaram, tragicamente, a importância do sistema imune para a defesa dos indivíduos contra infecções. Esses agentes patogênicos recém-surgidos causaram infecções generalizadas, principalmente porque as populações não tinham sido anteriormente expostas a eles e, portanto, não estavam imunes. As pandemias geralmente diminuem quando uma grande fração da população desenvolve imunidade (chamada *imunidade de rebanho*) como resultado de vacinação ou de infecção natural. No caso do vírus da imunodeficiência humana (HIV, do inglês *human immunodeficiency virus*)/AIDS, não existe imunidade de rebanho nem vacina eficaz, e o controle da infecção em muitas partes do mundo dependeu do desenvolvimento de medicamentos antivirais eficazes.

DISTÚRBIOS IMUNOLÓGICOS

O sistema imune reage contra patógenos infecciosos potencialmente prejudiciais e cânceres, mas normalmente não responde a moléculas do próprio organismo ou a antígenos estranhos inócuos (a base dessa não reatividade será discutida em capítulos posteriores). Em alguns indivíduos geneticamente predispostos, o sistema imune desencadeia reações prejudiciais contra estruturas próprias, causando doenças autoimunes, ou contra substâncias ambientais comuns causadoras de alergias. Esses distúrbios são caracterizados por uma reação das células hospedeiras denominada **inflamação** (ver Capítulo 2). A inflamação nessas doenças é geralmente crônica (prolongada) porque os antígenos desencadeantes não podem ser eliminados, resultando em danos aos tecidos normais. Alguns dos tratamentos mais bem-sucedidos para essas doenças inflamatórias crônicas são especificamente direcionados para componentes da resposta imune. Por exemplo, a terapia atual para doenças autoimunes, como a artrite reumatoide e a psoríase, e para doenças alérgicas, como a asma, baseia-se no bloqueio terapêutico de moléculas chamadas citocinas, responsáveis por muitos dos efeitos nocivos das respostas imunológicas. Às vezes, as respostas imunes protetoras contra as infecções podem causar danos aos tecidos e disfunção de órgãos. Por exemplo, na covid-19, uma parte significativa da morbidade é o resultado de respostas inflamatórias ao vírus, não dos danos causados por ele mesmo.

ESTÁGIOS DA DEFESA DO HOSPEDEIRO: IMUNIDADE INATA E ADAPTATIVA

A defesa contra infecções é fornecida pelas reações iniciais da imunidade inata e pelas reações posteriores, mais poderosas, da imunidade adaptativa (Figura 1.3). A imunidade inata, também chamada imunidade natural ou imunidade nativa, está sempre presente em indivíduos saudáveis (por isso o termo *inata*), preparada para bloquear a entrada de microrganismos e eliminar rapidamente os que conseguem entrar nos tecidos do hospedeiro. A imunidade adaptativa, também chamada imunidade específica ou imunidade adquirida, requer proliferação e

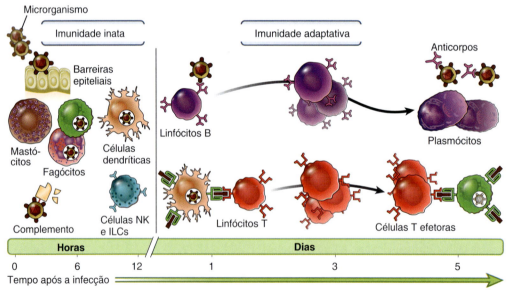

Figura 1.3 Principais componentes da imunidade inata e adaptativa. Os componentes da imunidade inata fornecem a defesa inicial contra infecções. Alguns deles (p. ex., barreiras epiteliais) previnem infecções, e outros (p. ex., fagócitos, células *natural killer* [NK], células linfoides inatas [ILCs, do inglês *innate lymphoid cells*], o sistema complemento) eliminam microrganismos. As respostas imunes adaptativas desenvolvem-se mais tarde e são mediadas por linfócitos e seus produtos. Os anticorpos bloqueiam as infecções e eliminam os microrganismos extracelulares, enquanto os linfócitos T erradicam os microrganismos intracelulares. A cinética das respostas imunes inata e adaptativa são aproximações e podem variar em diferentes infecções.

diferenciação de linfócitos em resposta a microrganismos antes de poder fornecer uma defesa eficaz (*i. e.*, adapta-se à presença de invasores microbianos). A potência das respostas imunes adaptativas se deve ao aumento extraordinário no número de linfócitos específicos contra microrganismos em resposta à infecção, às funções altamente especializadas de diferentes classes de linfócitos e às respostas aprimoradas observadas após exposições repetidas ao mesmo microrganismo (o fenômeno da memória imunológica, discutido posteriormente). A resposta imune adaptativa leva alguns dias para se desenvolver, e a imunidade inata fornece defesa nesse intervalo crítico logo após a infecção. A imunidade inata é filogeneticamente mais antiga e o sistema imune adaptativo, mais especializado, desenvolveu-se posteriormente.

Na imunidade inata, as primeiras linhas de defesa são fornecidas pelas barreiras epiteliais da pele e dos tecidos da mucosa, substâncias antimicrobianas produzidas pelas células da barreira epitelial e outras células localizadas dentro ou sob o epitélio, todas as quais funcionam para bloquear a entrada de microrganismos. Se os microrganismos romperem o epitélio e entrarem nos tecidos ou na circulação, vários outros componentes do sistema imune inato promoverão defesa contra eles, incluindo fagócitos e proteínas plasmáticas, como o sistema complemento. Além de fornecerem a defesa inicial contra infecções, as respostas imunes inatas são necessárias para iniciar respostas imunes adaptativas contra os agentes infecciosos. As células e moléculas da imunidade inata reconhecem um número limitado de estruturas moleculares compartilhadas por classes de microrganismos. Os componentes e mecanismos da imunidade inata são discutidos detalhadamente no Capítulo 2; o restante deste capítulo é uma introdução à imunidade adaptativa.

A resposta imune adaptativa é mediada por linfócitos com receptores altamente diversos e variáveis para substâncias estranhas e produtos dessas células, como anticorpos e outras proteínas. As respostas imunes adaptativas são essenciais para a defesa contra patógenos infecciosos que podem ter evoluído para resistir à imunidade inata. Os linfócitos da imunidade adaptativa expressam receptores que reconhecem especificamente uma ampla variedade de moléculas produzidas por microrganismos, bem como moléculas não infecciosas. Qualquer molécula que seja reconhecida de maneira específica por linfócitos ou anticorpos é chamada **antígeno**.

Divisão do trabalho: tipos de imunidade adaptativa

Existem dois tipos de imunidade adaptativa, denominadas imunidade humoral e imunidade mediada por células (ou celular), compostas de diferentes células e moléculas que fornecem defesa contra microrganismos em diferentes locais (Figura 1.4). Os microrganismos extracelulares (que sobrevivem fora das células hospedeiras e são facilmente destruídos quando ingeridos pelos fagócitos) são combatidos por anticorpos. Os microrganismos que evoluíram para sobreviver dentro das células hospedeiras, seja nas vesículas fagocíticas, seja no citosol, são erradicados pelas ações dos linfócitos T.

- A **imunidade humoral** é mediada por proteínas chamadas **anticorpos**, que são produzidas por células chamadas **linfócitos B**. Os anticorpos secretados entram na circulação, nos fluidos teciduais extracelulares e nos lumens de órgãos revestidos por mucosa como os sistemas gastrintestinal e respiratório. Os anticorpos conferem defesa contra microrganismos presentes nesses locais, impedindo-os de invadirem células teciduais e neutralizando as toxinas produzidas pelos microrganismos. Os anticorpos também aumentam a captação de microrganismos extracelulares pelos fagócitos, resultando na morte desses patógenos. Além disso, os anticorpos são transportados por meio da placenta para a circulação fetal e protegem o feto e o recém-nascido contra infecções
- A defesa contra microrganismos que entraram nas células hospedeiras é denominada **imunidade mediada por células**, por ser mediada

por células chamadas **linfócitos T**. Muitos microrganismos intracelulares podem viver e replicar dentro de células infectadas, inclusive em fagócitos. Embora possam prevenir que esses microrganismos infectem as células teciduais, os anticorpos não são efetivos depois que os microrganismos entram nas células. A imunidade mediada por células é especialmente importante na defesa contra esses microrganismos intracelulares. Como discutiremos mais tarde, existem duas classes principais de linfócitos T. Os linfócitos T auxiliares (também conhecidos como linfócitos T *helper*) produtores de citocinas ativam os fagócitos para destruir microrganismos que foram ingeridos e vivem dentro das vesículas intracelulares desses fagócitos. Os linfócitos T citotóxicos matam qualquer tipo de células hospedeiras (inclusive células não fagocíticas) que abriguem microrganismos infecciosos, como vírus, no citoplasma. Alguns linfócitos T auxiliares também promovem defesa contra microrganismos extracelulares, por meio do recrutamento de grande número de fagócitos para os sítios de infecção, em que esses fagócitos ingerem e destroem os microrganismos.

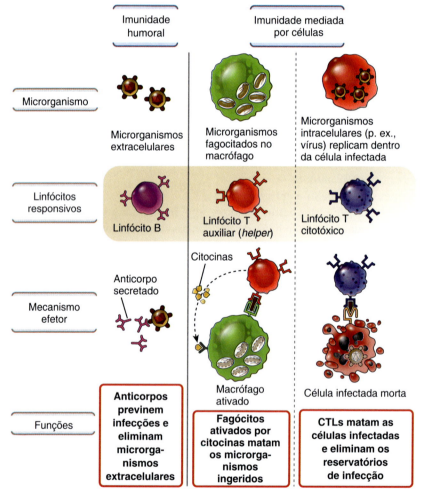

Figura 1.4 Tipos de imunidade adaptativa. Na imunidade humoral, os linfócitos B secretam anticorpos que eliminam microrganismos extracelulares. Na imunidade mediada por células, alguns linfócitos T secretam proteínas solúveis chamadas citocinas, que recrutam e ativam fagócitos para destruir microrganismos ingeridos, e outros linfócitos T matam células infectadas. *CTLs*, linfócitos T citotóxicos.

As especificidades dos linfócitos B e T diferem em aspectos importantes. A maioria das células T reconhece somente fragmentos peptídicos de antígenos proteicos apresentados nas superfícies celulares e, assim, detecta a presença de microrganismos intracelulares, enquanto as células B e os anticorpos são capazes de reconhecer muitos tipos de moléculas diferentes, tais como proteínas, carboidratos, ácidos nucleicos e lipídios provenientes de microrganismos extracelulares. Essas e outras diferenças são discutidas mais detalhadamente adiante.

A imunidade pode ser induzida em um indivíduo por infecção ou vacinação (imunidade ativa), ou conferida a um indivíduo por meio da transferência de anticorpos de outro indivíduo ativamente imunizado (imunidade passiva).

- Na **imunidade ativa**, um indivíduo exposto aos antígenos de um microrganismo monta uma resposta para erradicar a infecção e desenvolve resistência a infecções posteriores pelo mesmo microrganismo. Diz-se que esse indivíduo está imune ao microrganismo, ao contrário de um indivíduo que nunca foi exposto previamente aos antígenos desse microrganismo e é considerado *naive* em relação a ele

- Na **imunidade passiva**, um indivíduo *naive* recebe anticorpos de outro indivíduo que já é imune a uma infecção ou recebe anticorpos protetores sintetizados em laboratório. O receptor adquire a capacidade de combater a infecção, mas apenas enquanto durarem os anticorpos transferidos. A imunidade passiva, portanto, é útil para conferir imunidade rapidamente, mesmo antes de o indivíduo ser capaz de montar uma resposta ativa, mas isso não induz resistência duradoura à infecção. O único exemplo fisiológico de imunidade passiva é observado em recém-nascidos, cujos sistemas imunes não são maduros o suficiente para responder a muitos patógenos, mas que são protegidos contra infecções pela aquisição de anticorpos maternos durante a vida fetal, por meio da placenta, e durante o período neonatal, a partir do leite materno. Do ponto de vista clínico, a imunidade passiva é útil tanto para o tratamento de algumas imunodeficiências usando-se uma mistura (*pool*) de anticorpos provenientes de múltiplos doadores quanto para o tratamento emergencial de algumas infecções virais, como SARS-CoV-2, e de picadas de cobra utilizando-se soro proveniente de doadores imunizados. Recentemente, algumas infecções virais, incluindo SARS-CoV-2, foram tratadas pela administração de anticorpos purificados, provenientes de indivíduos infectados, ou de anticorpos monoclonais produzidos em laboratório. Anticorpos desenvolvidos para reconhecer tumores são, hoje em dia, amplamente usados na imunoterapia passiva do câncer. A imunidade passiva pela transferência de células T entre pessoas geneticamente não idênticas não é possível porque as células transferidas serão rejeitadas.

PROPRIEDADES DAS RESPOSTAS IMUNES ADAPTATIVAS

Várias propriedades das respostas imunes adaptativas são decisivas para a efetividade dessas respostas no combate às infecções (Figura 1.5).

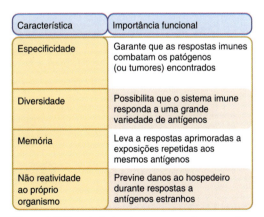

Figura 1.5 Propriedades das respostas imunes adaptativas. Esta tabela resume as propriedades importantes das respostas imunes adaptativas e como cada característica contribui para a defesa do hospedeiro contra microrganismos.

Especificidade e diversidade

O sistema imune adaptativo é capaz de distinguir milhões de antígenos ou porções de antígenos diferentes, uma característica referida como especificidade. Isso garante que, quando um indivíduo é infectado por um microrganismo, a resposta seja dirigida especificamente contra esse microrganismo e não, de maneira desnecessária, contra outros que não estejam infectando-o. Cada linfócito expressa um único receptor de antígeno e pode, portanto, reconhecer e responder a apenas um antígeno. Dado que o sistema imune precisa ser capaz de reagir a um vasto número de antígenos de todos os possíveis agentes patogênicos infecciosos, o conjunto total de especificidades dos linfócitos, por vezes denominado repertório de linfócitos, é extremamente diversificado. Em um adulto, existem cerca de 0,5 a 1×10^{12} linfócitos B e T, consistindo em milhões de clones (cada clone é constituído por todas as células derivadas de um único linfócito), e todas as células de um dado clone expressam receptores antigênicos idênticos, os quais diferem dos receptores de todos os outros clones. Conhecemos, atualmente, a base molecular da geração desta notável diversidade dos linfócitos (ver Capítulo 4). A hipótese da seleção clonal, formulada nos anos 1950, previu corretamente que os clones de linfócitos específicos para diferentes antígenos se desenvolvem antes de um encontro com esses antígenos e que cada antígeno desencadeia uma resposta imune por meio da seleção e ativação dos linfócitos de um dado clone específico (Figura 1.6).

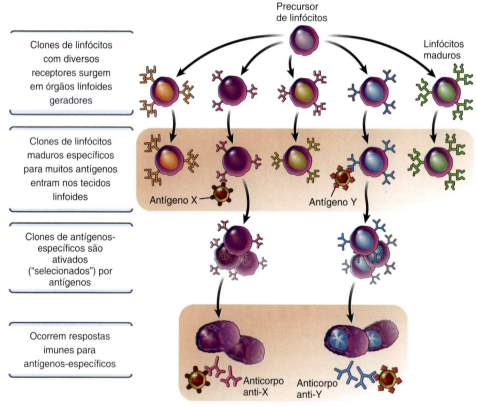

Figura 1.6 Seleção clonal. Linfócitos maduros com receptores para diversos antígenos se desenvolvem antes de encontrarem os antígenos. O termo *clone* refere-se a uma população de linfócitos com receptores antigênicos idênticos e, portanto, especificidades idênticas; todas essas células são presumivelmente derivadas de uma célula precursora. Cada antígeno (p. ex., X e Y) seleciona um clone preexistente de linfócitos específicos e estimula a proliferação e a diferenciação desse clone. O diagrama mostra apenas linfócitos B dando origem a células secretoras de anticorpos, mas o mesmo princípio se aplica aos linfócitos T.

A diversidade do repertório de linfócitos também significa que, antes da exposição a qualquer antígeno, muito poucas células, talvez apenas 1 em 100.000 ou 1 em 1.000.000 de linfócitos, são específicas para aquele antígeno. Assim, o número total de linfócitos que podem reconhecer e reagir contra qualquer antígeno varia de, aproximadamente, 1.000 a 10.000 células. Para montar uma defesa efetiva contra microrganismos em rápida proliferação, esses poucos linfócitos têm de originar um grande número de células capazes de eliminar os microrganismos. A acentuada expansão proliferativa do clone de linfócitos específicos para qualquer antígeno mediante a exposição a esse antígeno é denominada expansão clonal.

Memória

O sistema imune adaptativo monta respostas mais rápidas, amplas e efetivas à exposição repetida ao mesmo antígeno. Essa característica das respostas imunes adaptativas implica que o sistema imune "se lembre" de cada encontro com o antígeno; essa propriedade da imunidade adaptativa é denominada **memória imunológica**. A resposta à primeira exposição ao antígeno, chamada **resposta imune primária**, é iniciada por linfócitos conhecidos como linfócitos *naive*, que encontram o antígeno pela primeira vez (Figura 1.7). O termo *naive* se refere ao fato de essas células serem imunologicamente inexperientes, sem nunca terem respondido antes ao antígeno. Encontros subsequentes com o mesmo antígeno levam às chamadas **respostas imunes secundárias**, em geral, mais amplas, mais rápidas e mais capazes de eliminar o antígeno do que as respostas primárias. As respostas secundárias são geradas pela ativação de linfócitos de memória, os quais são células de vida longa induzidas durante a resposta imune primária. A memória imunológica otimiza a capacidade do sistema

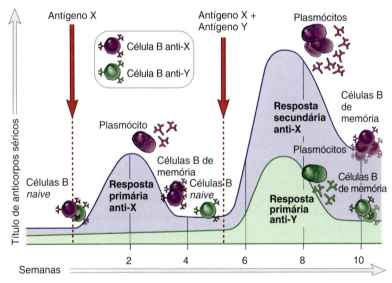

Figura 1.7 Respostas imunes primárias e secundárias. As propriedades de memória e especificidade podem ser demonstradas por meio de repetidas imunizações com antígenos definidos em experimentos com animais. Os antígenos X e Y induzem a produção de diferentes anticorpos (um reflexo da especificidade). A resposta secundária ao antígeno X é mais rápida e maior que a resposta primária (ilustrando a memória) e é diferente da resposta primária ao antígeno Y (refletindo, novamente, a especificidade). Os níveis de anticorpos diminuem com o tempo após cada imunização. O nível de anticorpo produzido é mostrado como valores arbitrários e varia com o tipo de exposição ao antígeno. Apenas as células B são mostradas, mas as mesmas características são observadas nas respostas das células T aos antígenos. O tempo após a imunização pode ser de 1 a 3 semanas para uma resposta primária e de 2 a 7 dias para uma resposta secundária, embora a cinética varie dependendo do antígeno e da natureza da imunização.

imune de combater infecções persistentes e recorrentes, porque cada exposição a um microrganismo gera mais células de memória e ativa células de memória geradas previamente. Ela é um mecanismo pelo qual as vacinas conferem proteção duradoura contra as infecções.

Não reatividade ao próprio organismo

O sistema imune é capaz de reagir contra um número enorme e uma diversidade de microrganismos e outros antígenos estranhos, mas em geral não reage contra as substâncias potencialmente antigênicas do próprio hospedeiro, chamadas autoantígenos. Essa ausência de resposta é chamada **tolerância imunológica**, referindo-se à capacidade do sistema imune de coexistir com (tolerar) moléculas, células e tecidos próprios potencialmente antigênicos. A falha na autotolerância é a anormalidade fundamental nas doenças autoimunes.

Outras características da imunidade adaptativa

As respostas imunes adaptativas têm outras características importantes para suas funções.

- As respostas imunes são especializadas, e diferentes respostas são projetadas para conferir a melhor defesa contra diferentes tipos de microrganismos e em diferentes sítios de infecções. Por exemplo, existem diversas classes de anticorpos secretados, cada um dos quais desempenha um conjunto de funções diferente, assim como existem várias subpopulações de células T, cada uma das quais combate infecções de maneiras diferentes
- Todas as respostas imunes são autolimitadas e declinam conforme a infecção é eliminada, possibilitando que o sistema retorne a um estado de repouso (homeostasia), preparado para responder a outra infecção.

CÉLULAS DO SISTEMA IMUNE ADAPTATIVO

As células do sistema imunológico derivam principalmente de progenitores da medula óssea e são amplamente classificadas em dois grupos: **células mieloides** e **células linfoides (linfócitos)** (Figura 1.8). As células mieloides consistem principalmente em fagócitos (neutrófilos e macrófagos), células apresentadoras de antígenos (APCs, do inglês *antigen-presenting cells*) (p. ex., células dendríticas) e mastócitos. Várias dessas células mieloides residem em tecidos e servem como sentinelas para detectar a presença de microrganismos e iniciar respostas imunes. Fagócitos e mastócitos são descritos no Capítulo 2. Aqui, descrevemos linfócitos e APCs, que desempenham papéis importantes na imunidade adaptativa.

Linfócitos

Os linfócitos são as únicas células que produzem receptores específicos clonalmente distribuídos para diversos antígenos, e são os mediadores-chave da imunidade adaptativa. Embora todos os linfócitos sejam morfologicamente semelhantes, eles são heterogêneos quanto à linhagem, à função e ao fenótipo (Figura 1.9). Diferentes tipos de linfócitos (e outras células) são distinguidos pela expressão de proteínas de superfície que podem ser identificadas usando-se anticorpos monoclonais. A nomenclatura padrão para essas proteínas é a designação numérica do grupamento de diferenciação (CD, do inglês *cluster of differentiation*), usada para delinear as proteínas de superfície que definem um tipo celular ou estágio de diferenciação celular em particular e que são reconhecidas por um conjunto (*cluster*) de anticorpos (uma lista das moléculas CD mencionadas no livro é disponibilizada no Apêndice 1).

Conforme mencionado anteriormente, os linfócitos B são as únicas células capazes de produzir anticorpos; portanto, são eles que medeiam a imunidade humoral. Expressam anticorpos ligados à membrana capazes de atuar como receptores que reconhecem antígenos e iniciam o processo de ativação celular. Antígenos solúveis e antígenos presentes na superfície de microrganismos e de outras células podem se ligar a esses receptores antigênicos do linfócito B, resultando na proliferação e diferenciação de células B antígeno-específicas. Isso leva à

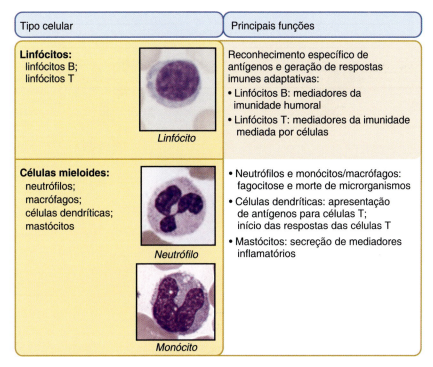

Figura 1.8 Principais células do sistema imune adaptativo. As micrografias ilustram a morfologia de algumas células de cada tipo. As principais funções desses tipos celulares são listadas.

secreção de formas solúveis de anticorpos com a mesma especificidade antigênica dos receptores de membrana.

Os linfócitos T são responsáveis pela imunidade mediada por células. Os receptores antigênicos da maioria dos linfócitos T reconhecem apenas fragmentos peptídicos de antígenos proteicos que são ligados a moléculas especializadas capazes de exibir peptídeos, chamadas moléculas do complexo principal de histocompatibilidade (MHC, do inglês *major histocompatibility complex*), na superfície de outras células chamadas APCs (ver Capítulo 3). Entre os linfócitos T, as células T CD4+ são chamadas **células T auxiliares** (ou células T *helper*) porque ajudam os linfócitos B a produzir anticorpos e auxiliam os fagócitos a destruir os microrganismos ingeridos. Os linfócitos T CD8+ são chamados **linfócitos T citotóxicos** (CTLs, do inglês *cytotoxic T lymphocytes*), porque matam células que abrigam microrganismos intracelulares. Algumas células T CD4+ pertencem a uma subpopulação especial que atua prevenindo ou limitando as respostas imunes; essas células são chamadas **linfócitos T reguladores**.

Todos os linfócitos surgem de células progenitoras linfoides comuns presentes na medula óssea (Figura 1.10). **Os linfócitos B amadurecem na medula óssea e os linfócitos T amadurecem em um órgão chamado timo**. Esses locais onde linfócitos maduros são produzidos (gerados) são chamados **órgãos linfoides geradores** (também denominados centrais ou primários). Os linfócitos maduros deixam os órgãos linfoides geradores e entram na circulação e nos **órgãos linfoides secundários** (periféricos), que são o principal local das respostas imunes onde os linfócitos encontram antígenos e são ativados.

Quando linfócitos *naive* reconhecem antígenos microbianos e recebem sinais adicionais induzidos por microrganismos, os linfócitos antígeno-específicos proliferam e, então, diferenciam-se em células efetoras e células de memória (Figura 1.11).

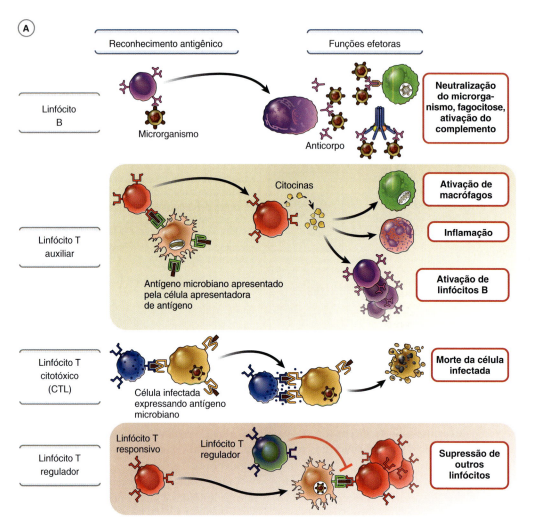

Figura 1.9 Classes de linfócitos. A. No sistema imune adaptativo, diferentes classes de linfócitos reconhecem tipos distintos de antígenos e se diferenciam em células efetoras cuja função é eliminá-los. Os linfócitos B reconhecem antígenos microbianos solúveis ou de superfície e se diferenciam em células secretoras de anticorpo chamadas plasmócitos. Tanto as células T auxiliares como os linfócitos T citotóxicos reconhecem peptídeos derivados de proteínas microbianas intracelulares exibidas na superfície celular por moléculas do complexo principal de histocompatibilidade (MHC), descritas no Capítulo 3. As células T auxiliares reconhecem esses peptídeos exibidos na superfície de macrófagos ou outras células apresentadoras de antígeno e secretam citocinas que estimulam diferentes mecanismos de imunidade e inflamação. Os linfócitos T citotóxicos reconhecem peptídeos exibidos por qualquer tipo de célula infectada (ou célula tumoral) e matam essas células. As células T reguladoras limitam a ativação de outros linfócitos, em especial de células T, e previnem a autoimunidade. (*Continua*)

- **Linfócitos *naive*** expressam receptores para antígenos, mas não desempenham as funções necessárias para a eliminação deles. Essas células circulam entre os órgãos linfoides secundários, onde residem temporariamente e se posicionam para responder aos antígenos. Quando não são ativados pelo antígeno, os linfócitos *naive* morrem pelo processo de apoptose após vários meses até alguns anos e são substituídos por novas células que se

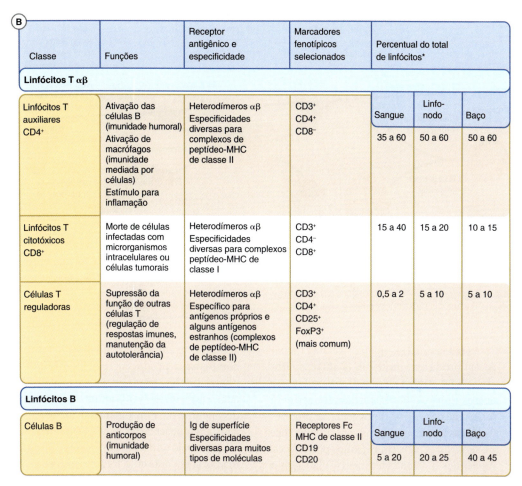

Figura 1.9 (*Continuação*) **Classes de linfócitos. B.** A tabela resume as principais propriedades dos linfócitos do sistema imune adaptativo. Não estão incluídas as células T γδ, células *natural killer* e outras células linfoides inatas, as quais são discutidas no Capítulo 2. *Os percentuais são aproximações baseadas em dados do sangue periférico humano e de órgãos linfoides murinos. *Ig*, imunoglobulina; *MHC*, complexo principal de histocompatibilidade.

desenvolveram nos órgãos linfoides geradores. A diferenciação dos linfócitos *naive* em células efetoras e células de memória é iniciada pelo reconhecimento antigênico, garantindo, assim, que a resposta imune que se desenvolve seja específica para o antígeno encontrado

- **Linfócitos efetores** são a progênie diferenciada das células *naive* com a capacidade de produzir moléculas que atuam na eliminação de antígenos. As células efetoras na linhagem do linfócito B são células secretoras de anticorpo, chamadas **plasmócitos**. Os plasmócitos se desenvolvem em resposta ao estímulo antigênico nos órgãos linfoides secundários, onde podem permanecer e produzir anticorpos. Pequenos números de células secretoras de anticorpo também são encontrados no sangue; elas são chamadas plasmablastos. Esses plasmablastos muitas vezes migram para a medula óssea, onde amadurecem em plasmócitos de vida longa e continuam produzindo anticorpos por anos após a infecção ser erradicada, conferindo proteção imediata em caso de infecção recorrente.

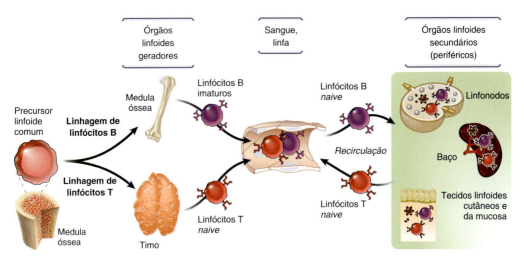

Figura 1.10 Maturação e distribuição tecidual dos linfócitos. Os linfócitos desenvolvem-se a partir de precursores em órgãos linfoides geradores (medula óssea e timo). Os linfócitos maduros entram nos órgãos linfoides secundários (periféricos), onde respondem aos antígenos estranhos e recirculam no sangue e na linfa. Algumas células B imaturas deixam a medula óssea e concluem sua maturação no baço (não mostrado).

As células T CD4+ efetoras (células T auxiliares) produzem proteínas chamadas **citocinas**, que ativam células B, macrófagos e outros tipos celulares, mediando, assim, a função auxiliar dessa linhagem. As propriedades das citocinas estão listadas no Apêndice 2 e serão discutidas em capítulos posteriores. As células T CD8+ efetoras (CTLs) têm a maquinaria para destruir células hospedeiras infectadas. O desenvolvimento e as funções dessas células efetoras também são discutidos em capítulos subsequentes. Os linfócitos T efetores têm vida curta e morrem quando o antígeno é eliminado.

- **Células de memória**, também geradas a partir da progênie de linfócitos estimulados por antígenos, podem sobreviver por longos períodos na ausência de antígeno. Portanto, a frequência das células de memória aumenta com o avanço da idade, provavelmente porque a exposição a microrganismos ao longo da vida gerou células de memória específicas para esses microrganismos. De fato, as células de memória representam menos de 5% das células T no sangue periférico de um recém-nascido, mas pelo menos 50% em um adulto (Figura 1.12). Conforme os indivíduos envelhecem, o acúmulo gradual de células de memória compensa a produção reduzida de novas células T *naive* a partir do timo, o qual involui após a puberdade (ver Capítulo 4). As células de memória são funcionalmente inativas; não realizam funções efetoras, exceto quando estimuladas pelo antígeno. Quando as células de memória encontram o mesmo antígeno que induziu seu desenvolvimento, elas respondem rapidamente, tornando-se células efetoras que iniciam respostas imunes secundárias. Os sinais que geram e mantêm as células de memória não são bem compreendidos, mas incluem as citocinas.

Células apresentadoras de antígenos

As portas de entrada comuns para microrganismos – a pele e os sistemas gastrintestinal, respiratório e geniturinário – contêm células especializadas localizadas no epitélio que capturam antígenos, transportam-nos para os tecidos linfoides secundários e os exibem (apresentam) para os linfócitos. Essas são as primeiras etapas do desenvolvimento das respostas imunes adaptativas contra antígenos. Essa função de captura e apresentação de antígenos é mais bem conhecida pelas células dendríticas, as APCs,

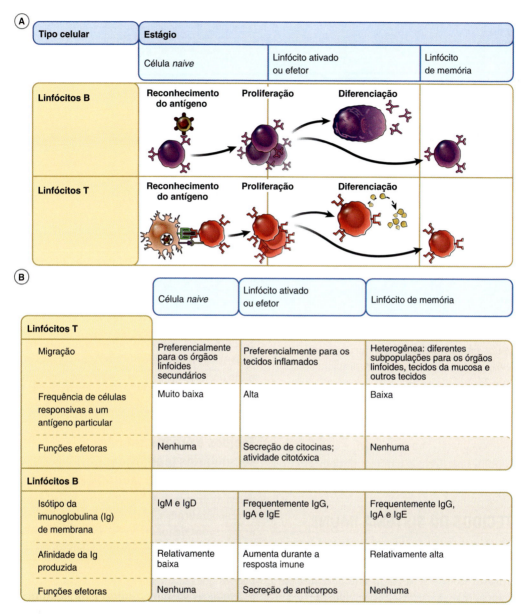

Figura 1.11 Estágios da história de vida dos linfócitos. A. Os linfócitos *naive* reconhecem antígenos estranhos para iniciar as respostas imunes adaptativas. Os linfócitos *naive* requerem sinais adicionais ao antígeno para proliferarem e se diferenciarem em células efetoras; esses sinais adicionais não são mostrados. As células efetoras, que se desenvolvem a partir de células *naive*, atuam eliminando antígenos. As células efetoras da linhagem dos linfócitos B são plasmócitos secretores de anticorpo (alguns de vida longa). As células efetoras da linhagem dos linfócitos T CD4+ produzem citocinas. (As células efetoras da linhagem CD8+ são CTLs e não são mostradas). Outra progênie dos linfócitos estimulados por antígeno se diferencia em células de memória de vida longa. **B.** As características importantes das células *naive*, efetoras e de memória nas linhagens dos linfócitos B e T são resumidas. A geração e as funções de células efetoras, incluindo alterações nos padrões de migração e tipos de imunoglobulina produzidos, são descritas em capítulos posteriores.

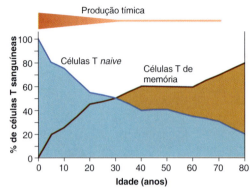

Figura 1.12 Alteração nas proporções de células T *naive* e de memória com o avanço da idade. As proporções de células T *naive* e de memória são baseadas em dados obtidos de múltiplos indivíduos saudáveis. A estimativa da produção tímica é uma aproximação. (Cortesia de Dr. Donna L. Farber, Columbia University College of Physicians and Surgeons, New York, NY.)

Tecido	Número de linfócitos × 10⁹
Baço	70
Linfonodos	190
Medula óssea	50
Sangue	10
Pele	20
Intestinos	50
Fígado	10
Pulmões	30

Figura 1.13 Distribuição de linfócitos em órgãos linfoides e outros tecidos. São apresentados números aproximados de linfócitos em diferentes órgãos de adultos saudáveis.

mais especializadas no sistema imune. O papel das células dendríticas na apresentação de antígenos para linfócitos T e o início das respostas imunes mediadas por células é descrito no Capítulo 3.

Os linfócitos B podem reconhecer diretamente os antígenos microbianos (sejam antígenos liberados ou na superfície dos microrganismos), mas macrófagos e células dendríticas nos órgãos linfoides periféricos também podem capturar antígenos e exibi-los às células B.

TECIDOS DO SISTEMA IMUNE

Os tecidos do sistema imune consistem em órgãos linfoides geradores, nos quais linfócitos T e B amadurecem e se tornam competentes para responder aos antígenos, e órgãos linfoides secundários, nos quais as respostas imunes adaptativas aos microrganismos são iniciadas (ver Figura 1.10). A maioria dos linfócitos em um ser humano saudável é encontrada em órgãos linfoides e outros tecidos (Figura 1.13). Contudo, como discutido adiante, os linfócitos são únicos entre as células do corpo devido à sua capacidade de recircular, viajando repetidamente pelo sangue para os órgãos linfoides secundários e outros tecidos. Os órgãos linfoides geradores são descritos no Capítulo 4, quando discutimos o processo de maturação dos linfócitos. A próxima seção destaca algumas características dos órgãos linfoides secundários que são importantes para o desenvolvimento da imunidade adaptativa.

Tecidos e órgãos linfoides secundários (periféricos)

Os tecidos e órgãos linfoides secundários, que consistem nos linfonodos, no baço e nos sistemas imunes cutâneo e das mucosas, são organizados de forma a promover o desenvolvimento de respostas imunes adaptativas. Os linfócitos T e B devem localizar os microrganismos que entram em qualquer local no corpo e, então, responder a esses microrganismos e eliminá-los. A organização anatômica dos órgãos linfoides secundários possibilita que as APCs concentrem os antígenos nesses órgãos e que os linfócitos localizem e respondam a tais antígenos. Além disso, diferentes tipos de linfócitos precisam, frequentemente, comunicar-se uns com os outros para gerar respostas imunes efetivas. Por exemplo, nos órgãos linfoides secundários, as células T auxiliares específicas para um antígeno proteico interagem com os linfócitos B específicos para o mesmo antígeno, auxiliando-os, o que resulta na produção de anticorpos. Uma função importante dos órgãos linfoides é aproximar essas raras células T e B específicas para o mesmo antígeno após a estimulação feita por ele.

Os principais órgãos linfoides periféricos não apenas compartilham muitas características, mas também têm certas particularidades.

- Os **linfonodos** são agregados nodulares encapsulados de tecidos linfoides, localizados ao longo dos canais linfáticos distribuídos por todo o corpo (Figura 1.14). Fluidos extravasam constantemente de pequenos vasos sanguíneos em todos os epitélios e tecidos conectivos, assim como na maioria dos órgãos parenquimatosos. Esse fluido, chamado **linfa**, é drenado pelos vasos linfáticos dos tecidos para os linfonodos e, eventualmente, retorna à circulação sanguínea. Assim, a linfa contém uma mistura de substâncias absorvidas a partir dos epitélios e tecidos. Conforme ela passa pelos linfonodos, as APCs presentes neles são capazes de coletar amostras de antígenos dos microrganismos que podem entrar nos tecidos através do epitélio. Além disso, as células dendríticas captam antígenos microbianos a partir de epitélios e outros tecidos e transportam-nos para os linfonodos. O resultado desses processos de captura e transporte antigênico é que os antígenos de microrganismos que entram através dos epitélios ou colonizam tecidos se tornam concentrados nos linfonodos drenantes
- O **baço** é um órgão abdominal altamente vascularizado, que atua nas respostas imunes aos antígenos transportados pelo sangue do mesmo modo que os linfonodos agem nas respostas aos antígenos transportados pela linfa (Figura 1.15). O sangue que entra no baço flui por uma rede de canais (sinusoides). Os antígenos transportados pelo sangue são capturados e concentrados por células dendríticas e macrófagos no baço. O baço contém fagócitos em abundância revestindo os sinusoides, os quais ingerem e destroem microrganismos presentes no sangue. Esses macrófagos também ingerem e destroem eritrócitos velhos

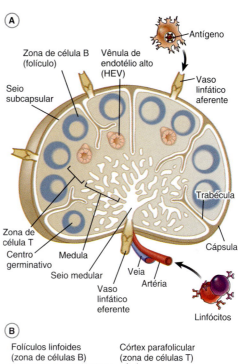

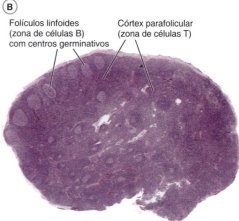

Figura 1.14 Morfologia dos linfonodos. A. Diagrama esquemático mostrando a organização estrutural de um linfonodo. **B.** A micrografia de luz mostra um corte transversal de um linfonodo, ilustrando as zonas de células T e de células B. As zonas de células B contêm numerosos folículos no córtex, alguns dos quais contêm áreas centrais fracamente coradas (centros germinativos). (Cortesia de Robert Oghami, MD, PhD, and Kaushik Sridhar, Department of Pathology, University of California San Francisco, San Francisco, CA.)

- O **sistema imune cutâneo e o sistema imune das mucosas** são conjuntos especializados de tecidos linfoides e APCs localizados nos epitélios da pele e sob os epitélios dos sistemas

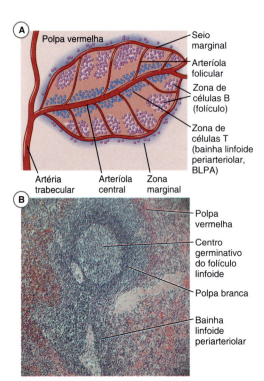

Figura 1.15 Morfologia do baço. A. Diagrama esquemático mostrando uma arteríola esplênica circundada pela bainha linfoide periarteriolar (BLPA) e folículos anexos. A BLPA e os folículos linfoides constituem, conjuntamente, a polpa branca. A zona marginal com seu seio é o limite indistinto entre a polpa branca e a polpa vermelha. **B.** A micrografia de luz de um corte de baço mostra uma arteríola com a BLPA e um folículo com um centro germinativo proeminente. Eles são circundados pela polpa vermelha, a qual é rica em sinusoides vasculares.

são encontrados nos tecidos da mucosa e na pele (refletindo o amplo tamanho desses tecidos) (ver Figura 1.13), e muitos deles são células de memória. Os tecidos linfoides cutâneos e da mucosa são sítios de respostas imunes aos antígenos que penetram nos epitélios. Uma propriedade notável dos sistemas imunes cutâneo e da mucosa é a sua capacidade de responder a patógenos, mas de não reagir à enorme quantidade de microrganismos comensais, normalmente inócuos, presentes nas barreiras epiteliais. Isso ocorre por diversos mecanismos, incluindo a ação de células T reguladoras e outros sinais que suprimem em vez de ativar os linfócitos T.

No interior dos órgãos linfoides periféricos, os linfócitos T e os linfócitos B são segregados em diferentes regiões anatômicas (Figura 1.18). Nos linfonodos, as células B estão concentradas em estruturas discretas chamadas **folículos**, localizadas em torno da periferia, ou córtex, de cada linfonodo. Se as células B em um folículo tiverem respondido recentemente a um antígeno proteico e receberem sinais de células T auxiliares, esse folículo deve conter uma região central de coloração fraca chamada **centro germinativo**. O centro germinativo tem um papel importante na produção de anticorpos altamente efetivos e é descrito no Capítulo 7. Os linfócitos T estão concentrados fora, porém adjacentes aos folículos, no paracórtex. As APCs localizam-se junto às classes de linfócitos para as quais apresentam antígenos: células dendríticas com linfócitos T no córtex parafolicular e um tipo de célula chamada células dendríticas foliculares (FDCs, do inglês *follicular dendritic cells*; ver Capítulo 7) com células B nos folículos. No baço, os linfócitos T estão concentrados nas bainhas linfoides periarteriolares, que circundam as pequenas arteríolas, enquanto as células B residem nos folículos.

A organização anatômica dos órgãos linfoides secundários é fortemente regulada para permitir o desenvolvimento das respostas imunes após ser estimulado pelos antígenos. Os linfócitos B são atraídos e retidos nos folículos devido à ação de uma classe de citocinas chamada **quimiocinas** (citocinas quimiotáticas; quimiocinas e outras

gastrintestinal e respiratório. Embora a maioria das células imunes presentes nesses tecidos esteja difusamente dispersa sob as barreiras epiteliais, há acúmulos discretos de linfócitos e APCs organizados de modo similar ao observado nos linfonodos. Por exemplo, as tonsilas na faringe e as placas de Peyer no intestino são dois tecidos linfoides da mucosa anatomicamente definidos (Figura 1.16). O sistema imune da pele contém a maioria das células da imunidade inata e adaptativa, todavia sem quaisquer estruturas anatomicamente definidas (Figura 1.17). A qualquer momento, pelo menos um quarto dos linfócitos do corpo

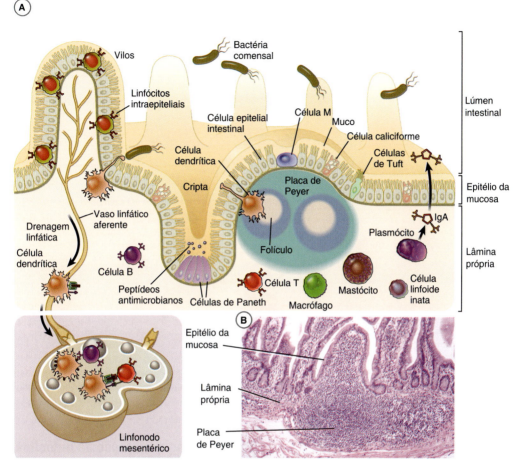

Figura 1.16 Sistema imune das mucosas. O diagrama esquemático do sistema imune das mucosas emprega o intestino delgado como exemplo. Muitas bactérias comensais estão presentes no lúmen. O epitélio secretor de muco fornece uma barreira inata à invasão microbiana (discutido no Capítulo 2). Células epiteliais especializadas, como as células M, promovem o transporte de antígenos do lúmen para o os tecidos subjacentes. As células da lâmina própria, incluindo as células dendríticas, os linfócitos T e os macrófagos, conferem a defesa imune inata e adaptativa contra microrganismos invasores; algumas dessas células estão organizadas em estruturas especializadas, como as placas de Peyer no intestino delgado. A imunoglobulina A (IgA) é um tipo de anticorpo abundantemente produzido nos tecidos da mucosa, o qual é transportado para o lúmen, onde se liga e neutraliza os microrganismos (ver Capítulo 8).

citocinas são discutidas em maiores detalhes em capítulos posteriores). As FDCs nos folículos secretam uma quimiocina em particular para a qual as células B *naive* expressam um receptor, chamado CXCR5. A quimiocina que se liga ao CXCR5 atrai as células B do sangue para os folículos dos órgãos linfoides. De modo semelhante, as células T são segregadas no paracórtex dos linfonodos e nas bainhas linfoides periarteriolares do baço porque os linfócitos T *naive* expressam um receptor, denominado CCR7, que reconhece as quimiocinas produzidas nessas regiões dos linfonodos e do baço. Quando são ativados pelos antígenos, os linfócitos alteram sua expressão de receptores de quimiocinas. Como resultado, as células B e as células T ativadas pelo antígeno migram na direção umas das outras e se encontram na borda dos folículos, onde as células T

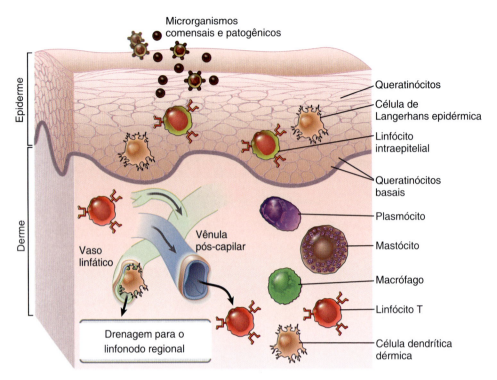

Figura 1.17 Sistema imune cutâneo. Os principais componentes do sistema imune cutâneo mostrados neste diagrama esquemático incluem os queratinócitos, as células de Langerhans e os linfócitos intraepiteliais, todos localizados na epiderme, além dos linfócitos T, das células dendríticas e dos macrófagos, localizados na derme.

auxiliares interagem com as células B e as auxiliam a se diferenciarem em plasmócitos produtores de anticorpo (ver Capítulo 7). Portanto, essas populações de linfócitos são mantidas à parte uma da outra, até que a interação entre elas seja útil, após a exposição a um antígeno. Esse é um excelente exemplo de como a estrutura dos órgãos linfoides garante que as células que reconheceram e responderam a um antígeno interajam e se comuniquem entre si quando necessário.

Muitas células T efetoras saem do linfonodo pelos vasos linfáticos eferentes e deixam o baço pelas veias. Esses linfócitos ativados acabam indo parar na circulação e podem seguir para sítios de infecção distantes. Algumas células T ativadas permanecem no órgão linfoide onde foram geradas e migram para os folículos linfoides, onde ajudam as células B a produzir anticorpos de alta afinidade.

Recirculação e migração de linfócitos para os tecidos

Os linfócitos *naive* recirculam constantemente entre o sangue e os órgãos linfoides secundários, onde podem ser ativados por antígenos para se tornarem células efetoras, enquanto os linfócitos efetores migram dos tecidos linfoides para os sítios de infecção, onde os microrganismos são eliminados (Figura 1.19). Assim, esses linfócitos com diferentes histórias de exposição ao antígeno migram seletivamente para os locais onde podem desempenhar suas diferentes funções. A migração de linfócitos efetores para sítios de infecção é mais relevante para as células T, dado que as células T efetoras precisam localizar e eliminar os microrganismos presentes nesses locais. Em contraste, os plasmócitos derivados de células B não precisam migrar para os sítios de infecção; em vez disso, secretam

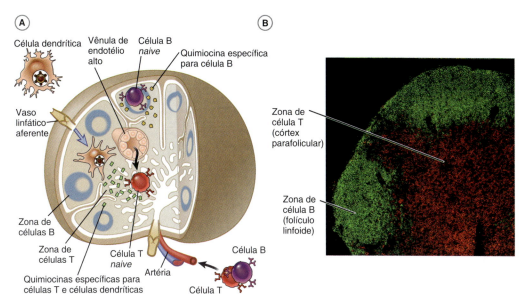

Figura 1.18 Segregação dos linfócitos T e B em diferentes regiões dos órgãos linfoides periféricos. A. O diagrama esquemático ilustra a via pela qual os linfócitos T e B *naive* migram para diferentes áreas de um linfonodo. Os linfócitos T e B *naive* entram por meio de uma vênula de endotélio alto (HEV), mostrada em secção transversal, e são atraídos para diferentes áreas do linfonodo pela ação das quimiocinas que são produzidas nessas áreas e se ligam seletivamente a um dado tipo celular. Também é apresentada a migração de células dendríticas, que capturam antígenos dos epitélios, entram por vasos linfáticos aferentes e migram para as áreas ricas em célula T do linfonodo (ver Capítulo 3). **B.** Nesse corte histológico de um linfonodo, os linfócitos B, localizados nos folículos, estão corados em verde, enquanto as células T, no córtex parafolicular, estão coradas em vermelho usando imunofluorescência. Nessa técnica, uma secção do tecido está incubada com anticorpos específicos para células T ou B acoplados com fluorocromos que emitem diferentes cores quando excitados com os comprimentos de onda apropriados. A segregação anatômica das células T e B também ocorre no baço (não mostrado) (B. Cortesia de Drs. Kathryn Pape e Jennifer Walter, University of Minnesota Medical School, Minneapolis, MN.)

anticorpos, que entram na corrente sanguínea e circulam no sangue. Esses anticorpos se ligam aos patógenos ou a toxinas no sangue, ou, ainda, aos tecidos nos quais os anticorpos entram. Os plasmócitos nos órgãos da mucosa secretam anticorpos que entram nos lumens desses órgãos, onde se ligam e combatem os microrganismos ingeridos e inalados.

A migração de diferentes populações de linfócitos exibe características distintas e é controlada por diferentes interações moleculares.

- Os linfócitos T *naive* que amadureceram no timo e entraram na circulação migram para os linfonodos, ligando-se a moléculas de adesão e quimiocinas no revestimento endotelial de vênulas pós-capilares especializadas denominadas **vênulas de endotélio alto** (HEVs, do inglês *high endothelial venules*), localizadas no córtex parafolicular. O processo de migração de linfócitos para fora dos vasos sanguíneos é discutido no Capítulo 5. Uma vez fora das HEVs, as células T permanecem no paracórtex, pois são atraídas pelas quimiocinas ali produzidas. Nesse local, podem encontrar antígenos que são levados para os linfonodos pelas células dendríticas, ou que estão na forma livre, por meio dos vasos linfáticos que drenam epitélios e órgãos parenquimatosos

- No interior do paracórtex do linfonodo, as células T *naive* se movem rapidamente ao longo das fibras especializadas do tecido conectivo, examinando as superfícies das células dendríticas à procura de antígenos. Se uma célula T reconhece especificamente um

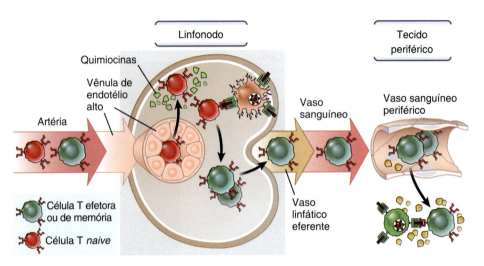

Figura 1.19 Migração de linfócitos T. Linfócitos T *naive* migram do sangue, por meio das vênulas de endotélio alto, para as zonas de célula T dos linfonodos, onde essas células são ativadas por antígenos. As células T ativadas saem dos linfonodos, entram na circulação sanguínea e migram, preferencialmente, para os sítios de infecção e inflamação nos tecidos periféricos. As moléculas de adesão envolvidas na fixação das células T às células endoteliais são descritas no Capítulo 5.

antígeno em uma célula dendrítica, essa célula T forma conjugados estáveis com a célula dendrítica e é ativada. É provável que tal encontro entre um antígeno e um linfócito específico seja um evento raro e aleatório, contudo a maioria das células T no corpo circula por alguns linfonodos pelo menos 1 vez/dia. Como mencionado anteriormente e descrito em mais detalhes no Capítulo 3, a probabilidade de a célula T correta encontrar seu antígeno aumenta nos órgãos linfoides periféricos, particularmente nos linfonodos, porque os antígenos microbianos estão concentrados nas mesmas regiões desses órgãos pelas quais as células T *naive* circulam. Portanto, as células T encontram o antígeno que são capazes de reconhecer e são ativadas para proliferarem e se diferenciarem. As células *naive* que não encontraram antígenos específicos deixam os linfonodos por meio dos vasos linfáticos e entram novamente na circulação

- Muitas das células efetoras geradas após a ativação das células T deixam o linfonodo por meio dos vasos linfáticos, entram na circulação e depois migram, preferencialmente, para os tecidos infectados. A migração de células T efetoras ocorre seletivamente nos sítios de infecção, pois a resposta inata local aos microrganismos induz a expressão de quimiocinas e moléculas de adesão endotelial nas vênulas pós-capilares (ver Capítulo 5). Uma vez no tecido infectado, os linfócitos T desempenham a sua função de erradicar os microrganismos
- Os linfócitos B que reconhecem e respondem ao antígeno nos folículos dos linfonodos se diferenciam em plasmócitos secretores de anticorpos, a maioria dos quais migra para medula óssea ou para tecidos da mucosa (ver Capítulo 7)
- As células T de memória consistem em diferentes populações (ver Capítulo 6); algumas células recirculam pelos linfonodos, onde podem montar respostas secundárias aos antígenos capturados, enquanto outras células migram para sítios de infecção, onde podem responder rapidamente para eliminar a infecção. Além disso, outras células de memória residem de modo permanente nos tecidos epiteliais, como os tecidos da mucosa e da pele.

Sabemos menos sobre a circulação de linfócitos pelo baço ou outros tecidos linfoides. O baço não contém HEVs, contudo o padrão geral de migração dos linfócitos *naive* por esse órgão provavelmente é similar à migração pelos linfonodos.

RESUMO

- A função fisiológica do sistema imune é proteger os indivíduos contra infecções e cânceres
- A imunidade inata é a linha de defesa inicial, mediada por células e moléculas que estão sempre presentes e prontas para eliminar microrganismos infecciosos
- A imunidade adaptativa é mediada por linfócitos estimulados por antígenos microbianos, levando à proliferação e diferenciação de linfócitos, bem como à geração de células efetoras, as quais eliminam microrganismos, e de células de memória, que respondem de maneira mais efetiva contra cada exposição sucessiva a um microrganismo
- Os linfócitos são as células da imunidade adaptativa e representam as únicas células com receptores clonalmente distribuídos específicos para diferentes antígenos
- A imunidade adaptativa consiste na imunidade humoral, em que os anticorpos neutralizam e erradicam microrganismos extracelulares e toxinas, e na imunidade mediada por células, em que os linfócitos T erradicam microrganismos intracelulares
- As respostas imunes adaptativas consistem em fases sequenciais: reconhecimento antigênico por linfócitos, ativação de linfócitos para proliferação e diferenciação em células efetoras e de memória, eliminação dos microrganismos, declínio da resposta imune e memória de longa duração
- Diferentes populações de linfócitos exercem funções distintas e podem ser distinguidas pela expressão de moléculas de membrana particulares em sua superfície
- Os linfócitos B são as únicas células que produzem anticorpos. Eles expressam anticorpos de membrana que reconhecem antígenos, e a progênie de células B ativadas, chamada plasmócitos, secreta os anticorpos que neutralizam e eliminam o antígeno
- Os linfócitos T reconhecem fragmentos peptídicos de antígenos proteicos exibidos em outras células. Os linfócitos T auxiliares produzem citocinas que ativam os fagócitos para destruírem microrganismos ingeridos, recrutam leucócitos e ativam linfócitos B para produção de anticorpos. Os linfócitos T citotóxicos (CTLs) matam as células infectadas que abrigam microrganismos no citoplasma
- As células apresentadoras de antígeno (APCs) capturam antígenos dos microrganismos que entram através dos epitélios, concentram esses antígenos nos órgãos linfoides e apresentam esses antígenos para serem reconhecidos pelas células T
- Linfócitos e APCs são organizados nos órgãos linfoides secundários (periféricos), onde as respostas imunes são iniciadas e se desenvolvem
- Os linfócitos *naive* circulam pelos órgãos linfoides periféricos, onde podem encontrar antígenos estranhos. Os linfócitos T efetores migram para os sítios periféricos de infecção, onde atuam eliminando os microrganismos infecciosos. Os plasmócitos permanecem nos órgãos linfoides e na medula óssea, onde secretam anticorpos que entram na circulação, encontram os microrganismos e os eliminam.

QUESTÕES DE REVISÃO

1. Quais são as principais diferenças entre imunidade inata e adaptativa?
2. Quais são os dois tipos de imunidade adaptativa e quais tipos de microrganismos são combatidos por essas respostas imunes adaptativas?
3. Quais são as principais classes de linfócitos e como diferem quanto à função?
4. Quais são as diferenças importantes entre os linfócitos T e B *naive*, efetores e de memória?
5. Onde os linfócitos T e B estão localizados nos linfonodos e como a sua separação anatômica é mantida?
6. Como os linfócitos T *naive* e efetores diferem em termos de seus padrões de migração?

As respostas e justificativas das Questões de revisão estão disponíveis no fim do livro.

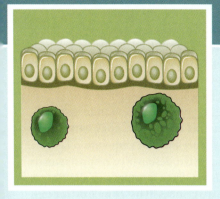

Imunidade Inata
Defesa Inicial contra Infecções

VISÃO GERAL DO CAPÍTULO

Características Gerais e Especificidade das Respostas Imunes Inatas, 26
Receptores Celulares para Microrganismos e Células Danificadas, 29
 Receptores do tipo *Toll*, 29
 Receptores do tipo NOD, 30
  Inflamassomas, 30
 Sensores de RNA e DNA citosólicos, 34
 Outros receptores celulares da imunidade inata, 36
Componentes da Imunidade Inata, 36
 Barreiras epiteliais, 36
 Fagócitos: neutrófilos e monócitos/macrófagos, 37
 Células dendríticas, 39
 Mastócitos, 40
 Células linfoides inatas, 41
 Células *natural killer*, 41

 Linfócitos com diversidade limitada, 43
 Sistema complemento, 44
 Outras proteínas plasmáticas da imunidade inata, 46
 Citocinas da imunidade inata, 46
Reações Imunes Inatas, 48
 Inflamação, 48
  Recrutamento de fagócitos para sítios de infecção e de dano tecidual, 48
  Fagocitose e destruição de microrganismos, 51
  Reparo tecidual, 52
 Defesa antiviral, 52
 Regulação das respostas imunes inatas, 53
 Evasão microbiana da imunidade inata, 53
Papel da Imunidade Inata na Estimulação de Respostas Imunes Adaptativas, 54
Resumo, 55

A sobrevivência dos organismos multicelulares requer uma defesa eficaz contra infecções microbianas, assim como a capacidade de eliminar células danificadas e necróticas e de reparar tecidos lesionados. Muitos dos mecanismos que desempenham esses papéis estão sempre presentes e funcionais no corpo humano, prontos para reconhecer e eliminar patógenos e células mortas. Portanto, esse tipo de defesa do hospedeiro é conhecido como **imunidade inata**, também chamada imunidade natural ou imunidade nativa. As células e moléculas responsáveis pela imunidade inata constituem o **sistema imune inato**. A imunidade inata evoluiu muito antes da imunidade adaptativa e está presente em todos os organismos multicelulares, incluindo plantas, invertebrados e vertebrados.

A imunidade inata é a primeira linha de defesa do hospedeiro contra infecções. Ela bloqueia a invasão microbiana por meio de barreiras epiteliais, destrói muitos microrganismos que entram no corpo e é capaz de controlar e até erradicar infecções. A resposta imune inata é capaz de combater os microrganismos imediatamente após a infecção; por outro lado, para se defender contra um microrganismo não encontrado previamente, o sistema imune adaptativo requer o estímulo antigênico dos linfócitos, os quais passam por etapas de proliferação e diferenciação; portanto, respostas adaptativas eficazes levam vários dias para se desenvolver. A imunidade inata fornece proteção essencial contra infecções durante esse período. A resposta imune inata também instrui o sistema imune adaptativo a responder a diferentes microrganismos de maneira eficaz, a fim de combatê-los. Além disso, a imunidade inata desempenha um papel essencial na depuração de tecidos mortos e no início do reparo após dano tecidual.

Discutimos as reações de defesa iniciais da imunidade inata neste capítulo, concentrando-nos nas três questões a seguir:

- Como o sistema imune inato reconhece microrganismos e células danificadas?
- Como funcionam os diferentes componentes da imunidade inata para combater diversos tipos de microrganismos?
- Como as reações imunes inatas estimulam as respostas imunes adaptativas?

CARACTERÍSTICAS GERAIS E ESPECIFICIDADE DAS RESPOSTAS IMUNES INATAS

O sistema imune inato desempenha suas funções defensivas com apenas alguns tipos de reações, que são mais limitadas do que as respostas variadas e especializadas da imunidade adaptativa. A especificidade da imunidade inata também é diferente em vários aspectos da especificidade dos linfócitos, as células da imunidade adaptativa que reconhecem antígenos (Figura 2.1).

Os dois principais tipos de reações do sistema imune inato são a inflamação e a defesa antiviral. A inflamação consiste no acúmulo e na ativação de leucócitos e proteínas plasmáticas em sítios de infecção ou lesão tecidual. Essas células e proteínas atuam conjuntamente para matar sobretudo microrganismos extracelulares e eliminar tecidos danificados. A defesa imune inata contra vírus intracelulares é mediada por células *natural killer* (NK), que matam as células infectadas por vírus, e por citocinas chamadas interferons (IFNs) tipo I, que bloqueiam a replicação viral nas células hospedeiras.

O sistema imune inato responde essencialmente da mesma maneira a encontros repetidos com um microrganismo, enquanto o sistema imune adaptativo desenvolve respostas mais fortes, mais rápidas e, portanto, mais eficazes em encontros sucessivos com um mesmo microrganismo. Em outras palavras, na maioria das vezes, o sistema imune inato não se "lembra" de encontros anteriores com microrganismos e retorna ao estado inicial após cada encontro, enquanto a memória é uma característica fundamental da resposta imune adaptativa. Algumas células da imunidade inata (como macrófagos e células NK) podem ser alteradas por encontros com microrganismos, de modo que respondam melhor a repetidos reencontros, mas não está claro se esse processo é observado na maioria ou em todas as reações imunes inatas, resulta-se em maior proteção contra infecções recorrentes ou é específico para diferentes microrganismos.

O sistema imune inato reconhece estruturas que são compartilhadas por várias classes de microrganismos e não estão presentes nas células hospedeiras normais. As células e moléculas da imunidade inata reconhecem e respondem a um número limitado de estruturas microbianas, muito menor do que o número quase ilimitado de antígenos microbianos e não microbianos que podem ser reconhecidos pelo sistema imune adaptativo. Cada componente da imunidade inata pode reconhecer muitas bactérias, muitos vírus ou fungos. Por exemplo, os fagócitos expressam receptores para endotoxinas bacterianas, também chamadas lipopolissacarídeos (LPS), e outros receptores para peptidoglicanos; essas moléculas são componentes das membranas externas ou das paredes celulares de muitas espécies bacterianas, mas não são produzidas por células de mamíferos. Outros receptores de fagócitos reconhecem resíduos terminais de manose, que são típicos de glicoconjugados bacterianos e fúngicos, mas não de mamíferos.

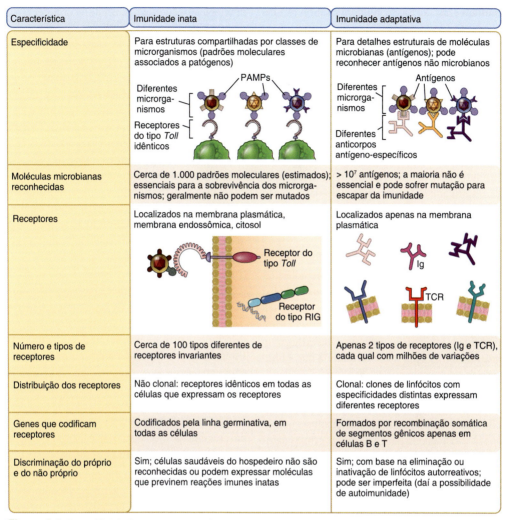

Figura 2.1 Especificidade e receptores da imunidade inata e da imunidade adaptativa. Esta figura resume as importantes características que distinguem a especificidade e os receptores da imunidade inata e da imunidade adaptativa, com exemplos selecionados dos principais receptores imunológicos e seus ligantes ilustrados. *Ig*, imunoglobulina (anticorpo); *PAMPs*, padrões moleculares associados a patógenos; *TCR*, receptor de células T.

Os receptores nas células de mamíferos reconhecem e respondem ao RNA de fita dupla (dsRNA) – que é produzido durante a replicação de muitos vírus, mas não em células de mamíferos –, e aos oligonucleotídios não metilados ricos em CG (CpG), que, embora comuns no DNA microbiano, não são abundantes no DNA de mamíferos. As moléculas microbianas que estimulam a imunidade inata são frequentemente chamadas **padrões moleculares associados a patógenos (PAMPs,** do inglês *pathogen-associated molecular patterns*) para indicar que estão presentes em agentes infecciosos (patógenos) e compartilhadas por microrganismos do mesmo tipo (*i. e.*, são padrões moleculares). Os receptores da imunidade inata que reconhecem essas estruturas compartilhadas são chamados **receptores de reconhecimento de padrões**.

Os receptores da imunidade inata são específicos para estruturas de microrganismos que, muitas vezes, são essenciais para a sobrevivência e infectividade desses microrganismos. Essa característica da imunidade inata a torna um mecanismo de defesa altamente eficaz, pois um microrganismo não pode evadir a imunidade inata simplesmente por sofrer mutação ou não expressar os alvos do reconhecimento imune inato. Os microrganismos que não expressam formas funcionais dessas estruturas perdem a capacidade de infectar e replicar-se no hospedeiro. Por outro lado, os microrganismos podem escapar da imunidade adaptativa por meio da mutação de antígenos porque a maioria deles não é necessária para a sobrevivência dos patógenos.

O sistema imune inato também reconhece moléculas que são liberadas de células hospedeiras danificadas ou necróticas. Essas moléculas são chamadas **padrões moleculares associados ao dano** (**DAMPs**, do inglês *damage-associated molecular patterns*). Os exemplos incluem a proteína HMGB1 (do inglês *high mobility group box protein 1*), uma proteína histona que é liberada de células com núcleos danificados, e adenosina trifosfato (ATP, do inglês *adenosine triphosphate*) extracelular, que é liberada de mitocôndrias danificadas. As respostas subsequentes aos DAMPs servem para eliminar as células danificadas e iniciar o processo de reparo tecidual. Assim, as respostas inatas ocorrem mesmo após lesões estéreis, como o infarto, a morte do tecido devido à perda do seu fornecimento de sangue.

Os receptores do sistema imune inato são codificados por genes herdados, que são idênticos em todas as células. Os receptores de reconhecimento de padrões do sistema imune inato são distribuídos de maneira não clonal; isto é, os receptores são idênticos em todas as células que os expressam. Portanto, muitas células da imunidade inata podem reconhecer e responder ao mesmo microrganismo. Isso é fundamentalmente diferente dos receptores de antígenos do sistema imune adaptativo, os quais são codificados por genes formados pelo rearranjo de segmentos gênicos durante o desenvolvimento de linfócitos, resultando em muitos clones de linfócitos B e T, cada qual expressando um receptor único. Estima-se que existam cerca de 100 tipos de receptores imunes inatos que são capazes de reconhecer cerca de 1.000 PAMPs e DAMPs. Em notável contraste, existem apenas dois tipos de receptores específicos no sistema imune adaptativo (receptores de imunoglobulina [Ig] e de células T [TCRs]), mas, devido à sua diversidade, são capazes de reconhecer milhões de antígenos diferentes.

O sistema imune inato não reage contra células saudáveis. Várias características do sistema imune inato são responsáveis pela sua incapacidade de reagir contra as células e moléculas do próprio indivíduo. Os receptores da imunidade inata evoluíram para serem específicos para estruturas microbianas (e produtos de células danificadas), mas não para substâncias em células saudáveis. As células saudáveis expressam, frequentemente, moléculas que bloqueiam respostas inatas; os exemplos mais bem definidos de tais moléculas reguladoras estão no sistema complemento. O sistema imune adaptativo também discrimina entre o próprio e o não próprio; no sistema imune adaptativo, são produzidos linfócitos capazes de reconhecer antígenos próprios, mas eles morrem ou são inativados ao encontrarem antígenos próprios.

A imunidade inata pode ser considerada como um conjunto de mecanismos que fornecem defesa em todas as fases das infecções microbianas:

- Nas portas de entrada dos microrganismos: a maioria das infecções microbianas é adquirida através das barreiras epiteliais da pele e dos sistemas gastrintestinal, respiratório e geniturinário. Os primeiros mecanismos de defesa ativos nesses locais são o epitélio e o muco secretado em alguns desses locais, que fornecem barreiras físicas e moléculas antimicrobianas
- Nos tecidos: os microrganismos que rompem ou invadem o epitélio, bem como as células mortas nos tecidos, são detectados por macrófagos residentes, células dendríticas e mastócitos. Algumas dessas células reagem secretando citocinas, que iniciam o processo de inflamação. Os fagócitos que residem nos tecidos ou que são recrutados do sangue engolfam e destroem os microrganismos e as células danificadas

- No sangue: as proteínas plasmáticas, incluindo as proteínas do sistema complemento, reagem contra os microrganismos que entram na circulação e promovem a sua destruição.

Voltaremos a uma discussão mais detalhada desses componentes da imunidade inata e de suas funções, posteriormente, neste capítulo. Começamos com uma consideração sobre como microrganismos, células danificadas e outras substâncias estranhas são detectadas e como as respostas imunes inatas são desencadeadas.

RECEPTORES CELULARES PARA MICRORGANISMOS E CÉLULAS DANIFICADAS

Os **receptores de reconhecimento de padrões usados pelo sistema imune inato para detectar microrganismos e células danificadas são expressos em fagócitos, células dendríticas, células de barreira epitelial e muitos outros tipos celulares e estão localizados em diferentes compartimentos da célula onde os microrganismos ou seus produtos podem ser encontrados**. Esses receptores estão presentes na superfície celular, onde detectam microrganismos extracelulares; em vesículas (endossomos) nas quais os microrganismos podem ser ingeridos; e no citosol, onde funcionam como sensores de microrganismos citoplasmáticos e produtos de danos celulares (Figura 2.2). Os receptores para PAMPs e DAMPs pertencem a diversas famílias de proteínas.

Receptores do tipo *Toll*

Os **receptores do tipo *Toll* (TLRs)** são assim chamados porque são homólogos a uma proteína de Drosophila (também conhecida como mosca-da-fruta) chamada *Toll*, que foi descoberta por seu papel no desenvolvimento da mosca e, posteriormente, demonstrou ser essencial para protegê-la contra infecções fúngicas. Em humanos, existem 10 proteínas TLRs diferentes que se dimerizam para formar 9 receptores funcionais distintos, que são específicos para diferentes componentes microbianos (Figura 2.3). O TLR-2 complexado com TLR-1 ou TLR-6 reconhece vários lipopeptídeos e peptidoglicanos produzidos por bactérias Gram-positivas e alguns parasitas; o TLR-4 é específico para LPS bacteriano (endotoxina), produzido por bactérias Gram-negativas; o TLR-5 é específico para uma proteína flagelar bacteriana chamada flagelina, produzida pela maioria das bactérias móveis; o TLR-3 é específico para dsRNA; TLR-7 e TLR-8 são específicos para ssRNA; e o TLR-9 reconhece DNA CpG não metilado, que é abundante em genomas microbianos. Os TLRs específicos para proteínas, lipídios e polissacarídeos microbianos (muitos dos quais estão presentes nas paredes celulares bacterianas) estão localizados nas superfícies das células, onde reconhecem esses produtos de microrganismos extracelulares. Os TLRs que reconhecem ácidos nucleicos estão nos endossomos, nos quais os microrganismos são ingeridos e degradados, tendo seus ácidos nucleicos liberados.

Os sinais gerados pelos TLRs ativam fatores de transcrição que estimulam a expressão de citocinas e outras proteínas envolvidas na resposta inflamatória ou antiviral e nas funções antimicrobianas de fagócitos ativados e outras células (Figura 2.4). Entre os fatores de transcrição mais importantes ativados por sinais TLR estão os membros da família do fator nuclear κB (NF-κB, do inglês *nuclear fator κB*), que promovem a expressão de várias citocinas e moléculas de adesão endotelial que desempenham papéis importantes na inflamação, bem como fatores reguladores de interferon (IRFs, do inglês *interferon regulatory factors*), que estimulam a produção das citocinas antivirais IFNs tipo I.

Mutações que afetam os TLRs ou suas moléculas sinalizadoras causam doenças autossômicas recessivas raras caracterizadas por infecções recorrentes, destacando a importância dessas vias na defesa do hospedeiro contra microrganismos. Por exemplo, indivíduos com mutações que afetam o TLR-3 são suscetíveis a infecções pelo herpes-vírus simples, particularmente encefalite, e mutações em MyD88, uma proteína adaptadora de transdução de sinal a jusante de vários TLRs, tornam os indivíduos suscetíveis a pneumonias bacterianas.

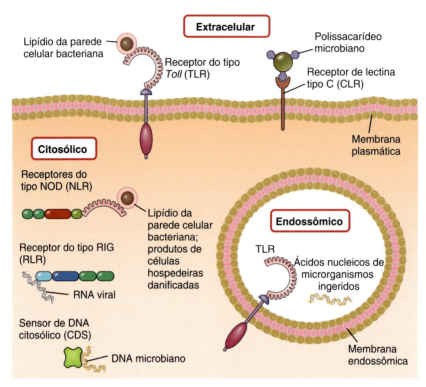

Figura 2.2 Localizações celulares dos receptores do sistema imune inato. Alguns receptores, como certos receptores do tipo *Toll* (TLRs) e lectinas, estão localizados nas superfícies celulares; outros TLRs estão em endossomos. Alguns receptores para ácidos nucleicos virais, peptídeos bacterianos e produtos de células danificadas estão no citoplasma. NOD e RIG referem-se aos membros originais de famílias de receptores citosólicos estruturalmente homólogos para produtos bacterianos e virais, respectivamente (seus nomes completos são complexos e não refletem suas funções). Existem cinco famílias principais de receptores celulares na imunidade inata: TLRs, receptores de lectina tipo C (CLRs), receptores semelhantes a NOD (NLRs), receptores semelhantes a RIG (RLRs) e sensores de DNA citosólico (CDSs).

Receptores do tipo NOD

Os receptores do tipo NOD (NLRs) são uma grande família de receptores inatos que detectam DAMPs e PAMPs no citosol das células e iniciam eventos de sinalização que promovem a inflamação. Todos os NLRs contêm um domínio de oligomerização de nucleotídio C-terminal (NOD, nomeado devido à atividade à qual foi originalmente associado), mas diferentes NLRs têm diferentes domínios N-terminal de ligação ao ligante. Dois importantes NLRs, NOD1 e NOD2, são expressos em vários tipos de células, incluindo as células epiteliais da barreira da mucosa e os fagócitos. NOD1 e NOD2 reconhecem diferentes dipeptídeos derivados do peptidoglicano da parede celular bacteriana e, em resposta, geram sinais que ativam o fator de transcrição NF-κB, que promove a expressão de genes codificadores de proteínas inflamatórias. NOD2 é altamente expresso nas células de Paneth no intestino delgado, onde estimula a expressão de substâncias antimicrobianas chamadas defensinas, em resposta a patógenos ingeridos. Alguns polimorfismos do gene *NOD2* estão associados à doença inflamatória intestinal, talvez porque essas variantes têm função reduzida e possibilitam que microrganismos do lúmen penetrem na parede intestinal e desencadeiem a inflamação.

Inflamassomas

Os inflamassomas são complexos multiproteicos que se montam no citosol das células em

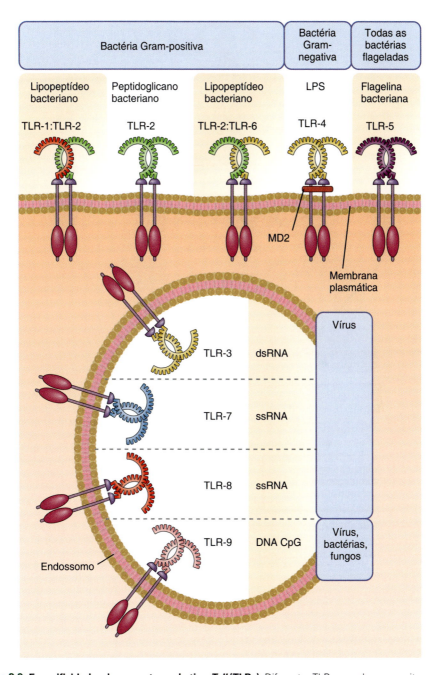

Figura 2.3 Especificidades dos receptores do tipo *Toll* (TLRs). Diferentes TLRs reconhecem muitos produtos de microrganismos diferentes e estruturalmente diversos. Os TLRs da membrana plasmática são específicos para componentes da parede celular das bactérias, e os TLRs endossômicos reconhecem ácidos nucleicos. MD2 é uma proteína que aumenta a ligação do LPS ao TLR-4. *ds*, fita dupla; *LPS*, lipopolissacarídeo; *ss*, fita simples.

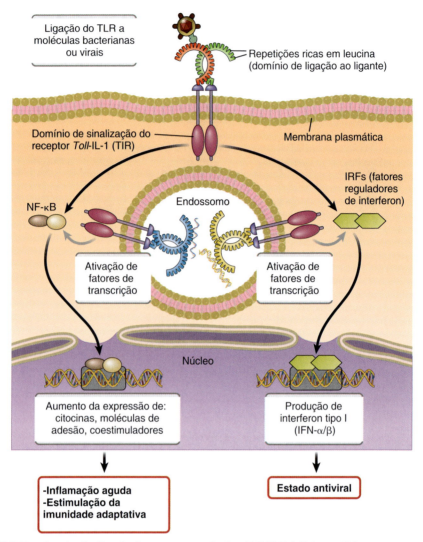

Figura 2.4 Funções de sinalização dos receptores do tipo Toll (TLRs). Todos os TLRs contêm um domínio de ligação ao ligante, composto de repetições ricas em leucina, e uma sinalização citoplasmática, o domínio do receptor de Toll e interleucina-1 (IL-1) (TIR), assim chamado porque está presente em ambos os tipos de receptores. Os TLRs ativam mecanismos de sinalização que envolvem proteínas adaptadoras e que levam à ativação de fatores de transcrição. Esses fatores de transcrição estimulam a produção de proteínas que medeiam a inflamação e a defesa antiviral. *NF-κB*, fator nuclear κB.

resposta a microrganismos ou alterações associadas à lesão celular e geram, proteoliticamente, formas ativas das citocinas inflamatórias **interleucina-1β (IL-1β) e IL-18**. IL-1β e IL-18 são sintetizadas como precursores inativos, que devem ser clivados pela enzima caspase-1 para se tornarem citocinas ativas que são liberadas da célula e promovem a inflamação. Os inflamassomas são compostos por um sensor, uma enzima (caspase-1 inativa) e um adaptador que liga os dois. Existem muitos tipos diferentes de inflamassomas, alguns dos quais usam uma das diversas proteínas da família NLR como sensores. Esses sensores reconhecem diretamente produtos microbianos no citosol ou detectam alterações na quantidade de moléculas ou íons endógenos no citosol que indicam, indiretamente, a presença de infecção ou dano celular. Alguns inflamassomas usam sensores que não pertencem à família NLR, como os sensores de DNA da família AIM e uma proteína chamada pirina, que detecta alterações bioquímicas induzidas por certas toxinas bacterianas. Após o reconhecimento de ligantes microbianos ou endógenos, os sensores do inflamassoma formam uma oligomerização com uma proteína adaptadora e a forma inativa (pró-forma) da enzima caspase-1, resultando na geração da forma ativa da caspase-1 (Figura 2.5). A caspase-1 ativa cliva a pró-IL-1β (forma inativa do precursor da citocina IL-1β), para gerar IL-1β

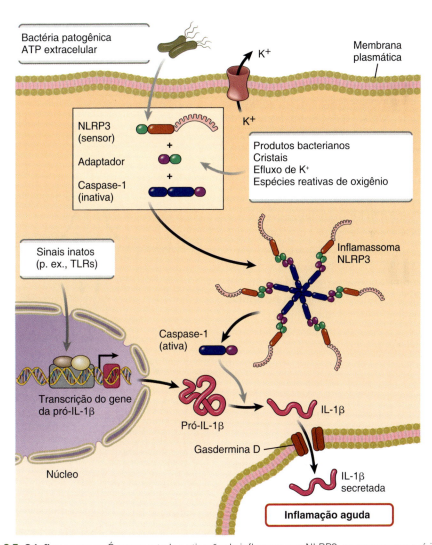

Figura 2.5 O inflamassoma. É representada a ativação do inflamassoma NLRP3, que processa a pró-interleucina-1β (pró-IL-1β) em IL-1 ativa. A síntese de pró-IL-1β é induzida por vários PAMPs ou DAMPs, por meio da sinalização do receptor de reconhecimento de padrões. A produção subsequente de IL-1β biologicamente ativa é mediada pelo inflamassoma. O inflamassoma também estimula a produção de IL-18 ativa, que está intimamente relacionada à IL-1 (não mostrada). Existem outras formas de inflamassoma que contêm sensores diferentes do NLRP3, incluindo LRP1, NLRC4 ou AIM2. *ATP*, adenosina trifosfato; *NLRP3*, família de receptores do tipo NOD contendo domínio pirina 3; *TLRs*, receptores do tipo *Toll*.

biologicamente ativa. Conforme será discutido posteriormente, a IL-1 induz inflamação aguda e causa febre.

Um dos inflamassomas mais bem caracterizados usa NLRP3 (família de receptores do tipo NOD, contendo domínio pirina 3) como sensor. O inflamassoma NLRP3 é expresso em células do sistema imune inato, incluindo macrófagos e neutrófilos, bem como queratinócitos na pele e outras células. Uma ampla variedade de estímulos ativa o inflamassoma NLRP3, incluindo substâncias cristalinas como o ácido úrico (um subproduto da degradação do DNA, indicando dano nuclear) e cristais de colesterol, ATP extracelular liberado de células próximas lesionadas que se liga aos purinoceptores da superfície celular, redução intracelular da concentração de íons potássio (K^+) (que indica dano à membrana plasmática) e espécies reativas de oxigênio (que são produzidas em resposta a muitos tipos de lesão celular). Assim, o inflamassoma reage à lesão que afeta vários componentes celulares. Como o NLRP3 reconhece esses diversos tipos de indicadores de estresse ou dano celular, ainda não está totalmente compreendido.

A ativação do inflamassoma também causa um tipo de morte celular programada de macrófagos e células dendríticas chamada **piroptose**, caracterizada por inchaço das células, perda da integridade da membrana plasmática e liberação de citocinas inflamatórias. A caspase-1 ativada cliva uma proteína chamada gasdermina D. O fragmento N-terminal da gasdermina D formam oligomerização e estruturam um canal na membrana plasmática que possibilita a saída de IL-1β madura e o influxo de íons, seguido de inchaço celular e piroptose.

A ativação do inflamassoma desempenha papéis importantes em diversas doenças. Mutações de ganho de função em NLRP3 e, menos frequentemente, mutações de perda de função em reguladores da ativação do inflamassoma são a causa de **síndromes autoinflamatórias**, caracterizadas por inflamação espontânea e descontrolada. Os antagonistas de IL-1 são tratamentos eficazes para essas doenças. A **gota**, doença comum das articulações, é causada pela deposição de cristais de urato e subsequente inflamação mediada pelo reconhecimento dos cristais e pela produção de IL-1β pelo inflamassoma, que também pode contribuir para a aterosclerose, na qual a inflamação causada por cristais de colesterol pode desempenhar um papel relevante.

Sensores de RNA e DNA citosólicos

O sistema imune inato inclui diversas proteínas citosólicas que reconhecem RNA ou DNA microbiano e respondem gerando sinais que levam à produção de citocinas inflamatórias e antivirais.

- Os receptores do tipo RIG (RLRs, do inglês *RIG-like receptors*) RIG-I e MDA5 (Figura 2.6)

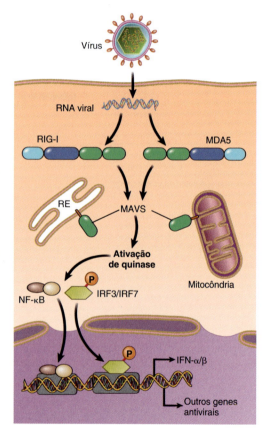

Figura 2.6 Receptores citosólicos do tipo RIG. Os dois principais receptores dessa família, RIG-I e MDA5, reconhecem o RNA viral citosólico e desencadeiam uma via de sinalização que leva à ativação de fatores de transcrição (IRFs) que estimulam a produção da citocina antiviral interferon (IFN) tipo I. *RE*, retículo endoplasmático; *IRF*, fator regulador do interferon; *MAVS*, proteína mitocondrial de sinalização antiviral.

são proteínas citosólicas que detectam o RNA viral e induzem a produção de citocinas antivirais conhecidas como IFNs tipo I. Os RLRs reconhecem características de RNAs virais que não são típicas de RNA de mamíferos, a exemplo do dsRNA, que é mais longo que aqueles que podem se formar transitoriamente em células normais, ou do RNA com uma porção 5'trifosfato, não presente no RNA citosólico de células hospedeiras de mamíferos (RNAs de mamíferos são modificados e têm uma extremidade cap 5' contendo 7-metilguanosina). Os RLRs são expressos em muitos tipos de células suscetíveis à infecção por vírus de RNA. Após a ligação aos RNAs virais, os RLRs interagem com uma proteína de membrana mitocondrial denominada proteína mitocondrial de sinalização antiviral (MAVS, do inglês *mitochondrial antiviral-signaling*), necessária para iniciar eventos de sinalização que ativam fatores de transcrição que induzem a produção de IFNs tipo I

- Sensores de DNA citosólico (CDSs, do inglês *cytosolic DNA sensors*) abrangem diversas proteínas estruturalmente relacionadas que reconhecem dsDNA microbiano no citosol e ativam vias de sinalização que iniciam respostas antimicrobianas, incluindo a produção de IFN tipo I e autofagia. O DNA pode ser liberado no citosol por vírus e bactérias intracelulares. Esses sensores também reconhecem o DNA próprio, caso ele se acumule no citosol. O acúmulo excessivo (p. ex., causado por mutações que reduzem a função da endonuclease) é a base de doenças inflamatórias sistêmicas chamadas **interferonopatias**.

A maioria dos sensores inatos de DNA citosólico aciona a via do estimulador dos genes IFN (**STING**) para induzir a produção de IFN tipo I (Figura 2.7). Por exemplo, o dsDNA citosólico se liga à enzima guanosina monofosfato-adenosina monofosfato (GMP-AMP, do inglês *guanosine monophosphate-adenosine monophosphate*) cíclico sintase (cGAS), que ativa a produção de uma molécula sinalizadora de dinucleotídio cíclico chamada GMP-AMP cíclico (cGAMP), que se liga a uma proteína adaptadora de membrana do retículo endoplasmático denominada STING. Além disso, algumas bactérias produzem por si próprias outros dinucleotídios cíclicos que também se ligam ao STING. Ao ligá-los, STING inicia eventos de sinalização que levam à ativação

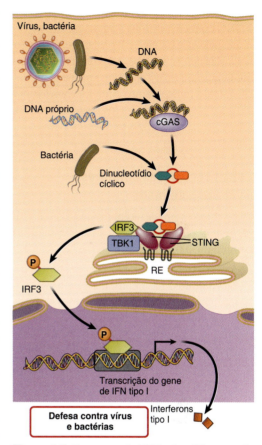

Figura 2.7 Sensores de DNA citosólico e a via STING. O dsDNA microbiano citosólico ativa a enzima cGAS, que catalisa a síntese de GMP-AMP cíclico (cGAMP) a partir de ATP e GTP. O cGAMP liga-se a STING na membrana do retículo endoplasmático e, então, STING recruta e ativa a quinase TBK1, que fosforila IRF3. Fosfo-IRF3 move-se para o núcleo, onde induz a expressão do gene de IFN tipo I. As moléculas bacterianas do segundo mensageiro di-GMP cíclico (c-di-GMP) e di-AMP cíclico (c-di-AMP) são detectadas diretamente por STING. STING também estimula a autofagia e a degradação lisossômica de patógenos associados a organelas citoplasmáticas. *cGAS*, GMP-AMP cíclico sintase; *RE*, retículo endoplasmático; *IFN*, interferon; *IRF3*, fator regulador do interferon 3.

transcricional e expressão de genes IFN tipo I. STING também estimula a autofagia, um mecanismo pelo qual as células degradam suas próprias organelas nos lisossomos. A autofagia é usada na imunidade inata para direcionar microrganismos citosólicos ao lisossomo, onde são mortos por enzimas proteolíticas. Outros sensores de DNA citosólico além do cGAS também podem ativar STING.

Outros receptores celulares da imunidade inata

Muitos outros tipos de receptores estão envolvidos nas respostas imunes inatas aos microrganismos (ver Figura 2.2).

- Algumas lectinas (proteínas que reconhecem carboidratos) na membrana plasmática são receptores específicos para glucanos fúngicos (esses receptores são denominados dectinas) ou para resíduos terminais de manose (chamados receptores de manose); eles estão envolvidos na fagocitose de fungos e bactérias e nas respostas inflamatórias a esses patógenos
- Um receptor de superfície celular expresso principalmente em fagócitos, denominado receptor de formil peptídeo 1, reconhece polipeptídeos com uma formilmetionina N-terminal, que é uma característica específica de proteínas bacterianas (e de proteínas mitocondriais de mamíferos). A sinalização por esse receptor promove a migração e as atividades antimicrobianas dos fagócitos.

Embora nossa ênfase até agora tenha sido nos receptores celulares, o sistema imune inato também contém diversas moléculas circulantes que reconhecem e fornecem defesa contra microrganismos, como será discutido mais adiante.

COMPONENTES DA IMUNIDADE INATA

Os componentes do sistema imune inato incluem células epiteliais, células sentinela nos tecidos (macrófagos residentes, células dendríticas e mastócitos, entre outras), fagócitos circulantes e recrutados (monócitos e neutrófilos), células linfoides inatas, células NK e uma série de proteínas plasmáticas. A seguir, discutiremos as propriedades dessas células e proteínas solúveis e seus papéis nas respostas imunes inatas.

Barreiras epiteliais

As principais interfaces entre o corpo e o ambiente externo – pele, sistemas gastrintestinal, respiratório e geniturinário – são protegidas por camadas de células epiteliais, que fornecem barreiras físicas e químicas contra infecções (Figura 2.8). Os microrganismos entram em contato com hospedeiros vertebrados, principalmente nessas interfaces, por contato físico externo, ingestão, inalação e atividade sexual. Todas essas portas de entrada são revestidas por epitélios contínuos, os quais consistem em células fortemente aderentes que formam uma barreira mecânica contra microrganismos. A queratina na superfície da pele e o muco secretado pelas células epiteliais da mucosa impedem que a maioria dos microrganismos infecte ou atravesse

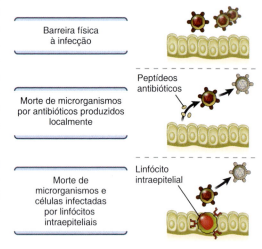

Figura 2.8 Funções dos epitélios na imunidade inata. Os epitélios presentes nas portas de entrada dos microrganismos fornecem barreiras físicas, formadas por queratina (na pele) ou muco secretado (nos sistemas gastrintestinal, broncopulmonar e geniturinário), e por zonas de oclusão (*tight junctions*) entre células epiteliais. Os epitélios também produzem substâncias antimicrobianas (p. ex., defensinas e catelicidinas) e abrigam linfócitos que matam microrganismos e células infectadas.

o epitélio. As células epiteliais também produzem peptídeos antimicrobianos, denominados defensinas e catelicidinas, que matam bactérias e alguns vírus ao romper suas membranas externas. Assim, os peptídeos antimicrobianos fornecem uma barreira química contra infecções. Além disso, os epitélios contêm linfócitos intraepiteliais, que pertencem à linhagem das células T, mas expressam receptores de antígenos de diversidade limitada. Algumas dessas células T expressam receptores compostos por duas cadeias, γ e δ, que são semelhantes, mas não idênticas, aos TCRs αβ expressos na maioria dos linfócitos T (ver Capítulos 4 e 5). Os linfócitos T intraepiteliais, presumivelmente, reagem contra agentes infecciosos que tentam romper o epitélio, mas a especificidade e as funções dessas células são pouco compreendidas.

Fagócitos: neutrófilos e monócitos/macrófagos

Os dois tipos de fagócitos circulantes, neutrófilos e monócitos, são células sanguíneas recrutadas para sítios de infecção, onde reconhecem e ingerem microrganismos para eliminação intracelular (Figura 2.9).

- Os **neutrófilos**, também chamados leucócitos polimorfonucleares (PMNs), são os leucócitos mais abundantes no sangue, em número de 4.000 a 10.000 por $\mu\ell$ (Figura 2.10 A). Em resposta a certas infecções bacterianas e fúngicas, a produção de neutrófilos pela medula óssea aumenta rapidamente, e o seu número no sangue pode aumentar até 10 vezes acima do normal. A produção de neutrófilos é estimulada por citocinas, conhecidas como fatores estimuladores de colônias (CSF, do inglês *colony-stimulating factors*), que são secretadas por muitos tipos de células em resposta a infecções e atuam nas células hematopoéticas para estimular a proliferação e maturação de precursores de neutrófilos. Os neutrófilos são o primeiro e mais numeroso tipo celular a responder à maioria das infecções, particularmente infecções bacterianas e fúngicas e, portanto, são as células

Característica	Neutrófilos	Macrófagos
Origem	CTHs na medula óssea	CTHs na medula óssea (em reações inflamatórias) Células-tronco no saco vitelino ou no fígado fetal (no início do desenvolvimento): muitos macrófagos residentes nos tecidos
Vida útil nos tecidos	1 a 2 dias	Macrófagos inflamatórios: dias ou semanas Macrófagos residentes nos tecidos: anos
Respostas a estímulos de ativação	Atividade enzimática rápida e de curta duração	Mais prolongada, mais lenta, muitas vezes dependente da transcrição de novos genes
Espécies reativas de oxigênio	Rapidamente induzidas pela montagem da oxidase do fagócito (explosão/*burst* respiratória)	Menos proeminente
Óxido nítrico	Níveis baixos ou ausentes	Induzido após ativação transcricional de iNOS
Desgranulação	Resposta principal; induzida pelo rearranjo do citoesqueleto	Não proeminente
Produção de citocina	Baixos níveis por célula	Principal atividade funcional, grandes quantidades por célula, requer ativação transcricional de genes de citocinas
Armadilhas extracelulares	Rapidamente induzidas, por extrusão de conteúdo nuclear	Poucas

Figura 2.9 Propriedades distintivas de neutrófilos e monócitos. Esta tabela lista as principais diferenças entre neutrófilos e macrófagos. Esses dois tipos de células compartilham muitas características, como fagocitose, quimiotaxia e capacidade de migrar por meio dos vasos sanguíneos para os tecidos. *CTH*, células-tronco hematopoéticas; *iNOS*, óxido nítrico sintase induzível.

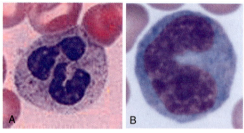

Figura 2.10 Morfologia de neutrófilos e monócitos. A. Micrografia óptica de neutrófilos sanguíneos mostra o núcleo multilobado, razão pela qual essas células também são denominadas leucócitos polimorfonucleares, bem como os grânulos citoplasmáticos fracamente corados, a maioria dos quais é lisossomo. **B.** Micrografia óptica de monócitos sanguíneos mostra o típico núcleo em forma de ferradura ou feijão.

predominantes da inflamação aguda, conforme discutido posteriormente. Os neutrófilos ingerem microrganismos presentes na circulação e entram rapidamente nos tecidos extravasculares nos sítios de infecção, onde também fagocitam (ingerem) e destroem os microrganismos. Eles expressam receptores para produtos de ativação do complemento e para anticorpos que revestem os microrganismos. Esses receptores aumentam a fagocitose de patógenos revestidos com anticorpos e com complemento e transduzem sinais de ativação que estimulam a capacidade dos neutrófilos de matar microrganismos ingeridos. O processo de fagocitose e destruição intracelular de microrganismos é descrito posteriormente. Os neutrófilos também são recrutados para locais de lesão tecidual na ausência de infecção, onde iniciam a eliminação de restos celulares. Eles vivem apenas algumas horas nos tecidos, então são os primeiros a responder, mas não fornecem defesa prolongada

- Os **monócitos** são menos abundantes no sangue que os neutrófilos, totalizando 500 a 1.000 por $\mu\ell$ (ver Figura 2.10 B). Eles também ingerem microrganismos no sangue e nos tecidos. Durante as reações inflamatórias, os monócitos acessam os tecidos extravasculares e se diferenciam em células chamadas **macrófagos**, que, diferentemente dos neutrófilos,

sobrevivem nesses locais por longos períodos. Assim, os monócitos sanguíneos e os macrófagos teciduais são dois estágios da mesma linhagem celular, geralmente chamada sistema mononuclear fagocítico (Figura 2.11). Alguns macrófagos estão sempre presentes na maioria dos órgãos e tecidos saudáveis. Essas células, chamadas macrófagos residentes nos tecidos, são derivadas de progenitores do saco vitelino ou do fígado fetal no início do desenvolvimento fetal; em alguns tecidos, elas podem ser repostas ao longo do tempo por monócitos derivados da medula óssea.

Os macrófagos desempenham vários papéis importantes na defesa do hospedeiro: ingerem e destroem microrganismos, removem tecidos mortos e iniciam o processo de reparo tecidual, além de produzir citocinas que induzem e regulam a inflamação (Figura 2.12). Várias famílias de receptores são expressas em macrófagos e estão envolvidas na ativação e nas funções dessas células. Os receptores de reconhecimento de padrões discutidos anteriormente, incluindo TLRs e NLRs, reconhecem produtos de microrganismos e células danificadas e ativam os macrófagos. A fagocitose é mediada por receptores de superfície celular, como receptores de manose e receptores *scavenger*, que se ligam diretamente a microrganismos (e outras partículas), bem como receptores para anticorpos ou produtos de ativação do complemento que estão ligados a microrganismos. Alguns desses receptores fagocíticos também ativam as funções de destruição microbiana dos macrófagos. Além disso, os macrófagos podem ser ativados por diversas citocinas.

Existem duas vias diferentes de ativação de macrófagos, chamadas clássica e alternativa, que desempenham funções distintas (ver Figura 6.9). A **ativação clássica de macrófagos** é induzida por sinais imunes inatos, como os TLRs, e pela citocina IFN-γ, produzida tanto nas respostas imunes inatas quanto nas adaptativas. Os macrófagos classicamente ativados, também chamados M1 ou pró-inflamatórios, estão envolvidos na destruição de microrganismos e no desencadeamento da inflamação. A **ativação alternativa de macrófagos** ocorre na ausência de sinais fortes

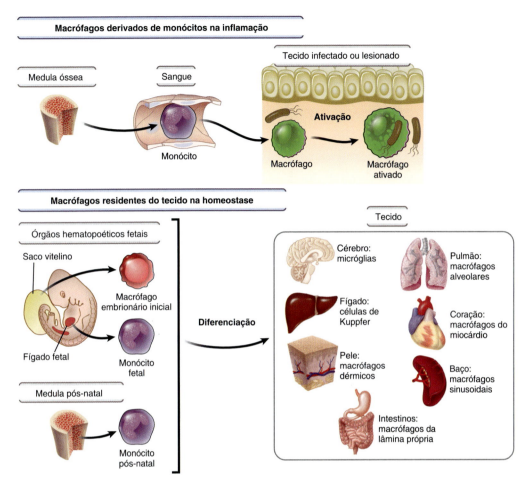

Figura 2.11 Maturação de fagócitos mononucleares. No estado basal em adultos e durante reações inflamatórias, os precursores na medula óssea dão origem a monócitos circulantes, que entram nos tecidos periféricos, amadurecem para formar macrófagos e são ativados localmente. Na vida fetal, os precursores do saco vitelino e do fígado dão origem às células que semeiam os tecidos para gerar macrófagos especializados residentes nos tecidos.

de TLR e é induzida pelas citocinas IL-4 e IL-13; esses macrófagos, chamados M2 ou pró-reparadores, parecem ser mais importantes para o reparo tecidual e para finalizar o processo inflamatório. A abundância relativa desses dois tipos de macrófagos ativados pode influenciar o resultado das reações do hospedeiro e contribuir para vários distúrbios (essas populações são frequentemente denominadas tipo M1 e tipo M2 porque os marcadores fenotípicos para distingui-las não são definitivos; a nomenclatura M1/M2 é usada por uma questão de simplificação). Voltaremos às funções dessas populações de macrófagos no Capítulo 6, quando discutirmos a imunidade mediada por células.

Embora nossa discussão tenha sido limitada ao papel dos fagócitos na imunidade inata, os macrófagos também são células efetoras importantes, tanto no eixo mediado por células, quanto no eixo humoral da imunidade adaptativa, conforme discutido nos Capítulos 6 e 8, respectivamente.

Células dendríticas

As células dendríticas funcionam como sentinelas nos tecidos, onde respondem aos microrganismos por meio da produção de numerosas citocinas e

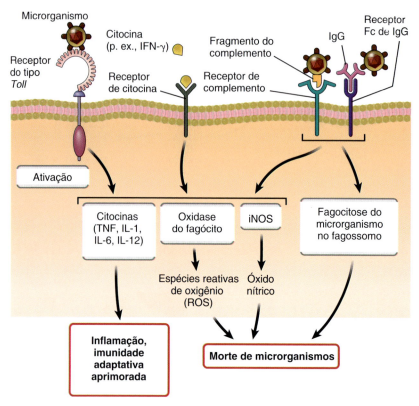

Figura 2.12 Ativação e funções dos macrófagos. Nas respostas imunes inatas, os macrófagos são ativados por produtos microbianos que se ligam aos TLRs e por citocinas, como o interferon-γ (IFN-γ) derivado de células NK, que levam à produção de proteínas que medeiam as funções inflamatórias e microbicidas dessas células. Os receptores do complemento presentes na superfície celular promovem a fagocitose de microrganismos revestidos com fragmentos do complemento, bem como a ativação dos macrófagos. Os receptores Fc de macrófagos para IgG ligam-se aos microrganismos revestidos de anticorpos e desempenham funções semelhantes às dos receptores do complemento. *IL*, interleucina; *iNOS*, óxido nítrico sintase induzível; *TNF*, fator de necrose tumoral.

desempenham duas funções principais: iniciam a inflamação e estimulam respostas imunes adaptativas. Essas células também capturam antígenos proteicos e exibem fragmentos desses antígenos às células T. Ao detectar microrganismos e interagir com os linfócitos, especialmente as células T, as células dendríticas constituem uma ponte importante entre a imunidade inata e a adaptativa. As propriedades e funções das células dendríticas são discutidas no Capítulo 3, no contexto da apresentação de antígenos.

Mastócitos

Os mastócitos são células derivadas da medula óssea que exibem grânulos citoplasmáticos abundantes e estão presentes na pele, nos tecidos de mucosa e na maioria dos tecidos conectivos. Eles podem ser ativados por produtos de microrganismos que se ligam aos TLRs e por componentes do sistema complemento, como parte da imunidade inata ou por um mecanismo dependente de anticorpos na imunidade adaptativa. Os grânulos de mastócitos contêm aminas vasoativas, como a histamina, que causam vasodilatação e aumento da permeabilidade capilar, bem como enzimas proteolíticas que podem matar bactérias ou inativar toxinas microbianas. Os mastócitos também sintetizam e secretam mediadores lipídicos (p. ex., prostaglandinas e leucotrienos) e citocinas (p. ex., fator de necrose tumoral [TNF, do inglês *tumor necrosis factor*]) que estimulam a inflamação. Os produtos de mastócitos fornecem defesa contra helmintos e outros patógenos, bem como proteção contra venenos de cobras e insetos, e são responsáveis por sintomas de doenças alérgicas (ver Capítulo 11).

Células linfoides inatas

As células linfoides inatas (ILCs, do inglês *innate lymphoid cells*) são células residentes nos tecidos que produzem citocinas semelhantes às secretadas pelos linfócitos T auxiliares, mas que não expressam receptores antigênicos de células T (TCRs, do inglês *T cell receptor*). As ILCs foram divididas em três grupos principais com base nas citocinas secretadas; esses grupos correspondem aos subconjuntos Th1, Th2 e Th17 de células T CD4$^+$ que descrevemos no Capítulo 6. As respostas das ILCs são frequentemente estimuladas por citocinas produzidas por células epiteliais danificadas e outras células nos sítios de infecção. As ILCs estão sempre presentes nos tecidos, ao contrário das células T, que são ativadas em órgãos linfoides secundários e migram para os tecidos, um processo que pode levar vários dias para acontecer. Portanto, os ILCs podem fornecer defesa inicial contra infecções nos tecidos. No entanto, a sua contribuição para a defesa do hospedeiro ou para doenças imunológicas, especialmente em humanos, não é clara.

Células *natural killer*

As células NK reconhecem células infectadas por vírus, e alguns outros microrganismos, bem como células estressadas, e respondem matando-as e secretando a citocina IFN-γ, ativadora de macrófagos (Figura 2.13). As células NK estão relacionadas, em termos de desenvolvimento, com as ILCs do grupo 1 e constituem aproximadamente 5 a 20% das células com morfologia linfocitária no sangue e órgãos linfoides secundários. As células NK contêm grânulos citoplasmáticos e expressam algumas proteínas de superfície únicas, mas não imunoglobulinas ou TCRs, os receptores de antígenos dos linfócitos B e T, respectivamente.

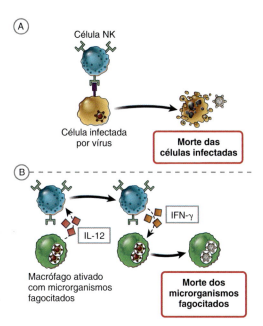

Figura 2.13 Funções das células NK. A. As células NK matam as células hospedeiras infectadas por microrganismos intracelulares, eliminando, assim, os reservatórios de infecção. **B.** As células NK respondem à interleucina-12 (IL-12) produzida pelos macrófagos e secretam interferon-γ (IFN-γ), ativando os macrófagos que destroem os microrganismos fagocitados.

Quando ativadas por células infectadas, as células NK depositam o conteúdo dos seus grânulos citoplasmáticos sobre essas células, onde ativam enzimas que induzem a apoptose. Os mecanismos citotóxicos das células NK, que são os mesmos utilizados pelos linfócitos T citotóxicos (CTLs, do inglês *cytotoxic T lymphocytes*; ver Capítulo 6), resultam na morte das células infectadas. Assim, tal como acontece com os CTLs, as células NK atuam para eliminar reservatórios celulares de infecção e erradicar infecções causadas por microrganismos intracelulares obrigatórios, como os vírus. Além disso, as células NK podem contribuir para a destruição de tumores.

As células NK ativadas também sintetizam e secretam a citocina IFN-γ, que ativa os macrófagos para que se tornem mais eficazes na destruição de microrganismos fagocitados. As citocinas secretadas por macrófagos e células dendríticas que encontraram microrganismos aumentam a capacidade das células NK de gerar proteção contra infecções. Três dessas citocinas ativadoras de células NK são IL-15, IFNs tipo I e IL-12. A IL-15 é importante para o desenvolvimento e a maturação das células NK, enquanto os IFNs tipo I e IL-12 aumentam as funções de morte dessas células. Assim, as células NK e os macrófagos são exemplos de dois tipos celulares que funcionam cooperativamente para eliminar microrganismos intracelulares: os macrófagos ingerem microrganismos e produzem IL-12 que ativa as células NK para secretar IFN-γ; este, por sua vez, ativa os macrófagos para que matem os microrganismos ingeridos. Conforme discutido no Capítulo 6, essencialmente a mesma sequência de reações, desta vez envolvendo macrófagos e linfócitos T, é central para o braço da imunidade adaptativa mediado por células.

As respostas das células NK são determinadas por um equilíbrio entre o envolvimento de receptores de ativação e de inibição (Figura 2.14). Os receptores de ativação reconhecem moléculas da superfície celular tipicamente expressas em células infectadas com vírus e bactérias intracelulares, algumas células cancerígenas e células estressadas por danos no DNA. Esses receptores possibilitam que as células NK eliminem células infectadas por microrganismos intracelulares, bem como células irreparavelmente danificadas, além de células tumorais. Um dos receptores de ativação bem definidos das células NK é denominado NKG2D, que reconhece moléculas semelhantes às proteínas do complexo principal de histocompatibilidade (MHC, do inglês *major histocompatibility complex*) de classe I e expressas em resposta a muitos tipos de estresse celular. Outro receptor de ativação, denominado CD16, é específico para a região Fc dos anticorpos da imunoglobulina G (IgG) ligados às células. O reconhecimento de células revestidas com anticorpos resulta na morte dessas células, um

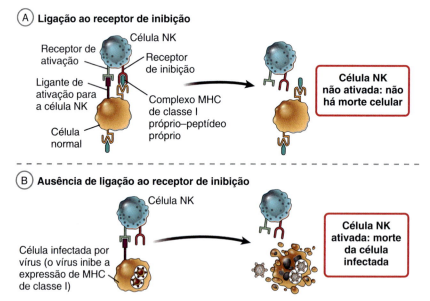

Figura 2.14 Receptores de ativação e inibição de células *natural killer* (NK). A. Células hospedeiras saudáveis expressam moléculas do complexo principal de histocompatibilidade (MHC) de classe I próprias, que são reconhecidas por receptores de inibição, garantindo assim que as células NK não ataquem as células hospedeiras normais. Observe que as células saudáveis podem expressar ligantes para ativar receptores (como mostrado) ou podem não expressar tais ligantes, mas não são atacadas pelas células NK porque se ligam aos receptores de inibição. **B.** As células NK são ativadas por células infectadas nas quais os ligantes dos receptores de ativação são expressos (frequentemente em níveis elevados) e a expressão do MHC de classe I é reduzida, de modo que os receptores de inibição não conseguem se ligar. O resultado é a morte das células infectadas.

fenômeno denominado **citotoxicidade celular dependente de anticorpos** (ADCC, do inglês *antibody-dependent cellular cytotoxicity*). As células NK são os principais mediadores da ADCC. O papel dessa reação na imunidade mediada por anticorpos é descrito no Capítulo 8. Os receptores de ativação nas células NK dispõem de subunidades de sinalização que contêm motivos de ativação do imunorreceptor baseados em tirosina (ITAMs, do inglês *immunoreceptor tyrosine-based activation motifs*) em suas caudas citoplasmáticas. Os ITAMs, que também estão presentes em subunidades de moléculas sinalizadoras associadas ao receptor de antígeno dos linfócitos, tornam-se fosforilados em resíduos de tirosina quando os receptores reconhecem seus ligantes de ativação. Os ITAMs fosforilados ligam-se e promovem a ativação de proteínas tirosinoquinases citosólicas, e essas enzimas fosforilam, consequentemente ativando outros substratos em diversas vias diferentes de transdução de sinal a jusante, eventualmente levando à exocitose de grânulos citotóxicos e à produção de IFN-γ.

Os receptores de inibição das células NK bloqueiam a sinalização dos receptores de ativação e são específicos para moléculas do complexo principal de histocompatibilidade (MHC) de classe I própria, as quais são expressas em todas as células nucleadas saudáveis. Portanto, a expressão do MHC de classe I protege as células saudáveis da destruição pelas células NK (no Capítulo 3, descreveremos a importante função das moléculas do MHC na exibição de antígenos peptídicos aos linfócitos T). Duas grandes famílias de receptores de inibição de células NK em humanos são os receptores semelhantes à imunoglobulina de células assassinas (KIRs, do inglês *killer cell immunoglobulin-like receptors*), assim chamados porque compartilham homologia estrutural com moléculas de Ig (ver Capítulo 4), e receptores que consistem em uma proteína chamada CD94 e uma subunidade de lectina, denominada NKG2. Ambas as famílias de receptores de inibição contêm motivos estruturais em suas caudas citoplasmáticas, chamados motivos de inibição do imunorreceptor baseados em tirosina (ITIMs, do inglês *immunoreceptor tyrosine-based inhibitory motifs*), que se tornam fosforilados em resíduos de tirosina quando os receptores se ligam a moléculas de MHC de classe I. Os ITIMs fosforilados ligam-se e promovem a ativação das proteínas tirosina fosfatases citosólicas. Essas enzimas removem grupos fosfato dos resíduos de tirosina de várias moléculas sinalizadoras, neutralizando assim a função dos ITAMs e bloqueando a ativação das células NK que ocorre por meio dos receptores de ativação. Portanto, quando os receptores de inibição das células NK encontram moléculas próprias do MHC nas células hospedeiras normais, as células NK são "desligadas" (ver Figura 2.14). Muitos vírus desenvolveram mecanismos para bloquear a expressão de moléculas de classe I em células infectadas, o que lhes permite evitar a morte por CTLs CD8+ específicos ao vírus. Quando isso acontece, os receptores de inibição das células NK não são ativados; se ao mesmo tempo o vírus induzir a expressão de ligantes de ativação, as células NK tornam-se ativadas e eliminam as células infectadas pelo vírus.

O papel de defesa das células NK e dos CTLs ilustra como os hospedeiros e os microrganismos estão envolvidos em uma constante batalha pela sobrevivência. O hospedeiro utiliza CTLs para reconhecer antígenos virais exibidos pelo MHC, os vírus inibem a expressão do MHC para evitar a morte das células infectadas pelos CTLs, enquanto as células NK podem compensar a resposta defeituosa dos CTL porque são mais eficazes na ausência de moléculas do MHC. O vencedor dessa luta, hospedeiro ou microrganismo, determina o desfecho da infecção.

Linfócitos com diversidade limitada

Vários tipos de linfócitos que apresentam algumas características dos linfócitos T e B também podem funcionar na defesa inicial contra microrganismos e, portanto, fazem parte do sistema imune inato. Uma característica unificadora desses linfócitos é que eles expressam receptores de antígenos rearranjados somaticamente (assim como as células T e B), embora os receptores tenham diversidade limitada. Estes incluem células da linhagem de linfócitos T (células T γδ, células NK-T e células T invariantes associadas aos tecidos de mucosa), que são descritas no Capítulo 6, e outras da linhagem de células B (células B1 e células B da zona marginal), descritas no Capítulo 7. Todos esses tipos celulares respondem às infecções de maneiras semelhantes às células da imunidade adaptativa (p. ex., secreção de citocinas ou produção de anticorpos), mas apresentam características da imunidade inata (respostas rápidas, diversidade de reconhecimento antigênico limitada).

Sistema complemento

O sistema complemento é uma coleção de proteínas circulantes e associadas à membrana que são importantes na defesa contra microrganismos. Muitas proteínas do complemento são enzimas proteolíticas, cuja ativação do complemento envolve a ativação sequencial dessas enzimas. A cascata do complemento pode ser iniciada por qualquer uma das três vias (Figura 2.15):

- A **via alternativa** é desencadeada quando certas proteínas do complemento são ativadas nas superfícies microbianas e não podem ser controladas, pois as proteínas reguladoras do complemento não estão presentes nos microrganismos (mas sim nas células hospedeiras). A via alternativa é um componente da imunidade inata
- A **via clássica** é mais frequentemente desencadeada por anticorpos que se ligam a microrganismos ou outros antígenos, sendo, portanto, um componente do braço humoral da imunidade adaptativa
- A **via das lectinas** é ativada quando proteínas plasmáticas que se ligam a carboidratos, como a lectina ligadora de manose (MBL, do inglês *mannose-binding lectin*) ou as ficolinas, ligam-se aos seus ligantes de carboidratos nos microrganismos. Essas lectinas ativam proteínas da via clássica; no entanto, por serem iniciadas por um produto microbiano na ausência de anticorpos, são um componente da imunidade inata.

As proteínas ativadas do complemento funcionam como enzimas proteolíticas para clivar outras proteínas do complemento. Essa cascata enzimática pode ser rapidamente amplificada, visto que cada etapa proteolítica gera muitos produtos que são, eles próprios, enzimas na cascata. O componente central das três vias do complemento é uma proteína plasmática chamada C3, clivada por enzimas geradas nas etapas iniciais. O principal fragmento proteolítico de C3, denominado C3b, liga-se covalentemente aos microrganismos, sendo capaz de recrutar e ativar proteínas do complemento a jusante na superfície microbiana. As três vias de ativação do complemento diferem na maneira como são iniciadas, mas compartilham as etapas finais e desempenham as mesmas funções efetoras.

O sistema complemento desempenha três funções principais na defesa do hospedeiro:

- **Opsonização e fagocitose**: C3b reveste os microrganismos e promove a ligação destes aos fagócitos, em virtude dos receptores para C3b que são expressos nessas células. Assim, os microrganismos revestidos com proteínas do complemento são rapidamente ingeridos e destruídos pelos fagócitos. Esse processo de revestimento de um microrganismo com moléculas reconhecidas pelos receptores nos fagócitos é denominado **opsonização**
- **Inflamação**: alguns fragmentos proteolíticos de proteínas do complemento, especialmente C5a e C3a, são quimiotáticos para leucócitos (principalmente neutrófilos e monócitos) e ativadores de células endoteliais e mastócitos. Assim, promovem a passagem de leucócitos e proteínas plasmáticas para os tecidos (inflamação) no local de ativação do complemento
- **Lise celular**: a ativação do complemento culmina na formação de um complexo proteico polimérico que se insere na membrana celular microbiana, perturbando a barreira de permeabilidade e causando lise osmótica.

Uma discussão mais detalhada sobre a ativação e as funções do complemento é apresentada no Capítulo 8, em que consideramos os mecanismos efetores da imunidade humoral.

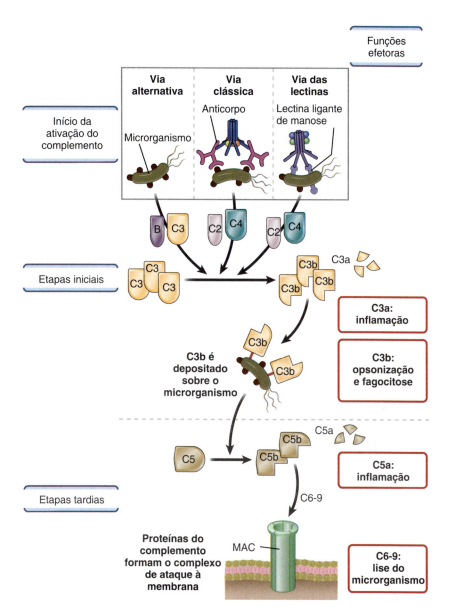

Figura 2.15 Vias de ativação do complemento. A ativação do sistema complemento (etapas iniciais) pode ser iniciada por três vias distintas, todas levando à produção de C3b. C3b inicia as etapas tardias da ativação do complemento, culminando na formação de um complexo multiproteico denominado complexo de ataque à membrana (MAC, do inglês *membrane attack complex*), um canal transmembrana composto de moléculas C9 polimerizadas que causa a lise de microrganismos de paredes delgadas. Os subprodutos peptídicos liberados durante a ativação do complemento são C3a e C5a, indutores de inflamação. As principais funções das proteínas produzidas em diferentes etapas são mostradas. A ativação, as funções e a regulação do sistema complemento são discutidas com mais detalhes no Capítulo 8.

Outras proteínas plasmáticas da imunidade inata

Várias proteínas circulantes, além das proteínas do complemento, estão envolvidas na defesa imune inata contra infecções. A MBL plasmática reconhece carboidratos microbianos e pode recobrir microrganismos para fagocitose ou ativar a cascata do complemento pela via das lectinas, conforme discutido anteriormente. A MBL pertence a uma família de proteínas chamadas colectinas, pois são estruturalmente semelhantes ao colágeno e contêm um domínio de ligação a carboidratos (lectina). As proteínas surfactantes no pulmão também pertencem à família das colectinas e protegem as vias respiratórias contra infecções. A proteína C reativa (PCR) é uma pentraxina (molécula pentamérica) que se liga à fosforilcolina nos microrganismos e os opsoniza para fagocitose por macrófagos, os quais expressam um receptor para PCR. A PCR também pode ativar proteínas da via clássica do complemento.

Os níveis circulantes de muitas dessas proteínas plasmáticas aumentam rapidamente após a infecção. Essa resposta protetora é denominada **resposta de fase aguda** à infecção.

Citocinas da imunidade inata

Células dendríticas, macrófagos, mastócitos, ILCs, entre outras células, secretam citocinas que iniciam muitas das reações celulares da imunidade inata (Figura 2.16). Como mencionado anteriormente, as citocinas são proteínas solúveis que mediam reações imunológicas e inflamatórias e são responsáveis pela comunicação dos leucócitos entre si e entre leucócitos e outras células. A maioria das citocinas molecularmente definidas é chamada interleucina e acompanha um número (p. ex., interleucina-1); porém, por motivos históricos, várias citocinas têm outros nomes (p. ex., fator de necrose tumoral) relacionados ao modo como foram descobertas. Na imunidade inata, as principais fontes de citocinas são células dendríticas, macrófagos, ILCs e mastócitos, que são ativados pelo reconhecimento de microrganismos ou por outras citocinas; células epiteliais e outros tipos celulares também secretam citocinas. O reconhecimento de componentes da parede celular bacteriana, como LPS e peptidoglicanos, pelos TLRs, bem como o reconhecimento de ácidos nucleicos microbianos pelos TLRs, RLRs e CDSs, são estímulos poderosos para a secreção de citocinas por macrófagos, células dendríticas e muitas células residentes nos tecidos. Na imunidade adaptativa, os linfócitos T auxiliares são uma importante fonte de citocinas (ver Capítulos 5 e 6).

As citocinas são secretadas em pequenas quantidades em resposta a um estímulo externo e ligam-se a receptores de alta afinidade nas células-alvo. A maioria das citocinas atua nas células próximas (ações parácrinas), enquanto algumas atuam nas células que as produzem (ações autócrinas). Nas reações imunes inatas contra infecções, células dendríticas e macrófagos podem ser ativados em números suficientes para que grandes quantidades de citocinas sejam produzidas, uma vez que elas podem estar ativas distantes de seu local de secreção (ações endócrinas).

As citocinas da imunidade inata desempenham diversas funções na defesa do hospedeiro. TNF, IL-1 e quimiocinas (citocinas quimiotáticas) são as principais citocinas envolvidas no recrutamento de neutrófilos e monócitos sanguíneos para sítios de infecção (descritos posteriormente). O TNF e a IL-1 também apresentam efeitos sistêmicos, inclusive induzindo febre por ação no hipotálamo, e essas citocinas, assim como a IL-6, estimulam as células hepáticas a produzir diversas proteínas da resposta de fase aguda, como PCR e fibrinogênio, que contribuem para a morte microbiana e o isolamento de sítios infecciosos. Em concentrações elevadas, o TNF promove a formação de trombos no endotélio e reduz a pressão arterial por uma combinação de contratilidade miocárdica reduzida e dilatação vascular com extravasamento. Infecções bacterianas e fúngicas graves às vezes levam a uma síndrome clínica potencialmente letal chamada **choque séptico**, caracterizada por baixa pressão arterial (a característica definidora do choque), coagulação intravascular disseminada e distúrbios metabólicos. As primeiras manifestações clínicas e patológicas do choque séptico podem ser causadas

Capítulo 2 Imunidade Inata

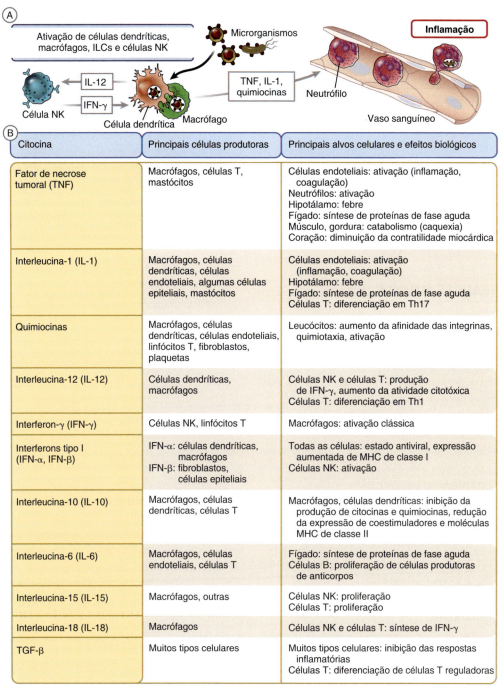

Figura 2.16 Citocinas da imunidade inata. A. Células dendríticas, macrófagos e outras células (como mastócitos e ILCs, não mostrados) respondem aos microrganismos produzindo citocinas que estimulam a inflamação (recrutamento de leucócitos) e ativam células *natural killer* (NK) para produzir a citocina ativadora de macrófagos interferon-γ (IFN-γ). **B.** São listadas algumas características importantes das principais citocinas da imunidade inata. Observe que o IFN-γ e o fator de crescimento transformador beta (TGF-β) são citocinas tanto da imunidade inata quando da imunidade adaptativa, enquanto as ILCs produzem diversas citocinas que são mais conhecidas como produtos de células T CD4+ (ver Capítulos 5 e 6). Mais informações sobre essas citocinas e seus receptores são fornecidas no Apêndice II. *MHC*, complexo principal de histocompatibilidade.

por níveis elevados de TNF, que é produzido em resposta aos PAMPs bacterianos. Células dendríticas e macrófagos também produzem IL-12 em resposta ao LPS, peptidoglicanos e outras moléculas microbianas. O papel da IL-12 na ativação de células NK, levando ao aumento da atividade de morte e ativação de macrófagos, foi mencionado anteriormente. As células NK produzem IFN-γ, cuja função como citocina ativadora de macrófagos também já foi descrita anteriormente. Nas infecções virais, uma subpopulação de células dendríticas e, em menor extensão, outras células infectadas produzem IFNs tipo I, que inibem a replicação viral e evitam a propagação da infecção para células não infectadas.

REAÇÕES IMUNES INATAS

O sistema imune inato elimina microrganismos, principalmente, pela indução da resposta inflamatória aguda e por mecanismos de defesa antivirais. Diferentes tipos de respostas imunes inatas são particularmente eficazes contra diferentes tipos de microrganismos:

- Bactérias e fungos extracelulares são combatidos principalmente pela resposta inflamatória aguda, na qual neutrófilos e monócitos são recrutados para o sítio da infecção, auxiliados pelo sistema complemento
- Bactérias intracelulares, que podem sobreviver dentro dos fagócitos, são eliminadas quando esses fagócitos são ativados pelos TLRs e outros sensores inatos, bem como pelas citocinas
- A proteção contra vírus é fornecida por IFNs tipo I e células NK.

Inflamação

A inflamação é uma reação tecidual que fornece mediadores de defesa do hospedeiro – células e proteínas circulantes – aos sítios de infecção e de danos teciduais (Figura 2.17). O processo de inflamação consiste no recrutamento de células e extravasamento de proteínas plasmáticas por meio dos vasos sanguíneos, bem como da ativação dessas células e proteínas nos tecidos extravasculares. A liberação inicial de histamina, TNF, prostaglandinas e outros mediadores pelos mastócitos e macrófagos causa aumento no fluxo sanguíneo local e exsudação de proteínas plasmáticas. Esses mediadores contribuem para vermelhidão, calor e edema, que são características da inflamação aguda. Isso é frequentemente seguido por acúmulo local de fagócitos no tecido, principalmente neutrófilos e macrófagos derivados de monócitos sanguíneos, em resposta às citocinas, discutidas posteriormente. Os fagócitos ativados engolfam microrganismos e material necrótico, destruindo essas substâncias potencialmente prejudiciais. A seguir, descrevemos os eventos celulares em uma resposta inflamatória típica.

Recrutamento de fagócitos para sítios de infecção e de dano tecidual

Neutrófilos e monócitos migram para sítios extravasculares de infecção ou lesão tecidual, ligando-se a moléculas de adesão endotelial venular e em resposta a agentes quimiotáticos produzidos por células teciduais que reagem à infecção ou lesão. A migração de leucócitos do sangue para os tecidos é um processo de múltiplas etapas em que as fracas interações adesivas iniciais dos leucócitos com as células endoteliais são seguidas por uma adesão firme e, depois, pela transmigração através do endotélio (Figura 2.18).

Se um microrganismo infeccioso rompe a barreira epitelial e entra no tecido subepitelial, as células dendríticas residentes, macrófagos e outras células reconhecem o microrganismo e respondem produzindo citocinas. Duas dessas citocinas, TNF e IL-1, atuam no endotélio das vênulas próximas ao sítio da infecção e iniciam a sequência de eventos na migração de leucócitos para os tecidos.

- **Rolamento de leucócitos**: em resposta ao TNF e à IL-1, as células endoteliais venulares expressam uma molécula de adesão da família das **selectinas** chamada E-selectina. Outros estímulos, incluindo a trombina, causam rápida translocação da P-selectina para a superfície endotelial (o termo *selectina* refere-se à propriedade de ligação a carboidratos, ou lectina, dessas moléculas). Os neutrófilos e

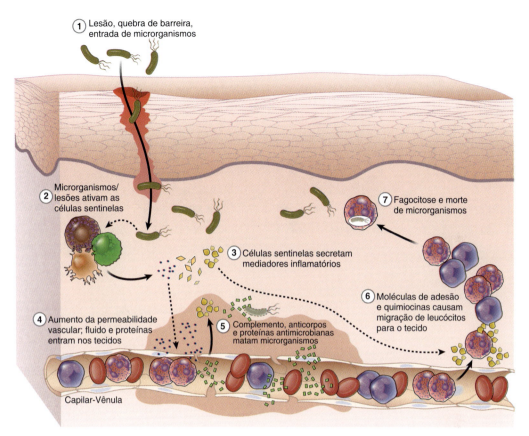

Figura 2.17 Resposta inflamatória aguda. As citocinas e outros mediadores são produzidos por macrófagos, células dendríticas, mastócitos e outras células nos tecidos em resposta a produtos microbianos e células hospedeiras danificadas. Alguns destes mediadores (p. ex., histamina, prostaglandinas) aumentam a permeabilidade dos vasos sanguíneos, levando à entrada de proteínas plasmáticas (p. ex., proteínas do complemento) nos tecidos, enquanto outros (IL-1, TNF) aumentam a expressão de moléculas de adesão endotelial e de quimiocinas que promovem o movimento dos leucócitos do sangue para os tecidos, onde os leucócitos destroem os microrganismos, eliminam as células danificadas, promovem mais inflamação e reparo.

monócitos circulantes expressam carboidratos de superfície que se ligam especificamente às selectinas. Os neutrófilos ficam presos ao endotélio, o fluxo sanguíneo interrompe essa ligação, as ligações se reformam a jusante, e esse processo repetitivo resulta no rolamento dos leucócitos ao longo da superfície endotelial. O rolamento desacelera os leucócitos o suficiente para que eles possam interagir com quimiocinas e outras moléculas de adesão nas próximas etapas

- **Adesão firme**: os leucócitos expressam outro conjunto de moléculas de adesão chamadas **integrinas** porque integram sinais extrínsecos em alterações do citoesqueleto. As integrinas de leucócitos, tais como LFA-1 e VLA-4, estão presentes em um estado de baixa afinidade em células não ativadas. Em um sítio de infecção, os macrófagos teciduais e outras células produzem **quimiocinas**, que se ligam aos proteoglicanos na superfície luminal das células endoteliais e são, portanto, exibidas em alta concentração aos leucócitos que rolam no endotélio. Essas quimiocinas imobilizadas ligam-se aos receptores de quimiocinas nos leucócitos e estimulam um rápido aumento

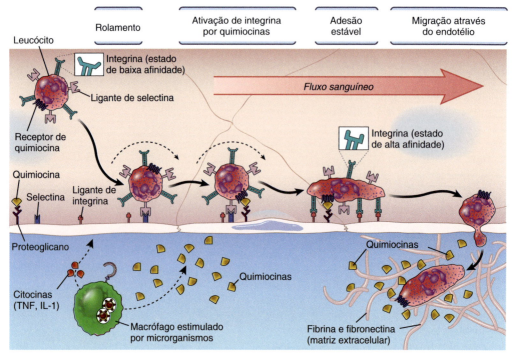

Figura 2.18 Sequência de eventos na migração de leucócitos sanguíneos para locais de infecção. Nos sítios de infecção, macrófagos, células dendríticas e outras células que encontraram microrganismos, produzem citocinas, como o fator de necrose tumoral (TNF) e a interleucina-1 (IL-1), que ativam as células endoteliais de vênulas próximas para expressar selectinas e ligantes de integrinas e secretar quimiocinas. As selectinas medeiam a ligação fraca e o rolamento dos neutrófilos sanguíneos no endotélio, as integrinas medeiam a adesão firme dos neutrófilos, enquanto as quimiocinas ativam os neutrófilos e estimulam sua migração através do endotélio até o sítio da infecção. Os monócitos sanguíneos e os linfócitos T ativados usam os mesmos mecanismos para migrar para os sítios de infecção.

na afinidade das integrinas dessas células pelos seus ligantes no endotélio. Simultaneamente, o TNF e a IL-1 atuam no endotélio para estimular a expressão de ligantes para integrinas, incluindo ICAM-1 e VCAM-1. A forte ligação das integrinas aos seus ligantes detém os leucócitos em rolamento no endotélio. O citoesqueleto dos leucócitos é reorganizado, e as células se espalham na superfície endotelial

- **Migração de leucócitos**: os leucócitos aderidos ao endotélio arrastam-se até as junções entre as células endoteliais e movem-se através delas, saindo dos vasos sanguíneos. Dentro do tecido, os leucócitos migram ao longo das fibras da matriz extracelular, dirigidos por gradientes de concentração de quimiotáticos, incluindo quimiocinas, formilpeptídeos bacterianos e

fragmentos C5a e C3a do complemento. As concentrações desses quimioatraentes são mais altas onde os microrganismos estão localizados, e os leucócitos têm receptores para essas moléculas que estimulam a migração em direção à sua fonte.

A sequência de rolamento mediado por selectina, adesão firme mediada por integrina e motilidade mediada por quimiocina, leva à migração de leucócitos sanguíneos para um sítio extravascular de infecção, poucos minutos após a infecção (conforme discutido nos Capítulos 5 e 6, a mesma sequência de eventos é responsável pela migração de linfócitos T ativados para tecidos infectados). Deficiências hereditárias em integrinas e ligantes de selectina levam ao recrutamento defeituoso de leucócitos para sítios de infecção e aumento da suscetibilidade a infecções. Esses distúrbios são chamados **deficiências de adesão leucocitária** (LADs, do inglês *leukocyte adhesion deficiencies*).

Os fagócitos trabalham em conjunto com proteínas plasmáticas que entraram no sítio da inflamação, como as proteínas do complemento, para destruir os agentes agressores. Em algumas infecções, como aquelas causadas por parasitas helmínticos, os eosinófilos podem ser recrutados para os sítios de infecção e fornecer defesa contra os patógenos.

Fagocitose e destruição de microrganismos

Neutrófilos e macrófagos ingerem (fagocitam) microrganismos em vesículas intracelulares e os destroem (Figura 2.19). A fagocitose é um processo de ingestão de partículas maiores que 0,5 μm de diâmetro. Começa com receptores de membrana que se ligam ao microrganismo. Os principais receptores fagocíticos são alguns receptores de reconhecimento de padrões, como os receptores de manose e outras lectinas, bem como receptores para anticorpos e complemento. Os microrganismos revestidos (opsonizados) com anticorpos e fragmentos do complemento podem ligar-se avidamente a receptores específicos nos fagócitos, resultando em uma internalização bastante aprimorada (ver Capítulo 8). A ligação do microrganismo à célula é seguida pela extensão da membrana plasmática do fagócito ao redor da partícula. A membrana, então, fecha-se e se comprime, e o microrganismo é internalizado em uma vesícula ligada à membrana, chamada fagossomo. Os fagossomos se fundem aos lisossomos para formar os fagolisossomos.

Ao mesmo tempo que o microrganismo é ligado pelos receptores do fagócito e ingerido, o fagócito recebe sinais de vários receptores que ativam diversas enzimas. Uma dessas enzimas, chamada oxidase do fagócito, é abundante em neutrófilos e rapidamente se monta na membrana fagolisossômica, convertendo o oxigênio molecular em ânion superóxido e radicais livres, um processo denominado *burst* oxidativo (ou explosão respiratória). Esses radicais livres são

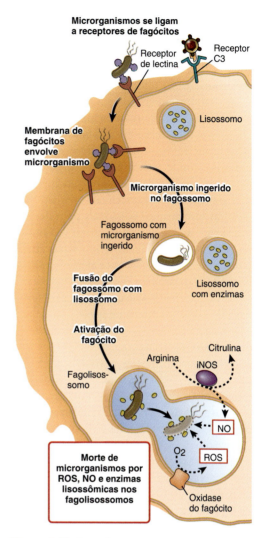

Figura 2.19 Fagocitose e morte intracelular de microrganismos. Macrófagos e neutrófilos expressam muitos receptores de superfície que podem ligar-se a microrganismos para subsequente fagocitose; exemplos selecionados de tais receptores são mostrados. Os microrganismos são ingeridos nos fagossomos, que se fundem aos lisossomos, e os microrganismos são mortos por enzimas e diversas substâncias tóxicas produzidas nos fagolisossomos. As mesmas substâncias podem ser liberadas pelos fagócitos e matar microrganismos extracelulares (não mostrado). *iNOS*, óxido nítrico sintase induzível; *NO*, óxido nítrico; *ROS*, espécies reativas de oxigênio.

chamados **espécies reativas de oxigênio** (ROS, do inglês *reactive oxygen species*) e são tóxicos para os microrganismos ingeridos. Uma segunda enzima, a óxido nítrico sintase induzível (iNOS, do inglês *inducible nitric oxide synthase*), é produzida principalmente em macrófagos e catalisa a conversão da arginina em **óxido nítrico** (NO, do inglês *nitric oxide*), outra substância microbicida. Um terceiro conjunto de enzimas, as proteases lisossômicas, degradam as proteínas microbianas. Todas essas substâncias microbicidas são produzidas, principalmente, nos lisossomos e fagolisossomos, onde atuam nos microrganismos ingeridos, mas não danificam os fagócitos.

Além da morte intracelular, os neutrófilos utilizam mecanismos adicionais para destruir microrganismos. Eles podem liberar o conteúdo microbicida de seus grânulos no ambiente extracelular. Em resposta a patógenos e mediadores inflamatórios, os neutrófilos morrem e, durante esse processo, expelem seu conteúdo nuclear para formar redes de cromatina chamadas armadilhas extracelulares de neutrófilos (NETs, do inglês *neutrophil extracelular traps*), que contêm substâncias antimicrobianas normalmente restritas aos grânulos de neutrófilos. Essas NETs prendem bactérias e fungos, matando esses organismos. Em alguns casos, as enzimas e ROS liberadas no espaço extracelular podem lesar os tecidos do hospedeiro. Essa é a razão pela qual a inflamação, normalmente uma resposta protetora do hospedeiro às infecções, também pode causar lesões teciduais.

A deficiência hereditária da enzima oxidase do fagócito é a causa de um distúrbio de imunodeficiência denominado **doença granulomatosa crônica** (DGC). Na DGC, os neutrófilos são incapazes de erradicar os microrganismos intracelulares, e o hospedeiro tenta conter a infecção recrutando mais macrófagos, o que resulta em coleções de macrófagos ativados ao redor dos microrganismos chamados granulomas.

Reparo tecidual

Além de eliminar microrganismos patogênicos e células danificadas, as células do sistema imune iniciam o processo de reparo tecidual. Os macrófagos, especialmente aqueles do tipo alternativamente ativado, produzem fatores de crescimento que estimulam a proliferação de células teciduais residuais e fibroblastos, resultando na regeneração do tecido e na cicatrização do que não pode ser regenerado. Outras células do sistema imune, como células T auxiliares e ILCs, podem desempenhar funções semelhantes.

Defesa antiviral

A defesa contra vírus é um tipo especial de resposta do hospedeiro, que envolve IFNs, células NK e outros mecanismos, que podem ocorrer concomitantemente, mas diferem da inflamação.

Os **IFNs tipo I inibem a replicação viral e induzem um estado antiviral no qual as células se tornam resistentes à infecção produtiva**. Os IFNs tipo I, que incluem diversas formas de IFN-α e uma de IFN-β, são secretados por diversos tipos celulares infectados por vírus. Uma fonte importante dessas citocinas é um tipo de célula dendrítica chamada célula dendrítica plasmocitoide (assim chamada porque essas células se assemelham morfologicamente aos plasmócitos), que secreta IFNs tipo I em resposta ao reconhecimento de ácidos nucleicos virais por TLRs, RLRs e outros receptores de reconhecimento de padrões. Quando os IFNs tipo I, secretados pelas células dendríticas ou outras células infectadas, ligam-se ao receptor de IFN tipo I nas células infectadas ou não infectadas adjacentes, são ativadas vias de sinalização que inibem a replicação viral e destroem os genomas virais (Figura 2.20). Essa ação é a base para o uso do IFN-α no tratamento de algumas formas de hepatite viral crônica. A deficiência herdada ou adquirida na produção ou sinalização de IFN tipo I está associada a casos graves de covid-19, destacando-se a importância dessa citocina no combate às infecções virais.

As células infectadas por vírus podem ser destruídas pelas células NK, conforme descrito anteriormente. Os IFNs tipo I aumentam a capacidade das células NK de matar células infectadas. O reconhecimento do DNA viral pelos CDSs também induz a autofagia, pela qual organelas celulares contendo vírus são englobadas pelos lisossomos e destruídas proteoliticamente (ver Figura 2.7). Além disso, parte da resposta inata às infecções virais inclui o aumento da apoptose das células infectadas, o que também ajuda a eliminar o reservatório da infecção.

Capítulo 2 Imunidade Inata

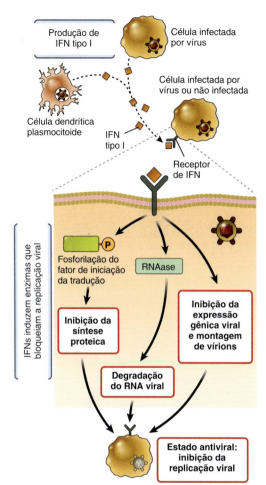

Figura 2.20 Ações antivirais dos IFNs tipo I. Os IFNs tipo I (IFN-α, IFN-β) são produzidos por células dendríticas plasmocitoides e células infectadas por vírus em resposta à sinalização intracelular de TLR e outros sensores de ácidos nucleicos virais. Os interferons tipo I ligam-se a receptores nas células infectadas e não infectadas e ativam vias de sinalização que induzem a expressão de enzimas capazes de interferir em diferentes etapas da replicação viral, incluindo a inibição da tradução da proteína viral, aumentando a degradação do RNA viral e a inibição da expressão gênica viral e da montagem do vírion. Os IFNs tipo I também aumentam a suscetibilidade da célula infectada à morte mediada por CTL (não mostrado).

Regulação das respostas imunes inatas

As respostas imunes inatas são reguladas por uma variedade de mecanismos que evoluíram para prevenir danos excessivos aos tecidos. Esses mecanismos reguladores incluem a produção de citocinas anti-inflamatórias por macrófagos e células dendríticas, incluindo a IL-10, que inibe as funções microbicidas e pró-inflamatórias dos macrófagos (a via clássica de ativação de macrófagos), e o antagonista do receptor de IL-1, que bloqueia as ações da IL-1. Existem também muitos mecanismos de retroalimentação nos quais os sinais que induzem a produção de citocinas pró-inflamatórias também induzem a expressão de inibidores da sinalização de citocinas. Por exemplo, a sinalização induzida por TLR estimula a expressão de proteínas chamadas supressores da sinalização de citocinas (SOCS, do inglês *suppressors of cytokine signaling*), que bloqueiam as respostas das células a várias citocinas, incluindo IFNs. A ativação do inflamassoma é rigidamente controlada por modificações pós-traducionais, como ubiquitinação e fosforilação, que bloqueiam a montagem ou ativação do inflamassoma, além de alguns microRNAs, que inibem o RNA mensageiro do NLRP3.

Evasão microbiana da imunidade inata

Os microrganismos patogênicos evoluíram para resistirem aos mecanismos da imunidade inata e, portanto, são capazes de entrar e colonizar seus hospedeiros (Figura 2.21). Algumas bactérias intracelulares resistem à destruição dentro dos fagócitos. A *Listeria monocytogenes* produz uma proteína que lhe permite escapar das vesículas fagocíticas e entrar no citoplasma das células infectadas, onde não é mais suscetível a ROS ou NO (que são produzidos principalmente nos fagolisossomos). As paredes celulares das micobactérias contêm um lipídio que inibe a fusão dos fagossomos contendo bactérias ingeridas com os lisossomos. Outros microrganismos possuem paredes celulares resistentes às ações das proteínas do complemento. Vários vírus codificam proteínas que bloqueiam a indução de IFN tipo I pelas células infectadas ou os sinais induzidos pelo receptor de IFN tipo I, escapando, assim, do estado antiviral do hospedeiro.

Mecanismo de evasão imune	Organismo (exemplo)	Mecanismo
Resistência à fagocitose	Pneumococos	Polissacarídeo capsular inibe a fagocitose
Resistência a intermediários reativos do oxigênio em fagócitos	Estafilococos	Produção de catalase, que degrada intermediários reativos do oxigênio
Resistência à ativação do complemento (via alternativa)	*Neisseria meningitidis*	Expressão do ácido siálico inibe as convertases C3 e C5
	Estreptococos	Proteína M bloqueia a ligação de C3 ao organismo e a ligação de C3b ao receptor do complemento
Resistência a peptídeos antimicrobianos antibióticos	*Pseudomonas*	Síntese de LPS modificado que resiste à ação de peptídeos antibióticos
Evasão do reconhecimento por sensores de RNA viral	Coronavírus	Modificações químicas do RNA viral

Figura 2.21 Evasão da imunidade inata por microrganismos. Exemplos selecionados dos mecanismos pelos quais os microrganismos podem evadir ou resistir à imunidade inata. *LPS*, lipopolissacarídeo.

PAPEL DA IMUNIDADE INATA NA ESTIMULAÇÃO DE RESPOSTAS IMUNES ADAPTATIVAS

Até agora, concentramo-nos na forma como o sistema imune inato reconhece os microrganismos e combate as infecções. Mencionamos no início deste capítulo que, além de seu papel na defesa do hospedeiro, a resposta imune inata aos microrganismos desempenha uma importante função de alerta, notificando o sistema imune adaptativo de que é necessária uma resposta imune eficaz. Nesta seção final, resumimos alguns dos mecanismos pelos quais as respostas imunes inatas estimulam as respostas imunes adaptativas.

As respostas imunes inatas geram moléculas que fornecem sinais, além de antígenos, necessários para ativar linfócitos T e B *naive*. No Capítulo 1, introduzimos o conceito de que a ativação completa de linfócitos antígeno-específicos requer dois sinais. O antígeno pode ser chamado sinal 1, e as respostas imunes inatas aos microrganismos e às células hospedeiras danificadas pelos microrganismos podem fornecer o sinal 2 (Figura 2.22). Os estímulos que alertam o sistema imune adaptativo de que ele precisa responder também foram chamados sinais de perigo. Essa exigência de segundos sinais dependentes de microrganismos garante que os linfócitos respondam a patógenos infecciosos e não a substâncias inofensivas e não infecciosas. Em situações experimentais ou para vacinação, as respostas imunes adaptativas podem ser induzidas por antígenos sem microrganismos. Em todos esses casos, os antígenos precisam ser administrados com substâncias chamadas adjuvantes, que provocam as mesmas reações imunes inatas que os microrganismos. Na verdade, muitos adjuvantes potentes são produtos de microrganismos. A natureza e os mecanismos de ação dos segundos sinais são descritos na discussão sobre a ativação dos linfócitos T e B nos Capítulos 5 e 7, respectivamente. Aqui, descrevemos dois exemplos ilustrativos de segundos sinais que são gerados durante reações imunes inatas.

Nos tecidos infectados, os microrganismos ativam células dendríticas e macrófagos para aumentar a expressão de moléculas de superfície chamadas **coestimuladores**, que se ligam a receptores em células T *naive* e funcionam em conjunto com o reconhecimento de antígenos para ativar

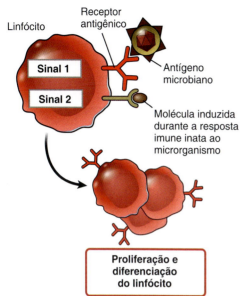

Figura 2.22 Requerimento de dois sinais para ativação de linfócitos. O reconhecimento do antígeno pelos linfócitos fornece o sinal 1 para a ativação dos linfócitos enquanto as substâncias produzidas durante as respostas imunes inatas aos microrganismos (ou componentes microbianos) fornecem o sinal 2. Nesta ilustração, os linfócitos podem ser células T ou células B. Por convenção, os segundos sinais principais para as células T são chamados coestimuladores porque funcionam em conjunto com os antígenos para estimular as células. A natureza dos segundos sinais para os linfócitos T e B é descrita mais detalhadamente em capítulos posteriores.

as células T. Os coestimuladores mais bem definidos para células T são denominados B7-1 (CD80) e B7-2 (CD86); estes são discutidos no Capítulo 5.

Os microrganismos transmitidos pelo sangue ativam o sistema complemento pela via alternativa. Uma das proteínas produzidas durante a ativação do complemento pela proteólise de C3b, chamada C3d, liga-se covalentemente ao microrganismo. Ao mesmo tempo que os linfócitos B reconhecem os antígenos microbianos pelos seus receptores de antígenos, as células B reconhecem o C3d ligado ao microrganismo por um receptor para C3d. A combinação de reconhecimento de antígeno e reconhecimento de C3d inicia o processo de diferenciação de células B em células secretoras de anticorpos.

Assim, um produto do complemento serve como segundo sinal para respostas imunes humorais.

Esses exemplos ilustram uma característica importante dos segundos sinais: eles não só estimulam a imunidade adaptativa, mas também orientam a natureza da resposta imune adaptativa. Os microrganismos intracelulares e fagocitados precisam ser eliminados pela imunidade mediada por células, a resposta adaptativa mediada pelos linfócitos T. Microrganismos encontrados e ingeridos por células dendríticas ou macrófagos induzem os segundos sinais – isto é, coestimuladores – que estimulam as respostas das células T. Em contraste, os microrganismos transmitidos pelo sangue precisam ser combatidos por anticorpos, que são produzidos pelos linfócitos B durante as respostas imunes humorais. Os microrganismos transmitidos pelo sangue ativam o sistema complemento plasmático, que, por sua vez, estimula a ativação das células B e a produção de anticorpos. Assim, diferentes tipos de microrganismos induzem respostas imunes inatas que estimulam os tipos de imunidade adaptativa mais eficazes para o combate contra diferentes patógenos infecciosos.

RESUMO

- Todos os organismos multicelulares têm mecanismos intrínsecos de defesa contra infecções, os quais constituem a imunidade inata
- O sistema imune inato utiliza receptores citosólicos e de membrana, codificados pela linha germinativa, bem como moléculas circulantes extracelulares para detectar e responder a estruturas que são características de várias classes de microrganismos e a moléculas liberadas por células hospedeiras danificadas. As reações imunes inatas geralmente não são potencializadas por exposições repetidas a microrganismos
- As principais respostas da imunidade inata são a inflamação e o estado antiviral
- Os receptores do tipo *Toll* (TLRs), expressos nas membranas plasmáticas e nas membranas

endossômicas de muitos tipos celulares, são uma classe importante de receptores do sistema imune inato que reconhecem diferentes produtos microbianos, incluindo constituintes da parede celular bacteriana e ácidos nucleicos microbianos, e geram sinais que ativam respostas inflamatórias e/ou antivirais
- Vários tipos de sensores imunes inatos respondem a moléculas microbianas no citosol e estimulam respostas inflamatórias e antivirais, incluindo membros da família de receptores do tipo NOD (NLR), que reconhecem lipoproteínas da parede celular microbiana, receptores do tipo RIG, que reconhecem RNAs virais, e sensores de DNA citosólico, que detectam dsDNA
- Os inflamassomas são complexos multiproteicos no citosol que se agrupam em resposta a produtos de células danificadas e alterações citosólicas típicas de infecção ou lesão celular e geram a forma ativa da citocina pró-inflamatória interleucina-1β (IL-1β)
- Os principais componentes da imunidade inata são as células da barreira epitelial da pele, dos sistemas gastrintestinal e respiratório, os fagócitos, as células dendríticas, os mastócitos, as células *natural killer*, as citocinas e as proteínas plasmáticas, incluindo as proteínas do sistema complemento
- Os epitélios proporcionam barreiras físicas contra microrganismos, produzem peptídeos antimicrobianos, incluindo defensinas e catelicidinas, e contêm linfócitos que podem prevenir infecções
- Os principais fagócitos (neutrófilos e monócitos/macrófagos) são células sanguíneas recrutadas para sítios de infecção; os macrófagos também podem ser residentes nos tecidos. Os fagócitos são ativados pelo engajamento de diferentes receptores e destroem microrganismos e células mortas. Alguns macrófagos limitam a inflamação e iniciam o reparo tecidual

- As células linfoides inatas (ILCs) secretam diversas citocinas que induzem inflamação. As células *natural killer* (NK) matam as células hospedeiras infectadas por microrganismos intracelulares e produzem a citocina interferon-γ (IFN-γ), que ativa os macrófagos para matar os microrganismos fagocitados
- O sistema complemento é uma família de proteínas ativadas pelo encontro com alguns microrganismos (na imunidade inata) e por anticorpos (no braço humoral da imunidade adaptativa). As proteínas do complemento revestem (opsonizam) os microrganismos para a fagocitose, estimulam a inflamação e lisam os microrganismos
- As citocinas da imunidade inata funcionam para estimular a inflamação (fator de necrose tumoral [TNF], interleucina-1 [IL-1], IL-6, quimiocinas), ativar células NK (IL-12), ativar macrófagos (IFN-γ) e prevenir infecções virais (IFNs tipo I)
- Na inflamação, os fagócitos são recrutados da circulação para sítios de infecção e de danos teciduais. As células se ligam a moléculas de adesão endotelial que são induzidas pelas citocinas TNF e IL-1 e migram em resposta a quimioatraentes solúveis, incluindo quimiocinas, fragmentos de complemento e peptídeos bacterianos. Os leucócitos são ativados, ingerem e destroem microrganismos e células danificadas
- A defesa antiviral é mediada por IFNs tipo I, que inibem a replicação viral, e por células NK, que matam as células infectadas
- Além de fornecer defesa precoce contra infecções, as respostas imunes inatas fornecem sinais que trabalham em conjunto com antígenos para ativar os linfócitos B e T. A necessidade desses segundos sinais garante que a imunidade adaptativa seja elicitada por microrganismos (os indutores mais potentes das reações imunes inatas) e não por substâncias não microbianas.

QUESTÕES DE REVISÃO

1. Como a especificidade da imunidade inata difere daquela da imunidade adaptativa?
2. Quais são os exemplos de substâncias microbianas reconhecidas pelo sistema imune inato e quais são os receptores para tais substâncias?
3. O que é inflamassoma e como é estimulado?
4. Quais são os mecanismos pelos quais os epitélios da pele e do sistema gastrintestinal impedem a entrada de microrganismos?
5. Como os fagócitos ingerem e matam os microrganismos?
6. Qual é o papel das moléculas de MHC no reconhecimento de células infectadas pelas células NK e qual é o significado fisiológico desse reconhecimento?
7. Quais são os papéis das citocinas TNF, IL-1, IL-12 e IFN tipo I na defesa contra infecções?
8. Como as respostas imunes inatas potencializam a imunidade adaptativa?

As respostas e justificativas das Questões de revisão estão disponíveis no fim do livro.

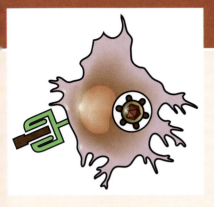

3

Apresentação de Antígenos aos Linfócitos T e Funções das Moléculas do Complexo Principal de Histocompatibilidade
O que os Linfócitos T Veem

VISÃO GERAL DO CAPÍTULO

Antígenos Reconhecidos por Linfócitos T, 60
Captura de Antígenos Proteicos por Células Apresentadoras de Antígeno, 61
Estrutura e Função das Moléculas do MHC, 66
  Estrutura das moléculas do MHC, 67
    Moléculas do complexo principal de histocompatibilidade de classe I, 67
    Moléculas do complexo principal de histocompatibilidade de classe II, 68
  Propriedades de genes e proteínas do MHC, 69
    Padrões de herança e nomenclatura de genes do HLA, 70
  Ligação do peptídeo a moléculas do MHC, 70
Processamento e Apresentação de Antígenos Proteicos, 73
  Processamento de antígenos citosólicos para exibição por moléculas do MHC de classe I, 74
    Proteólise de proteínas citosólicas, 75
    Ligação de peptídeos a moléculas do MHC de classe I, 76

    Transporte de complexos peptídeo MHC para a superfície celular, 77
    Apresentação cruzada de antígenos internalizados para células T $CD8^+$, 77
  Processamento de antígenos internalizados para exibição por moléculas do MHC de classe II, 78
    Internalização e proteólise de antígenos, 78
    Ligação de peptídeos a moléculas do MHC de classe II, 79
    Transporte de complexos peptídeo-MHC para a superfície celular, 80
  Importância fisiológica da apresentação do antígeno associado ao MHC, 80
Outras Funções das Células Apresentadoras de Antígeno além da Apresentação Antigênica, 83
Reconhecimento do Antígeno por Outros Linfócitos T, 83
Resumo, 83

As respostas imunes adaptativas são iniciadas pelo reconhecimento de antígenos por receptores antigênicos de linfócitos. Os linfócitos B e T diferem quanto aos tipos de antígenos que reconhecem. Os receptores antigênicos de linfócitos B, que são anticorpos ligados à membrana plasmática, conseguem reconhecer características estruturais de uma variedade de macromoléculas (proteínas, polissacarídeos, lipídios, ácidos nucleicos), seja na forma solúvel ou associada à superfície celular, bem como pequenas moléculas. Portanto, as respostas imunes humorais mediadas por células B podem ser geradas contra muitos tipos de estruturas da superfície microbiana, moléculas internas liberadas e outros antígenos solúveis. Por outro lado, os receptores antigênicos da maioria dos linfócitos T somente conseguem detectar fragmentos peptídicos de antígenos proteicos, e apenas quando esses peptídeos são exibidos na superfície das células hospedeiras e estão ligados a proteínas especializadas chamadas moléculas do complexo principal de histocompatibilidade (MHC, do inglês *major histocompatibility complex*). Como a associação de peptídeos antigênicos e moléculas do MHC ocorre dentro das células, as respostas imunes mediadas pela célula T só podem ser geradas contra antígenos proteicos produzidos nas células hospedeiras ou captados por elas. Assim, as células T detectam a presença de antígenos intracelulares estranhos, a primeira etapa da imunidade mediada por células. A função de apresentação de peptídeos pelo MHC possibilita a exposição na superfície de partes de microrganismos que entram nas células hospedeiras, e isso capacita as células T a detectar as células infectadas em meio a uma névoa de antígenos microbianos livres de células. O presente capítulo enfoca a natureza dos antígenos reconhecidos pelos linfócitos T; o reconhecimento do antígeno por células B é discutido no Capítulo 7. O Capítulo 4 descreve os receptores usados pelos linfócitos para reconhecer e responder a esses antígenos.

A indução de respostas imunes por antígenos é um processo altamente eficiente, com algumas características notáveis. O número de linfócitos *naive* específicos para qualquer antígeno é muito baixo, algo como 1 em cada 10^5 ou 10^6 linfócitos circulantes, e essa pequena fração dos linfócitos do corpo precisa localizar e reagir rapidamente ao antígeno, onde quer que ele seja introduzido. Além disso, diferentes tipos de linfócitos T são necessários para a defesa contra diversos tipos de microrganismos. De fato, o sistema imune tem que reagir de várias formas, inclusive ao mesmo microrganismo em diferentes estágios de seu ciclo de vida. Por exemplo, a defesa contra um microrganismo (p. ex., um vírus) que entrou na circulação sanguínea depende dos anticorpos que se ligam ao microrganismo, impedindo-o de infectar as células do hospedeiro, e ajudam a eliminá-lo. A produção de anticorpos potentes exige a ativação de células T auxiliares CD4$^+$. Entretanto, muitos microrganismos infectam as células hospedeiras, nas quais ficam protegidos contra os anticorpos, que não podem entrar nas células. Como resultado, a ativação de linfócitos T citotóxicos (CTLs, do inglês *cytotoxic T lymphocytes*) CD8$^+$ pode ser necessária para a destruição das células infectadas, além de eliminar o reservatório de infecção. Assim, deparamo-nos com duas questões relevantes:

- Como os raros linfócitos *naive* específicos para qualquer antígeno microbiano encontram esse microrganismo, considerando especialmente que os microrganismos podem entrar em qualquer parte do corpo?
- Como diferentes tipos de células T reconhecem microrganismos em diferentes compartimentos celulares?

A resposta a ambas as questões é que o sistema imune desenvolveu uma estrutura altamente especializada para capturar e exibir antígenos aos linfócitos. Pesquisas conduzidas por imunologistas, biologistas celulares e bioquímicos levaram a um sofisticado conhecimento sobre como os antígenos proteicos são capturados, degradados e exibidos para reconhecimento por linfócitos T, bem como o papel das moléculas do MHC nesse processo.

ANTÍGENOS RECONHECIDOS POR LINFÓCITOS T

A maioria dos linfócitos T reconhece antígenos peptídicos ligados e exibidos por moléculas do MHC de células apresentadoras de antígeno (APCs, do inglês *antigen-presenting cells*). O MHC é um *locus* gênico cujos principais produtos proteicos atuam como moléculas de exibição de antígenos do sistema imune. As células T CD4$^+$ e CD8$^+$ são capazes de detectar peptídeos somente quando eles são exibidos pelas moléculas do MHC do indivíduo. Essa propriedade das células T é chamada restrição do MHC. O receptor da célula T (TCR, do inglês *T cell receptor*) reconhece alguns resíduos de aminoácidos do antígeno peptídico e, simultaneamente, resíduos da molécula do MHC que exibe o peptídeo (Figura 3.1). Cada TCR – e, portanto, cada clone de células T CD4+ ou CD8+ – reconhece um peptídeo exibido por uma das numerosas moléculas do MHC em cada indivíduo. As propriedades das moléculas do MHC e o significado da restrição do MHC são descritas adiante, neste capítulo. O modo como nós geramos células T que reconhecem peptídeos apresentados apenas por moléculas do MHC próprias é descrito no Capítulo 4. Ainda, algumas pequenas populações de células T reconhecem lipídios e outros antígenos não lipídicos, seja aqueles apresentados por moléculas similares ao MHC de classe I, seja na ausência de necessidade de um sistema de exibição de antígeno especializado.

As células que capturam antígenos microbianos e os exibem para reconhecimento por linfócitos T são chamadas **células apresentadoras de antígeno (APCs)**. Os linfócitos T *naive* "veem" os antígenos proteicos apresentados pelas células dendríticas para então iniciar sua expansão clonal e diferenciação de células T em células efetoras e de memória. As células T efetoras diferenciadas novamente precisam "ver" os antígenos, os quais podem ser apresentados por vários tipos de APCs, além das células dendríticas, para ativar as funções efetoras das células T tanto nas respostas imunes humorais como nas respostas imunes mediadas por células. Primeiramente, descreveremos como as APCs capturam e apresentam antígenos para desencadear respostas imunes; em seguida, examinaremos o papel das moléculas do MHC na apresentação antigênica para células T.

CAPTURA DE ANTÍGENOS PROTEICOS POR CÉLULAS APRESENTADORAS DE ANTÍGENO

Os antígenos proteicos de microrganismos que entram no corpo são capturados principalmente por células dendríticas e concentrados nos órgãos linfoides secundários (periféricos), nos quais as respostas imunes são iniciadas (Figura 3.2). Os microrganismos costumam entrar no corpo através da pele (por contato), dos sistemas gastrintestinal (por ingestão), respiratório (por inalação) e geniturinário (por contato sexual). Alguns microrganismos podem entrar na circulação sanguínea. Antígenos microbianos também podem ser produzidos em qualquer tecido infectado. Devido à vasta área de superfície das barreiras epiteliais e ao grande volume de sangue, tecidos conectivos e órgãos internos, seria impossível para os linfócitos de todas as especificidades possíveis patrulharem de modo eficiente todos esses sítios à procura de invasores estranhos. Em vez disso, os antígenos são levados para os órgãos linfoides por meio dos quais os linfócitos recirculam.

Os antígenos são capturados para os órgãos linfoides secundários de dois modos:

- As células dendríticas nos epitélios, tecidos conectivos e órgãos capturam antígenos microbianos e os transportam para os linfonodos que drenam esses tecidos. Esse processo envolve uma série de eventos subsequentes ao

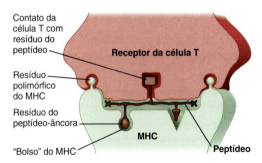

Figura 3.1 Modelo mostrando como o receptor da célula T reconhece um complexo de antígeno peptídico exibido por uma molécula do complexo principal de histocompatibilidade (MHC). As moléculas do MHC são expressas em células apresentadoras de antígeno e atuam exibindo peptídeos derivados de antígenos proteicos. Os peptídeos ligam-se a moléculas do MHC por meio de resíduos-âncora, que ligam os peptídeos aos bolsos das moléculas do MHC. O receptor antigênico de cada célula T reconhece alguns resíduos de aminoácidos do peptídeo e alguns resíduos (polimórficos) da molécula do MHC.

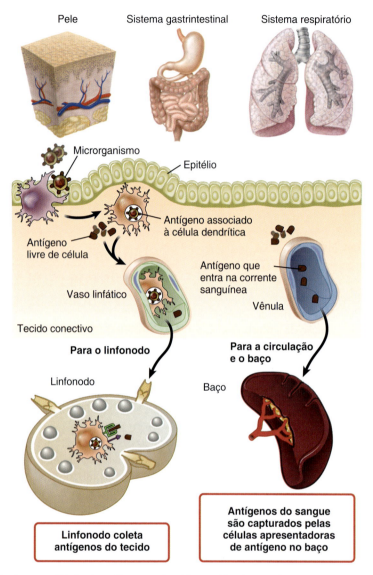

Figura 3.2 Captura e exibição de antígenos microbianos. Os microrganismos entram no corpo através de uma barreira epitelial e são capturados por células dendríticas residentes no tecido, ou entram nos vasos linfáticos ou sanguíneos. Os microrganismos e seus antígenos são transportados para os órgãos linfoides secundários (linfonodos e baço), em que fragmentos peptídicos de antígenos proteicos são exibidos por moléculas do complexo principal de histocompatibilidade (MHC) de células dendríticas para o reconhecimento por linfócitos T *naive*.

encontro das células dendríticas com microrganismos, incluindo captura de antígenos, ativação de células dendríticas, migração de células carreadoras de antígeno para os linfonodos e exibição do antígeno para as células T. Essas etapas são descritas a seguir:

- Os microrganismos ou seus antígenos podem ser carregados para os linfonodos por meio da linfa, ou para o baço por meio do sangue, em que são capturados por células dendríticas residentes nesses órgãos linfoides e apresentados para células T.

Todas as interfaces entre o corpo e o ambiente externo são revestidas por epitélios contínuos, conferindo barreiras à infecção. Os epitélios e tecidos subepiteliais contêm uma rede de células com longos processos chamadas **células dendríticas**; essas células também estão presentes em áreas ricas em células T de órgãos linfoides secundários e, em menores números, na maioria dos outros órgãos (Figura 3.3). Existem duas populações principais de células dendríticas, denominadas convencionais (ou clássicas) e plasmocitoides, que diferem quanto a suas localizações e respostas. A maioria das células dendríticas nos tecidos e órgãos linfoides pertence à subpopulação convencional; são essas as células que capturam e apresentam a maioria dos antígenos proteicos aos linfócitos T. Na pele, as células dendríticas epidérmicas são chamadas células de Langerhans. As células dendríticas plasmocitoides são assim nomeadas por sua semelhança morfológica com os plasmócitos, estando presentes no sangue e nos tecidos. Elas também constituem a principal fonte de interferons tipo I nas respostas imunes inatas a infecções virais (ver Capítulo 2).

As células dendríticas usam diversos receptores de membrana para ligar-se aos microrganismos. Eles ou seus antígenos são captados por tais células via fagocitose ou endocitose receptor-mediada. Ao mesmo tempo em que as células dendríticas estão capturando antígenos, produtos dos microrganismos estimulam reações imunes

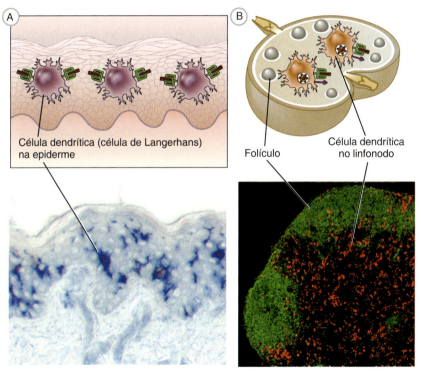

Figura 3.3 Células dendríticas. A. As células dendríticas imaturas residem nos tecidos, incluindo epitélios, como a pele, e formam uma rede de células com processos interdigitantes, observados como células azuis no corte da pele marcado com um anticorpo que reconhece células dendríticas. **B.** As células dendríticas maduras residem em áreas ricas em células T dos linfonodos (e do baço, não mostrado) e são observadas no corte de um linfonodo marcado com anticorpos conjugados com fluorocromos contra células dendríticas *(vermelho)* e células B nos folículos *(verde)*. Note que as células dendríticas estão nas mesmas regiões das células T no linfonodo (ver Capítulo 1, Figura 1.18 B). (**A.** Micrografia de pele, cortesia de Dr. Y.-J. Liu, MD, Anderson Cancer Center, Houston, TX. **B.** Cortesia de Drs. Kathryn Pape e Jennifer Walter, University of Minnesota Medical School, Minneapolis, MN.)

inatas ligando-se a receptores do tipo *Toll* (TLRs, do inglês *Toll-like receptors*) e outros receptores inatos de reconhecimento de padrões presentes nas células dendríticas, células epiteliais teciduais e macrófagos residentes dos tecidos (ver Capítulo 2). Isso resulta na produção de citocinas inflamatórias como o fator de necrose tumoral (TNF, do inglês *tumor necrosis factor*) e a interleucina-1 (IL-1). A combinação entre a sinalização de receptores inatos e citocinas ativa as células dendríticas, resultando em várias alterações em seus fenótipos, migração e função.

Mediante ativação, as células dendríticas convencionais perdem sua adesividade pelos epitélios e tecidos periféricos e passam a expressar o receptor de quimiocina CCR7, específico para citocinas quimiotáticas (quimiocinas) produzidas pelo endotélio linfático e por células estromais nas zonas de célula T dos linfonodos. Essas quimiocinas direcionam as células dendríticas a saírem do epitélio e migrarem pelos vasos linfáticos até os linfonodos que drenam esse epitélio (Figura 3.4). Durante o processo de migração, as células dendríticas amadurecem e passam de células projetadas para capturar antígenos a APCs capazes de estimular linfócitos T *naive*. Essa maturação é refletida pela síntese aumentada e expressão estável de moléculas do MHC, que exibem antígenos para as células T, e de coestimuladores, que foram apresentados no Capítulo 2 como moléculas necessárias para indução de respostas eficientes de células T.

O resultado líquido dessa sequência de eventos é que os antígenos proteicos dos microrganismos que entram no corpo são transportados e concentrados nas regiões dos linfonodos (e do baço) onde os antígenos mais tendem a encontrar linfócitos T. Lembre-se de que os linfócitos T *naive* recirculam de forma contínua pelos linfonodos e expressam CCR7, o que promove sua entrada nas zonas de célula T dos linfonodos (ver Capítulo 1). Sendo assim, as células dendríticas contendo antígeno capturado e as células T *naive* prontas para reconhecer antígenos se reúnem nos linfonodos. Esse processo é notavelmente eficiente; estima-se que, se um antígeno microbiano for introduzido em qualquer sítio no corpo,

uma resposta de célula T ao antígeno é iniciada nos linfonodos que drenam o sítio em 12 a 18 horas.

Diferentes tipos de APCs exercem funções distintas nas respostas imunes dependentes de célula T (Figura 3.5).

- As células dendríticas são os principais indutores de respostas T-dependentes porque estão localizadas em sítios de entrada de microrganismos, são capazes de migrar para os linfonodos por meio dos quais as células T *naive* circulam e são as APCs mais potentes para ativação de linfócitos T *naive*, uma vez que expressam altos níveis de moléculas do MHC e de coestimuladores
- Um tipo importante de APC para as respostas de células T efetoras, em especial da linhagem de células T auxiliares, é o macrófago, incluindo macrófagos residentes em todos os tecidos e macrófagos derivados de monócitos, os quais se acumulam em sítios de infecção nas respostas imunes inatas. Nas reações imunes mediadas por células, os macrófagos fagocitam microrganismos e exibem os antígenos deles para as células T efetoras. Elas, então, são reativadas e ativam os macrófagos para destruírem esses microrganismos ingeridos (ver Capítulo 6)
- Os linfócitos B endocitam antígenos proteicos e os exibem às células T auxiliares nos tecidos linfoides; esse processo é importante para o desenvolvimento de respostas imunes humorais a antígenos proteicos (ver Capítulo 7)
- Como será discutido adiante, neste mesmo capítulo, qualquer célula nucleada contendo antígenos proteicos estranhos (microbianos ou tumorais) no citosol pode apresentar peptídeos derivados desses antígenos para células T efetoras CD8[+].

Agora que descrevemos como os antígenos proteicos são capturados, transportados e concentrados nos órgãos linfoides secundários, devemos perguntar como eles são exibidos aos linfócitos T. Para responder a essa questão, primeiramente precisamos descrever a estrutura das moléculas do MHC e examinar como atuam nas respostas imunes.

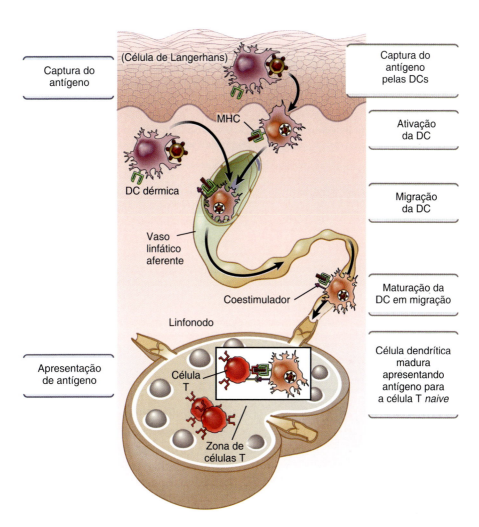

Figura 3.4 Captura, transporte e apresentação de antígenos proteicos pelas células dendríticas. As células dendríticas imaturas nos tecidos epiteliais de barreira, tais como o epitélio ou a derme da pele (mostrados aqui), capturam antígenos microbianos, são ativadas, expressam CCR7 (não mostrado) e deixam o epitélio. As células dendríticas migram para os linfonodos drenantes e são atraídas para esses locais por meio de quimiocinas produzidas nos vasos linfáticos e linfonodos. Em resposta a sinais induzidos pelo microrganismo, tais como sinais derivados de receptores do tipo *Toll* (TLRs) e de citocinas, as células dendríticas amadurecem e adquirem a capacidade de apresentar antígenos para linfócitos T *naive* nos linfonodos. Células dendríticas em diferentes estágios de maturação podem expressar diferentes proteínas de membrana. Células dendríticas imaturas expressam receptores de superfície que capturam antígenos microbianos, enquanto células dendríticas maduras expressam altos níveis de moléculas do complexo principal de histocompatibilidade (MHC) e coestimuladores, que atuam na estimulação de células T. *DC*, célula dendrítica.

Tipo celular	Expressão de MHC de classe II	Expressão de Coestimuladores	Função principal
Células dendríticas	Constitutiva; aumenta com a maturação; aumentada por IFN-γ	Constitutiva; aumenta com a maturação; aumentada por ligantes de TLR, IFN-γ e células T (interações CD40-CD40L)	Apresentação de antígenos para células T *naive* no início de respostas de células T a antígenos proteicos (*priming*)
Macrófagos	Baixa ou negativa; induzível por IFN-γ	Baixa; induzida por ligantes de TLR, IFN-γ e células T (interações CD40-CD40L)	Apresentação de antígenos para células T CD4+ efetoras na fase efetora de respostas imunes mediadas por células
Linfócitos B	Constitutiva; aumentada por citocinas (p. ex., IL-4)	Induzida por células T (interações CD40-CD40L), ligação cruzada de receptores antigênicos	Apresentação de antígenos para células T auxiliares CD4+ em respostas imunes humorais (interações célula T-célula B)

Figura 3.5 Principais células apresentadoras de antígeno (APCs). As propriedades das principais APCs expressando o complexo principal de histocompatibilidade (MHC) de classe II, as quais apresentam antígenos para células T auxiliares CD4+, estão resumidas. Outros tipos celulares, tais como células endoteliais vasculares, também expressam MHC de classe II, mas seus papéis na iniciação de respostas imunes a microrganismos não estão estabelecidos. No timo, as células epiteliais expressam moléculas do MHC de classe II e atuam na maturação e seleção de células T. Todas as células nucleadas podem apresentar peptídeos associados a moléculas do MHC de classe I aos linfócitos T CD8+. *IFN-γ*, interferon-γ, *IL-4*, interleucina-4; *TLR*, receptor do tipo *Toll*.

ESTRUTURA E FUNÇÃO DAS MOLÉCULAS DO MHC

Os genes do MHC foram descobertos a partir de observações de reações imunes a células e tecidos transferidos entre animais geneticamente não idênticos, antes mesmo que as funções de exibição de peptídeos das proteínas codificadas por esses genes fossem conhecidas. O MHC foi definido como o *locus* gênico que é o principal determinante da aceitação ou rejeição de enxertos teciduais trocados entre indivíduos (tecido, ou histo, compatibilidade). Em outras palavras, indivíduos idênticos em seu *locus* do MHC (animais isogênicos [*inbred*] e gêmeos idênticos) aceitarão enxertos um do outro, enquanto indivíduos que diferem quanto aos *loci* do MHC rejeitarão tais enxertos. Como essa rejeição não é um fenômeno biológico natural, os genes do MHC e as moléculas que esses genes codificam devem ter evoluído para executar outras funções. Hoje, sabemos que o papel fisiológico das moléculas do MHC é exibir peptídeos derivados de antígenos proteicos microbianos para linfócitos T antígeno-específicos como uma etapa inicial nas respostas imunes protetoras mediadas por célula T contra os microrganismos. Essa função das moléculas do MHC explica o fenômeno de restrição do MHC das células T, mencionado anteriormente.

Todos os vertebrados têm *loci* do MHC herdados da mãe e do pai, incluindo os genes codificadores de proteínas do MHC (e outras proteínas envolvidas em respostas imunes) (Figura 3.6). As moléculas do MHC foram descobertas primeiramente como proteínas codificadas pelo *locus* do MHC murino envolvidas na rejeição ao enxerto. Então, foram redescobertas em seres humanos quando se constatou que mulheres que passaram por múltiplas gestações, ou receptores de múltiplas transfusões sanguíneas, produziam anticorpos que reconheciam proteínas presentes nas células brancas (leucócitos) do sangue de origem paterna ou oriundas de doador,

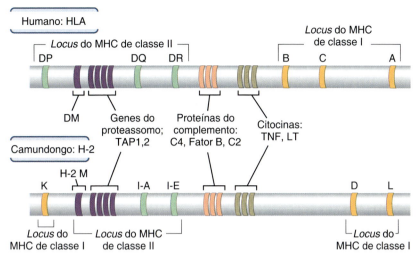

Figura 3.6 Genes do complexo principal de histocompatibilidade (MHC). Os mapas esquemáticos mostram o MHC humano, conhecido como complexo de antígenos leucocitários humanos (HLA), e o MHC murino, conhecido como complexo H-2, ilustrando os principais genes que codificam as moléculas envolvidas nas respostas imunes. O tamanho dos genes e dos segmentos intervenientes de DNA não estão ilustrados em escala. Os genes de classe II são mostrados como blocos simples, mas cada um deles consiste em dois genes que codificam as cadeias α e β, respectivamente. Os produtos de alguns dos genes (DM [H-2M em camundongos], componentes do proteassomo, TAP) estão envolvidos no processamento antigênico. O MHC também contém genes que codificam outras moléculas, além das moléculas de exibição de peptídeos, incluindo algumas proteínas do complemento e citocinas. *LT*, linfotoxina; *TAP*, transportador associado ao processamento antigênico; *TNF*, fator de necrose tumoral.

respectivamente. Essas proteínas foram chamadas **antígenos leucocitários humanos** (HLAs, do inglês *human leukocyte antigens*), e logo foi demonstrado que eram análogas às moléculas do MHC identificadas em camundongos (a gravidez e as transfusões expõem os indivíduos a antígenos celulares de outros indivíduos; por isso, os anticorpos produzidos contra essas células refletem a histocompatibilidade, do mesmo modo como nos experimentos de transplantes murinos). Em todos os vertebrados, o MHC contém dois conjuntos de genes altamente polimórficos, chamados genes do MHC de classe I e de classe II (como será discutido adiante, o polimorfismo se refere à presença de muitas variantes desses genes na população). Tais genes codificam moléculas do MHC de classe I e de classe II que exibem peptídeos para células T. Além dos genes polimórficos, o MHC contém muitos genes não polimórficos, alguns dos quais codificam proteínas envolvidas na apresentação antigênica.

Estrutura das moléculas do MHC

As moléculas do MHC de classe I e de classe II são proteínas de membrana que contêm, cada uma, uma fenda de ligação peptídica extracelular. Embora as duas classes de moléculas sejam diferentes quanto à composição de subunidades, são bastante semelhantes quanto à estrutura geral (Figura 3.7).

Moléculas do MHC de classe I

Cada **molécula do MHC de classe I** consiste em uma cadeia α associada de forma não covalente a uma proteína chamada $β_2$-microglubulina codificada por um gene localizado fora do *locus* do MHC. A cadeia α consiste em três domínios extracelulares seguidos de domínios transmembrana e citoplasmático:

- Os domínios aminoterminais α1 e α2 da cadeia α formam duas paredes e um assoalho que, conjuntamente, formam a fenda (ou sulco) de

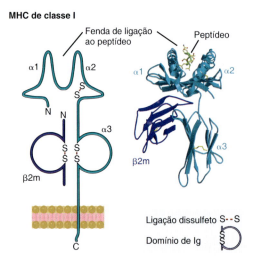

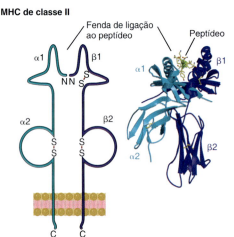

Figura 3.7 Estrutura das moléculas do complexo principal de histocompatibilidade (MHC) de classe I e de classe II. Os diagramas esquemáticos (*à esquerda*) e os modelos de estrutura cristal (*à direita*) de moléculas do MHC de classe I e de classe II ilustram os domínios das moléculas e as similaridades básicas entre elas. Ambos os tipos de moléculas do MHC contêm fendas de ligação ao peptídeo e porções invariantes que se ligam ao CD8 (domínio α3 de classe I) ou ao CD4 (domínios α2 e β2 de classe II). β*2m*, β2-microglobulina; *Ig*, imunoglobulina. (As estruturas cristais são cortesia de Dr. P. Bjorkman, California Institute of Technology, Pasadena, CA.)

ligação ao peptídeo, com capacidade de acomodar peptídeos tipicamente contendo 8 a 11 aminoácidos. O assoalho da fenda de ligação ao peptídeo contém resíduos de aminoácidos que se ligam aos peptídeos para exibi-los aos linfócitos T, enquanto o ápice das paredes da fenda faz contato com o receptor da célula T (que também faz contato com a parte do peptídeo exibida; ver Figura 3.1). Os resíduos polimórficos das moléculas de classe I – ou seja, os aminoácidos que diferem entre moléculas do MHC de indivíduos distintos – estão localizados nos domínios α1 e α2 da cadeia α. A maioria desses resíduos polimórficos contribui para as variações no assoalho da fenda de ligação peptídica e, assim, influencia a capacidade de diferentes moléculas do MHC de ligar-se a conjuntos distintos de peptídeos

- O domínio α3 é invariante, associa-se à β2-microglobulina e contém um sítio que se liga ao correceptor CD8 da célula T, mas não ao CD4. Como discutido no Capítulo 5, a ativação da célula T exige o reconhecimento do antígeno peptídico associado ao MHC pelo TCR, bem como o reconhecimento simultâneo da molécula do MHC pelo correceptor. Desse modo, as células T CD8+ somente conseguem responder aos peptídeos exibidos por moléculas do MHC de classe I, que são as moléculas de MHC às quais o correceptor CD8 se liga.

Moléculas do MHC de classe II

Cada **molécula do MHC de classe II** consiste em duas cadeias transmembrana, chamadas α e β. Cada cadeia tem dois domínios extracelulares, seguidos de regiões transmembrana e citoplasmática.

- As regiões aminoterminais de ambas as cadeias, chamadas domínios α1 e β1, contêm resíduos polimórficos e juntos formam uma fenda (constituída de paredes e de um assoalho semelhantes às moléculas do MHC de classe I) suficientemente ampla para acomodar peptídeos de 10 a 30 resíduos
- Os domínios não polimórficos α2 e β2 contêm o sítio de ligação para o correceptor CD4 da célula T. Como CD4 se liga a moléculas do MHC de classe II, e não de classe I, as células

T CD4+ somente podem responder aos peptídeos apresentados por moléculas do MHC de classe II.

Propriedades de genes e proteínas do MHC

Várias características dos genes e das proteínas do MHC são importantes para a função normal dessas moléculas (Figura 3.8):

- **Os genes do MHC são altamente polimórficos**, implicando a presença de numerosos alelos (variantes) distintos entre diferentes indivíduos na população. Estima-se que o número total de proteínas HLA diferentes na população seja superior a 18.000, com cerca de 13.000 moléculas de classe I e 5.400 moléculas de classe II, tornando as moléculas do MHC as mais polimórficas dentre todas as proteínas nos mamíferos. O polimorfismo das proteínas do MHC é tão grande que é extremamente improvável dois indivíduos quaisquer em uma população não consanguínea terem exatamente as mesmas

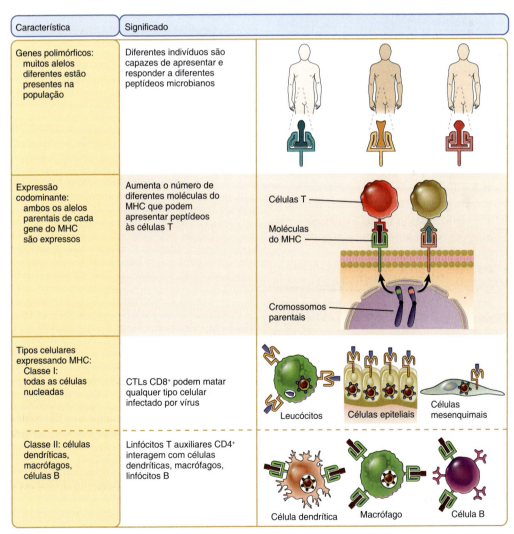

Figura 3.8 Propriedades das moléculas e genes do complexo principal de histocompatibilidade (MHC). Algumas características importantes das moléculas do MHC e seu significado para as respostas imunes. *CTLs,* linfócitos T citotóxicos.

moléculas do MHC. Essas diferentes variantes polimórficas são herdadas e não geradas *de novo* nos indivíduos por recombinação gênica somática, como ocorre com os receptores antigênicos (ver Capítulo 4). Qualquer indivíduo herda e expressa apenas dois alelos de cada gene do MHC (um de cada genitor), o que representa pouquíssimo dentre as numerosas variantes existentes na população. Como os resíduos polimórficos determinam quais peptídeos são apresentados por moléculas específicas do MHC, a existência de múltiplos alelos garante que sempre existam alguns membros da população capazes de apresentar algum peptídeo de um dado antígeno proteico microbiano em particular. Portanto, o polimorfismo do MHC garante que uma população venha a ser capaz de lidar com a diversidade de microrganismos e que pelo menos alguns indivíduos consigam montar respostas imunes efetivas contra os antígenos peptídicos desses microrganismos. Assim, como existem muitas moléculas diferentes do MHC na população, ninguém sucumbirá a um microrganismo recém-encontrado ou que tenha sofrido mutação devido a uma incapacidade de apresentar as proteínas desse patógeno às células T

- **Os genes do MHC são expressos de forma codominante, o que significa que os alelos herdados de ambos os genitores são igualmente expressos**. A expressão codominante maximiza o número de proteínas HLA que cada indivíduo exibe e, desse modo, possibilita que cada um deles exiba um grande número de peptídeos
- **As moléculas de classe I são expressas em todas as células nucleadas, porém as moléculas de classe II são expressas principalmente nas células dendríticas, nos macrófagos e nos linfócitos B**. A importância fisiológica desse padrão de expressão acentuadamente diferente é descrita adiante. As moléculas de classe II também são expressas nas células epiteliais tímicas e nas células endoteliais, podendo ainda ser induzidas em outros tipos celulares pela citocina interferon-γ.

Padrões de herança e nomenclatura de genes do HLA

Nos seres humanos, existem três genes de classe I polimórficos, chamados antígeno leucocitário humano-A *(HLA-A), HLA-B* e *HLA-C*, e cada indivíduo herda um desses genes de cada genitor, de modo que qualquer célula pode expressar seis moléculas de classe I diferentes. No *locus* de classe II, todo indivíduo herda, de cada cromossomo, genes separados que codificam a cadeia α e a cadeia β de HLA-DP e DQ, o gene para DQα e quantidades variáveis de genes que codificam DQβ (normalmente 1 a 3). Em decorrência dessa variação e pelo fato das cadeias α de um cromossomo poderem se associar a cadeias β derivadas de outro cromossomo, o número de moléculas de classe II expressas é tipicamente maior que seis.

O conjunto de genes do MHC presente em cada cromossomo (e as proteínas codificadas por esses genes) é chamado **haplótipo do MHC**. Os genes de um haplótipo do MHC são fortemente ligados e herdados conjuntamente por herança mendeliana. Sendo assim, a probabilidade de dois irmãos herdarem conjuntos idênticos de alelos HLA é de 25%. É por isso que os irmãos geralmente são testados antes dos indivíduos não aparentados quanto à sua adequação como doadores para transplante – a probabilidade de encontrar uma correspondência de HLA com o receptor é muito maior entre irmãos. Em seres humanos, cada alelo de HLA recebe uma designação numérica. Por exemplo, um haplótipo de HLA de um indivíduo poderia ser HLA-A2, B5, DR3 e assim por diante. Na terminologia moderna, baseada na tipagem molecular, alelos individuais podem ser chamados HLA-A*0201, em referência ao subtipo 01 do HLA-A2, ou HLA-DRB1*0401, em referência ao subtipo 01 do gene *DR4B1*, e assim por diante.

Ligação do peptídeo a moléculas do MHC

As fendas de ligação ao peptídeo das moléculas do MHC ligam peptídeos derivados de antígenos proteicos e os exibem para reconhecimento por células T (Figura 3.9). Existem bolsos

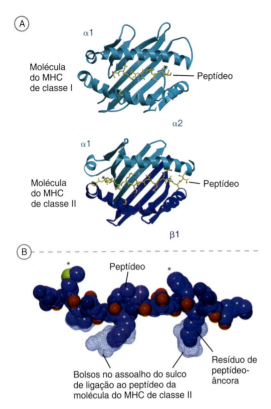

Figura 3.9 Ligação de peptídeos às moléculas do complexo principal de histocompatibilidade (MHC). **A.** A *vista de topo* das estruturas cristais de moléculas do MHC mostra como os peptídeos (*em amarelo*) se acomodam no assoalho das fendas de ligação ao peptídeo e ficam disponíveis para o reconhecimento por células T. **B.** A vista lateral do corte de um peptídeo ligado a uma molécula do MHC de classe II mostra como um resíduo-âncora do peptídeo se prende aos bolsos na fenda da molécula do MHC. Outros resíduos (*asteriscos*) projetam-se para cima da fenda e são reconhecidos pelas células T. (**A.** Cortesia de Dr. P. Bjorkman, California Institute of Technology, Pasadena, CA. **B.** De Scott CA, Peterson, PA, Teyton L, Wilson IA: Crystal structures of two I-A^{d}peptide complexes reveal that high affinity can be achieved without large anchor residues, *Immunity* 8:319-329, 1998. Copyright Cell Press; com permissão.)

nos assoalhos das fendas de ligação ao peptídeo da maioria das moléculas do MHC. As cadeias laterais de alguns resíduos de aminoácidos nos antígenos peptídicos se ajustam nesses bolsos do MHC e então ancoram os peptídeos na fenda; esses aminoácidos são chamados resíduos de ancoragem. Outros resíduos do peptídeo ligado se projetam para cima e são reconhecidos pelos receptores antigênicos das células T.

Vários aspectos da interação dos antígenos peptídicos com moléculas do MHC são importantes para compreensão da função de exibição de peptídeos de tais moléculas (Figura 3.10):

- Cada molécula do MHC pode apresentar somente um peptídeo por vez, porque existe apenas uma fenda de ligação ao peptídeo, mas cada molécula de MHC é capaz de apresentar muitos peptídeos diferentes. Desde que os bolsos desse tipo de molécula possam acomodar os resíduos de ancoragem do peptídeo, ele pode ser exibido pela molécula do MHC. Portanto, apenas um ou dois resíduos em um peptídeo determinam se ele irá ligar-se à fenda de uma molécula do MHC em particular. Por isso, é dito que as tais moléculas apresentam ampla especificidade para ligação a peptídeos, pois cada uma delas pode ligar-se a muitos deles, desde que tenham um comprimento e uma sequência de aminoácidos ideais. Essa especificidade ampla é essencial à função de exibição do antígeno das moléculas do MHC, uma vez que cada indivíduo tem apenas algumas das moléculas de MHC diferentes que devem ser capazes de apresentar peptídeos derivados de um vasto número e variedade de antígenos proteicos
- As moléculas do MHC ligam-se principalmente a peptídeos. Entre as várias classes de antígenos, apenas os peptídeos têm as características estruturais e de carga que possibilitam sua ligação às fendas das moléculas do MHC. É por isso que as células T CD8$^+$ e as células T CD4$^+$ MHC-restritas conseguem reconhecer e responder aos antígenos proteicos, fontes naturais de peptídeos. O MHC também está envolvido nas respostas de células T a alguns antígenos não peptídicos, como pequenas moléculas e íons metálicos. O reconhecimento desses antígenos é brevemente discutido adiante, neste capítulo
- As moléculas do MHC adquirem suas cargas peptídicas durante sua biossíntese, sua montagem e seu transporte no interior das células. Portanto, as moléculas do MHC

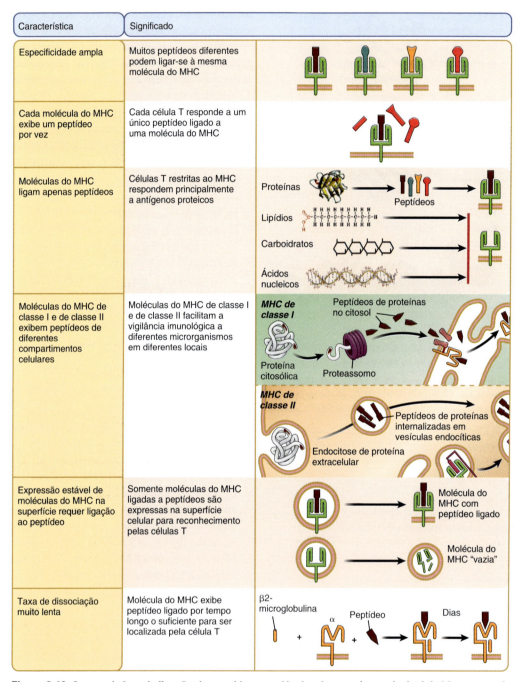

Figura 3.10 Características da ligação do peptídeo a moléculas do complexo principal de histocompatibilidade (MHC). Algumas das características importantes da ligação do peptídeo a moléculas do MHC, com seu significado para as respostas imunes. *Ii*, cadeia invariante; *RE*, retículo endoplasmático.

exibem peptídeos derivados de antígenos proteicos que estão dentro das células hospedeiras (produzidos no interior das células ou ingeridos a partir do ambiente extracelular). Isso explica por que as células T restritas ao MHC reconhecem antígenos célula-associados e não antígenos livres presentes na circulação, líquidos teciduais ou lumens de mucosa
- Somente as moléculas do MHC carregadas com peptídeo são expressas de modo estável nas superfícies celulares, enquanto moléculas vazias são degradadas dentro das células. O motivo disso é que as moléculas do MHC devem estar montadas com ambas as cadeias e ter peptídeos ligados para atingir uma estrutura estável, que seja resistente à proteólise intracelular. Esse requerimento de ligação ao peptídeo garante que apenas moléculas do MHC úteis – ou seja, aquelas que exibem peptídeos – sejam expressas nas superfícies celulares para serem reconhecidas pelas células T. Uma vez ligados às moléculas do MHC, os peptídeos permanecem associados por muito tempo (até por dias, no caso de certos peptídeos). A taxa lenta de dissociação garante que, após a aquisição de um peptídeo pela molécula do MHC, esta exibirá o peptídeo por tempo suficientemente longo para possibilitar que uma célula T em particular consiga reconhecer o complexo peptídeo-MHC para encontrar o peptídeo ligado e iniciar uma resposta
- Em cada indivíduo, as moléculas do MHC podem exibir peptídeos derivados das próprias proteínas do indivíduo, bem como peptídeos de proteínas estranhas (*i. e.*, microbianos). Essa incapacidade das moléculas do MHC de discriminar entre autoantígenos e antígenos estranhos levanta duas questões. Primeiro, a qualquer momento, a quantidade de proteínas próprias em uma APC tende a ser muito maior do que a de quaisquer proteínas microbianas. Então, por que as moléculas do MHC disponíveis não estão constantemente ocupadas por peptídeos próprios, sendo incapazes de apresentar antígenos estranhos? A resposta provável é que novas moléculas do MHC são constantemente sintetizadas, prontas para aceitar peptídeos, e são preparadas para capturar quaisquer peptídeos que estejam presentes nas células. Do mesmo modo, uma única célula T pode precisar detectar um peptídeo exibido por apenas 0,1 a 1% das cerca de 10^5 moléculas de MHC presentes na superfície de uma APC. Por isso, até mesmo as raras moléculas do MHC exibindo um peptídeo são suficientes para iniciar uma resposta imune. Adicionalmente, durante infecções (especialmente as causadas por alguns vírus), a síntese proteica do hospedeiro é suprimida, e as proteínas virais dominam, sendo então preferencialmente apresentadas pelas moléculas do MHC. O segundo problema é que, se as moléculas do MHC estão constantemente exibindo peptídeos próprios, por que nós não desenvolvemos respostas imunes contra os autoantígenos, as chamadas respostas autoimunes? A resposta é que a maioria das células T específicas para autoantígenos foi previamente morta ou inativada (ver Capítulo 9). Assim, as células T estão constantemente patrulhando o corpo e examinando peptídeos MHC-associados; se houver uma infecção, apenas aquelas células T que reconhecem peptídeos microbianos responderão, enquanto as células T específicas para peptídeos próprios estarão ausentes ou inativadas.

As moléculas do MHC são capazes de exibir peptídeos, mas não exibem antígenos proteicos intactos que são grandes demais para se ajustar na fenda do MHC. Portanto, é necessário que existam mecanismos para converter as proteínas de ocorrência natural em peptídeos capazes de ligar-se a moléculas do MHC. Essa conversão, chamada **processamento antigênico**, é descrita a seguir.

PROCESSAMENTO E APRESENTAÇÃO DE ANTÍGENOS PROTEICOS

Em qualquer célula nucleada, fragmentos peptídicos de proteínas geradas a partir de complexos proteolíticos no citosol, chamados proteassomos, são exibidos por moléculas do MHC de classe I. Por outro lado, em APCs especializadas (células dendríticas, macrófagos, células B), peptídeos proteoliticamente gerados em endossomos tardios e lisossomos são exibidos por moléculas do MHC de classe II (Figuras 3.11 e 3.12). Conjuntamente, essas duas vias podem amostrar todas as proteínas presentes nos ambientes extracelular e intracelular. Graças à segregação do MHC de classe I e classe II entre a via de processamento proteassômica e a via endossômica/lisossômica, respectivamente, o tipo funcional de célula T ativada por cada via difere. O processamento proteassômico de proteínas no citosol garante que linfócitos T CD8+ sejam capazes de detectar antígenos de microrganismos que vivem em quase todos os tipos celulares do hospedeiro. As proteínas encontradas nos endossomos tardios e lisossomos são, em grande parte, derivadas do ambiente extracelular e, assim, a via de processamento endossômica/lisossômica garante que linfócitos T CD4+ sejam capazes de reconhecer antígenos de microrganismos originalmente presentes fora da APC. A seguir, discutiremos os mecanismos de processamento antigênico, começando pela via do MHC de classe I.

Processamento de antígenos citosólicos para exibição por moléculas do MHC de classe I

As principais etapas na apresentação do antígeno por moléculas do MHC de classe I são: a marcação de antígenos no citosol ou núcleo para a proteólise; a geração proteolítica de fragmentos peptídicos do antígeno por um complexo

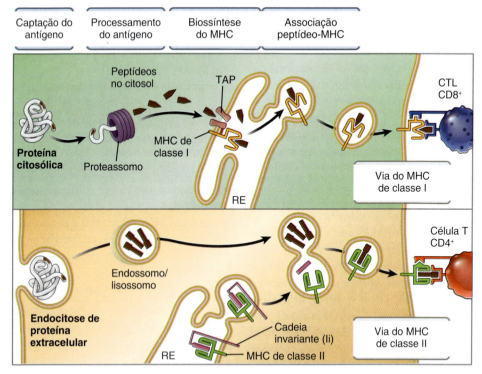

Figura 3.11 Vias de processamento intracelular de antígenos proteicos. A via do complexo principal de histocompatibilidade (MHC) de classe I converte proteínas citosólicas em peptídeos que se ligam a moléculas do MHC de classe I para o reconhecimento por células T CD8+. A via do MHC de classe II converte antígenos proteicos, que são endocitados em vesículas de células apresentadoras de antígeno, em peptídeos que se ligam a moléculas do MHC de classe II, para reconhecimento por células T CD4+. *CTL*, linfócito T citotóxico; *RE*, retículo endoplasmático; *TAP*, transportador associado ao processamento antigênico.

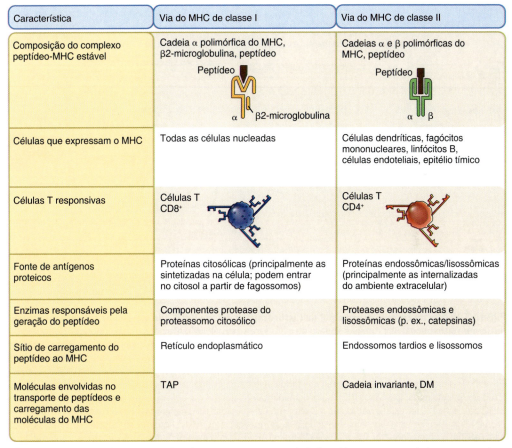

Figura 3.12 Características das vias de processamento antigênico. Algumas características comparativas das duas vias principais de processamento antigênico. *MHC*, complexo principal de histocompatibilidade; *TAP*, transportador associado ao processamento antigênico.

enzimático citosólico especializado chamado proteassomo; o transporte dos peptídeos para dentro do retículo endoplasmático (RE); a ligação dos peptídeos a moléculas do MHC de classe I recém-sintetizadas; e o transporte de complexos peptídeo-MHC para a superfície celular (Figura 3.13).

Proteólise de proteínas citosólicas

Os peptídeos que se ligam a moléculas do MHC de classe I são derivados de proteínas que passam por digestão pela via ubiquitina-proteassomo. O **proteassomo** é um complexo constituído por anéis contendo enzimas proteolíticas que, na maioria das células, desempenham de maneira constitutiva a função básica (*housekeeping*) de degradação de proteínas incorretamente dobradas em peptídeos. Para que as proteínas sejam processadas pelos proteassomos, elas são primeiro desdobradas, marcadas covalentemente com múltiplas cópias de um peptídeo chamado ubiquitina e, em seguida, inseridas nos anéis do proteassomo. Nas células expostas a citocinas inflamatórias (como em uma infecção), a composição enzimática dos proteassomos sofre alterações. Como resultado, essas células se tornam muito eficientes na clivagem de proteínas em peptídeos com tamanhos e propriedades de sequência que lhes possibilitam ligar-se adequadamente às moléculas do MHC de classe I.

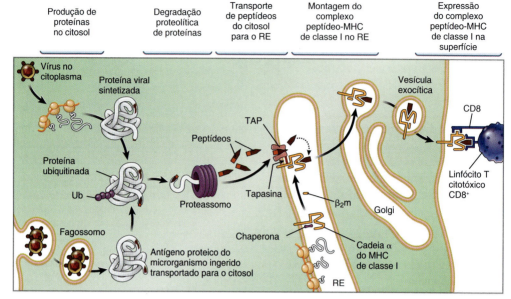

Figura 3.13 Via do complexo principal de histocompatibilidade (MHC) de classe I de processamento de antígenos citosólicos. As proteínas entram no citoplasma das células tanto por síntese endógena pelos microrganismos (como os vírus) que residem no citosol (ou núcleo, não mostrado) de células infectadas quanto por microrganismos ingeridos, mas cujos antígenos são transportados para o citosol (pelo processo de apresentação cruzada, descrito adiante). As proteínas citosólicas são desdobradas, ubiquitinadas e degradadas nos proteassomos. Os peptídeos produzidos são transportados pelo transportador associado ao processamento antigênico (TAP) no retículo endoplasmático (RE), no qual os peptídeos podem ser adicionalmente aparados. Moléculas do MHC de classe I recém-sintetizadas são inicialmente estabilizadas por chaperonas e associadas ao TAP por uma proteína ligante chamada tapasina, de modo que as moléculas do MHC fiquem estrategicamente localizadas para receber os peptídeos transportados ao RE pelo TAP. Os complexos peptídeo-MHC de classe I são transportados para a superfície celular e reconhecidos por células T CD8+. $\beta_2 m$, β2-microglobulina; *Ub*, ubiquitina.

Existem várias fontes de proteínas microbianas que podem ser processadas pelos proteassomos citosólicos. Por exemplo, proteínas virais sintetizadas no citosol e proteínas microbianas adquiridas pelas células por endocitose ou fagocitose, muitas das quais extravasam ou são transportadas para o citosol em um processo chamado apresentação cruzada (discutido adiante). Todas as proteínas do hospedeiro (*i. e.*, nucleares, da membrana plasmática, secretadas) estão em algum momento presentes no citosol, independentemente de seu local de função. Os peptídeos são derivados de proteínas de todas essas localidades por meio de processamento proteassômico, então se ligam e são exibidos pelas moléculas do MHC de classe I. As proteínas celulares do hospedeiro que são processadas pela via ubiquitina-proteassomo incluem proteínas microbianas, proteínas incorretamente dobradas e proteínas antigênicas de células cancerosas.

Ligação de peptídeos a moléculas do MHC de classe I

Para formar complexos peptídeo-MHC, os peptídeos devem ser transportados para dentro do retículo endoplasmático (RE). Os peptídeos produzidos por digestão proteassômica estão no citosol, enquanto as moléculas do MHC estão sendo sintetizadas no RE, haja vista que ambas precisam se unir. Essa função de transporte é realizada por uma molécula conhecida como **transportador associado ao processamento**

antigênico (TAP, do inglês *transporter associated with antigen processing*), localizada na membrana do RE. TAP é uma bomba molecular dependente de adenosina trifosfato (ATP) que se liga aos peptídeos gerados no proteassomo, no lado citosólico da membrana do RE, e então os transporta ativamente para o interior do RE. As moléculas do MHC de classe I recém-sintetizadas, que não contêm peptídeos ligados, associam-se a uma proteína-ponte chamada tapasina, que as liga às moléculas de TAP na membrana do RE. Por sua vez, a TAP desempenha a função essencial de transportar preferencialmente peptídeos que se ligam com alta afinidade às fendas das moléculas do MHC de classe I (como discutiremos adiante, no RE, as moléculas do MHC de classe II recém-sintetizadas são incapazes de ligar-se a peptídeos, devido à associação com a cadeia invariante).

Transporte de complexos peptídeo MHC para a superfície celular

A ligação do peptídeo estabiliza as moléculas do MHC de classe I, que então são exportadas para a superfície celular. Uma vez que a molécula do MHC de classe I esteja fortemente ligada a um dos peptídeos gerados a partir da digestão proteassômica e transportados para o interior do RE pela TAP, esse complexo peptídeo-MHC torna-se estável, desliga-se da tapasina e é transportado para a superfície celular. Peptídeos que se ligam fracamente a moléculas do MHC de classe I não são capazes de mediar a liberação das moléculas da tapasina. Quando a molécula do MHC não encontra um peptídeo ao qual possa ligar-se fortemente, a molécula vazia fica instável e eventualmente é degradada. Um antígeno proteico pode originar um número muito grande de peptídeos, dos quais apenas alguns (talvez apenas um ou dois de cada antígeno) conseguem ligar-se de maneira forte às moléculas do MHC presentes no indivíduo e têm o potencial de estimular respostas imunes nele. Os complexos MHC de classe I-peptídeo são reconhecidos por células T CD8+.

A batalha evolutiva entre os microrganismos e seus hospedeiros é bem ilustrada pelas numerosas estratégias que os vírus desenvolveram para bloquear a via apresentação antigênica do MHC de classe I. Essas estratégias incluem a remoção de moléculas do MHC recém-sintetizadas a partir do RE, inibindo a transcrição de genes do MHC e bloqueando o transporte de peptídeos pela TAP. Ao inibirem a via do MHC de classe I, os vírus diminuem a apresentação de seus próprios antígenos às células T CD8+ e, assim, conseguem evadir-se do sistema imune adaptativo. Esses mecanismos de imunoevasão são discutidos no Capítulo 6.

Apresentação cruzada de antígenos internalizados para células T CD8+

Algumas células dendríticas podem apresentar antígenos ingeridos em moléculas do MHC de classe I para os linfócitos T CD8+. A resposta inicial de células T CD8+ *naive*, de modo similar às células CD4+, requer que os antígenos sejam apresentados por células dendríticas maduras nos linfonodos, pelos quais as células T *naive* circulam. Entretanto, alguns vírus podem infectar apenas tipos celulares particulares e não as células dendríticas, e essas células infectadas podem não ser capazes de trafegar para os linfonodos nem produzir todos os sinais necessários para iniciar ativação da célula T. Então, como os linfócitos T CD8+ *naive* nos linfonodos conseguem responder aos antígenos intracelulares das células infectadas? Da mesma maneira, os tumores surgem a partir de muitos tipos celulares diferentes; então, como os diversos antígenos tumorais podem ser apresentados pelas células dendríticas às células T CD8+ *naive* presentes nos linfonodos?

Muitas células dendríticas convencionais têm a capacidade de ingerir células infectadas do hospedeiro, células tumorais mortas, microrganismos, antígenos microbianos e tumorais, além de transportar antígenos ingeridos para o citosol, onde são processados pelo proteassomo. Os peptídeos antigênicos gerados entram no RE e ligam-se a moléculas de classe I, que exibem os antígenos para reconhecimento por linfócitos T CD8+ (Figura 3.14). Esse processo é chamado

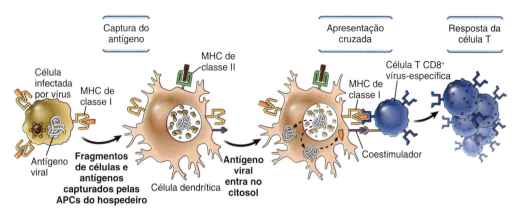

Figura 3.14 Apresentação cruzada restrita ao MHC de classe I de antígenos microbianos oriundos de células infectadas por células dendríticas. Fragmentos de células infectadas por microrganismos intracelulares (p. ex., vírus), ou de antígenos produzidos nessas células, são ingeridos por células dendríticas, e os antígenos dos microrganismos infecciosos são transportados para o citosol, processados em peptídeos pela via proteassômica (*não mostrado*) e apresentados em associação com moléculas do MHC de classe I das células apresentadoras de antígeno (APCs). As células T reconhecem os antígenos microbianos expressos nas APCs e são ativadas. Por convenção, o termo *apresentação cruzada* (ou *cross-priming*) é aplicado a células T CD8+ (linfócitos T citotóxicos) que reconhecem antígenos associados ao MHC de classe I (como mostrado); a mesma APC que realiza apresentação cruzada pode exibir antígenos associados ao MHC de classe II do microrganismo para o reconhecimento por células T auxiliares CD4+.

apresentação cruzada (ou *cross-priming*), para indicar que um tipo de célula, as células dendríticas, podem apresentar os antígenos de outras células infectadas, células em processo de morte ou fragmentos celulares, de modo a primar (ou ativar) linfócitos T CD8+ *naive* específicos para esses antígenos. Depois que se diferenciam em CTLs, as células T CD8+ matam as células hospedeiras infectadas ou as células tumorais sem necessitar de células dendríticas ou outros sinais além do reconhecimento antigênico (ver Capítulo 6). A mesma via de apresentação cruzada está envolvida na iniciação das respostas das células T CD8+ a alguns antígenos em transplantes de órgão (ver Capítulo 10).

Processamento de antígenos internalizados para exibição por moléculas do MHC classe II

As principais etapas na apresentação de peptídeos por moléculas do MHC de classe II incluem a internalização do antígeno, proteólise em vesículas endocíticas, associação dos peptídeos com moléculas de classe II e transporte de complexos peptídeo-MHC para a superfície celular (Figura 3.15).

Internalização e proteólise de antígenos

Os antígenos destinados à via do MHC de classe II geralmente são internalizados a partir do ambiente extracelular. As células dendríticas e macrófagos podem ingerir microrganismos extracelulares ou proteínas microbianas por meio de vários mecanismos. Os microrganismos podem ligar-se a receptores de superfície específicos para produtos microbianos ou a receptores que reconhecem anticorpos ou produtos da ativação do complemento (opsoninas) ligados aos microrganismos. Os linfócitos B internalizam com eficiência as proteínas que se ligam especificamente aos receptores antigênicos das células (ver Capítulo 7). Certas APCs, em especial as células dendríticas, também podem realizar pinocitose de proteínas sem o envolvimento de nenhum evento de reconhecimento específico. Após a internalização nas APCs por qualquer uma dessas vias, as proteínas microbianas entram em

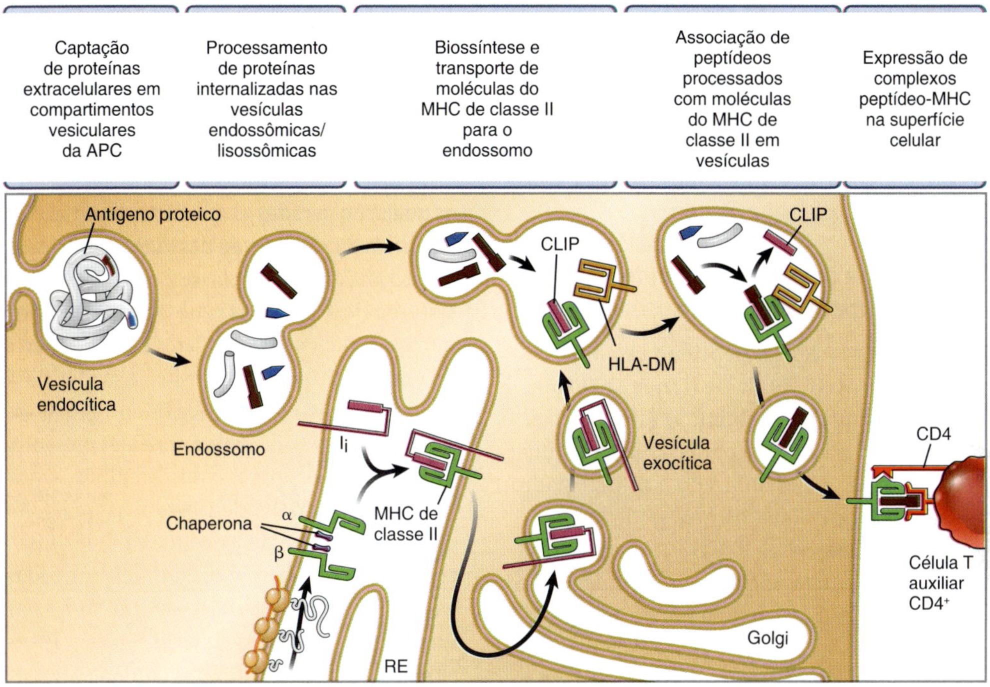

Figura 3.15 Via do complexo principal de histocompatibilidade (MHC) de classe II de processamento de antígenos vesiculares internalizados. Antígenos proteicos são ingeridos por células apresentadoras de antígeno (APCs) em vesículas, nas quais são degradados em peptídeos. As moléculas do MHC de classe II entram nas mesmas vesículas, em que o peptídeo de cadeia invariante de classe II (CLIP), que ocupa a fenda de moléculas de classe II recém-sintetizadas, é removido. Tais moléculas se tornam capazes de ligar peptídeos derivados da proteína endocitada. A molécula DM facilita a remoção do CLIP e a subsequente ligação do peptídeo antigênico. Os complexos peptídeo-MHC de classe II são transportados para a superfície celular e reconhecidos por células T CD4+. *HLA-DM*, antígeno leucocitário humano-DM; *Ii*, cadeia invariante; *RE*, retículo endoplasmático.

vesículas intracelulares acídicas, chamadas endossomos ou fagossomos, que se fundem aos lisossomos. Nessas vesículas, as proteínas são degradadas por enzimas proteolíticas, gerando muitos peptídeos de diversos comprimentos e sequências.

Ligação de peptídeos a moléculas do MHC de classe II

Os peptídeos se ligam às moléculas do MHC de classe II recém-sintetizadas em vesículas especializadas. As APCs que expressam MHC de classe II sintetizam constantemente essas moléculas de MHC no RE. Cada molécula de classe II recém-sintetizada carrega consigo uma proteína acoplada chamada **cadeia invariante** (Ii), a qual contém uma sequência chamada peptídeo de cadeia invariante de classe II (CLIP, do inglês *class II invariant chain peptide*) que se liga à fenda de ligação ao peptídeo da molécula de classe II. Assim, a fenda da molécula de classe II recém-sintetizada é ocupada e impedida de aceitar peptídeos no RE que estejam destinados a ligar-se a moléculas do MHC de classe I. A molécula de classe II com sua Ii associada migra a partir do RE para os sacos (ou cisternas) do Golgi e, então, em vez de seguir diretamente para a membrana plasmática, é direcionada pela cauda citosólica da cadeia invariante para se mover em direção às membranas das vesículas acídicas (endossomos e lisossomos). Nesse compartimento, a cadeia invariante é degradada, deixando apenas o CLIP na fenda de ligação ao peptídeo. As proteínas ingeridas são digeridas em peptídeos no mesmo compartimento. As vesículas também contêm uma proteína análoga ao MHC de classe II chamada DM, cuja função é trocar o CLIP da molécula do MHC de classe II por outros peptídeos que possam estar disponíveis nesse compartimento e se liguem à molécula do MHC com maior afinidade.

Transporte de complexos peptídeo-MHC para a superfície celular

O carregamento com o peptídeo estabiliza as moléculas do MHC de classe II, que são exportadas para a superfície celular. Se uma molécula de classe II se liga a um peptídeo com alta afinidade, o complexo é estabilizado e transportado para a superfície celular, na qual pode ser reconhecido por uma célula T CD4+. As moléculas de classe II que não encontram peptídeos aos quais possam ligar-se eventualmente são degradadas por proteases lisossômicas. Assim como para a via de classe I, apenas alguns peptídeos produzidos a partir de algum antígeno proteico qualquer podem ligar-se às moléculas do MHC presentes no indivíduo e estimular as respostas imunes nele.

Importância fisiológica da apresentação do antígeno associado ao MHC

Muitos aspectos fundamentais da imunidade mediada por células T estão estreitamente ligados à função de exibição de peptídeo das moléculas do MHC:

- A restrição do reconhecimento da célula T aos peptídeos associados ao MHC garante que as células T somente vejam e respondam antígenos célula-associados e não antígenos solúveis livres de células. Isso ocorre porque as moléculas do MHC são proteínas de membrana e também porque o carregamento com peptídeo e a subsequente expressão de moléculas do MHC dependem de etapas intracelulares de biossíntese e montagem. Em outras palavras, as moléculas do MHC podem ser carregadas com peptídeos somente no interior das células, onde os antígenos intracelulares e ingeridos estão presentes. Dessa maneira, os linfócitos T conseguem reconhecer os antígenos de microrganismos intracelulares, o que requer mecanismos efetores mediados pela célula T, bem como antígenos ingeridos a partir do ambiente extracelular, como aqueles contra os quais são geradas as respostas de anticorpo
- Por meio da segregação das vias de processamento antigênico de classe I e de classe II, o sistema imune consegue responder aos microrganismos extracelulares e intracelulares de maneiras diferentes e especializadas para conferir defesa contra esses microrganismos (Figura 3.16). Os antígenos proteicos presentes no citosol são processados e exibidos por moléculas do MHC de classe I, as quais são expressas em todas as células nucleadas – como seria de se esperar, uma vez que todas as células nucleadas podem ser infectadas por uma ou mais espécies de vírus. Os peptídeos associados à classe I são reconhecidos por linfócitos T CD8+, os quais se diferenciam em CTLs. Os CTLs matam as células infectadas e erradicam a infecção, sendo esse o mecanismo mais efetivo de eliminação de microrganismos citosólicos. Os CTLs também matam células tumorais que produzem proteínas citosólicas a partir de genes mutados ou vírus oncogênicos. Muitas bactérias, fungos e até vírus extracelulares são tipicamente capturados e ingeridos pelos macrófagos, e seus antígenos são apresentados por moléculas de classe II. Devido à especificidade do CD4 pela molécula de classe II, os peptídeos classe II-associados são reconhecidos por linfócitos T CD4+ que atuam como células auxiliares. Essas células T ajudam os macrófagos a destruir microrganismos ingeridos, ativando, assim, um mecanismo efetor capaz de eliminar os microrganismos internalizados a partir do meio extracelular. Os linfócitos B usam seus receptores antigênicos para reconhecer e ingerir antígenos proteicos de microrganismos e apresentam peptídeos processados para serem reconhecidos pelas células T auxiliares CD4+. Tais células ativam as células B antígeno-específicas e estimulam a produção de

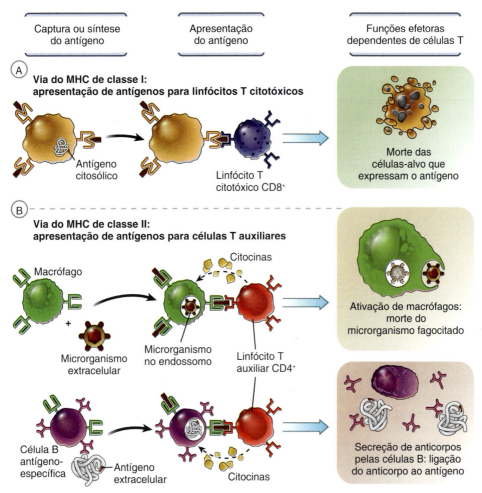

Figura 3.16 Papel da apresentação antigênica associada ao complexo principal de histocompatibilidade (MHC) no reconhecimento de antígenos microbianos por células T efetoras CD8+ e CD4+. **A.** Antígenos proteicos de microrganismos que vivem no citoplasma de células infectadas entram na via de processamento antigênico do MHC de classe I. Como resultado, essas proteínas são reconhecidas pelos linfócitos T citotóxicos CD8+, cuja função é matar células infectadas. **B.** Antígenos proteicos de microrganismos endocitados por macrófagos e linfócitos B a partir do ambiente extracelular entram na via de processamento antigênico do MHC de classe II. Como resultado, tais proteínas são reconhecidas por linfócitos T auxiliares CD4+, cujas funções são ativar macrófagos para destruir microrganismos fagocitados e ativar células B para produzir anticorpos contra toxinas e microrganismos extracelulares.

anticorpos, os quais atuam na eliminação de microrganismos extracelulares. Fagócitos e anticorpos não são eficazes contra vírus e outros patógenos intracelulares capazes de sobreviver e se replicar no citoplasma das células hospedeiras; as células que abrigam esses microrganismos citosólicos são eliminadas pelos CTLs CD8+.

Portanto, a natureza da resposta imune protetora a diferentes microrganismos é otimizada pela associação de vários aspectos da apresentação antigênica e do reconhecimento pela célula T: as vias de processamento de antígenos vesiculares e citosólicos, a expressão celular de moléculas do MHC de classe I e de classe II, a especificidade dos correceptores

CD8 e CD4 pelas moléculas de classes I e II, bem como as funções das células CD8+ como CTLs e das células CD4+ como células auxiliares. A função da associação do tipo de microrganismo a uma das duas vias de processamento antigênico é importante porque os receptores de antígeno das células T não conseguem distinguir entre microrganismos intracelulares e extracelulares. De fato, como já mencionado, o mesmo vírus pode ser extracelular logo após a infecção e, então, tornar-se intracelular após o estabelecimento da infecção. Durante sua vida extracelular, o vírus é combatido por anticorpos e fagócitos, cuja produção ou funções são estimuladas pelas células T auxiliares. Entretanto, uma vez que o vírus tenha encontrado um refúgio no citoplasma das células, somente poderá ser erradicado por meio da morte (*killing*) CTL-mediada das células infectadas. A segregação das vias de apresentação antigênica de classes I e II garante a resposta imune correta e especializada contra os microrganismos, em diferentes locais

- As restrições estruturais da ligação do peptídeo a diferentes moléculas do MHC, incluindo o comprimento e os resíduos de ancoragem, são responsáveis pela imunodominância de alguns peptídeos derivados de antígenos proteicos complexos, bem como pela incapacidade de alguns indivíduos de responder a certos antígenos proteicos. Quando uma proteína qualquer sofre degradação proteolítica nas APCs, muitos peptídeos podem ser gerados, mas apenas os peptídeos capazes de ligar-se fortemente às moléculas do MHC naquele indivíduo poderão ser apresentados para o reconhecimento pelas células T. Esses peptídeos ligantes de MHC são os peptídeos imunodominantes do antígeno. Mesmo os microrganismos que contêm antígenos proteicos complexos expressam um número limitado de peptídeos imunodominantes. Com o objetivo de desenvolver vacinas, foram realizadas muitas tentativas de identificá-los, contudo é difícil selecionar um pequeno número de peptídeos de um dado microrganismo que seja imunogênico em um grande número de indivíduos, em razão do enorme polimorfismo das moléculas do MHC na população. O polimorfismo do MHC também significa que alguns indivíduos podem não expressar moléculas do MHC capazes de ligar-se a qualquer peptídeo derivado de um dado antígeno em particular. Esses indivíduos seriam irresponsivos (não respondedores) a esse antígeno. Uma das primeiras observações a estabelecer a importância fisiológica do MHC foi a descoberta de que alguns animais consanguíneos (*inbred*) não respondiam a antígenos proteicos simples, e a responsividade (ou sua ausência) foi mapeada em genes chamados genes da resposta imune *(Ir)*. Subsequentemente, foi demonstrado que esses genes eram genes do MHC de classe II.

Por fim, deve ser mencionado que as células T também reconhecem e reagem contra moléculas pequenas e mesmo íons metálicos, de modo MHC-restrito. De fato, a exposição a algumas moléculas pequenas usadas como fármacos terapêuticos, bem como a certos metais como níquel e berílio, leva com frequência ao desenvolvimento de reações patológicas mediadas por células T (as conhecidas reações de hipersensibilidade; ver Capítulo 11). Existem vários modos pelos quais esses antígenos não peptídicos podem ser reconhecidos por células T CD4+ e CD8+ MHC-restritas. Considera-se que alguns compostos químicos promovam a modificação covalente de autopeptídeos ou até das próprias moléculas do MHC, criando moléculas alteradas que são reconhecidas como estranhas. Outros compostos químicos podem ligar-se de modo não covalente a moléculas do MHC e alterar a estrutura da fenda de ligação ao peptídeo, de modo que a molécula do MHC passe a exibir peptídeos que normalmente não são apresentados, e esses complexos peptídeo-MHC sejam vistos como estranhos.

Este capítulo começou com duas questões: como os raros linfócitos específicos para antígenos encontram antígenos e como são as respostas imunes apropriadas geradas contra microrganismos extra e intracelulares? O conhecimento da biologia das APCs e do papel das moléculas do MHC na exibição dos peptídeos derivados de antígenos proteicos forneceu respostas satisfatórias para ambas as questões e, de modo específico, para as respostas imunes mediadas por células T.

OUTRAS FUNÇÕES DAS CÉLULAS APRESENTADORAS DE ANTÍGENO ALÉM DA APRESENTAÇÃO ANTIGÊNICA

As APCs não só exibem peptídeos para reconhecimento pelas células T como também, em resposta aos microrganismos, expressam sinais adicionais para ativação das células T. A hipótese de dois sinais de ativação linfocitária foi introduzida nos Capítulos 1 e 2 (ver Figura 2.19). Retomaremos esse conceito ao discutirmos as respostas das células T e B, nos Capítulos 5 e 7. Lembre-se de que o antígeno é o primeiro sinal necessário e, para as células T, o segundo sinal é fornecido pelas APCs que reagem aos microrganismos. Nas APCs, a expressão de moléculas que servem de segundo sinal para a ativação de linfócitos faz parte da resposta imune inata a diferentes produtos microbianos. Por exemplo, muitas bactérias produzem uma substância chamada lipopolissacarídeo (LPS, endotoxina). Quando as bactérias são capturadas por APCs para apresentação de seus antígenos proteicos, o LPS atua sobre essas mesmas APCs, via um TLR, e estimula a expressão de coestimuladores e a secreção de citocinas. Os coestimuladores e as citocinas atuam em conjunto com o reconhecimento antigênico pela célula T, para estimular sua proliferação e diferenciação em células efetoras e de memória.

RECONHECIMENTO DO ANTÍGENO POR OUTROS LINFÓCITOS T

Embora o presente capítulo tenha enfocado o reconhecimento do peptídeo por células T CD4[+] e CD8[+] MHC-restritas, existem outras populações menores de células T que reconhecem diferentes tipos de antígenos. As células T *natural killer* (chamadas células NK-T), distintas das células *natural killer* (NK) descritas no Capítulo 2, são específicas para os lipídios exibidos por moléculas CD1 semelhantes a classe I. As células T invariantes associadas à mucosa (células MAIT, do inglês *mucosal associated invariant T cells*) são específicas para metabólitos de vitamina B derivados de bactéria exibidos por moléculas MR1 semelhantes a classe I. As células T γδ reconhecem uma grande variedade de moléculas, algumas exibidas por moléculas semelhantes à classe I e outras aparentemente independentes de apresentação ou processamento específico. As funções dessas células e a importância de suas especificidades incomuns são pouco conhecidas.

RESUMO

- A indução de respostas imunes a antígenos proteicos de microrganismos depende de um sistema especializado de captura e exibição desses antígenos para reconhecimento por células T *naive* raras, com especificidade para qualquer um deles. Os microrganismos e antígenos microbianos que entram no corpo através dos epitélios são capturados por células dendríticas localizadas nos epitélios ou sob eles e transportados para os linfonodos regionais ou capturados pelas células dendríticas presentes nos linfonodos e no baço. Os antígenos proteicos de microrganismos são exibidos por células apresentadoras de antígeno (APCs) aos linfócitos T *naive* que recirculam pelos órgãos linfoides
- As moléculas codificadas no complexo principal de histocompatibilidade (MHC) realizam a função de exibir peptídeos derivados de antígenos proteicos
- Os genes do MHC são altamente polimórficos. Seus principais produtos são as moléculas do MHC de classes I e II, que contêm fendas de ligação a peptídeos, nos quais os resíduos polimórficos são concentrados, além de regiões invariáveis, que se ligam aos correceptores CD8 e CD4, respectivamente
- As proteínas produzidas no citosol de células infectadas e de células tumorais, ou que entram no citosol a partir de fagossomos, são degradadas por proteassomos, transportadas para dentro do retículo endoplasmático pela TAP

e se ligam às fendas das moléculas do MHC de classe I recém-sintetizadas. Os complexos peptídeo-MHC de classe I são exibidos na superfície celular onde as células T podem reconhecê-los. O correceptor CD8 das células T se liga à porção invariável das moléculas do MHC de classe I, de modo a permitir que as células T CD8+ *naive* e os linfócitos T citotóxicos CD8+ sejam ativados somente por peptídeos associados ao MHC de classe I derivados de proteínas citosólicas degradadas no proteassomo

- As proteínas ingeridas por APCs a partir do meio extracelular sofrem degradação proteolítica nas vesículas das APCs, e os peptídeos gerados ligam-se às fendas das moléculas do MHC de classe II recém-sintetizadas. Os complexos peptídeo-MHC de classe II são exibidos na superfície celular onde as células T podem reconhecê-los. O correceptor CD4 das células T se liga à porção invariável das moléculas do MHC de classe II, de modo a possibilitar que as células T CD4+ *naive* e as células T auxiliares CD4+ diferenciadas sejam ativadas somente por peptídeos associados ao MHC de classe II, derivados principalmente de proteínas degradadas nas vesículas, as quais tipicamente são proteínas extracelulares ingeridas

- O papel das moléculas do MHC na exibição antigênica garante que as células T reconheçam apenas os antígenos proteicos célula-associados e que o tipo correto de célula T (auxiliar ou citotóxica) responda ao tipo de microrganismo que a célula T combate melhor

- Os microrganismos ativam as APCs, que, então, expressam proteínas de membrana (coestimuladores) e secretam citocinas que fornecem sinais que atuam em conjunto com os antígenos na estimulação de células T específicas. O requerimento desses sinais garante que as células T respondam aos antígenos microbianos e não a substâncias não microbianas inócuas.

QUESTÕES DE REVISÃO

1. Quando os antígenos penetram através das barreiras epiteliais, tais como a pele ou a mucosa intestinal, em quais órgãos são concentrados? Qual(is) tipo(s) celular(es) exerce(m) papel importante nesse processo de captura de antígeno?
2. O que são moléculas do MHC? Como são chamadas as moléculas do MHC humanas? Como as moléculas do MHC foram descobertas e qual é a sua função?
3. Quais são as diferenças entre os antígenos exibidos pelas moléculas do MHC de classe I e de classe II?
4. Descreva a sequência de eventos pela qual as moléculas do MHC de classe I e de classe II adquirem os antígenos para exibição.
5. Quais subpopulações de células T reconhecem antígenos apresentados por moléculas do MHC de classe I e de classe II? Quais moléculas presentes nas células T contribuem para sua especificidade por antígenos peptídicos associados ao MHC de classe I ou de classe II?

As respostas e justificativas das Questões de revisão estão disponíveis no fim do livro.

4

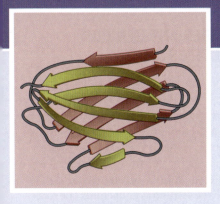

Reconhecimento de Antígenos no Sistema Imune Adaptativo
Estrutura dos Receptores Antigênicos dos Linfócitos e Desenvolvimento dos Repertórios Imunes

VISÃO GERAL DO CAPÍTULO

Receptores Antigênicos de Linfócitos, 86
  Anticorpos, 89
    Ligação de antígenos aos anticorpos, 91
    Anticorpos monoclonais, 93
  Receptor antigênico das células T, 95
    Reconhecimento do antígeno pelo receptor da célula T, 95
Desenvolvimento dos Linfócitos B e T, 97
  Desenvolvimento dos linfócitos, 98
  Produção de receptores antigênicos variados, 100
    Genes de receptores antigênicos herdados, 100
    Recombinação somática e expressão de genes de receptores antigênicos, 100

  Mecanismos de recombinação V(D)J, 100
  Geração da diversidade de Ig e TCR, 103
Maturação e seleção de linfócitos B, 105
  Etapas iniciais na maturação da célula B, 105
  Papel do complexo pré-BCR na maturação da célula B, 105
  Etapas tardias da maturação da célula B, 106
  Seleção de células B maduras, 106
  Subpopulações de células B maduras, 107
Maturação e seleção de linfócitos T, 107
  Etapas iniciais na maturação da célula T, 108
  Seleção de células T maduras, 108
Resumo, 110

Os receptores antigênicos desempenham papéis críticos no desenvolvimento e nas funções do sistema imune adaptativo. Durante a maturação dos linfócitos, eles orientam a seleção de células B e T para preservar as especificidades úteis e eliminar a autorreatividade potencialmente prejudicial. Nas respostas imunes adaptativas, os linfócitos *naive* reconhecem antígenos para iniciar as respostas, enquanto as células T efetoras e os anticorpos reconhecem antígenos para eliminar microrganismos e tumores.

Os linfócitos B e T expressam diferentes receptores que reconhecem antígenos: **anticorpos ligados à membrana nas células B e receptores de células T (TCRs, do inglês *T cell receptors*) nos linfócitos T**. A principal função dos receptores celulares no sistema imune, como em outros sistemas biológicos, é detectar estímulos externos e desencadear respostas das células nas quais os receptores são expressos. O receptor de antígeno das células B também se liga e internaliza antígenos proteicos para processamento e apresentação às células T auxiliares (ver Capítulo 7). No Capítulo 1, introduzimos o conceito de que, para reconhecer uma grande variedade de antígenos diferentes, os receptores antigênicos dos linfócitos devem ser capazes de se ligar e distinguir as numerosas estruturas químicas que muitas vezes são estreitamente relacionadas. Os receptores antigênicos são distribuídos clonalmente, o que significa que cada clone de linfócito é específico para um antígeno distinto e tem um receptor único, diferente dos receptores de todos os outros clones (lembre-se de que um clone consiste em uma célula-mãe e sua progênie). O número total de clones de linfócitos distintos é muito grande, e toda essa coleção constitui o repertório imunológico. Embora cada clone de linfócitos B ou T reconheça um antígeno diferente, os receptores de antígeno transmitem sinais bioquímicos que são fundamentalmente os mesmos em todos os linfócitos e não estão relacionados à especificidade. Essas características de reconhecimento de linfócitos e receptores antigênicos levantam as seguintes questões:

- Como os receptores antigênicos dos linfócitos reconhecem antígenos extremamente diversos e transmitem sinais de ativação às células?
- Quais são as diferenças nas propriedades de reconhecimento dos receptores antigênicos em células B e em células T?
- Como é gerada a vasta diversidade de receptores no repertório de linfócitos? A diversidade de reconhecimento de antígenos implica a existência de muitas proteínas receptoras de antígenos estruturalmente diferentes, em número muito maior do que pode ser codificado no genoma herdado (linhagem germinativa). Portanto, devem existir mecanismos especiais para gerar essa diversidade.

Neste capítulo, descrevemos as estruturas dos receptores antigênicos de linfócitos B e T, e como esses receptores reconhecem os antígenos. Também discutiremos como diversos receptores antigênicos são gerados durante o processo de desenvolvimento de linfócitos, dando origem ao repertório de linfócitos maduros. O processo de ativação de linfócitos induzidos por antígeno será descrito em capítulos posteriores.

RECEPTORES ANTIGÊNICOS DE LINFÓCITOS

Os receptores antigênicos dos linfócitos B e T têm diversas características importantes para suas funções na imunidade adaptativa (Figura 4.1). Embora esses dois tipos de receptores tenham muitas semelhanças em termos estruturais e muitos mecanismos de sinalização, existem diferenças fundamentais relacionadas com os tipos de estruturas antigênicas que reconhecem.

- Os anticorpos ligados à membrana, que atuam como receptores antigênicos dos linfócitos B, podem reconhecer muitos tipos de estruturas químicas, enquanto os receptores antigênicos das células T reconhecem apenas peptídeos ligados às moléculas do complexo principal de histocompatibilidade (MHC, do inglês *major histocompatibility complex*). Os receptores antigênicos de linfócitos B e os anticorpos secretados pelas células B podem reconhecer as formas (ou conformações) de macromoléculas, incluindo proteínas, lipídios, carboidratos e ácidos nucleicos, bem como porções químicas menores e mais simples. Quando as células B são ativadas, elas secretam anticorpos com a mesma especificidade dos receptores. Essa capacidade dos anticorpos de reconhecer tipos estruturalmente diferentes de moléculas em sua forma nativa possibilita que o sistema imune humoral se ligue e elimine microrganismos e toxinas. Em contraste marcante, os receptores antigênicos nas células T veem apenas peptídeos derivados de antígenos proteicos intracelulares que são exibidos em células apresentadoras de antígenos (APCs, do inglês *antigen-presenting cells*) ligados a moléculas do MHC. Essa especificidade garante que as células T não interajam com antígenos livres ou solúveis, mas reconheçam apenas células infectadas ou células tumorais, as quais contêm antígenos intracelulares vistos como estranhos, ou células que captaram antígenos proteicos extracelulares
- As moléculas de receptores antigênicos consistem em regiões (domínios) envolvidas

Capítulo 4 Reconhecimento de Antígenos no Sistema Imune Adaptativo

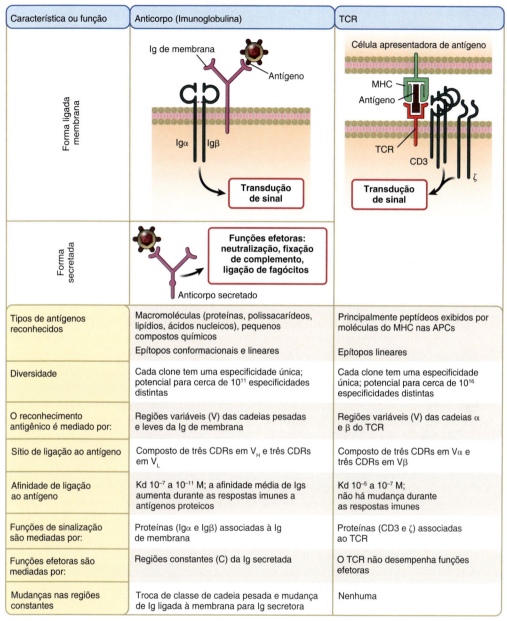

Característica ou função	Anticorpo (Imunoglobulina)	TCR
Forma ligada à membrana	Ig de membrana; Antígeno; Igα, Igβ; Transdução de sinal	Célula apresentadora de antígeno; MHC; Antígeno; TCR; CD3; ζ; Transdução de sinal
Forma secretada	Anticorpo secretado; Funções efetoras: neutralização, fixação de complemento, ligação de fagócitos	—
Tipos de antígenos reconhecidos	Macromoléculas (proteínas, polissacarídeos, lipídios, ácidos nucleicos), pequenos compostos químicos. Epítopos conformacionais e lineares	Principalmente peptídeos exibidos por moléculas do MHC nas APCs. Epítopos lineares
Diversidade	Cada clone tem uma especificidade única; potencial para cerca de 10^{11} especificidades distintas	Cada clone tem uma especificidade única; potencial para cerca de 10^{16} especificidades distintas
O reconhecimento antigênico é mediado por:	Regiões variáveis (V) das cadeias pesadas e leves da Ig de membrana	Regiões variáveis (V) das cadeias α e β do TCR
Sítio de ligação ao antígeno	Composto de três CDRs em V_H e três CDRs em V_L	Composto de três CDRs em Vα e três CDRs em Vβ
Afinidade de ligação ao antígeno	Kd 10^{-7} a 10^{-11} M; a afinidade média de Igs aumenta durante as respostas imunes a antígenos proteicos	Kd 10^{-5} a 10^{-7} M; não há mudança durante as respostas imunes
Funções de sinalização são mediadas por:	Proteínas (Igα e Igβ) associadas à Ig de membrana	Proteínas (CD3 e ζ) associadas ao TCR
Funções efetoras são mediadas por:	Regiões constantes (C) da Ig secretada	O TCR não desempenha funções efetoras
Mudanças nas regiões constantes	Troca de classe de cadeia pesada e mudança de Ig ligada à membrana para Ig secretora	Nenhuma

Figura 4.1 Propriedades de anticorpos e receptores antigênicos de células T (TCRs). Os anticorpos (também chamados imunoglobulinas) podem ser expressos como receptores de membrana ou proteínas secretadas; os TCRs funcionam apenas como receptores de membrana. Quando as moléculas de imunoglobulina (Ig) ou TCR reconhecem antígenos, os sinais são desencadeados nos linfócitos por proteínas associadas aos receptores de antígenos. Os receptores de antígenos e as proteínas de sinalização associadas constituem os complexos de receptor de células B (BCR) e TCR. Note que são exibidos receptores antigênicos únicos reconhecendo os antígenos, mas a sinalização por BCRs normalmente requer a ligação de dois ou mais receptores a moléculas de antígeno adjacentes. As características importantes dessas moléculas que reconhecem antígenos estão resumidas; algumas delas são discutidas posteriormente neste capítulo. *O número total de possíveis receptores com sítios de ligação únicos é muito grande, mas apenas cerca de 10^7 a 10^9 clones com distintas especificidades estão presentes em adultos. *APCs*, células apresentadoras de antígenos; *CDRs*, regiões determinantes da complementariedade; *MHC*, complexo principal de histocompatibilidade.

no reconhecimento do antígeno – variando, portanto, entre clones de linfócitos – e outras regiões necessárias para a integridade estrutural e ligação a moléculas de sinalização, sendo relativamente conservadas entre todos os clones. Esses domínios foram identificados pela primeira vez em anticorpos secretados, discutidos posteriormente. Os domínios de reconhecimento de antígeno dos receptores são chamados regiões variáveis (V), enquanto as porções conservadas são as regiões constantes (C). Mesmo dentro de cada região V, a maior parte da variação da sequência está concentrada em trechos curtos, que são chamados regiões hipervariáveis, ou regiões determinantes de complementariedade (CDRs, do inglês *complementarity-determining regions*), porque variam de um receptor para outro e são complementares às formas dos antígenos. Ao concentrar a variação da sequência em pequenas regiões do receptor, é possível maximizar a variabilidade da parte que se liga ao antígeno, mantendo ao mesmo tempo a estrutura básica dos receptores. Conforme discutido posteriormente, existem mecanismos especiais no desenvolvimento de linfócitos para criar genes que codificam diferentes regiões variáveis de proteínas do receptor antigênico em clones individuais

- Os polipetídeos dos receptores antigênicos estão associados a proteínas de membrana invariantes, cuja função é fornecer sinais intracelulares após o reconhecimento do antígeno (ver Figura 4.1). Esses sinais, transmitidos ao citosol e ao núcleo, podem fazer com que um linfócito se divida (prolifere), diferencie, desempenhe funções efetoras ou, em certas circunstâncias, morra. Assim, os linfócitos utilizam proteínas diferentes para reconhecer antígenos e transduzir sinais em resposta aos antígenos. Isso novamente possibilita que a variabilidade seja segregada em um conjunto de moléculas – os próprios receptores de antígeno – enquanto deixa a função conservada de transdução de sinal para outras proteínas invariantes. O conjunto de receptores antigênicos da membrana plasmática e moléculas de sinalização associadas nos linfócitos B é chamado complexo receptor de células B (BCR, do inglês *B cell receptor*), enquanto nos linfócitos T o conjunto análogo de proteínas é chamado complexo receptor de célula T (TCR, do inglês *T cell receptor*). Quando os antígenos se ligam às porções extracelulares dos receptores antigênicos dos linfócitos, as porções intracelulares das proteínas sinalizadoras associadas são fosforiladas em resíduos conservados de tirosina por ação de enzimas chamadas tirosinoquinases proteicas. A fosforilação desencadeia cascatas de sinalização que culminam na ativação transcricional de muitos genes e na produção de numerosas proteínas que mediam as respostas dos linfócitos. Retornaremos aos processos de ativação dos linfócitos T e B nos Capítulos 5 e 7, respectivamente

- Os anticorpos existem em duas formas (como receptores antigênicos ligados à membrana nas células B e como proteínas secretadas), mas os TCRs existem apenas como receptores de membrana nas células T. Os anticorpos secretados estão presentes no sangue e nas secreções de mucosas, locais em que fornecem proteção contra microrganismos (*i. e.*, são as moléculas efetoras da imunidade humoral). Os anticorpos também são chamados imunoglobulinas (Igs), em referência às proteínas que conferem imunidade e exibem características físicas de globulinas. Os anticorpos secretados reconhecem antígenos e toxinas microbianas por meio de seus domínios variáveis, os mesmos que os receptores antigênicos ligados à membrana dos linfócitos B. As regiões constantes de alguns anticorpos secretados têm a capacidade de se ligar a outras moléculas que participam da eliminação de antígenos; essas moléculas incluem proteínas do sistema complemento e receptores em outras células (fagócitos, mastócitos, células NK). Assim, os anticorpos desempenham funções distintas em diferentes estágios das respostas imunes humorais: os anticorpos ligados à membrana nas células B reconhecem os antígenos para iniciar a ativação dessas células, enquanto os anticorpos secretados neutralizam e eliminam os microrganismos e suas toxinas na fase efetora da imunidade humoral. Na imunidade mediada por células, a função efetora de eliminação de microrganismos é desempenhada pelos próprios linfócitos T e por outros leucócitos que respondem às células T. Os receptores antigênicos das células T estão envolvidos apenas no reconhecimento do antígeno e na ativação das células T, e essas proteínas não são secretadas nem medeiam funções efetoras.

Com esta introdução, descreveremos a seguir as moléculas de linfócitos que reconhecem antígenos, primeiro os anticorpos e depois os TCRs.

Anticorpos

Uma molécula de anticorpo é composta por quatro cadeias polipeptídicas – duas cadeias pesadas (H, do inglês *heavy*) idênticas e duas cadeias leves (L, do inglês *light*) idênticas –, sendo que cada cadeia contém uma região variável e uma região constante (Figura 4.2). As quatro cadeias são montadas para criar uma molécula em forma de Y. Cada cadeia leve está ligada a uma cadeia pesada, e as duas cadeias pesadas estão ligadas uma à outra, todas por ligações dissulfeto. Uma cadeia leve é composta por um domínio V e um domínio C, enquanto uma cadeia pesada contém um domínio V e três ou quatro domínios C. Cada domínio se dobra em uma forma tridimensional característica, chamada domínio de imunoglobulina (Ig) (ver Figura 4.2 D). Um domínio Ig consiste em duas camadas de uma folha β pregueada unidas por uma ponte dissulfeto. As fitas adjacentes de cada folha β são conectadas por alças curtas projetadas; nas regiões V das moléculas de Ig, três dessas alças constituem as três CDRs responsáveis pelo reconhecimento do antígeno. Os domínios Ig sem regiões hipervariáveis estão presentes em muitas outras proteínas no sistema imune, bem como fora dele, e a maioria dessas proteínas está envolvida na resposta a estímulos do ambiente e de outras células, ou, ainda, em interações adesivas entre células. Todas essas proteínas são consideradas membros da superfamília das imunoglobulinas.

O sítio de ligação ao antígeno de um anticorpo é composto pelas regiões V da cadeia pesada e da cadeia leve, enquanto a estrutura central do anticorpo contém dois sítios de ligação ao antígeno idênticos (ver Figura 4.2). Das três regiões hipervariáveis, ou CDRs, que estão presentes nos sítios de ligação ao antígeno, a maior variabilidade está na CDR3, localizada na junção das regiões variável (V) e constante (C). Como pode ser previsto a partir dessa variabilidade, a CDR3 é também a porção da molécula de Ig que mais contribui para a ligação ao antígeno.

Porções funcionalmente distintas de moléculas de anticorpos foram identificadas pela primeira vez com base na proteólise de anticorpos secretados, que gerou fragmentos compostos por diferentes partes de proteínas de anticorpos. O fragmento de um anticorpo que contém uma cadeia leve completa (com os seus domínios V e C únicos) ligado aos domínios V e ao primeiro domínio C de uma cadeia pesada é capaz de reconhecer antígeno e foi, portanto, denominado fragmento de ligação ao antígeno (**Fab**, do inglês *fragment, antigen-binding*); a parte correspondente em uma molécula de Ig intacta é a região Fab. O fragmento proteolítico contendo os domínios C restantes da cadeia pesada é idêntico em todas as moléculas de anticorpo de um tipo particular e tende a cristalizar em solução e foi, portanto, denominado fragmento cristalino (**Fc**, do inglês *fragment, crystalline*); a parte correspondente em uma molécula de Ig intacta é a região Fc. Em cada molécula de Ig, existem duas regiões Fab idênticas, que se ligam ao antígeno, ligadas a uma região Fc, responsável pela maior parte da atividade biológica; a ligação ao antígeno pela porção Fab pode neutralizar microrganismos e toxinas, enquanto a região Fc ativa outras funções efetoras (como será discutido posteriormente, alguns tipos de anticorpos existem como multímeros de duas ou cinco moléculas de Ig ligadas umas às outras). Unindo as regiões Fab e Fc da maioria das moléculas de anticorpos está uma porção flexível denominada região de dobradiça. A dobradiça possibilita que as duas regiões Fab de ligação ao antígeno de cada molécula de

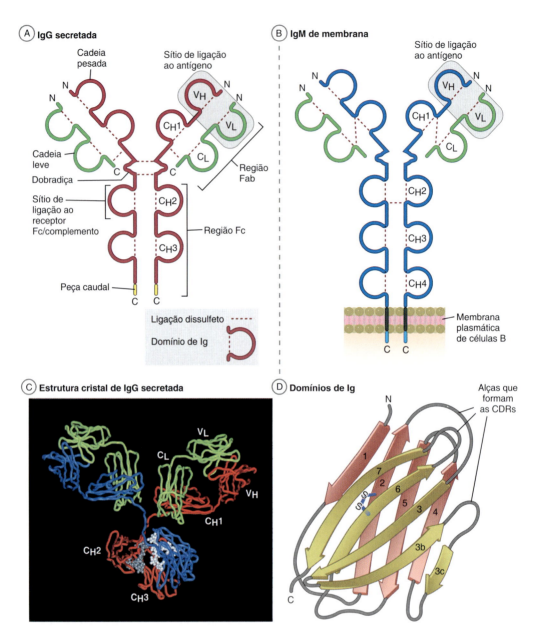

Figura 4.2 Estrutura dos anticorpos. Diagramas esquemáticos de (**A**) uma molécula de imunoglobulina G (IgG) secretada e (**B**) uma molécula de IgM ligada à membrana, ilustrando os domínios das cadeias pesada e leve, bem como as regiões das proteínas que participam do reconhecimento antigênico e das funções efetoras. N e C referem-se às extremidades aminoterminal e carboxiterminal das cadeias polipeptídicas, respectivamente. **C.** Estrutura cristal de uma molécula de IgG secretada, ilustrando os domínios e sua orientação espacial; as cadeias pesadas estão coloridas de *azul* e *vermelho*, as cadeias leves estão coloridas de *verde*, e os carboidratos aparecem em *cinza*. **D.** Diagrama de fita do domínio V de Ig, mostrando a estrutura básica de folha β pregueada e as alças projetadas que formam as três regiões determinantes de complementariedade (CDRs). (**C.** Cortesia do Dr. Alex McPherson, University of California, Irvine, CA.)

anticorpo se movam independentemente uma da outra e, então, liguem simultaneamente epítopos de antígeno que estão separados um do outro por distâncias variadas.

A extremidade C-terminal da cadeia pesada pode estar ancorada na membrana plasmática, como visto nos BCRs, ou terminar em uma cauda que não tem a âncora de membrana, de modo que o anticorpo é produzido como uma proteína secretada. As cadeias leves nas moléculas de Ig não estão ligadas às membranas celulares.

Existem cinco tipos de proteínas de cadeia pesada de Ig, denominadas μ, δ, γ, ε e α, que diferem em suas regiões C; em seres humanos, existem quatro subtipos de cadeia γ, chamados γ1, γ2, γ3 e γ4, e dois de cadeia α, chamados α1 e α2. Anticorpos que contêm diferentes cadeias pesadas pertencem a diferentes **classes**, ou **isótipos**, e são nomeados de acordo com suas cadeias pesadas (IgM, IgD, IgG, IgE e IgA). Cada isótipo dispõe de propriedades físicas e biológicas diferentes, bem como funções efetoras distintas (Figura 4.3; ver também o Capítulo 8). Os subtipos IgG também diferem entre si nas propriedades funcionais, mas os subtipos IgA não. Os receptores de antígeno dos linfócitos B *naive* (células B maduras que não encontraram o antígeno) são IgM e IgD ligadas à membrana. Após a estimulação pelo antígeno e pelos linfócitos T auxiliares, o clone de linfócito B antígeno-específico pode se expandir e se diferenciar em uma progênie que secreta anticorpos. Alguns descendentes de células B que expressam IgM e IgD podem secretar IgM, e outros descendentes das mesmas células B podem produzir anticorpos de outras classes de cadeia pesada. Essa mudança na produção de isótipos de Ig é chamada **troca de classe** (ou **isótipo**) **de cadeia pesada**; seu mecanismo e sua importância são discutidos no Capítulo 7.

Existem diferenças significativas nas meias-vidas de anticorpos de diferentes isótipos. Alguns anticorpos IgG têm meia-vida plasmática de 3 a 4 semanas, enquanto outros isótipos têm meia-vida de 3 a 6 dias. O mecanismo que controla a meia-vida dos anticorpos é discutido no Capítulo 8.

Os dois tipos de cadeias leves, chamadas κ e λ, diferem em suas regiões C. Cada anticorpo tem cadeias leves κ ou λ, mas não ambas, e os anticorpos produzidos por um único clone de células B contêm o mesmo tipo de cadeia leve. Cada tipo de cadeia leve pode complexar com qualquer tipo de cadeia pesada para formar uma molécula de anticorpo. A classe da cadeia leve (κ ou λ) também permanece fixa ao longo da vida de cada clone de células B, independentemente de ter ocorrido ou não a mudança de classe da cadeia pesada. A função das cadeias leves é formar a superfície de ligação ao antígeno dos anticorpos junto com as cadeias pesadas; as cadeias leves contribuem para a ligação e a neutralização de microrganismos e toxinas, mas não participam de outras funções efetoras. Não há diferença nas funções de ligação ao antígeno dos anticorpos contendo cadeias leves κ ou λ.

Ligação de antígenos aos anticorpos

Os anticorpos são capazes de se ligar a uma ampla variedade de antígenos, incluindo macromoléculas e pequenas substâncias químicas. A razão para isso é que as alças hipervariáveis de ligação ao antígeno das moléculas de anticorpos podem se unir para formar ou fendas capazes de acomodar pequenas moléculas ou superfícies mais extensas, que acomodem moléculas maiores (Figura 4.4). Os anticorpos ligam-se aos antígenos por meio de interações não covalentes reversíveis, incluindo ligações de hidrogênio, interações hidrofóbicas e interações baseadas em carga. As partes dos antígenos reconhecidas pelos anticorpos são chamadas **epítopos** ou determinantes. Alguns epítopos de antígenos proteicos podem ser um trecho contíguo de aminoácidos na estrutura primária da proteína – são os epítopos lineares. Em outros casos, as regiões de uma proteína dobrada podem produzir formas distintas que são reconhecidas pelos anticorpos, denominadas epítopos conformacionais.

A força com a qual um sítio de ligação ao antígeno de um anticorpo se liga a um epítopo de um antígeno é chamada **afinidade** da interação. Ela é frequentemente expressa como a constante de dissociação (K_d), que é a concentração molar de um antígeno necessária para

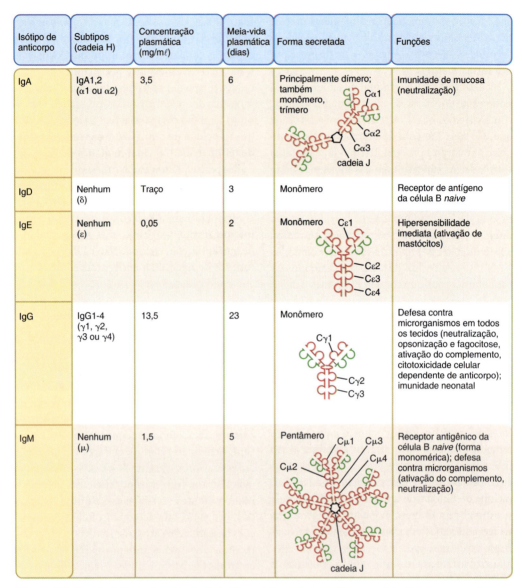

Figura 4.3 Características dos principais isótipos (classes) de anticorpos. Esta figura resume algumas características importantes dos principais isótipos de anticorpo em seres humanos. Os isótipos são classificados com base em suas cadeias pesadas (*H*); cada isótipo pode conter uma cadeia leve κ ou λ. Os diagramas esquemáticos ilustram as diferentes apresentações das formas secretadas desses anticorpos. Note que a IgA consiste em duas subclasses, chamadas IgA1 e IgA2, enquanto a IgG consiste em quatro subclasses, chamadas IgG1, IgG2, IgG3 e IgG4. A maioria das funções de opsonização e fixação do complemento da IgG é atribuível à IgG1 e à IgG3. Os domínios das cadeias pesadas em cada isótipo são marcados. As concentrações plasmáticas e meias-vidas são valores médios em indivíduos normais. *Ig*, imunoglobulina.

ocupar metade das moléculas de anticorpo disponíveis em uma solução; quanto menor a K_d, maior a afinidade. A maioria dos anticorpos produzidos em uma resposta imune primária tem uma K_d na faixa de 10^{-6} a 10^{-9} M; entretanto, com estimulação repetida (p. ex., em uma resposta imune secundária), a afinidade aumenta para uma K_d de 10^{-8} a 10^{-11} M.

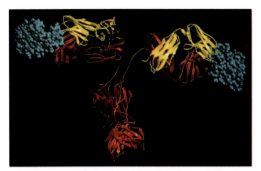

Figura 4.4 Ligação de um antígeno proteico por um anticorpo. Este modelo de um antígeno proteico ligado a uma molécula de anticorpo mostra como o sítio de ligação ao antígeno pode acomodar grandes macromoléculas solúveis em sua conformação nativa (dobrada). As cadeias pesadas de anticorpo estão em *vermelho*, as cadeias leves estão em *amarelo*, e os antígenos, em *azul*. (Cortesia do Dr. Dan Vaughn, Cold Spring Harbor Laboratory, Cold Spring Harbor, NY.)

Esse aumento na força de ligação ao antígeno é chamado **maturação de afinidade** (ver Capítulo 7).

Cada molécula de anticorpo IgG, IgD e IgE tem dois sítios de ligação ao antígeno. A IgA secretada é um dímero de duas moléculas de IgA ligadas e, portanto, possui 4 sítios de ligação ao antígeno, enquanto a IgM secretada é um pentâmero com 10 sítios de ligação ao antígeno. Portanto, cada molécula de anticorpo pode ligar de 2 a 10 epítopos de um antígeno, ou epítopos em 2 ou mais antígenos vizinhos. A força total de ligação é muito maior do que a afinidade de uma única ligação antígeno-anticorpo e é chamada **avidez** da interação. Os anticorpos produzidos contra um antígeno podem ligar-se a outros antígenos estruturalmente semelhantes. Essa ligação a epítopos semelhantes é chamada **reação cruzada**.

Nos linfócitos B, as moléculas de Ig ligadas à membrana estão associadas de maneira não covalente a duas outras proteínas, chamadas Igα e Igβ, que se combinam com a Ig da membrana para formar o complexo BCR. Quando o BCR reconhece o antígeno, Igα e Igβ transmitem sinais para o interior da célula B que iniciam o processo de ativação dessa célula. Esses e outros sinais nas respostas imunes humorais são discutidos no Capítulo 7.

Anticorpos monoclonais

A constatação de que um clone de células B produz um anticorpo de uma única especificidade tem sido explorada para produzir **anticorpos monoclonais**, um dos mais importantes avanços técnicos em Imunologia, com aplicações de longo alcance na medicina clínica e na pesquisa. Para produzir anticorpos monoclonais, as células B, que têm curta vida útil *in vitro*, são obtidas de um animal imunizado com um antígeno e fundidas *in vitro* com células de mieloma (tumores de células plasmáticas), que podem ser propagadas indefinidamente em cultura de tecidos (Figura 4.5). A linhagem celular de mieloma é construída sem uma enzima específica; como resultado, essas células não podem crescer na presença de determinada substância tóxica; no entanto, células fundidas, contendo núcleos de mieloma e de células B normais, crescem na presença dessa substância porque as células B normais fornecem a enzima que falta. Assim, ao fundir as duas populações de células e cultivá-las com a substância tóxica, é possível desenvolver células fundidas que são híbridas das células B e do mieloma, sendo chamadas **hibridomas**. Essas células de hibridoma produzem anticorpos, como as células B normais, porém crescem continuamente, tendo adquirido a propriedade de imortalidade do tumor mieloma. A partir de uma população de hibridomas, pode-se selecionar e expandir células individuais que segregam o anticorpo com a especificidade desejada; tais anticorpos, derivados de um único clone de células B, são anticorpos monoclonais homogêneos. Anticorpos monoclonais contra virtualmente qualquer epítopo em qualquer antígeno podem ser produzidos utilizando essa tecnologia.

A maioria dos anticorpos monoclonais específicos para moléculas de interesse é produzida pela fusão de células de camundongos imunizados com o antígeno com uma linha celular de mieloma de camundongo. Tais anticorpos monoclonais murinos não podem ser injetados repetidamente em seres humanos, porque o sistema imune humano reconhece a Ig murina como estranha e monta uma resposta imunológica contra os anticorpos injetados. Esse problema foi parcialmente

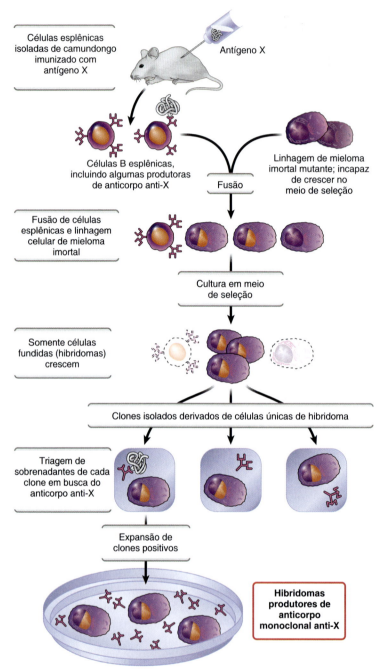

Figura 4.5 Produção de hibridomas e anticorpos monoclonais. Neste procedimento, células esplênicas obtidas de um camundongo imunizado com um antígeno conhecido são fundidas a uma linhagem celular de mieloma, deficiente em enzima, que não secreta suas próprias imunoglobulinas. As células fundidas são, então, colocadas em um meio de seleção que possibilita a sobrevida somente de híbridos imortalizados; as células B normais fornecem a enzima que falta no mieloma, e as células B não fundidas não podem sobreviver indefinidamente. Essas células híbridas são, então, cultivadas como clones de célula única e testadas quanto à secreção do anticorpo de especificidade desejada. O clone produtor desse anticorpo é expandido e se torna fonte do anticorpo monoclonal.

superado por abordagens de engenharia genética que retêm as regiões de ligação ao antígeno do anticorpo monoclonal murino e substituem o restante do anticorpo por Ig humana; tais anticorpos humanizados são menos imunogênicos e mais adequados para administração nas pessoas. Mais recentemente, foram gerados anticorpos monoclonais utilizando-se tecnologia do DNA recombinante para clonar o DNA que codifica anticorpos humanos com a especificidade desejada. Outra abordagem é substituir os genes de Ig murina por genes de anticorpos humanos e, em seguida, imunizar esses camundongos com um antígeno para produzir anticorpos humanos específicos. Os anticorpos monoclonais são hoje amplamente utilizados como agentes terapêuticos e reagentes diagnósticos para muitas doenças em humanos (Figura 4.6).

Receptor antigênico das células T

O TCR, que reconhece antígenos peptídicos exibidos por moléculas do MHC, é uma proteína heterodimérica ligada à membrana composta por uma cadeia α e uma cadeia β, cada qual contendo uma região V e uma região C (Figura 4.7 A e B). As regiões V e C são homólogas às regiões V e C da imunoglobulina. Na região V de cada cadeia do TCR, existem três CDRs hipervariáveis, cada uma delas correspondendo a uma alça no domínio V. Como nos anticorpos, a CDR3 é a mais variável entre diferentes TCRs. As regiões C das cadeias α e β continuam em áreas de dobradiça curtas, que contêm resíduos de cisteína, onde ligações dissulfeto ligam as duas cadeias, seguidas por porções transmembrana hidrofóbicas e caudas citoplasmáticas carboxiterminais curtas.

Reconhecimento do antígeno pelo receptor da célula T

Tanto a cadeia α quanto a cadeia β do TCR participam no reconhecimento específico de moléculas do MHC e peptídeos ligados (ver Figura 4.7 C). O reconhecimento do peptídeo é responsável pela especificidade antigênica do TCR, enquanto o reconhecimento do MHC é responsável pela restrição ao MHC (Capítulo 3).

O TCR reconhece o antígeno, mas, assim como com a Ig de membrana nas células B, é incapaz de transmitir sinais para a célula T por si só. Associado ao TCR, há um grupo de proteínas, chamadas CD3 e ζ, que, em conjunto com o TCR, constituem o complexo TCR (ver Figura 4.1). As cadeias CD3 e ζ são cruciais para a iniciação da sinalização quando o TCR reconhece o antígeno. Além disso, a ativação da célula T requer o engajamento da molécula de correceptor CD4 ou CD8, que reconhece porções não polimórficas das moléculas do MHC. As funções dessas proteínas e correceptores associados ao TCR são discutidas no Capítulo 5.

O reconhecimento antigênico por receptores de linfócitos B e T difere de formas significativas (ver Figura 4.1). Os anticorpos podem se ligar a muitos tipos diferentes de estruturas químicas, frequentemente com altas afinidades, o que possibilita que se conectem a muitos microrganismos e toxinas diferentes, neutralizando-os, mesmo que estejam presentes em baixas concentrações na circulação ou nos lúmens de órgãos da mucosa. Os TCRs somente reconhecem complexos peptídeo-MHC e se ligam a eles com afinidade relativamente baixa, o que deve ocorrer porque a ligação de células T a APCs precisa ser fortalecida por moléculas de adesão de superfície celular adicionais (ver Capítulo 5). A estrutura tridimensional do TCR é similar à da região Fab de uma molécula de Ig. Em contraste com os anticorpos de membrana, nos quais apenas a cadeia pesada está ancorada na membrana, ambas as cadeias do TCR estão ancoradas na membrana plasmática. Ao contrário dos BCRs, os TCRs não são produzidos em uma forma secretada, não sofrem maturação de afinidade ao longo da vida de uma célula T nem apresentam isótipos para que a troca possa ocorrer.

Cerca de 5 a 10% das células T no corpo expressam receptores compostos por cadeias gama (γ) e delta (δ). Esses receptores são estruturalmente similares ao TCR αβ, mas têm especificidades muito diferentes. O TCRγδ pode reconhecer uma variedade de antígenos proteicos e não proteicos, em geral não exibidos pelas moléculas do MHC. As células que expressam TCRs γδ são

Doenças inflamatórias (imunológicas)		
Alvo	Efeito	Doenças
CD20	Depleção de células B	Linfomas de células B, artrite reumatoide, esclerose múltipla, outras doenças autoimunes
IgE	Bloqueio da sensibilização de mastócitos	Asma, alergia a amendoim
Receptor de IL-4/IL-13	Bloqueio da inflamação	Asma, dermatite atópica
IL-5	Bloqueio da ativação de eosinófilos	Asma
Receptor de IL-6	Bloqueio da inflamação	Artrite reumatoide, tempestade de citocinas
IL-17	Bloqueio da inflamação	Psoríase
TNF	Bloqueio da inflamação	Artrite reumatoide, doença de Crohn, psoríase
Integrina $\alpha 4$	Bloqueio da migração de leucócitos	Enteropatia inflamatória; esclerose múltipla
C5	Bloqueio da lise celular mediada pelo complemento	Hemoglobinúria paroxística noturna, Síndrome hemolítico-urêmica

Câncer		
Alvo	Efeito	Doenças
CD52	Depleção de linfócitos	Leucemia linfocítica crônica
CTLA-4	Ativação de células T	Melanoma, câncer de pulmão
EGFR	Inibição do crescimento de tumores epiteliais	Câncer colorretal, de pulmão, de cabeça e pescoço
HER2/NEU	Inibição da sinalização de EGF; depleção de células tumorais	Câncer de mama
PD-1, PD-L1	Ativação de células T efetoras	Muitos tumores
VEGF	Bloqueio de angiogênese tumoral	Câncer de mama, câncer de cólon, degeneração macular relacionada à idade

Outras doenças		
Alvo	Efeito	Doenças
Glicoproteína IIb/IIIa	Inibição da agregação plaquetária	Doença cardiovascular
Proteína da espícula do SARS-CoV-2	Bloqueio da infecção de células pelo SARS-CoV-2	Covid-19

Figura 4.6 Anticorpos monoclonais terapêuticos selecionados em uso clínico. A figura lista alguns anticorpos monoclonais aprovados para o tratamento de vários tipos de doença. Note que anti-CD20 está listado para o tratamento de doenças inflamatórias, mas também é usado para tratar cânceres de células B. Anti-VEGF está listado para o tratamento de câncer, mas também é usado para o tratamento da degeneração macular relacionada à idade. *EGFR*, receptor do fator de crescimento epidérmico; *Ig*, imunoglobulina; *IL*, interleucina; *TNF*, fator de necrose tumoral; *VEGF*, fator de crescimento endotelial vascular.

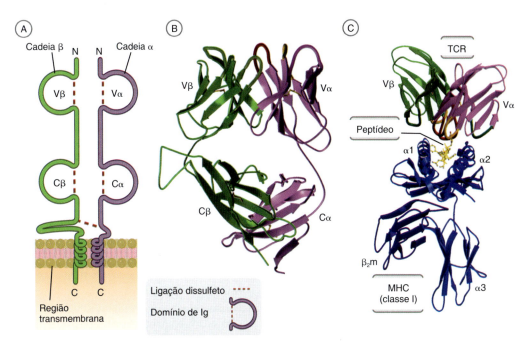

Figura 4.7 Estrutura do receptor de antígeno da célula T (TCR) e seu reconhecimento de um complexo formado por peptídeo e complexo principal de histocompatibilidade (MHC). A. O diagrama esquemático do TCR αβ (*esquerda*) mostra os domínios de um TCR específico para um complexo peptídeo-MHC. A porção de ligação ao antígeno no TCR é formada pelos domínios V das cadeias α e β. N e C referem-se às extremidades aminoterminal e carboxiterminal dos polipeptídeos. **B.** O diagrama de fita (*direita*) mostra a estrutura da porção extracelular de um TCR, da forma como é revelada por cristalografia de raios X. **C.** A estrutura cristal da porção extracelular de um complexo peptídeo-MHC ligado a um TCR específico para o peptídeo exibido pela molécula do MHC. O peptídeo pode ser visto ligado à fenda no topo da molécula do MHC, enquanto um resíduo dele faz contato com a região V de um TCR. A estrutura das moléculas do MHC e a sua função como proteína de exibição de peptídeos são descritas no Capítulo 3. $\beta_2 m$, β_2-microglobulina; *Ig*, imunoglobulina (De Bjorkman PJ: MHC restriction in three dimensions: a view of T cell receptor/ligand interactions, *Cell* 89:167-170, 1997. Copyright Cell Press; com permissão.)

abundantes nos epitélios. Essa observação sugere que as células T γδ reconheçam microrganismos geralmente encontrados em superfícies epiteliais. Outra subpopulação de células T, que representa menos de 5% de todas as células T, expressam TCRs αβ e moléculas de superfície encontradas em células *natural killer*, sendo por isso denominadas células T *natural killer* (células NK-T). As células NK-T expressam TCRs αβ com diversidade limitada e reconhecem antígenos lipídicos exibidos por moléculas do tipo MHC de classe I não polimórficas chamadas CD1. Uma terceira subpopulação de células T, chamadas células T invariantes associadas à mucosa (MAIT, do inglês *mucosal associated invariant T cell*), também expressa TCRs αβ com diversidade limitada, alguns dos quais são específicos para metabólitos de vitamina B derivados de bactéria ligados a uma proteína do tipo MHC chamada MR1. As células MAIT representam apenas cerca de 5% das células T do sangue nos seres humanos, mas até 20 a 40% das células T do fígado. As funções fisiológicas das células T γδ, das células NK-T e das células MAIT não são muito conhecidas.

DESENVOLVIMENTO DOS LINFÓCITOS B E T

Agora que discutimos a estrutura dos receptores antigênicos de linfócitos B e T, e também como esses receptores reconhecem os antígenos, a próxima pergunta é como a enorme diversidade desses receptores é gerada. Como previsto pela hipótese de seleção clonal, existem muitos clones de linfócitos B e T, provavelmente algo em torno de 10^7 a 10^9, cada qual com uma especificidade distinta, e eles surgem antes do encontro com o antígeno. Não há genes suficientes no genoma humano para que cada possível receptor seja codificado por um gene diferente. De fato, o sistema imune desenvolveu mecanismos para gerar receptores antigênicos extremamente diversificados a partir de um número limitado de genes herdados, e a geração de receptores diferentes está intimamente ligada ao processo de maturação de linfócitos B e T.

O processo de maturação dos linfócitos primeiro gera um número muito grande de células, cada uma com um receptor antigênico diferente, e então preserva as células com receptores úteis. A geração de milhões de receptores é um processo molecular que não pode ser influenciado por aquilo que os receptores reconhecem, uma vez que o reconhecimento somente pode ocorrer após a geração e a expressão do receptor. Uma vez que esses receptores sejam expressos nos linfócitos em desenvolvimento, há processos de seleção que promovem a sobrevivência das células com receptores capazes de reconhecer antígenos, incluindo antígenos microbianos, além de eliminar células capazes de reconhecer autoantígenos suficientemente fortes para representar o perigo de causar autoimunidade. Discutiremos cada um desses eventos a seguir.

Desenvolvimento dos linfócitos

O desenvolvimento dos linfócitos a partir de células-tronco da medula óssea envolve o comprometimento de progenitores hematopoéticos com a linhagem de células B ou T, proliferação desses progenitores, rearranjo (recombinação) e expressão de genes de receptores de antígeno, e eventos de seleção para preservar e expandir células que expressam receptores antigênicos potencialmente úteis (Figura 4.8). Essas etapas são comuns aos linfócitos B e T, ainda que os linfócitos B amadureçam na medula óssea e os linfócitos T amadureçam no timo. Cada um desses processos que ocorre durante a maturação do linfócito tem papel especial na geração do repertório de linfócitos.

- A maturação de progenitores linfoides comuns na medula óssea resulta no comprometimento com a linhagem de células B. Progenitores semelhantes migram para o timo e se comprometem com a linhagem de células T no órgão. Esse comprometimento está associado à ativação de vários fatores de transcrição linhagem-específicos e à acessibilidade aumentada dos genes de Ig e TCR à maquinaria de recombinação gênica, descrita adiante
- Os linfócitos em desenvolvimento sofrem proliferação em vários estágios ao longo de sua maturação. A proliferação de linfócitos em desenvolvimento é necessária para garantir que um número adequado de células esteja disponível para expressar diferentes receptores de antígeno e amadurecer em linfócitos funcionalmente competentes. A sobrevivência e a proliferação dos precursores iniciais de linfócitos são estimuladas principalmente por fatores de crescimento produzidos por células estromais na medula óssea e no timo. Em seres humanos, a IL-7 mantém e expande o número de progenitores de linfócitos T antes que estes expressem receptores antigênicos. Os fatores de crescimento requeridos para a expansão de progenitores de célula B humana não estão definidos. Essa expansão proliferativa gera um grande *pool* de células, em que diversos receptores de antígeno podem ser produzidos. Uma proliferação ainda maior das linhagens de células B e T ocorre depois que os linfócitos em desenvolvimento concluem seu primeiro rearranjo gênico do receptor de antígeno e montam o chamado pré-receptor antigênico (descrito adiante). A proliferação das células nesse estágio é dirigida por sinais do pré-receptor antigênico. A expressão do receptor constitui um ponto de checagem (*checkpoints*) do controle de qualidade no desenvolvimento dos linfócitos que garante a preservação de células com receptores funcionais

- Os linfócitos são selecionados em múltiplas etapas durante sua maturação, para preservar especificidades úteis. Como discutido adiante, muitas tentativas de gerar receptores de antígeno falham devido aos erros que ocorrem durante o processo de recombinação gênica. Assim, é necessário que haja pontos de checagem, de modo que apenas as células capazes de expressar componentes funcionais de receptores antigênicos sejam selecionadas para sobreviver e proliferar. Os pré-linfócitos e linfócitos imaturos que falham em expressar proteínas de receptor antigênico morrem por apoptose (ver Figura 4.8). Os rearranjos gênicos nos linfócitos em desenvolvimento geram aleatoriamente receptores antigênicos com especificidades altamente diversas. Como meio de garantir que as especificidades dos linfócitos que emergem dos órgãos geradores sejam úteis, os processos de seleção atuam para possibilitar que apenas um subgrupo dos linfócitos em desenvolvimento amadureça completamente. Esses processos de seleção se baseiam na expressão de receptores funcionais e, no caso das células T, no reconhecimento de moléculas próprias no timo. A seleção positiva garante que apenas as células que expressam receptores funcionais completem as etapas de maturação. A seleção negativa induz a morte de células com alta afinidade por autoantígenos, eliminando, dessa maneira, linfócitos potencialmente perigosos que causam doenças autoimunes.

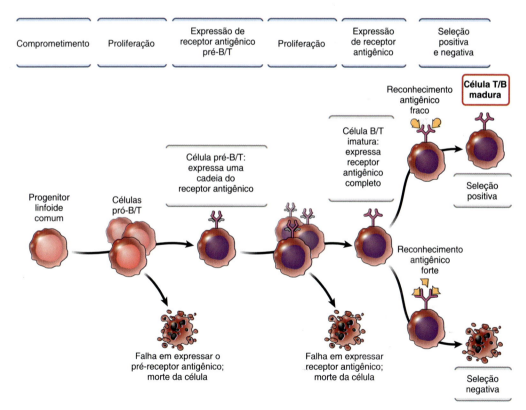

Figura 4.8 Etapas na maturação dos linfócitos. Durante sua maturação, os linfócitos B e T passam por ciclos de proliferação e expressão de proteínas do receptor antigênico via recombinação gênica. As células que falham em expressar receptores funcionais intactos morrem por apoptose, porque não recebem os sinais necessários para sobrevivência. Ao final do processo, as células sofrem seleção positiva e negativa. Os linfócitos mostrados podem ser células B ou T; as células T reconhecem complexos peptídeo-MHC não mostradas por questões de simplificação.

Os processos de maturação e seleção de linfócitos B e T compartilham algumas características importantes, mas também diferem em muitos aspectos. Começamos com o evento central que é comum a ambas as linhagens: a recombinação e expressão dos genes de receptores antigênicos.

Produção de receptores antigênicos variados

A formação de genes funcionais que codificam receptores antigênicos de linfócitos B e T é iniciada pela recombinação somática de segmentos gênicos que codificam as regiões variáveis dos receptores, e a diversidade é gerada durante esse processo.

Genes de receptores antigênicos herdados

As células-tronco hematopoéticas na medula óssea e os progenitores linfoides iniciais contêm segmentos gênicos de Ig e TCR em sua configuração hereditária, ou de linhagem germinativa. Nessa configuração, os *loci* de cadeia pesada e de cadeia leve da Ig, bem como os *loci* da cadeia α e da cadeia β do TCR, contêm, cada um, múltiplos segmentos gênicos de região V, totalizando cerca de 30 a 45, além de um ou alguns genes de região C (Figura 4.9). Entre os segmentos gênicos V e C, estão grupos de várias sequências codificadoras curtas chamados segmentos gênicos de diversidade (D) e juncionais (J) (todos os *loci* gênicos de receptor de antígeno de células B e de células T αβ contêm segmentos gênicos V, J e C, mas apenas os *loci* de cadeia pesada de Ig e de cadeia β do TCR também contêm segmentos gênicos D). Esses segmentos gênicos separados não podem codificar proteínas funcionais de receptor antigênico; por isso, devem ser unidos à medida que os linfócitos amadurecem.

Recombinação somática e expressão de genes de receptores antigênicos

Após o comprometimento de um progenitor para a linhagem de linfócito B, um segmento gênico de cadeia pesada de Ig aleatoriamente selecionado se recombina com um segmento J para formar o complexo DJ (Figura 4.10). Assim, a célula B comprometida, porém ainda em desenvolvimento, tem agora um éxon VDJ recombinado no *locus* da cadeia pesada. Esse gene é transcrito e, no transcrito de RNA primário, o éxon VDJ é processado (*spliced*) junto aos éxons de região C da cadeia μ, a região C mais 5' no *locus* do gene de cadeia pesada de Ig, para formar um RNA mensageiro (mRNA) μ completo. O mRNA de μ é traduzido para produzir a cadeia pesada μ, que é a primeira proteína da Ig sintetizada durante a maturação da célula B.

Essencialmente, a mesma sequência de recombinação de DNA, transcrição e processamento (*splicing*) de RNA leva à produção de uma cadeia leve nas células B, exceto pelo fato de que os *loci* de cadeia leve não têm segmentos D, de modo que um segmento gênico da região V se recombina diretamente com um segmento gênico J. O rearranjo dos genes das cadeias de TCR α e β nos linfócitos T é similar ao que ocorre para as cadeias leves e pesadas de Ig, respectivamente.

Mecanismos de recombinação V(D)J

A recombinação somática dos segmentos gênicos V e J ou V, D e J é mediada por uma enzima específica de linfócitos, a recombinase VDJ, e por enzimas adicionais, das quais a maioria não é linfócito-específica e está envolvida no reparo de quebras na fita dupla de DNA introduzidas pela recombinase. A recombinase VDJ é composta pelas proteínas derivadas dos genes ativadores de recombinação (RAG, do inglês *recombination-activating gene*)-1 e 2 (RAG-1 e RAG-2). Essas proteínas formam um dímero que reconhece sete e nove sequências nucleotídicas de DNA (heptâmero e nonâmero, respectivamente) que flanqueiam todos os segmentos gênicos V, D e J do receptor antigênico. Como resultado desse reconhecimento, a recombinase aproxima dois segmentos gênicos de Ig ou TCR e cliva o DNA em sítios específicos. As sequências de sinais de reconhecimento estão localizadas de tal maneira que, nos *loci* de cadeia leve de Ig e de TCRα, um segmento V recombina-se com um segmento J, enquanto nos *loci* de cadeia pesada de Ig e de TCRβ um segmento D se junta a um

Capítulo 4 Reconhecimento de Antígenos no Sistema Imune Adaptativo   101

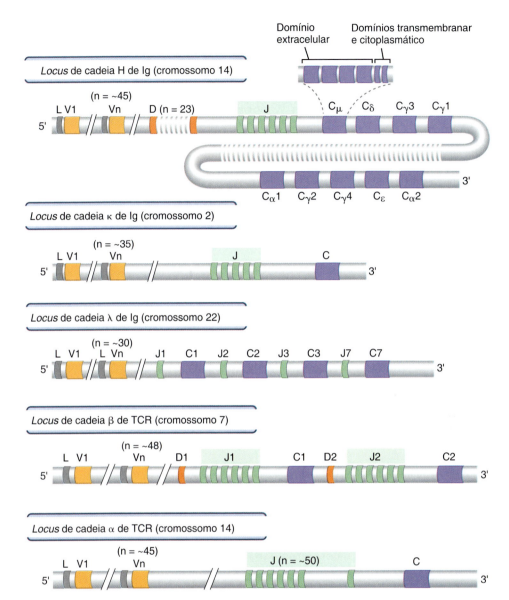

Figura 4.9 Organização de linhagem germinativa dos *loci* gênicos de receptores antigênicos. Na linhagem germinativa, os *loci* gênicos de receptor antigênico herdados contêm segmentos codificadores (éxons, representados como *blocos coloridos* de tamanhos variados) separados por segmentos não expressos (íntrons, representados como trechos em *cinza*). Cada região C de cadeia pesada de imunoglobulina (Ig) e cada região C do receptor da célula T (TCR) consiste em múltiplos éxons (não mostrados) codificadores dos domínios das regiões C; a organização dos éxons de Cμ no *locus* da cadeia pesada de Ig é mostrada como exemplo. Os diagramas ilustram os *loci* gênicos de receptor antigênico em seres humanos; a organização básica é a mesma em todas as espécies, embora a ordem e o número precisos de segmentos gênicos possam variar. Os números de segmentos gênicos V, D e J são estimativas de segmentos gênicos funcionais (aqueles capazes de codificar proteínas). Os tamanhos dos segmentos e as distâncias entre eles não estão representados em escala. C, constante; D, diversidade; J, juncional; L, sequência líder (um pequeno trecho de nucleotídios que codificam um peptídeo que guia as proteínas pelo retículo endoplasmático e é clivado das proteínas maduras); V, variável.

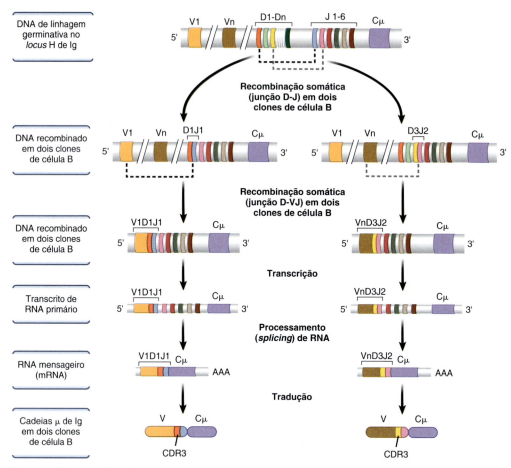

Figura 4.10 Recombinação e expressão de genes de imunoglobulina (Ig). A expressão de uma cadeia pesada de Ig envolve dois eventos de recombinação gênica (junção D-J, seguida de junção de uma região V ao complexo DJ, com deleção dos segmentos gênicos intervenientes). O gene recombinado é transcrito, e o complexo VDJ é processado junto aos éxons da região C do primeiro RNA de cadeia pesada (que é μ), para originar o RNA mensageiro (mRNA) de μ. O mRNA é traduzido para produzir a proteína de cadeia pesada μ. A recombinação de outros genes de receptor antigênico – ou seja, a cadeia leve de Ig e as cadeias α e β do receptor de célula T (TCR) – seguem essencialmente a mesma sequência, exceto que nos *loci* sem segmentos D (cadeias leves de Ig e TCR α), um segmento gênico V recombina-se diretamente com um segmento gênico J.

segmento J, e então um segmento V é único ao complexo VJ previamente recombinado. A geração de quebras de fitas duplas de DNA (dsDNA) mediada pela recombinase VDJ primeiramente envolve a formação de alças em grampo que são abertas de maneira assimétrica por uma enzima chamada ARTEMIS. As duas quebras na dsDNA a jusante (*downstream*) e montante (*upstream*), respectivamente, dos dois segmentos gênicos envolvidos são então ligadas enzimaticamente, produzindo um éxon completo VJ ou VDJ recombinado sem segmentos de DNA intervenientes (ver Figura 4.10).

A recombinase VDJ é expressa somente em linfócitos B e T imaturos. Embora a mesma enzima possa mediar a recombinação de todos os genes de Ig e TCR, genes intactos das cadeias pesadas e leves de Ig são rearranjados e expressos apenas nas células B, enquanto os genes de TCR α e β são rearranjados e expressos apenas nas células T. A especificidade da linhagem no processo de rearranjo gênico do receptor parece estar ligada à expressão de fatores de transcrição linhagem-específicos. Nas células B, os fatores de transcrição linhagem B-específicos tornam o *locus* gênico de Ig (e não o *locus* do TCR) acessível à recombinase VDJ, enquanto, nas células T em desenvolvimento, os reguladores transcricionais ajudam a abrir o *locus* do TCR (e não o *locus* de Ig). Os *loci* "abertos" são aqueles acessíveis à recombinase.

Geração da diversidade de Ig e TCR

A diversidade de receptores antigênicos é produzida pelo uso de diferentes combinações de segmentos gênicos V, D e J em diferentes clones de linfócitos (a chamada diversidade combinatória) e, ainda mais, por alterações nas sequências nucleotídicas introduzidas nas junções dos segmentos gênicos V, D e J recombinantes (a chamada diversidade juncional) (Figura 4.11). A diversidade combinatória é limitada pelo número de segmentos gênicos V, D e J disponíveis, porém a diversidade juncional é quase ilimitada. A diversidade juncional é produzida por três mecanismos que geram mais sequências do que aquelas presentes nos genes de linhagem germinativa:

- As exonucleases podem remover nucleotídios de segmentos gênicos V, D e J nos sítios de recombinação
- Uma enzima linfócito-específica chamada desoxirribonucleotidil transferase terminal (TdT, do inglês *terminal deoxyribonucleotidyl transferase*) catalisa a adição aleatória de nucleotídios que não fazem parte dos genes de linhagem germinativa às junções entre os segmentos V e D, e entre os segmentos D e J, formando as chamadas regiões N
- Durante o processo de reparo do DNA, ARTEMIS quebra as alças em grampo de maneira assimétrica, formando sequências de DNA projetadas (*overhanging*). Essas saliências (*overhangs*) são preenchidas com novos nucleotídios, os quais são chamados P-nucleotídios, criando novas sequências codificadoras não presentes no DNA de linhagem germinativa, introduzindo, assim, ainda mais variabilidade aos sítios de recombinação.

Como resultado desses mecanismos, a sequência nucleotídica dos éxons V(D)J em genes de anticorpo ou TCR em um determinado clone de linfócito difere da sequência dos éxons V(D)J das moléculas de anticorpo ou TCR produzidas por outro clone qualquer. As sequências juncionais e os segmentos D e J codificam os aminoácidos da alça CDR3, anteriormente mencionada como a mais variável entre as CDRs e a que mais contribui para a especificidade fina do reconhecimento antigênico. Assim, a diversidade juncional maximiza a variabilidade nas porções de reconhecimento antigênico dos anticorpos e TCRs. No processo de criação da diversidade juncional, muitos genes podem ser produzidos com sequências fora do quadro de leitura (*out-of-frame*). Isso ocorre porque precisamente três nucleotídios codificam um aminoácido e às vezes os nucleotídios juncionais são adicionados em número não divisível por 3; essas sequências não podem codificar proteínas e, portanto, são inúteis. Esse é o preço pago pelo sistema imune para geração de uma diversidade tão incrível. O risco de produzir genes não funcionais também explica o fato de o processo de maturação de linfócitos conter pontos de controle nos quais apenas as células com receptores úteis são selecionadas para sobreviver.

A singularidade das sequências CDR3 em todo clone de linfócitos pode ser explorada para distinguir proliferações neoplásicas e reativas de linfócitos B e T. Em tumores que surgem a partir dessas células, todas as células do tumor terão o mesmo CDR3 (uma vez que todos surgem a partir de um único clone de células B ou T), enquanto em proliferações decorrentes de reações a estímulos externos, muitos clones de linfócitos podem proliferar, de maneira que muitas sequências de CDR3 estarão presentes. O mesmo princípio pode ser usado para definir a magnitude de uma resposta imune – quando um antígeno específico desencadeia a proliferação de linfócitos, muitas células expressarão a mesma sequência de CDR3. Quando o sequenciamento do DNA de um gene de receptor antigênico em uma mistura de linfócitos revela abundância relativa de uma sequência específica de CDR3, essa informação serve como ferramenta para identificar a expansão clonal.

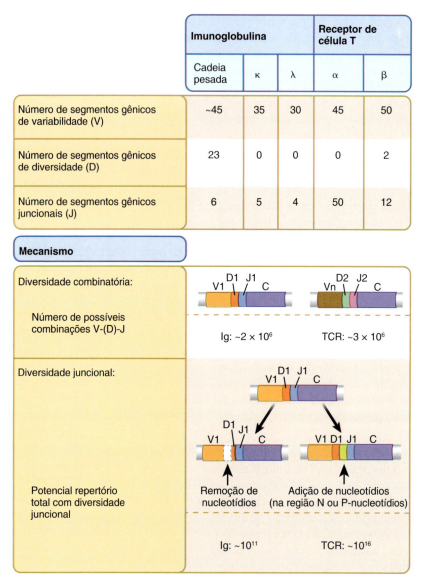

Figura 4.11 Mecanismos de diversidade em receptores de antígeno. A diversidade observada em imunoglobulinas (Igs) e receptores de célula T (TCRs) é produzida por combinações aleatórias de segmentos gênicos V, D e J, as quais são limitadas pelos números desses segmentos e pela remoção/adição (quase ilimitada) de nucleotídios nas junções V-J ou V-D-J. A quantidade de segmentos gênicos refere-se aos números médios de genes funcionais (conhecidamente são expressos como RNA ou proteína) em seres humanos. A diversidade juncional maximiza as variações nas regiões CDR3 das proteínas de receptor de antígeno, uma vez que CDR3 inclui as junções no sítio de recombinação V-J e V-D-J. A diversidade é aumentada ainda mais pela justaposição das regiões V dos dois tipos de cadeias nas Igs ou nos TCRs, para formar os sítios de ligação antigênica completos; desse modo, a diversidade total é teoricamente o produto da diversidade total de cada uma das regiões V justapostas. As contribuições estimadas desses mecanismos para os possíveis números totais de receptores antigênicos de células B e T diferentes são mostradas. Embora o limite máximo do número de proteínas de Ig e TCR que podem ser expressas seja extremamente alto, cada indivíduo contém cerca de 10^7 a 10^9 clones de células B e T com especificidades e receptores distintos; em outras palavras, apenas uma fração do repertório potencial pode, de fato, ser expressa. (Adaptada de Davis MM, Bjorkman PJ: T-cell antigen receptor genes and T-cell recognition, *Nature* 334:395-402, 1988.)

Maturação e seleção de linfócitos B

A maturação de linfócitos B ocorre principalmente na medula óssea (Figura 4.12). Os progenitores comprometidos com a linhagem de células B proliferam, originando um grande número de precursores de células B. A maturação subsequente envolve a expressão e a seleção do gene de receptor antigênico.

Etapas iniciais na maturação da célula B

O *locus* da cadeia pesada de Ig sofre rearranjo primeiro, e apenas as células capazes de produzir uma proteína de cadeia pesada μ de Ig são selecionadas para sobreviver e se tornarem células pré-B. Os progenitores iniciais comprometidos com a linhagem de células B são células em proliferação chamadas **células pró-B**. A recombinação do gene de Ig ocorre depois que as células pró-B param de se dividir, produzindo um complexo DJ e, então, um complexo VDJ, como descrito anteriormente. Dado que nucleotídios juncionais são aleatoriamente adicionados tanto quando se dá a junção D-J como quando o segmento V se funde a uma unidade DJ, em aproximadamente metade das células, o número de nucleotídios juncionais não será um múltiplo de três. Se a recombinação em um dos dois *loci* de IgH herdados não for bem-sucedida por produzir sequências fora do quadro de leitura, a recombinação irá ocorrer no outro *locus*. As células que têm êxito em produzir rearranjos de gene de cadeia pesada funcionais e sintetizam a proteína de cadeia pesada μ são chamadas **células pré-B**. Portanto, as células pré-B são definidas pela presença da proteína de cadeia pesada μ de Ig. As células pré-B também expressam em sua superfície a proteína μ associada a duas outras proteínas invariáveis chamadas cadeias leves substitutas, por serem semelhantes às cadeias leves e estarem associadas à cadeia pesada μ. O complexo constituído pela cadeia μ e pelas cadeias leves substitutas associa-se a moléculas sinalizadoras Igα e Igβ para formar o complexo do receptor da célula pré-B (pré-BCR).

Papel do complexo pré-BCR na maturação da célula B

O complexo pré-BCR montado exerce funções essenciais na maturação das células B:

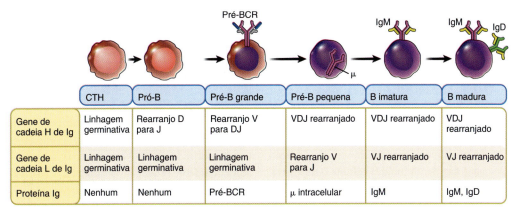

Figura 4.12 Etapas da maturação e seleção de linfócitos B. A maturação de linfócitos B segue etapas sequenciais, cada uma das quais caracterizada por alterações particulares na expressão do gene de imunoglobulina (*Ig*) e nos padrões de expressão proteica de Ig. As células pró-B iniciam o rearranjo dos genes de cadeia pesada de Ig, e as células pré-B grandes são selecionadas para sobreviver e proliferar, se tiverem êxito no rearranjo gênico de cadeia pesada de Ig e na montagem de um pré-BCR. O pré-BCR consiste em uma proteína μ de Ig associada à membrana ligada a outras duas proteínas chamadas cadeias leves substitutas, por ocuparem o lugar da cadeia leve na molécula completa de Ig. As células pré-B pequenas iniciam o rearranjo gênico de cadeia leve de Ig; as células B imaturas montam um receptor IgM de membrana completo; e as células B maduras coexpressam IgD, com as mesmas regiões V e especificidade existentes na primeira Ig produzida. *BCR*, receptor da célula B; *CTH*, célula-tronco hematopoética.

- Sinais oriundos do complexo pré-BCR promovem a sobrevida e proliferação de células da linhagem B que realizaram um rearranjo produtivo no *locus* da cadeia H de Ig. Esse é o primeiro ponto de controle no desenvolvimento da célula B e atua selecionando e expandindo as células pré-B que expressam uma cadeia pesada μ funcional (a qual é um componente essencial do pré-BCR e BCR). As células pré-B que realizam rearranjos fora do quadro de leitura (não produtivos) no *locus* da cadeia pesada falham em produzir a proteína μ, não podem expressar um pré-BCR nem receber sinais pré-BCR, e morrem por morte celular programada (apoptose). A via de sinalização pré-BCR inclui uma tirosinoquinase *downstream* chamada BTK, a qual é codificada no cromossomo X. Mutações em *BTK* em meninos resultam na falha da sobrevivência de células pré-B e na subsequente ausência de células B. Essa doença é chamada **agamaglobulinemia ligada ao X**
- O complexo pré-BCR sinaliza para "desligar" a recombinação de genes de cadeia pesada de Ig no segundo cromossomo, de modo que cada célula B possa expressar uma cadeia pesada de Ig a partir de apenas um dos dois alelos parentais herdados. Esse processo é chamado exclusão alélica e garante que cada célula somente expresse um receptor de uma única especificidade
- O complexo pré-BCR ajuda a induzir o rearranjo V para J do gene de cadeia leve κ de Ig, levando à produção da proteína κ e à montagem da IgM de superfície celular. As células que estão nesse estágio de diferenciação são denominadas **células B imaturas**. A cadeia leve λ somente é produzida se o *locus* da cadeia κ rearranjado falhar em expressar uma proteína funcional, ou se a cadeia κ gerar um receptor autorreativo potencialmente prejudicial e tiver de ser eliminada, por meio de um processo chamado edição de receptor, descrito adiante.

Em células B imaturas, o complexo BCR desencadeia sinais que promovem sobrevivência, preservando, assim, as células que expressam receptores antigênicos completos; esse é o segundo ponto de controle durante a maturação da célula B. Os sinais oriundos do receptor de antígeno também "desligam" a produção da enzima recombinase, bem como a recombinação adicional nos *loci* de cadeia leve. Como resultado, cada célula B produz uma cadeia leve κ ou λ a partir de um dos alelos parentais herdados. A presença de dois conjuntos de genes de cadeia leve no genoma simplesmente aumenta a probabilidade de êxito na conclusão da recombinação gênica e expressão do receptor.

Etapas tardias da maturação da célula B

A maturação adicional ocorre depois que as células B imaturas deixam a medula óssea e entram no baço. A etapa final de maturação envolve coexpressão de IgD e IgM; isso ocorre porque, em uma célula B qualquer, a unidade VDJ da cadeia pesada recombinada pode ser processada nos éxons Cμ ou Cδ no transcrito de RNA primário, originando mRNA de μ ou de δ, respectivamente. Sabemos que a capacidade das células B de responder a antígenos se desenvolve junto com a coexpressão de IgM e IgD, mas não está claro por que ambas as classes de receptor são necessárias. A célula IgM$^+$IgD$^+$ é a **célula B madura**, capaz de responder ao antígeno nos tecidos linfoides periféricos.

Seleção de células B maduras

As células B em desenvolvimento são positivamente selecionadas com base, sobretudo, na expressão de receptores antigênicos completos. O repertório da célula B em desenvolvimento é adicionalmente modelado pela seleção negativa. Nesse processo, se uma célula B imatura se ligar com alta afinidade a um antígeno na medula óssea, pode reexpressar a enzima recombinase VDJ, sofrer recombinação adicional V-J de cadeia leve, gerar uma cadeia leve diferente e, assim, alterar a especificidade do receptor de antígeno, um processo denominado **edição de receptor** (ver Capítulo 9). Células B imaturas chamadas células B transicionais que encontram antígenos na periferia podem morrer por apoptose, um processo também conhecido como **deleção**. Os antígenos que as células B em desenvolvimento podem reconhecer na medula óssea e em etapas iniciais do seu desenvolvimento na periferia são principalmente autoantígenos expressos em abundância no corpo inteiro (*i. e.*, são ubíquos), como as proteínas do sangue e moléculas de membrana comuns a todas as células. Assim, a seleção negativa elimina células potencialmente perigosas que são capazes de reconhecer e reagir contra autoantígenos ubíquos.

O processo de recombinação gênica de Ig é aleatório e não pode ser inerentemente enviesado para o reconhecimento de microrganismos. Entretanto, os receptores produzidos são capazes de reconhecer os antígenos de um grande número de microrganismos variados, contra os quais o sistema imune deve conferir defesa. O repertório de linfócitos B é positivamente selecionado para expressão de receptores funcionais e negativamente selecionado contra o reconhecimento forte de autoantígenos. O que sobra após esses processos de seleção é uma ampla coleção de células B maduras, incluindo células capazes de reconhecer quase qualquer antígeno microbiano que possa ser encontrado.

Subpopulações de células B maduras

A maioria das células B maduras é conhecida como células B foliculares, por serem encontradas em linfonodos e folículos esplênicos. As células B da zona marginal, encontradas nas margens dos folículos esplênicos, desenvolvem-se a partir de células-tronco hematopoéticas derivadas da medula óssea, do mesmo modo que as células B foliculares. Os linfócitos B-1, uma população distinta encontrada em sítios de mucosa e na cavidade peritoneal, desenvolvem-se mais cedo a partir de células-tronco hematopoéticas derivadas do fígado fetal. A diversidade das células B da zona marginal e B1 é muito mais limitada do que aquela das células B foliculares, embora os mecanismos que restringem a diversidade dessas subpopulações não sejam bem compreendidos. O papel dessas subpopulações de célula B na imunidade humoral é descrito no Capítulo 7.

Maturação e seleção de linfócitos T

Os progenitores de célula T migram da medula óssea para o timo, onde todo o processo de maturação ocorre (Figura 4.13). O processo de

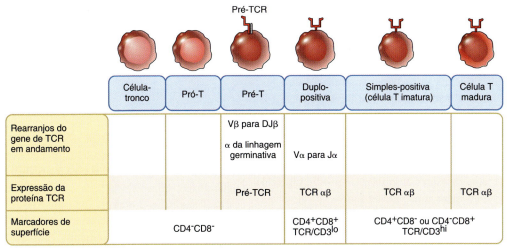

Figura 4.13 Etapas na maturação e seleção de linfócitos T. A maturação de linfócitos T no timo segue etapas sequenciais que costumam ser definidas pela expressão dos correceptores CD4 e CD8. A cadeia β do receptor da célula T (TCR) é expressa primeiro no estágio de célula pré-T duplo-negativa, enquanto o receptor de célula T completo é expresso em células duplo-positivas. O pré-TCR consiste na cadeia β do TCR associada a uma proteína chamada pré-Tα. A maturação culmina no desenvolvimento de células T simples-positivas CD4+ e CD8+. Assim como ocorre com as células B, a falha em expressar receptores de antígeno em qualquer estágio leva à morte das células por apoptose.

maturação do linfócito T apresenta algumas características exclusivas, primariamente relacionadas ao desenvolvimento de diferentes subpopulações de células T que apresentam receptores que reconhecem diferentes classes de moléculas do MHC.

Etapas iniciais na maturação da célula T

Os progenitores menos desenvolvidos no timo são chamados **células pró-T** ou **células T duplo-negativas**, porque não expressam CD4 nem CD8. Essas células sofrem expansão numérica principalmente sob influência da IL-7 produzida no timo. A recombinação do gene β do TCR, mediada pela recombinase VDJ, ocorre em algumas dessas células duplo-negativas (as células T γδ passam por recombinação similar envolvendo os *loci* de TCR γ e δ, mas pertencem a uma linhagem distinta e não serão adicionalmente discutidas). Se a recombinação VDJ for bem-sucedida em um dos dois *loci* herdados e uma proteína de cadeia β do TCR for sintetizada, esta será expressa na superfície celular em associação com uma proteína invariante chamada pré-Tα, para formar o complexo pré-TCR das **células pré-T**. Se a recombinação em um dos dois *loci* herdados fracassar, ocorrerá recombinação no outro *locus*. Se essa recombinação também falhar e uma cadeia β de TCR não for produzida em uma célula pró-T, a célula morrerá.

Tão logo esteja montado, o complexo pré-TCR libera sinais intracelulares similares àqueles emitidos pelo complexo pré-BCR nas células B em desenvolvimento. Esses sinais promovem sobrevida, proliferação e recombinação do gene α do TCR, além de inibirem a recombinação VDJ no segundo *locus* de cadeia β (exclusão alélica). A falha em expressar a cadeia α e o TCR completo resulta, mais uma vez, na morte da célula. As células sobreviventes expressam o TCR αβ completo e os dois correceptores, CD4 e CD8; essas células são chamadas **células T duplo-positivas**.

Seleção de células T maduras

Os diferentes TCR αβ produzidos em células T duplo-positivas são capazes de reconhecer peptídeos exibidos por qualquer alelo do MHC presentes na população, embora a maioria desses alelos não esteja presente em cada indivíduo. Portanto, devem existir mecanismos que preservam as células T capazes de reconhecer os complexos peptídeo-MHC em cada indivíduo e ao mesmo tempo de eliminar células incapazes de reconhecer as moléculas do MHC desse indivíduo. Se o TCR de uma célula T reconhecer uma molécula do MHC no timo, a qual deverá ser uma molécula de MHC própria exibindo um autopeptídeo, e se a interação for de baixa ou moderada afinidade, essa célula T será selecionada para sobreviver (Figura 4.14). As células T que não reconhecem uma molécula do MHC no timo morrem por apoptose; essas células T não seriam funcionais porque seriam incapazes de reconhecer os antígenos exibidos pelo MHC no indivíduo. Essa preservação das células T restritas ao MHC próprio (*i. e.*, úteis) consiste no processo de **seleção positiva**. Durante esse processo, as células T cujos TCRs reconhecem complexos peptídeo-MHC de classe I preservam a expressão de CD8, o correceptor que se liga ao MHC de classe I, ao mesmo tempo que perdem a expressão de CD4, o correceptor específico para moléculas do MHC de classe II. Reciprocamente, se uma célula T reconhece complexos peptídeo-MHC de classe II, essa célula preserva a expressão de CD4 e perde a expressão de CD8. Assim, o que emerge desse processo são **células T simples-positivas** (ou timócitos simples-positivos), que são CD8+ MHC de classe I-restritas ou CD4+ MHC de classe II-restritas. Durante a seleção positiva, as células T também se tornam comprometidas com diferentes destinos funcionais: as células T CD8+ irão se diferenciar em CTLs durante a ativação, enquanto as células CD4+ irão se diferenciar em células T auxiliares produtoras de citocinas.

As células T duplo-positivas imaturas, cujos receptores reconhecem fortemente complexos peptídeo-MHC no córtex tímico, sofrem apoptose. Esse processo é chamado **seleção negativa** e se destina a eliminar linfócitos T potencialmente perigosos. A seleção negativa continua em células T simples-positivas imaturas CD4+ e CD8+ nas regiões medulares do timo. Se fosse permitida a

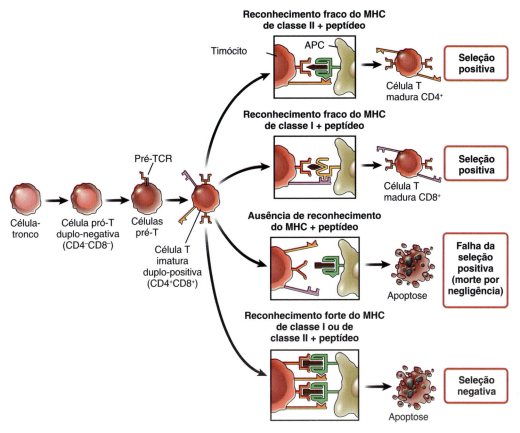

Figura 4.14 Seleção de linfócitos T CD4⁺ e CD8⁺ restritos ao complexo principal de hiscompatibilidade (MHC). A força do reconhecimento dos complexos peptídeo-MHC por células T imaturas duplo-positivas no timo determina o desenvolvimento delas em células simples-positivas CD4⁺ e CD8⁺ (seleção positiva) e a eliminação de células autorreativas (seleção negativa). Somente o MHC de classe II é mostrado para a seleção negativa, mas o mesmo processo elimina células T CD8⁺ autorreativas restritas ao MHC de classe I. APC, célula apresentadora de antígenos.

maturação de uma célula T capaz de reconhecer um complexo autopeptídeo-MHC com alta avidez no timo, o reconhecimento do mesmo autoantígeno na periferia poderia levar a respostas imunes danosas contra os tecidos próprios; por isso, esse tipo de célula T deve ser eliminado. Algumas células T CD4⁺ imaturas que reconhecem autoantígenos no timo com avidez intermediária não morrem, mas se desenvolvem em células T reguladoras (Treg) (Capítulo 9); entretanto, o princípio básico de quais células morrem e quais se tornam Treg não é conhecido. A maioria das proteínas presentes no timo é proteína própria, porque os antígenos estranhos (microbianos e tumorais) são tipicamente capturados e levados para os órgãos linfoides secundários. Algumas dessas proteínas estão presentes no corpo inteiro, enquanto outras são proteínas restritas a tecidos específicos, mas são expressas nas células epiteliais tímicas por mecanismos especiais, como discutido no Capítulo 9, no contexto de autotolerância.

Pode parecer surpreendente que tanto a seleção positiva como a seleção negativa sejam mediadas pelo reconhecimento do mesmo conjunto de MHC próprio-peptídeo próprio no timo. Os dois fatores que determinam a escolha entre seleção positiva e negativa são a afinidade do TCR e a concentração de autoantígeno no timo. Se um TCR reconhecer fortemente um autoantígeno abundante no timo, a célula T que o expressa será alvo de seleção negativa. Isso faz sentido, porque o reconhecimento forte de um autoantígeno abundante tem o potencial de causar autoimunidade. No entanto, se um TCR reconhecer fracamente um MHC próprio-peptídeo próprio, a célula T que o expressa será alvo de seleção positiva, dado que nesse caso existe uma probabilidade razoável de que essa célula T reconheça fortemente um peptídeo estranho apresentado pelo MHC próprio. Esse é o processo que origina o repertório de células T funcionais.

RESUMO

- No sistema imune adaptativo, as moléculas responsáveis pelo reconhecimento específico de antígenos são anticorpos e receptores antigênicos da célula T
- Os anticorpos (também chamados imunoglobulinas) podem ser produzidos como receptores de membrana de linfócitos B e como proteínas secretadas por células B estimuladas pelo antígeno que se diferenciaram em plasmócitos secretores de anticorpos. Os anticorpos secretados são as moléculas efetoras da imunidade humoral, capazes de neutralizar microrganismos e toxinas microbianas, e também eliminá-los por meio da ativação de vários mecanismos efetores
- Os receptores de célula T (TCRs) são receptores de membrana e não são secretados
- A estrutura central dos anticorpos consiste em duas cadeias pesadas idênticas e duas cadeias leves idênticas, formando um complexo unido por ligações dissulfeto. Cada cadeia consiste em uma região variável (V), que é a porção que reconhece o antígeno, e uma região constante (C), que confere estabilidade estrutural e, nas cadeias pesadas, exerce as funções efetoras dos anticorpos. As regiões V de uma cadeia pesada e de uma cadeia leve formam, conjuntamente, o sítio de ligação ao antígeno, de modo que a estrutura central tem dois sítios idênticos de ligação ao antígeno
- Os TCRs consistem em uma cadeia α e uma cadeia β. Cada cadeia contém uma região V e uma região C, e ambas participam no reconhecimento de antígenos que, para a maioria das células T, são peptídeos exibidos por moléculas de MHC
- As regiões V das moléculas de imunoglobulina (Ig) e TCR contêm segmentos hipervariáveis, também conhecidos como regiões determinantes de complementariedade (CDRs), que são as regiões de contato com antígenos
- Os genes codificadores de receptores antigênicos herdados consistem em múltiplos segmentos separados na linhagem germinativa e reunidos durante a maturação dos linfócitos. Nas células B, os segmentos gênicos de Ig sofrem recombinação conforme as células amadurecem na medula óssea; nas células T, os segmentos gênicos do TCR sofrem recombinação durante a maturação no timo
- Receptores de diferentes especificidades são gerados em parte por diferentes combinações de segmentos gênicos V, D e J. O processo de recombinação introduz variabilidade nas sequências nucleotídicas nos sítios de recombinação, por meio da adição ou remoção de nucleotídios das junções. O resultado dessa variabilidade introduzida é o desenvolvimento de um repertório diversificado de linfócitos, no qual clones de células com diferentes especificidades antigênicas expressam receptores que diferem quanto à sequência e ao reconhecimento, sendo que a maioria das diferenças está concentrada nas regiões de recombinação gênica
- Durante sua maturação, os linfócitos são selecionados para sobreviver em diversos pontos de controle (*checkpoints*); apenas as células com receptores de antígeno funcionais completos são preservadas e expandidas. Além disso, os linfócitos T são positivamente selecionados para reconhecer antígenos peptídicos exibidos por moléculas do MHC próprio e garantir que o reconhecimento do tipo apropriado de molécula do MHC (classe I ou classe II) seja compatível com o correceptor preservado (CD4 ou CD8, respectivamente)

- Linfócitos imaturos que reconhecem fortemente autoantígenos sofrem seleção negativa e são impedidos de completar sua maturação; em células B, há rearranjos adicionais dos genes de cadeia leve que alteram sua especificidade, eliminando, assim, as células com potencial de reagir de modo prejudicial contra os tecidos próprios.

QUESTÕES DE REVISÃO

1. Quais são os domínios (regiões) funcionalmente distintos das moléculas de anticorpo e TCR? Quais características das sequências de aminoácido nessas regiões são importantes para suas funções?
2. Quais são as diferenças nos tipos de antígenos reconhecidos por anticorpos e TCRs?
3. Quais mecanismos contribuem para a diversidade das moléculas de anticorpo e TCR? Quais deles contribuem mais para a diversidade?
4. Quais são alguns dos pontos de controle durante a maturação do linfócito que garantem a sobrevivência das células úteis?
5. O que é o fenômeno de seleção negativa, e qual é a sua importância?

As respostas e justificativas das Questões de revisão estão disponíveis no fim do livro.

5

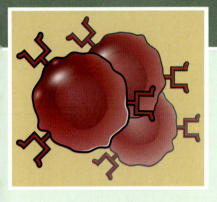

Imunidade Mediada por Células T
Ativação de Linfócitos T

VISÃO GERAL DO CAPÍTULO

Etapas das Respostas de Células T, 115
Reconhecimento Antigênico e Coestimulação, 117
  Reconhecimento de complexos peptídeo-MHC, 119
  Papel das moléculas de adesão nas respostas das células T, 120
  Papel da coestimulação na ativação das células T, 121
  Estímulos para ativação de células T CD8+, 123
Vias Bioquímicas de Ativação das Células T, 124
Respostas Funcionais de Linfócitos T ao Antígeno e à Coestimulação, 128
  Secreção de citocinas e expressão de receptores de citocinas, 128
  Expansão clonal, 130
  Diferenciação de células T *naive* em células efetoras, 131
  Desenvolvimento de linfócitos T de memória, 132
Regulação das Respostas de Células T por Receptores Inibidores (Coinibidores), 132
Migração de Linfócitos T nas Reações Imunes Mediadas por Células, 135
Declínio da Resposta Imune, 138
Resumo, 139

Os linfócitos T realizam múltiplas funções na defesa contra infecções que ocorrem por vários tipos de microrganismos. Um papel essencial dos linfócitos T está na **imunidade mediada por células**, a qual confere defesa contra infecções por microrganismos que vivem e se reproduzem dentro das células hospedeiras. Em todas as infecções virais e em algumas infecções bacterianas, fúngicas e por protozoários, os microrganismos podem encontrar um paraíso dentro das células, de onde eles devem ser eliminados por meio de respostas imunes mediadas por células (Figura 5.1).

- Muitos microrganismos são ingeridos por fagócitos como parte dos mecanismos de defesa iniciais da imunidade inata e são mortos por mecanismos microbicidas limitados às vesículas fagocíticas (para proteger as próprias células contra o dano decorrente desses mecanismos). No entanto, alguns desses microrganismos evoluíram para resistir às atividades microbicidas dos fagócitos, conseguindo sobreviver e até se replicar dentro das vesículas dos macrófagos. Nessas infecções, as células T auxiliares CD4+ estimulam a capacidade dos macrófagos de destruir os microrganismos ingeridos
- Alguns microrganismos extracelulares, como bactérias e fungos, são prontamente destruídos ao serem fagocitados, especialmente pelos neutrófilos. Outros patógenos extracelulares, como os parasitas helmínticos, são destruídos

por eosinófilos. Nessas infecções, as células T CD4+ produzem citocinas que recrutam e ativam os leucócitos que destroem os microrganismos
- Alguns microrganismos, notavelmente os vírus, conseguem infectar e se replicar dentro de uma ampla variedade de células, de modo que parte dos ciclos de vida dos vírus ocorre no citosol e no núcleo. Essas células infectadas frequentemente não têm mecanismos intrínsecos para destruir os microrganismos. Até mesmo alguns microrganismos fagocitados nos macrófagos conseguem escapar para o citosol e evadir os mecanismos microbicidas que são restritos às vesículas. Os linfócitos T CD8+ citotóxicos (CTLs, do inglês *cytotoxic T lymphocytes*) matam as células infectadas, eliminando, assim, o reservatório de infecção.

Outras populações de células T CD4+ auxiliam as células B a produzir anticorpos como parte das respostas imunes humorais (ver Capítulo 7). Embora a nossa ênfase neste capítulo seja a defesa contra infecções –, a principal função fisiológica do sistema imune –, algumas células T, especialmente CTLs CD8+, também destroem células cancerosas. Esse papel das células T é discutido no Capítulo 10.

A maioria das funções dos linfócitos T – ativação de fagócitos, destruição de células infectadas e células tumorais, bem como auxílio para células B – exige a interação dos linfócitos T com outras células, as quais podem ser fagócitos, células infectadas do hospedeiro ou linfócitos B. Além disso, o início das respostas de células T requer que células T *naive* reconheçam antígenos apresentados por células dendríticas, as quais capturam antígenos das barreiras epiteliais e dos órgãos, concentrando-os em órgãos linfoides secundários. Lembre-se de que a especificidade das células T para os peptídeos exibidos pelas

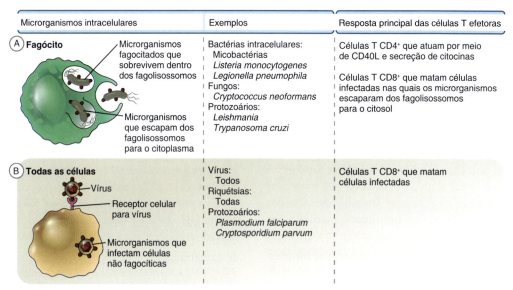

Figura 5.1 Tipos de microrganismos intracelulares combatidos pela imunidade mediada por células T. **A.** Microrganismos podem ser ingeridos por fagócitos e sobreviver dentro de vesículas (fagolisossomos) ou escapar para o citosol, onde não são suscetíveis aos mecanismos microbicidas dos fagócitos. As células T auxiliares combatem os microrganismos aumentando as funções de morte dos fagócitos nos quais os microrganismos residem; os papéis das citocinas e do ligante de CD40 (CD40L) são discutidos posteriormente. **B.** Vírus podem infectar muitos tipos celulares, inclusive células não fagocíticas, e replicar no núcleo e no citosol das células infectadas. Riquétsias e alguns protozoários são parasitas intracelulares obrigatórios que residem em células não fagocíticas. Os linfócitos T citotóxicos (CTLs) combatem esses microrganismos matando as células em que eles residem. Os CTLs também destroem células nas quais os microrganismos ingeridos escaparam para o citosol (**A**).

moléculas do complexo principal de histocompatibilidade (MHC, do inglês *major histocompatibility complex*) garante que as células T consigam perceber e responder apenas aos antígenos associados a outras células do hospedeiro (ver Capítulos 3 e 4). O presente capítulo discute o modo pelo qual os linfócitos T são ativados pelo reconhecimento de antígenos associados às células e a outros estímulos. As seguintes questões são abordadas:

- Quais estímulos são necessários para ativar os linfócitos T *naive* e iniciar as respostas imunes mediadas por células?
- Como as poucas células T *naive* específicas para um microrganismo qualquer são convertidas em um grande número de células T efetoras dotadas de funções especializadas e capacidade de eliminar microrganismos diversos?
- Quais sinais bioquímicos são necessários para a ativação dos linfócitos T?

Após descrever aqui como as células T reconhecem e respondem aos antígenos de microrganismos associados às células, o desenvolvimento de linfócitos T efetores e suas funções na imunidade mediada por células são discutidos no Capítulo 6, enquanto os papéis das células T auxiliares nas respostas de anticorpos são abordados no Capítulo 7.

ETAPAS DAS RESPOSTAS DE CÉLULAS T

Os linfócitos T *naive* que reconhecem antígenos nos órgãos linfoides secundários (periféricos) respondem proliferando e se diferenciando em células efetoras, as quais exercem suas funções quando são ativadas pelos mesmos antígenos em qualquer tecido infectado (Figura 5.2). As células T *naive* expressam receptores antigênicos e correceptores que atuam no reconhecimento de células que abrigam microrganismos, porém as células *naive* são incapazes de realizar as funções efetoras requeridas para eliminar microrganismos. As células efetoras diferenciadas são capazes de realizar essas funções e fazem isso em qualquer sítio de infecção. Neste capítulo, focamos nas respostas iniciais das células T *naive* aos antígenos nos órgãos linfoides secundários.

As respostas de linfócitos T *naive* aos antígenos microbianos associados às células do hospedeiro consistem em uma série de etapas sequenciais que resultam em um aumento no número de células T antígeno-específicas e na diferenciação de células T *naive* em células efetoras e células de memória (Figura 5.3).

- Uma das primeiras respostas é a secreção das citocinas requeridas para a proliferação e a diferenciação, além da expressão aumentada de receptores para várias citocinas. A citocina interleucina-2 (IL-2), produzida por células T ativadas por antígeno, estimula a proliferação dessas células, resultando em um rápido aumento no número de linfócitos antígeno-específicos, um processo denominado expansão clonal
- Os linfócitos ativados se diferenciam, resultando na conversão de células T *naive* em uma população de células T efetoras, cuja função é eliminar microrganismos
- Muitas das células T efetoras deixam os órgãos linfoides, entram na circulação e migram para sítios de infecção, nos quais podem erradicar os microrganismos. Algumas células T ativadas podem permanecer nos órgãos linfoides secundários, em que fornecem sinais para as células B que promovem respostas de anticorpo contra os microrganismos
- Uma parte da progênie das células T que proliferaram em resposta ao antígeno se desenvolve em células T de memória, células de vida longa que circulam no sangue ou residem nos tecidos durante anos e estão prontas para responder de maneira rápida à exposição subsequente ao mesmo microrganismo
- Conforme as células T efetoras eliminam o agente infeccioso, os estímulos que desencadearam a expansão e a diferenciação das células T também são eliminados. Como resultado, a maioria das células nos clones amplamente expandidos de linfócitos antígeno-específicos morre, retornando o sistema a um estado de repouso e com as células de memória sendo as únicas remanescentes da resposta imune.

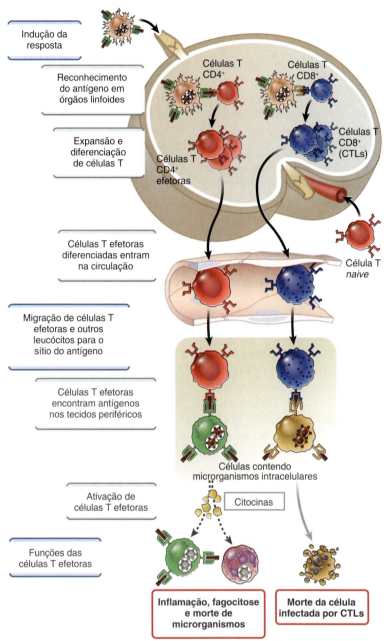

Figura 5.2 Fases indutora e efetora da imunidade mediada por células. Indução da resposta: células T CD4+ e células T CD8+ *naive* reconhecem peptídeos derivados de antígenos proteicos e apresentados por CDs em órgãos linfoides periféricos. Os linfócitos T são estimulados a proliferar e a diferenciar-se em células efetoras, muitas das quais entram na circulação. Algumas das células T CD4+ ativadas permanecem nos linfonodos, migram para os folículos e ajudam as células B a produzir anticorpos (mostrados na Figura 5.13). Migração de células T efetoras e outros leucócitos para o sítio do antígeno: células T efetoras e outros leucócitos migram pelos vasos sanguíneos nos tecidos periféricos por meio de ligações com as células endoteliais que foram ativadas por citocinas produzidas em resposta à infecção nesses tecidos. Funções das células T efetoras: células T CD4+ recrutam e ativam fagócitos para destruir microrganismos, enquanto linfócitos T citotóxicos (CTLs) CD8+ matam células infectadas.

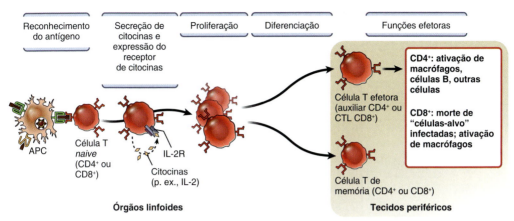

Figura 5.3 Etapas da ativação de linfócitos T. Células T *naive* reconhecem antígenos peptídicos associados ao complexo principal de histocompatibilidade (MHC) exibidos em células apresentadoras de antígeno, além de outros sinais (não mostrados). As células T respondem produzindo interleucina-2 (IL-2) e expressando receptores para a IL-2, levando a uma via autócrina de proliferação celular. Isso resulta em expansão do clone de células T antígeno-específicas. Parte da progênie se diferencia em células efetoras, que desempenham diversas funções na imunidade mediada por células, enquanto outra parte se diferencia em células de memória, que sobrevivem por longos períodos. Outras alterações associadas à ativação, tais como a expressão de várias moléculas de superfície, não são mostradas. *APC*, células apresentadoras de antígeno; *CTL*, linfócito T citotóxico; *IL-2R*, receptor de interleucina-2.

Essa sequência de eventos é comum para os linfócitos T CD4+ e CD8+, embora existam diferenças relevantes nas propriedades e funções efetoras dessas duas classes de células T, conforme discutido no Capítulo 6.

As células T *naive* e efetoras têm padrões distintos de circulação e migração pelos tecidos, o que é decisivo para os seus diferentes papéis nas respostas imunes. Como discutido nos capítulos anteriores, os linfócitos T *naive* recirculam constantemente pelos órgãos linfoides secundários em busca de antígenos proteicos estranhos. Os antígenos microbianos são transportados dos portais de entrada dos microrganismos para as mesmas regiões dos órgãos linfoides onde as células T *naive* recirculantes estão localizadas. As células dendríticas são as células apresentadoras de antígeno (APCs, do inglês *antigen-presenting cells*) mais eficientes para transportar antígenos para os linfonodos e para estimular células T *naive* (ver Capítulo 3). Nos órgãos linfoides secundários, as células dendríticas processam os antígenos e exibem peptídeos ligados às moléculas do MHC na superfície celular. Quando uma célula T reconhece o antígeno, ele fica temporariamente retido na célula dendrítica e recebe sinais do receptor antigênico e de outros receptores que ativam a célula T. A ativação resulta em proliferação e diferenciação, e, então, as células podem sair do órgão linfoide, migrando, preferencialmente, para o tecido inflamado, que é a fonte original do antígeno. A regulação dessa migração dirigida é discutida adiante, neste mesmo capítulo.

Com essa visão geral, prosseguimos para uma descrição dos estímulos requeridos para a ativação e regulação das células T. Descrevemos, então, os sinais bioquímicos gerados pelo reconhecimento antigênico, as respostas biológicas dos linfócitos e como as respostas de células T são reguladas.

RECONHECIMENTO ANTIGÊNICO E COESTIMULAÇÃO

A iniciação das respostas de células T requer múltiplos receptores nas células T que reconhecem seus ligantes específicos nas APCs (Figura 5.4).

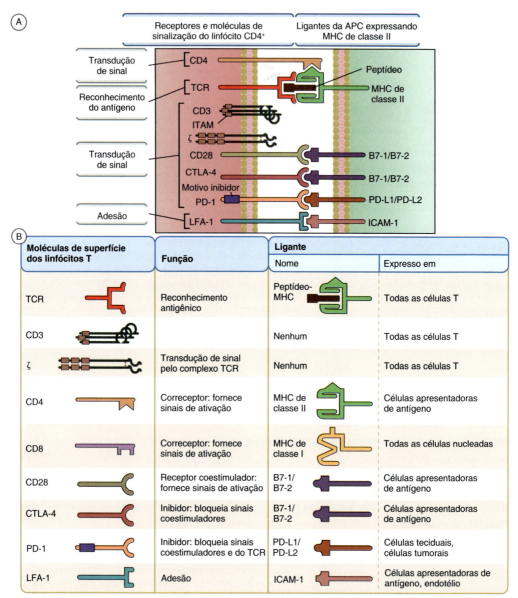

Figura 5.4 Receptores e ligantes envolvidos na ativação e inibição de células T. A. Principais moléculas de superfície de células T CD4+ envolvidas na ativação dessas células e seus ligantes correspondentes em células apresentadoras de antígeno. As células T CD8+ usam a maioria dessas mesmas moléculas, com a diferença de que o TCR reconhece complexos peptídeo-MHC de classe I, e seu correceptor é o CD8, que também reconhece o MHC de classe I. O CD3 é constituído por três cadeias polipeptídicas δ, ε e γ, arranjadas em dois pares (δε e γε); CD3 é mostrado como três cadeias. Os motivos de ativação do imunorreceptor baseados em tirosina (*ITAMs*) são as regiões das caudas citosólicas de proteínas sinalizadoras que são fosforiladas em resíduos de tirosina e se tornam sítios de ancoragem para outras tirosinoquinases (ver Figura 5.10). Motivos de inibição do imunorreceptor baseados em tirosina são as regiões de proteínas sinalizadoras que são os sítios para tirosinas fosfatases que neutralizam as ações dos ITAMs. **B.** Propriedades importantes das principais moléculas de superfície de células T envolvidas em respostas funcionais. As citocinas e os receptores de citocinas não são listados aqui. As funções da maioria dessas moléculas são descritas posteriormente neste capítulo. LFA-1 é uma integrina envolvida na ligação de leucócitos ao endotélio e na ligação de células T às células apresentadoras de antígeno (APCs). *ICAM-1*, molécula de adesão intercelular 1; *LFA-1*, antígeno associado à função leucocitária 1; *MHC*, complexo principal de histocompatibilidade; *PD-1*, morte programada-1, *TCR*, receptor da célula T.

- O receptor de célula T (TCR, do inglês *T cell receptor*) reconhece antígenos peptídicos associados ao MHC
- Os correceptores CD4 ou CD8 nas células T ligam-se a moléculas do MHC na APC e auxiliam o complexo TCR a enviar sinais de ativação
- As moléculas de adesão fortalecem a ligação das células T às APCs
- Moléculas denominadas coestimuladores, que são expressas nas APCs após o encontro com microrganismos, ligam-se aos seus receptores nas células T *naive* e promovem respostas, especialmente contra patógenos infecciosos
- As citocinas secretadas por vários tipos celulares ligam-se aos receptores nas células T e amplificam as respostas dessas células, direcionando-as por diversas vias de diferenciação

Os papéis dessas moléculas nas respostas de células T aos antígenos são descritos a seguir. As citocinas são discutidas principalmente no Capítulo 6.

Reconhecimento de complexos peptídeo-MHC

O TCR e o correceptor CD4 ou CD8 reconhecem, juntos, complexos de antígenos peptídicos e moléculas do MHC nas APCs, e esse reconhecimento fornece o sinal de iniciação (ou primeiro sinal) para a ativação da célula T (Figura 5.5). Os TCRs expressos em todas as células T CD4+ e CD8+ consistem em uma cadeia α e uma cadeia β, ambas participantes no reconhecimento antigênico (ver Capítulo 4, Figura 4.7) (uma pequena subpopulação de células T expressa TCRs constituídos por cadeias γ e δ, que não reconhecem antígenos peptídicos associados ao MHC). O TCR de uma célula T específica para um peptídeo estranho (p. ex., microbiano) reconhece o peptídeo exibido e, simultaneamente, reconhece resíduos da molécula de MHC localizados em torno da fenda de ligação ao peptídeo. Toda célula T madura restrita ao MHC expressa CD4 ou CD8, ambos chamados correceptores por se unirem às mesmas moléculas do MHC que se ligam ao TCR, além de serem necessários

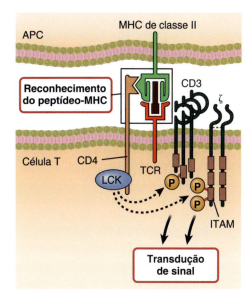

Figura 5.5 Reconhecimento antigênico e transdução de sinal durante a ativação de células T. Diferentes moléculas das células T reconhecem o antígeno e fornecem sinais bioquímicos para o interior da célula como resultado desse reconhecimento. As proteínas CD3 e ζ são ligadas não covalentemente às cadeias α e β do receptor da célula T (*TCR*) por interações entre aminoácidos carregados nos domínios transmembrana dessas proteínas (não mostrado). A figura ilustra uma célula T CD4+; as mesmas interações estão envolvidas na ativação de células T CD8+, exceto que o correceptor é o CD8 e o TCR reconhece um complexo peptídeo-MHC de classe I. *APC*, célula apresentadora de antígeno; *ITAM*, motivo de ativação do imunorreceptor baseado em tirosina; *MHC*, complexo principal de histocompatibilidade.

para a iniciação da sinalização do complexo TCR. No momento em que o TCR faz o reconhecimento do complexo peptídeo-MHC, o CD4 ou o CD8 se liga à molécula do MHC de classe II ou de classe I, respectivamente, em um sítio à parte da fenda de ligação ao peptídeo e, assim, aproxima enzimas de sinalização das caudas de CD3 e ζ para iniciar a transdução de sinal. Como discutido no Capítulo 3, quando antígenos proteicos são ingeridos pelas APCs do *milieu* extracelular para dentro das vesículas, esses antígenos são processados em peptídeos exibidos por moléculas do MHC de classe II. Em contraste, os antígenos proteicos presentes no citosol são processados por proteassomos em peptídeos exibidos por moléculas do MHC de classe I. Assim, devido à especificidade dos correceptores para diferentes classes de moléculas do MHC, as células T CD4$^+$ e T CD8$^+$ reconhecem peptídeos gerados por meio de diferentes vias de processamento de proteínas. O TCR e o seu correceptor precisam ser engajados de modo simultâneo para iniciar a resposta da célula T, e, provavelmente, múltiplos TCRs devem ser acionados para que ocorra ativação da célula T. Uma vez alcançadas tais condições, a célula T inicia seu programa de ativação.

Os sinais bioquímicos que levam à ativação da célula T são desencadeados por um conjunto de proteínas ligadas ao TCR, que integram o complexo TCR, e pelo correceptor CD4 ou CD8 (ver Figura 5.5). Nos linfócitos, o reconhecimento antigênico e a sinalização subsequente são realizados por diferentes conjuntos de moléculas. O heterodímero αβ do TCR reconhece antígenos, mas não consegue transmitir sinais bioquímicos para o interior da célula. O TCR está associado de modo não covalente a um complexo de proteínas transmembranas sinalizadoras, incluindo três proteínas CD3 e uma proteína chamada cadeia ζ. O TCR, o CD3 e a cadeia ζ constituem o complexo TCR. Embora as cadeias α e β do TCR devam variar entre os clones de células T para reconhecer diferentes antígenos, as funções de sinalização do complexo TCR são as mesmas em todos os clones e as proteínas CD3 e ζ não variam entre diferentes células T. Os mecanismos de transdução de sinal por essas proteínas do complexo TCR são discutidos mais adiante neste capítulo.

As células T também podem ser ativadas por moléculas que se ligam aos TCRs de muitos ou de todos os clones de células T, independentemente da especificidade peptídeo-MHC do TCR. Por exemplo, algumas toxinas microbianas podem ligar-se aos TCRs de muitos clones de célula T e também a moléculas do MHC de classe II nas APCs, externamente à fenda de ligação ao peptídeo. Essas toxinas ativam um grande número de células T, resultando em liberação excessiva de citocinas e causando doença inflamatória sistêmica. As toxinas são chamadas superantígenos,
pois, assim como os antígenos convencionais, ligam-se às moléculas do MHC e aos TCRs, mas se associam a muito mais TCRs que os antígenos típicos.

Papel das moléculas de adesão nas respostas das células T

As moléculas de adesão nas células T reconhecem seus ligantes nas APCs e estabilizam a ligação das células T às APCs. A maioria dos TCRs se liga a complexos peptídeo-MHC para os quais apresentam especificidade com baixa afinidade. Para induzir uma resposta, a ligação das células T às APCs deve ser estabilizada por um período suficientemente longo para alcançar o limiar de sinalização necessário. Essa função de estabilização é realizada por moléculas de adesão nas células T que interagem com ligantes expressos nas APCs. Dentre essas moléculas, as mais importantes pertencem à família de proteínas heterodiméricas (duas cadeias) chamadas integrinas. A principal integrina de célula T envolvida na ligação às APCs é o antígeno associado à função leucocitária-1 (LFA-1, do inglês *leukocyte function-associated antigen 1*), cujo ligante nas APCs é denominado molécula de adesão intercelular 1 (ICAM-1, do inglês *intercellular adhesion molecule 1*).

Nas células T *naive* em repouso, as quais são células que não reconheceram previamente o antígeno nem foram ativadas por ele, a integrina LFA-1 encontra-se em um estado de baixa afinidade. O reconhecimento antigênico por uma célula T aumenta a afinidade da LFA-1 dessa célula. Portanto, uma vez que a célula T reconhece o antígeno, a força de sua ligação com a APC que está apresentando-o aumenta. A adesão mediada por integrina é crítica para a capacidade das células T de se ligarem às APCs que exibem antígenos microbianos. As integrinas também desempenham papel importante no direcionamento da migração de células T efetoras e de outros leucócitos da circulação para os sítios de infecção. Esse processo é descrito no Capítulo 2 e também adiante, neste capítulo.

Papel da coestimulação na ativação das células T

A ativação integral das células T depende do reconhecimento de coestimuladores nas APCs, além do antígeno (Figura 5.6). Referimo-nos anteriormente aos coestimuladores como "segundos sinais" para a ativação das células T. O nome "coestimulador" deriva do fato de essas moléculas fornecerem estímulos para as células T, atuando conjuntamente com a estimulação conferida pelo antígeno.

Os coestimuladores de células T mais bem definidos são duas proteínas homólogas chamadas B7-1 (CD80) e B7-2 (CD86), ambas expressas em APCs e cuja expressão aumenta quando as APCs encontram microrganismos. Tais proteínas são reconhecidas por um receptor chamado CD28, expresso na maioria das células T. Diversas proteínas homologas à B7 ou ao CD28 atuam estimulando ou inibindo as respostas imunes (Figura 5.7). A ligação da B7 nas APCs ao CD28 presente nas células T gera sinais nas células T que atuam conjuntamente aos sinais gerados pelo reconhecimento via TCR do antígeno apresentado por proteínas do MHC nas mesmas APCs. A sinalização mediada por CD28 é essencial para as respostas das células T *naive*; na ausência das interações CD28:B7, o reconhecimento antigênico pelo TCR é insuficiente para iniciar as respostas das células T. A necessidade de coestimulação garante que os linfócitos T *naive* sejam maximamente ativados pelos antígenos

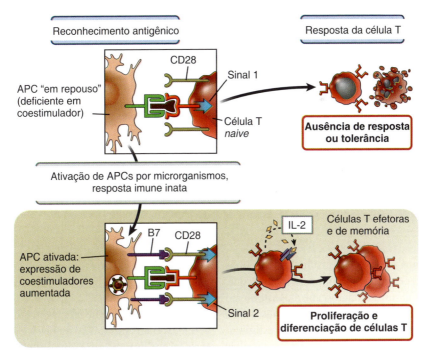

Figura 5.6 Papel da coestimulação na ativação das células T. As células apresentadoras de antígeno (APCs) em repouso, que não foram expostas a microrganismos ou adjuvantes, podem apresentar antígenos peptídicos, mas não expressam coestimuladores e são incapazes de ativar células T *naive*. As células T que reconhecem o antígeno na ausência de coestimulação podem morrer ou tornarem-se não responsivas (tolerantes) a exposições subsequentes ao antígeno. Microrganismos, bem como as citocinas produzidas durante as respostas imunes inatas a eles, induzem a expressão de coestimuladores, tais como moléculas B7, nas APCs. Os coestimuladores B7 são reconhecidos pelo receptor CD28 em células T *naive*, fornecendo o sinal 2. Em conjunto com o reconhecimento antigênico (sinal 1), esse reconhecimento inicia as respostas de células T. As APCs ativadas também produzem citocinas que estimulam a diferenciação de células T *naive* em células efetoras (não mostrado). *IL*, interleucina.

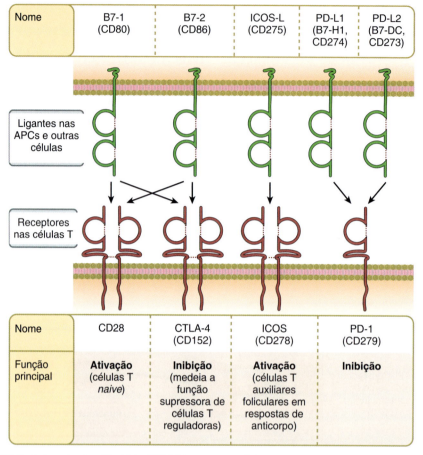

Figura 5.7 Proteínas das famílias B7 e CD28. Ligantes nas células apresentadoras de antígeno (APCs) homólogos à B7 unem-se aos receptores nas células T homólogos ao CD28. Diferentes pares ligante-receptor desempenham papéis distintos nas respostas imunes. CD28 e ICOS são receptores estimuladores nas células T, enquanto CTLA-4 e PD-1 são receptores inibidores. Suas funções são discutidas no texto.

microbianos e não por substâncias estranhas inócuas ou por antígenos próprios, uma vez que, como já explicado, os microrganismos estimulam a expressão de coestimuladores B7 nas APCs. Apesar da expressão aumentada de coestimuladores, a maioria das infecções não desencadeia reações prejudiciais contra antígenos próprios, principalmente porque numerosos mecanismos de controle previnem a autoimunidade (ver Capítulo 9).

Uma proteína chamada coestimulador induzível (ICOS, do inglês *inducible costimulator*), homóloga ao CD28 e expressa nas células T, tem papel importante no desenvolvimento e na função das células T auxiliares foliculares durante as respostas de células B do centro germinativo (ver Capítulo 7). A família CD28 inclui dois receptores inibidores que se assemelham estruturalmente ao CD28, chamados CTLA-4 e PD-1; esses receptores e seus ligantes serão discutidos posteriormente neste capítulo.

Outro conjunto de moléculas que participa nas respostas de células T inclui o CD40 ligante (CD40L ou CD154), presente em células T ativadas, e o CD40, presente nas APCs. Essas moléculas não aumentam diretamente a ativação das células T. Em vez disso, o CD40L expresso em uma célula T estimulada pelo antígeno se liga ao CD40 nas APCs e as ativa para que expressem mais coestimuladores B7 e secretem citocinas (p. ex., IL-12) que intensificam a diferenciação das células T. Portanto, a interação CD40L-CD40 promove ativação das células T ao tornar as APCs mais eficientes em estimular as células T. O CD40L, presente em células T CD4+ efetoras, também aumenta a ativação de macrófagos e células B, conforme discutido nos Capítulos 6 e 7.

O papel da coestimulação na ativação da célula T explica uma observação mencionada nos capítulos anteriores. Antígenos proteicos, como aqueles usados nas vacinas, falham em deflagrar respostas imunes dependentes de célula T, a menos que esses antígenos sejam administrados com substâncias que ativam as APCs, especialmente as células dendríticas. Tais substâncias são chamadas **adjuvantes** e atuam principalmente induzindo a expressão de coestimuladores nas APCs e estimulando-as a secretarem citocinas que ativam as células T. A maioria dos adjuvantes usados em estudos experimentais é produto de microrganismos (p. ex., micobactérias mortas) ou substâncias que mimetizam microrganismos, os quais se ligam aos receptores de reconhecimento de padrão do sistema imune inato, como os receptores do tipo *Toll* e os receptores do tipo NOD (ver Capítulo 2). Numerosos adjuvantes foram desenvolvidos para uso em vacinas humanas (ver Capítulo 8). Postula-se que eles funcionam, pelo menos em parte, também elicitando respostas imunes inatas que ativam APCs para aumentar a expressão de coestimuladores, bem como a secreção de citocinas capazes de ativar células T. Nas vacinas de mRNA, os lipídios que encapsulam o RNA funcionam como adjuvantes. Assim, os adjuvantes "enganam" o sistema imune para que ele responda aos antígenos proteicos purificados contidos na vacina ou por ela produzidos, como se essas proteínas fossem partes de microrganismos infecciosos. Algumas vacinas de vírus vivos, como a vacina viral atenuada contra sarampo, caxumba e rubéola, ou vacinas híbridas de adenovírus contra SARS-CoV-2, não precisam ser administradas com adjuvantes porque os vírus da vacina expressam várias moléculas que ativam o sistema imune inato.

O conhecimento crescente sobre os coestimuladores tem levado a novas estratégias de inibição de respostas imunes prejudiciais. Agentes que bloqueiam interações B7:CD28 são usados no tratamento de distúrbios em que a ativação da célula T acarreta disfunção de órgãos, como certas doenças autoimunes e rejeição de enxertos, enquanto os anticorpos que bloqueiam as interações CD40:CD40L estão sendo testados como tratamento para esses distúrbios.

Estímulos para ativação de células T CD8+

A ativação de células T CD8+ *naive* é estimulada pelo reconhecimento de peptídeos associados ao MHC de classe I e requer coestimulação e células T auxiliares. As respostas das células T CD8+ diferem em vários aspectos das respostas dos linfócitos T CD4+:

- O início da ativação das células T CD8+ frequentemente requer que um antígeno citosólico oriundo de uma célula (p. ex., células infectadas por vírus ou células tumorais) seja apresentado de maneira cruzada por células dendríticas (ver Capítulo 3, Figura 3.16)
- A diferenciação de células T CD8+ *naive* em CTLs totalmente ativos e células de memória pode requerer ativação concomitante de células T auxiliares CD4+ (Figura 5.8). Quando células infectadas por vírus ou células tumorais são ingeridas por células dendríticas, as APCs podem apresentar antígenos virais ou tumorais do citosol complexados às moléculas do MHC de classe I, bem como antígenos das vesículas, em complexos com moléculas do MHC de classe II. Assim, tanto as células T CD8+ quanto as células T CD4+ específicas para antígenos virais ou tumorais são ativadas próximas umas das outras. As células T CD4+ podem produzir citocinas ou moléculas de membrana que auxiliam na ativação de células T CD8+. As células auxiliares CD4+ também aumentam a expressão de moléculas coestimuladoras em APCs que ativam as células T CD8+. A necessidade de células T auxiliares nas respostas de células T CD8+ provavelmente explica a suscetibilidade

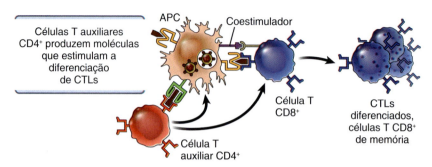

Figura 5.8 Papel das células T CD4+ na ativação das células T CD8+. As células apresentadoras de antígeno (APCs), principalmente células dendríticas, podem ingerir e apresentar antígenos microbianos para as células T CD8+ (apresentação cruzada) e para as células T auxiliares CD4+. Estas produzem, então, citocinas que estimulam a expansão e a diferenciação de células T CD8+. Células auxiliares podem também ativar APCs e torná-las potentes estimuladoras de células T CD8+. *CTLs*, linfócitos T citotóxicos.

aumentada a infecções virais e câncer em pacientes infectados pelo vírus da imunodeficiência humana (HIV, do inglês *human immunodeficiency virus*), que mata células T CD4+, mas não células T CD8+.

Agora que os estímulos necessários para a ativação de linfócitos T *naive* foram descritos, consideraremos a seguir as vias bioquímicas desencadeadas pelo reconhecimento antigênico e outros estímulos.

VIAS BIOQUÍMICAS DE ATIVAÇÃO DAS CÉLULAS T

Após o reconhecimento de antígenos e coestimuladores, as células T expressam proteínas envolvidas em sua proliferação, diferenciação e suas funções efetoras (Figura 5.9). As células T *naive* que não encontraram um antígeno apresentam baixo nível de síntese proteica. Alguns minutos após o reconhecimento antigênico, uma nova transcrição gênica e síntese proteica são observadas nas células T ativadas. Essas proteínas recém-expressas medeiam muitas das respostas subsequentes das células T. A expressão dessas proteínas é induzida pelas vias de transdução de sinal desencadeadas pelo complexo TCR e pelos receptores coestimuladores.

O reconhecimento antigênico ativa diversos eventos bioquímicos de sinalização, incluindo a ativação de enzimas como quinases, recrutamento de proteínas adaptadoras e produção ou ativação de fatores de transcrição funcionais (Figura 5.10). Essas vias bioquímicas são iniciadas quando os complexos TCR e o correceptor apropriado são unidos por meio da ligação a complexos MHC-peptídeos na superfície das APCs. Além disso, há um movimento ordenado de proteínas nas membranas da APC e da célula T, na região do contato célula-célula, de modo que o complexo TCR, os correceptores CD4/CD8 e o CD28 coalesçam para o centro, enquanto as integrinas se movem para formar um anel periférico. Essa redistribuição de moléculas de sinalização e de adesão é necessária para a indução ótima de sinais de ativação na célula T. A região de contato entre a APC e a célula T, incluindo as proteínas de membrana redistribuídas, é chamada sinapse imune (ou sinapse imunológica). Embora tenha sido descrita pela primeira vez como sendo o local de distribuição de sinais de ativação oriundos dos receptores de membrana para o interior da célula, essa sinapse pode realizar outras funções. Algumas moléculas efetoras e citocinas podem ser secretadas através dessa região, garantindo que não difundam para longe do local de ativação, mas que sejam direcionadas para a célula em contato com a célula T. Enzimas que degradam ou inibem moléculas sinalizadoras também são recrutadas para a sinapse; portanto, ela também pode estar envolvida no término da ativação do linfócito.

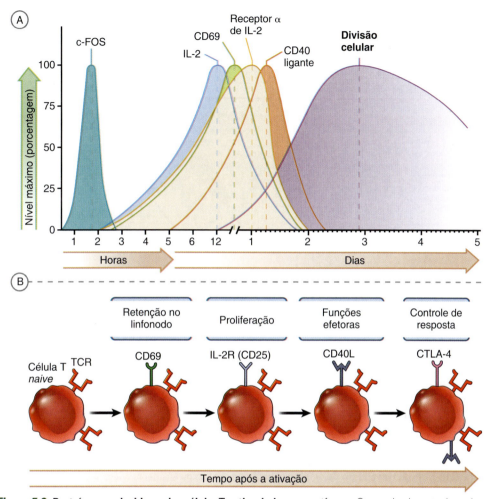

Figura 5.9 Proteínas produzidas pelas células T estimuladas por antígeno. O reconhecimento do antígeno por células T resulta na síntese e expressão de uma variedade de proteínas (alguns exemplos são mostrados). As cinéticas de produção dessas proteínas (**A**) são aproximações e podem variar em diferentes células T e com diversos tipos de estímulos. Os possíveis efeitos da coestimulação nos padrões ou cinéticas de expressão gênica não são mostrados. As funções de algumas proteínas de superfície expressas em células T ativadas são apresentadas em (**B**). CD69 é um marcador de ativação de células T envolvido na migração celular; o receptor da interleucina-2 (IL-2R) se liga à citocina IL-2 e gera sinais que promovem a sobrevivência e a proliferação das células T; CD40 ligante é uma molécula efetora de células T; CTLA-4 é um inibidor de respostas imunes. c-FOS (mostrado em **A**) é um fator de transcrição. *TCR*, receptor de célula T.

Como discutido anteriormente, o reconhecimento antigênico envolve, simultaneamente, o TCR e o correceptor CD4 ou CD8. As caudas citoplasmáticas de CD4 e CD8 têm uma tirosinoquinase proteica acoplada, chamada LCK, a qual é constitutivamente ativa, ao contrário de outras enzimas envolvidas a jusante na sinalização do TCR. Portanto, a LCK está preparada para iniciar a cascata de sinalização. Diversas proteínas de sinalização transmembrana estão associadas ao TCR, incluindo CD3 e as cadeias ζ (ver Capítulo 4). CD3 e ζ contêm regiões, cada uma com dois resíduos de tirosina, chamadas **motivo de ativação do imunorreceptor baseado em tirosina** (ITAMs, do inglês *immunoreceptor tyrosine-based activation motifs*), que são essenciais

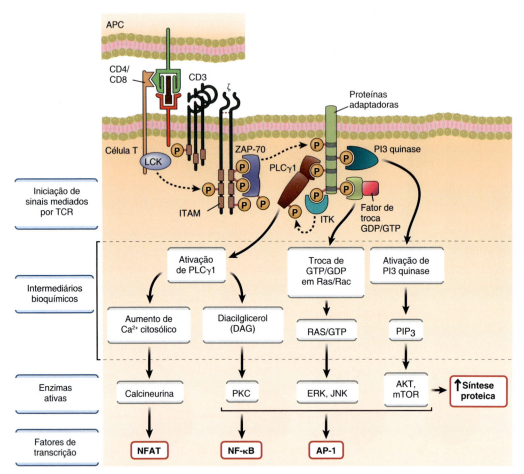

Figura 5.10 Vias de transdução de sinais em linfócitos T. O reconhecimento antigênico por células T induz eventos iniciais de sinalização que incluem a fosforilação da tirosina em moléculas do complexo receptor da célula T (*TCR*) e o recrutamento de proteínas adaptadoras para a região de reconhecimento da célula T. Esses eventos iniciais levam à ativação de diversos intermediários bioquímicos, que, por sua vez, ativam fatores de transcrição que estimulam a transcrição de genes cujos produtos medeiam as respostas de células T. Os possíveis efeitos da coestimulação nessas vias de sinalização não são mostrados. Para simplificar, essas vias de sinalização são ilustradas de maneira independente umas das outras, mas podem se interconectar em redes mais complexas. *AP-1*, proteína de ativação 1; *APC*, célula apresentadora de antígeno; *ERK*, quinase regulada por sinal extracelular; *GTP/GDP*, guanosina trifosfato/difosfato; *ITAM*, motivo de ativação do imunorreceptor baseado em tirosina; *JNK*, quinase cJUN aminoterminal; *mTOR*, alvo molecular da rapamicina; *NFAT*, fator nuclear de células T ativadas; *PKC*, proteinoquinase C; *PLCγ1*, isoforma γ1 da fosfolipase C específica para fosfatidilinositol; *PI-3*, fosfatidilinositol-3; *PIP₃*, fosfatidilinositol trifosfato; *ZAP-70*, proteína de 70 kDa associada à zeta.

para a sinalização. A LCK, que é aproximada do complexo TCR pelas moléculas CD4 ou CD8, fosforila os resíduos de tirosina contidos nos ITAMs das proteínas CD3 e ζ, e esse é o evento que inicia a transdução de sinal nas células T. A importância dos correceptores está no fato de que, ao se ligarem às moléculas do MHC, eles trazem a LCK constitutivamente ativa para perto de seus substratos essenciais no complexo TCR. Os ITAMs fosforilados da cadeia ζ tornam-se sítios de ancoragem para uma tirosinoquinase chamada ZAP-70 (do inglês *zeta-associated protein of 70 kD*), que também é fosforilada por LCK e, assim, torna-se enzimaticamente ativa.

A ZAP-70 ativa, então, fosforila várias proteínas adaptadoras e enzimas, as quais são montadas próximo do complexo TCR e medeiam eventos de sinalização adicionais.

As principais vias de sinalização ligadas à ativação do complexo TCR levam à produção de fatores de transcrição funcionais.

- O **fator nuclear de células T ativadas** (NFAT, do inglês *nuclear factor of activated T cells*) é um fator de transcrição presente em uma forma inativa fosforilada no citosol de células T em repouso. A ativação de NFAT e a sua translocação nuclear dependem da concentração de íons cálcio (Ca^{2+}) no citosol. A via de sinalização que leva à ativação de NFAT é iniciada pela fosforilação e ativação de uma enzima chamada fosfolipase Cγ (PLCγ) pela quinase ITK, que se acopla a uma das proteínas adaptadoras no complexo de sinalização. A PLCγ ativada catalisa a hidrólise de um fosfolipídio de membrana chamado fosfatidilinositol 4,5-bifosfato (PIP2). Um subproduto da quebra de PIP2 mediada pela PLCγ, chamado inositol 1,4,5-trifosfato (IP3), liga-se aos receptores de IP3 na membrana do retículo endoplasmático (RE) e nas mitocôndrias, e inicia a liberação de Ca^{2+} no citosol. Em resposta à perda de cálcio do RE, ocorre a abertura de um canal de cálcio na membrana plasmática, levando ao influxo de Ca^{2+} extracelular para dentro da célula, o que provoca um aumento sustentado da concentração citosólica de Ca^{2+} por várias horas. A elevada concentração de Ca^{2+} citosólico leva à ativação de uma fosfatase chamada calcineurina. Essa enzima remove fosfatos do NFAT citoplasmático, possibilitando que o fator de transcrição migre para dentro do núcleo, onde se liga e ativa os promotores de vários genes, incluindo aqueles que codificam o fator de crescimento da célula T (IL-2) e componentes do receptor da IL-2. Os inibidores de calcineurina (ciclosporina e tacrolimo) são fármacos que bloqueiam a atividade fosfatase da calcineurina e, assim, suprimem a produção de citocinas dependente de NFAT pelas células T. Esses fármacos são amplamente usados como imunossupressores, para prevenir a rejeição de enxertos (ver Capítulo 10)

- As **vias RAS/RAC-MAP quinase** incluem as proteínas RAC e RAS ligantes de guanosina trifosfato (GTP), diversas proteínas adaptadoras e uma cascata de enzimas que eventualmente ativam um elemento de uma família de proteínas quinases ativadas por mitógenos (MAP, do inglês *mitogen-activated protein*). Essas vias são iniciadas pela fosforilação dependente de ZAP-70 e pelo acúmulo de proteínas adaptadoras na membrana plasmática, levando ao recrutamento de RAS ou RAC, e sua ativação pela troca de guanosina difosfato (GDP) ligada por GTP. RAS•GTP e RAC•GTP, as formas ativas dessas proteínas, iniciam diferentes cascatas enzimáticas, levando à ativação de distintas MAP quinases. As MAP quinases terminais nessas vias, chamadas quinase regulada por sinal extracelular (ERK, do inglês *extracellular signal-regulated kinase*) e quinase c-JUN aminoterminal (N-terminal) (JNK, do inglês *c-JUN N-terminal kinase*), respectivamente, induzem a expressão de uma proteína chamada c-FOS e a fosforilação de outra proteína chamada c-JUN. A c-FOS e a c-JUN fosforilada combinam-se para formar o fator de transcrição da proteína ativadora 1 (AP-1, do inglês ***activator protein 1***), que intensifica a transcrição de vários genes da célula T

- Outra via central envolvida na sinalização do TCR consiste na ativação da isoforma ϑ da serina-treonina quinase chamada proteinoquinase C (PKCϑ), que leva à ativação do fator de transcrição **NF-κB**. A PKC é ativada pelo diacilglicerol, que, como IP3, é gerado pela hidrólise de PIP2 mediada por PLC na membrana. A PKCϑ atua por meio de proteínas adaptadoras para ativar o NF-κB

- A transdução de sinal do TCR também envolve uma quinase lipídica chamada **PI3 quinase**, que fosforila o fosfolipídio de membrana PIP2 para gerar fosfatidilinositol (3,4,5)-trifosfato (PIP3). O PIP3 é necessário para a ativação de diversos alvos, incluindo uma serina-treonina quinase chamada AKT, que tem numerosos papéis, entre os quais a estimulação da expressão de proteínas antiapoptóticas, promovendo, assim, a sobrevivência de células T estimuladas por antígenos. A AKT ativa o alvo molecular da rapamicina (mTOR, do inglês *molecular target of rapamycin*), uma serina-treonina quinase envolvida na estimulação da tradução proteica e promoção do crescimento e da sobrevivência celular. A rapamicina (também chamada sirolimo) é um fármaco que se liga e inativa mTOR, sendo usado para tratar rejeição aos enxertos.

Os vários fatores de transcrição induzidos ou ativados nas células T, incluindo NFAT, AP-1 e NF-κB, estimulam a transcrição e a subsequente produção de citocinas, receptores de citocinas, indutores do ciclo celular e moléculas efetoras, como o CD40L (ver Figura 5.9). Todos esses sinais são iniciados pelo reconhecimento antigênico, porque a ligação do TCR e dos correceptores aos complexos peptídeo-MHC é necessária para aproximar enzimas e substratos essenciais nas células T.

Como mencionado anteriormente, o reconhecimento de coestimuladores (como as moléculas B7) por seu receptor CD28 é essencial para respostas integrais das células T. Os sinais bioquímicos transduzidos pelo CD28 na ligação aos coestimuladores B7 incluem as vias de PI3 quinase/AKT e de MAP quinase. O engajamento de CD28 tende a amplificar algumas vias de sinalização do TCR desencadeadas pelo reconhecimento antigênico (sinal 1) e pode induzir outros sinais que complementam os sinais do TCR. Dessa forma, os sinais derivados de CD28 aumentam a produção de fatores de sobrevivência, de IL-2, e de indutores do ciclo celular, os quais conjuntamente promovem a sobrevivência e a proliferação de células T ativadas, bem como sua diferenciação em células efetoras e de memória.

A ativação do linfócito está associada a uma profunda alteração no metabolismo celular. Em células T *naive* (em repouso), baixos níveis de glicose são captados e usados para gerar energia na forma de adenosina trifosfato (ATP) por fosforilação oxidativa mitocondrial. Mediante ativação, a captação de glicose sofre um aumento acentuado, e as células passam a fazer glicólise aeróbica. Esse processo gera menos ATP, mas facilita a síntese de mais aminoácidos, lipídios e outras moléculas que fornecem os "blocos de construção" para organelas e para a produção de novas células. Como resultado, as células T ativadas conseguem produzir com mais eficiência os constituintes celulares necessários para o rápido aumento de tamanho e produção de células-filhas.

Tendo descrito os estímulos e as vias bioquímicas na ativação das células T, vamos agora discutir como as células T respondem aos antígenos e se diferenciam em células efetoras capazes de combater microrganismos.

RESPOSTAS FUNCIONAIS DE LINFÓCITOS T AO ANTÍGENO E À COESTIMULAÇÃO

O reconhecimento de antígenos e coestimuladores pelas células T *naive* inicia um conjunto de respostas que culminam na expansão de clones de linfócitos antígeno-específicos e na diferenciação de células T *naive* em células efetoras e células de memória (ver Figura 5.3). Muitas dessas mudanças nas células T são mediadas por citocinas secretadas pelas células T e que atuam nelas e em muitas outras células envolvidas nas defesas imunes.

Secreção de citocinas e expressão de receptores de citocinas

Em resposta ao antígeno e aos coestimuladores, os linfócitos T, em especial as células T CD4$^+$, secretam rapidamente a citocina IL-2. Já discutimos as citocinas nas respostas imunes inatas, as quais são produzidas principalmente por células dendríticas e macrófagos (ver Capítulo 2). Na imunidade adaptativa, as citocinas são secretadas, principalmente, pelas células CD4$^+$. A maioria das citocinas da imunidade adaptativa, além da IL-2, é produzida por células T efetoras e exerce diversos papéis na defesa do hospedeiro, conforme descrito no Capítulo 6, quando são discutidos os mecanismos efetores da imunidade mediada por células.

A IL-2 é produzida em 1 a 2 horas após a ativação das células T CD4$^+$. A ativação também aumenta de forma transiente a expressão do receptor de alta afinidade da IL-2, levando, assim, ao rápido aumento da capacidade das células T de se ligarem e responderem à IL-2 (Figura 5.11). O receptor para IL-2 é uma molécula contendo três cadeias. As células T *naive* expressam duas cadeias sinalizadoras, β e γ, que constituem o receptor de baixa afinidade para a IL-2; essas células, no entanto, não expressam a cadeia α (CD25), que possibilita ao receptor se ligar com alta afinidade à IL-2. Decorridas algumas horas da ativação por antígenos e coestimuladores, as células T produzem a cadeia α do receptor, e agora, o receptor de IL-2 completo consegue se ligar fortemente à IL-2. Portanto, a IL-2 produzida por células T estimuladas por antígenos liga-se de modo preferencial e atua nas mesmas células T, um exemplo da ação autócrina da citocina.

As principais funções da IL-2 são estimular a sobrevivência e a proliferação das células T, resultando em um aumento no número de células T antígeno-específicas; em decorrência dessas ações, a IL-2 foi originalmente denominada fator de crescimento da célula T. O receptor de alta afinidade da IL-2 é expresso constitutivamente nas células T reguladoras; portanto, tais células são muito sensíveis à ação da IL-2. De fato, ela é essencial para a manutenção das células T reguladoras e para controlar as respostas imunes, como discutimos no Capítulo 9. As células T

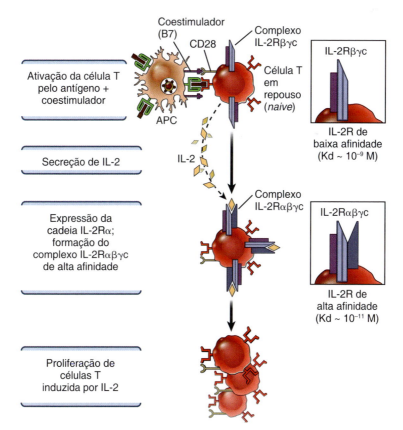

Figura 5.11 Papel da interleucina-2 e dos receptores de IL-2 na proliferação de células T. As células T *naive* expressam o complexo receptor de IL-2 (IL-2R) de baixa afinidade, constituído das cadeias β e γc (γc designa a cadeia γ comum, assim chamada porque é um componente dos receptores de diversas citocinas). Em decorrência da ativação desencadeada pelo reconhecimento do antígeno e coestimulação, as células produzem IL-2 e expressam a cadeia α do IL-2R (CD25), que se associa às cadeias β e γc para formar o receptor de alta afinidade da IL-2. A ligação da IL-2 ao seu receptor inicia a proliferação das células T que reconheceram o antígeno. *APC*, célula apresentadora de antígeno.

CD8⁺ ativadas e as células *natural killer* (NK) expressam o receptor βγ de baixa afinidade e respondem a concentrações mais altas de IL-2.

Expansão clonal

Os linfócitos T ativados por antígeno e coestimulação começam a proliferar em um intervalo de 1 a 2 dias, resultando em expansão de clones antígeno-específicos (Figura 5.12). Essa expansão rapidamente fornece um amplo conjunto de linfócitos antígeno-específicos a partir do qual as células efetoras podem ser geradas para combater a infecção.

A magnitude da expansão clonal é notável, em especial para as células T CD8⁺. Antes da infecção, a frequência de células T CD8⁺ específicas para qualquer antígeno proteico microbiano é de cerca de 1 em 10^5 ou 1 em 10^6 linfócitos do corpo. No pico de algumas infecções virais, possivelmente em 1 semana após a infecção, até 10 a 20% de todos os linfócitos nos órgãos linfoides podem ser específicos para o vírus. Isso significa que o número de células dos clones antígeno-específicos aumenta mais de 10.000 vezes, com um tempo de duplicação estimado de cerca de 6 horas. Essa enorme expansão de células T específicas para um microrganismo não é acompanhada de um aumento detectável no número de células vizinhas (*bystander*) que não reconhecem o microrganismo.

A magnitude da expansão das células T CD4⁺ parece ser 100 a 1.000 vezes menor do que a das células T CD8⁺. Essa diferença pode refletir as divergências nas funções dos dois tipos de células T. Os CTLs CD8⁺ são células efetoras que matam células infectadas e células tumorais por contato direto, podendo ser necessários múltiplos CTLs para matar grandes quantidades de células infectadas ou de células tumorais. Em contraste, cada célula efetora CD4⁺ secreta citocinas que ativam muitas outras células efetoras, portanto, um número relativamente pequeno de produtores de citocina pode ser suficiente.

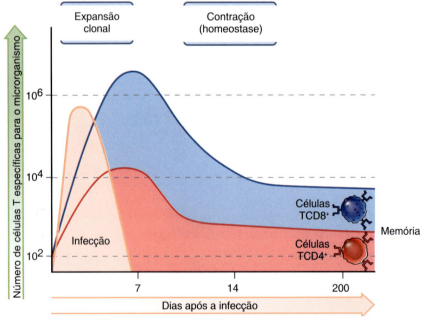

Figura 5.12 Expansão e declínio das respostas de células T. A quantidade de células T CD4⁺ e CD8⁺ específicas para vários antígenos em camundongos isogênicos (*inbred*), a expansão clonal e a contração durante as respostas imunes são ilustradas. Os valores são aproximações baseadas em estudos de modelos microbianos e de outros antígenos em camundongos isogênicos; em seres humanos, o número de linfócitos é aproximadamente 1.000 vezes maior.

Diferenciação de células T *naive* em células efetoras

Uma parte da progênie das células T antígeno-estimuladas em proliferação se diferencia em células efetoras, cuja função é erradicar infecções. Esse processo de diferenciação resulta de alterações na expressão gênica, como a ativação de genes codificadores de citocinas (em células T CD4$^+$) ou de proteínas citotóxicas (em CTLs CD8$^+$). Seu início se dá em conjunto com a expansão clonal, e as células efetoras diferenciadas surgem em 3 ou 4 dias após a exposição aos microrganismos. As células efetoras da linhagem CD4$^+$ adquirem a capacidade de produzir diferentes conjuntos de citocinas. As subpopulações de células T distinguíveis por seus perfis de citocinas são denominadas Th1, Th2 e Th17 (Figura 5.13). Muitas dessas células deixam os órgãos linfoides secundários nos quais se diferenciam e migram para os sítios de infecção, em que suas citocinas recrutam outros leucócitos que destroem ou ajudam a conter os agentes

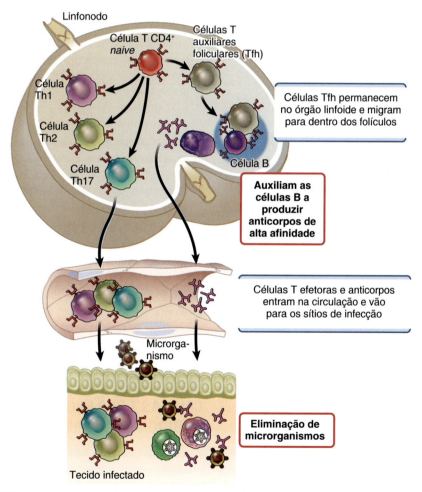

Figura 5.13 Desenvolvimento de células T CD4$^+$ efetoras. Quando são ativadas em órgãos linfoides secundários, as células T CD4$^+$ *naive* proliferam e se diferenciam em células efetoras. Algumas dessas células efetoras (as populações Th1, Th2 e Th17), em sua maioria, deixam o órgão linfoide e atuam na erradicação de microrganismos em tecidos periféricos. Outras células diferenciadas, chamadas células T auxiliares foliculares (Tfh), permanecem no órgão linfoide e ajudam as células B a produzir anticorpos potentes.

infecciosos. O desenvolvimento e as funções dessas células efetoras são descritos no Capítulo 6, quando a imunidade mediada por células é discutida. Outras células T CD4$^+$ diferenciadas permanecem nos órgãos linfoides e migram para os folículos linfoides, onde sofrem diferenciação adicional em células T auxiliares foliculares (Tfh, do inglês *T follicular helper*) e ajudam os linfócitos B a produzir anticorpos de alta afinidade (ver Capítulo 7). Como discutimos nos Capítulos 6 e 7, as células T auxiliares CD4$^+$ ativam fagócitos e linfócitos B por meio das ações da proteína de membrana plasmática CD40L e das citocinas secretadas. As células efetoras da linhagem CD8$^+$ adquirem a capacidade de matar células infectadas e células tumorais; seu desenvolvimento e função também são descritos no Capítulo 6.

Desenvolvimento de linfócitos T de memória

Uma fração dos linfócitos T ativados por antígenos se diferencia em células de memória de vida longa. Essas células constituem um *pool* de linfócitos que são induzidos pelos microrganismos e estão prontos para responder de maneira rápida caso o microrganismo retorne. Os fatores que determinam se a progênie de linfócitos estimulados por antígenos irá diferenciar-se em células efetoras ou células de memória não estão bem definidos. As células de memória têm diversas características importantes.

- As células de memória sobrevivem mesmo depois que a infecção é erradicada e o antígeno não está mais presente. Certas citocinas, incluindo IL-7 e IL-15, produzidas por células estromais e células mieloides nos tecidos, podem servir para manter as células de memória vivas e em ciclo celular lento
- As células T de memória podem ser rapidamente induzidas a produzir citocinas ou matar células infectadas ao encontrarem o antígeno que reconhecem. Essas células não realizam nenhuma função efetora até encontrarem o antígeno; no entanto, uma vez ativadas, respondem muito mais rapidamente do que os linfócitos *naive* e produzem respostas mais amplas (secundárias) do que as das células T recentemente ativadas (respostas primárias)
- As células T de memória são encontradas nos órgãos linfoides secundários, em vários tecidos periféricos, sobretudo na mucosa e na pele, bem como na circulação. Podem ser distinguidas das células *naive* e das células efetoras com base em vários critérios (ver Capítulo 1). Uma subpopulação de células T de memória, chamadas células de memória central, povoam os órgãos linfoides e são responsáveis pela rápida expansão clonal subsequente à reexposição ao antígeno. Outra subpopulação, chamada células de memória efetora, localiza-se nos tecidos de mucosa e em outros tecidos periféricos, e medeia as funções efetoras rápidas após o reencontro com o antígeno nesses sítios. Essas células retêm a capacidade de sair do tecido e recircular. Uma terceira subpopulação, chamada células de memória residente teciduais, reside na pele e em tecidos de mucosa e não entram facilmente na circulação. Tais células medeiam respostas secundárias rápidas aos antígenos encontrados nos tecidos.

As células T de memória provavelmente podem ser ativadas em tecidos linfoides e não linfoides, e, diferentemente do observado para as células T *naive*, sua ativação dispensa altos níveis de coestimulação ou apresentação de antígeno pelas células dendríticas. De fato, várias outras APCs, incluindo as células B e os macrófagos, podem ser capazes de ativar células T de memória.

REGULAÇÃO DAS RESPOSTAS DE CÉLULAS T POR RECEPTORES INIBIDORES (COINIBIDORES)

As respostas imunes são influenciadas por um equilíbrio entre o engajamento de receptores ativadores e inibidores. Essa ideia é estabelecida para linfócitos B e T e também para células NK. Nas células T, os principais receptores ativadores são o complexo TCR e os receptores coestimuladores, como o CD28, enquanto os receptores inibidores melhor definidos, também chamados coinibidores, são o CTLA-4 (do inglês *cytotoxic T-lymphocyte antigen 4*) e o PD-1 (do inglês *programmed cell death protein 1*). As funções e os mecanismos de ação desses inibidores são complementares (Figura 5.14).

- *CTLA-4*: CTLA-4 é uma proteína de ligação à B7 expressa transitoriamente em células T CD4+ ativadas e constitutivamente em células T reguladoras (discutido no Capítulo 9) que atua suprimindo a ativação de células T responsivas. CTLA-4 atua bloqueando e removendo moléculas B7 da superfície das APCs, reduzindo, assim, a coestimulação promovida por CD28 e prevenindo a ativação das células T. A escolha entre o engajamento de B7 com CTLA-4 ou CD28 é determinada pela afinidade desses receptores para B7 e pelo nível de expressão de B7. O CTLA-4 tem uma afinidade maior pelas moléculas B7 do que o CD28; por isso, liga-se fortemente à B7 e evita a ligação do CD28. Essa competição é especialmente eficaz quando os níveis de B7 são baixos (como seria esperado quando as APCs apresentam apenas antígenos próprios e talvez alguns antígenos tumorais, mas não antígenos microbianos); nessas situações, o receptor preferencialmente envolvido é o receptor bloqueador de alta afinidade, CTLA-4. Contudo, quando os níveis de B7 são elevados (como nas infecções), nem todos os ligantes serão ocupados por CTLA-4; alguma molécula B7 estará disponível para se ligar ao receptor ativador de baixa afinidade, CD28, levando à coestimulação de células T
- *PD-1*: PD-1 é expresso em células T CD8+ e CD4+ após estimulação antigênica. Sua cauda citoplasmática contém motivos de sinalização inibidores com resíduos de tirosina fosforilados após o reconhecimento de seus ligantes PD-L1 ou PD-L2, homólogos às moléculas B7 descritas anteriormente (ver Figura 5.7). Uma vez fosforiladas, as tirosinas presentes na cauda do PD-1 ligam-se a uma tirosina fosfatase que inibe os sinais de ativação dependentes de quinase do CD28 e do complexo TCR. Como a expressão de PD-1 nas células T aumenta após a ativação crônica das células T e a expressão dos ligantes de PD-1 é aumentada pelas citocinas produzidas durante a inflamação prolongada, essa via é mais ativa em situações de estimulação antigênica crônica ou repetida. Isso pode acontecer em respostas a infecções crônicas e alguns tumores, quando células T que expressam PD-1 encontram seu ligante em células infectadas, células tumorais ou APCs. A principal função fisiológica do PD-1 pode ser limitar as respostas a infecções, tais como infecções virais, o suficiente para prevenir a imunopatologia que, muitas vezes, resulta da forte ativação de células T.

Uma importante aplicação terapêutica da compreensão desses receptores inibidores é o tratamento de pacientes portadores de câncer com anticorpos que bloqueiam esses receptores, uma forma de imunoterapia contra o câncer chamada bloqueio de ponto de controle (ou bloqueio de *checkpoint*) imunológico. Esse tratamento leva ao aumento das respostas imunes antitumorais e à regressão do tumor em muitos pacientes (ver Capítulo 10). Contudo, os pacientes tratados com anticorpos contra receptores inibidores desenvolvem com frequência reações autoimunes, consistentes com a ideia de que os receptores inibidores funcionam constantemente para manter as células T autorreativas sob controle. Raros pacientes com mutações em uma de suas duas cópias do gene *CTLA4*, que reduzem a expressão do receptor, também desenvolvem inflamação de múltiplos órgãos (e um defeito profundo, ainda inexplicável, na produção de anticorpos).

Demonstrou-se que vários receptores nas células T, além de CTLA-4 e PD-1, inibem as respostas imunes e estão atualmente sendo testados como alvos da terapia de bloqueio de *checkpoint* imunológico. Alguns desses receptores são membros da família de receptores do fator de necrose tumoral (TNF, do inglês *tumor necrosis factor*) ou de outras famílias de proteínas. Seus papéis fisiológicos não estão claramente estabelecidos.

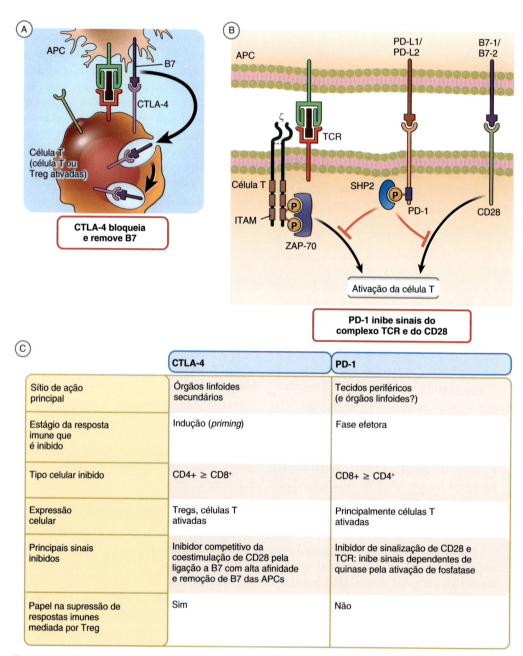

Figura 5.14 Funções de CTLA-4 e PD-1. A. O CTLA-4 bloqueia e remove moléculas B7 nas células apresentadoras de antígeno. **B.** PD-1 ativa uma fosfatase (SHP2) que inibe sinais dependentes de quinase do CD28 e do complexo TCR. **C.** Algumas das principais diferenças entre essas moléculas de pontos de controle (*checkpoints*) são resumidas. *APC*, célula apresentadora de antígeno; *ITAM*, motivo de ativação do imunorreceptor baseado em tirosina; *Treg*, célula T reguladora.

MIGRAÇÃO DE LINFÓCITOS T NAS REAÇÕES IMUNES MEDIADAS POR CÉLULAS

Conforme discutimos no início deste capítulo, as respostas de célula T são iniciadas primariamente nos órgãos linfoides secundários, e a fase efetora acontece principalmente em sítios de infecção em tecidos periféricos (ver Figura 5.2). **Portanto, em diferentes estágios de suas vidas, as células T têm de migrar de modos distintos:**

- As células T *naive* migram entre o sangue e os órgãos linfoides secundários (periféricos) ao longo de todo o corpo, até encontrarem, no órgão linfoide, células dendríticas que exibem os antígenos reconhecidos por essas células T (ver Capítulo 3)
- Depois que as células T *naive* são ativadas e se diferenciam em células efetoras, elas migram de volta para os sítios de infecção, nos quais atuam eliminando microrganismos.

A migração de células T *naive* e efetoras é controlada por três famílias de proteínas – selectinas, integrinas e quimiocinas –, que regulam a migração de todos os leucócitos, como descrito no Capítulo 2 (ver Capítulo 2, Figura 2.16). As rotas de migração das células T *naive* e efetoras diferem significativamente, devido à expressão seletiva não apenas de diferentes moléculas de adesão e receptores de quimiocina nas células T *naive* versus células T efetoras, mas também de moléculas de adesão endoteliais e quimiocinas em tecidos linfoides e sítios de inflamação (Figura 5.15).

As células T *naive* expressam a molécula de adesão L-selectina (CD62L) e o receptor de quimiocina CCR7, mediadores da migração seletiva das células *naive* para os linfonodos por meio de vasos sanguíneos especializados chamados vênulas de endotélio alto (HEVs, do inglês *high endothelial venules*). As HEVs estão localizadas nas zonas de célula T dos linfonodos e dos tecidos de mucosa, sendo revestidas por células endoteliais especializadas que expressam carboidratos ligantes de L-selectina. As HEVs também exibem quimiocinas produzidas apenas em tecidos linfoides e são especificamente reconhecidas pelo CCR7. A migração de células T *naive* segue uma sequência de múltiplas etapas, de modo semelhante ao observado na migração de todos os leucócitos, por meio dos vasos sanguíneos (ver Capítulo 2, Figura 2.18):

- As células T *naive* no sangue se engajam em interações de rolagem com a HEV, mediadas pela L-selectina, possibilitando que as quimiocinas se liguem ao CCR7 nas células T
- O CCR7 transduz sinais intracelulares que ativam a integrina LFA-1 na célula T *naive*, aumentando a afinidade de ligação da integrina
- A afinidade aumentada da integrina por seu ligante, ICAM-1, na HEV resulta em adesão firme e interrupção do rolamento das células T
- As células T saem, então, do vaso por meio das junções endoteliais e são retidas na zona de células T do linfonodo devido às quimiocinas produzidas no local.

Assim, muitas células T *naive* transportadas pelo sangue para a HEV migram para a zona de células T do estroma do linfonodo. Isso acontece de modo constante em todos os linfonodos e tecidos linfoides de mucosa do corpo. As células T efetoras não expressam CCR7 nem L-selectina e, portanto, não são atraídas para os linfonodos.

O fosfolipídio esfingosina 1-fosfato (S1P, do inglês *sphingosine 1-phosphate*) desempenha papel decisivo no egresso das células T a partir dos linfonodos. Os níveis de S1P são mais altos no sangue e na linfa do que no interior dos linfonodos. S1P se liga e induz a internalização de seu próprio receptor, o que mantém baixa a expressão do receptor nas células T *naive* circulantes. Quando uma célula T *naive* entra no linfonodo, é exposta a concentrações mais baixas de S1P, e a expressão do receptor começa a aumentar. Se a célula T não reconhecer nenhum antígeno, deixará o linfonodo por meio dos vasos linfáticos eferentes, seguindo o gradiente de S1P pela linfa. Se a célula T encontrar o antígeno específico e for ativada, a expressão de superfície do receptor de S1P será suprimida por vários dias pelo CD69, o qual é expresso transitoriamente após a ativação

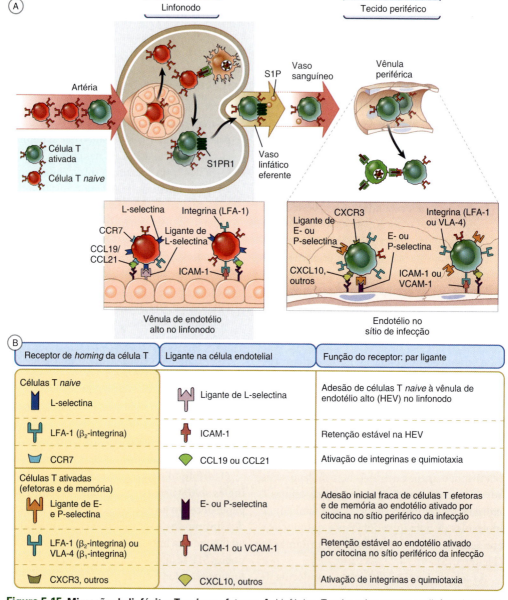

Figura 5.15 Migração de linfócitos T *naive* e efetores. A. Linfócitos T *naive* migram para os linfonodos como resultado da ligação de L-selectina, integrina e do receptor de quimiocina CCR7 aos seus ligantes em vênulas de endotélio alto (HEVs). As quimiocinas expressas nos linfonodos ligam-se a CCR7 em células T *naive*, aumentando a adesão integrina-dependente e a migração por meio da HEV. O fosfolipídio esfingosina 1-fosfato (S1P) desempenha um papel na saída de células T dos linfonodos, por meio da interação com seu receptor chamado S1PR1 (receptor de esfingosina 1-fosfato tipo 1). Os linfócitos T ativados, incluindo a maioria das células efetoras, dirigem-se para os sítios de infecção em tecidos periféricos, migração que é mediada por E-seletina e P-selectina, integrinas e quimiocinas secretadas nos sítios inflamatórios. As células T auxiliares foliculares (Tfh) (não mostradas) são células efetoras que permanecem nos órgãos linfoides porque expressam um receptor de quimiocina (CXCR5) que as atrai para os folículos linfoides, nos quais podem interagir com linfócitos B residentes. **B.** Esta tabela resume as funções dos principais receptores de *homing* e receptores de quimiocinas das células T, bem como seus ligantes. *ICAM-1*, molécula de adesão intercelular 1; *LFA-1*, antígeno associado à função leucocitária 1; *VCAM-1*, molécula de adesão de células vasculares 1; *VLA-4*, antígeno muito tardio 4.

da célula T. Como resultado, as células T recém-ativadas permanecem no linfonodo por tempo suficiente para sofrerem expansão clonal e diferenciação. Quando esse processo é concluído, os níveis de CD69 diminuem e o receptor de S1P volta a ser expresso na superfície celular; ao mesmo tempo, as células perdem a expressão de L-selectina e CCR7, que atraíram previamente as células T *naive* para os linfonodos. Assim, as células T ativadas são atraídas para fora dos linfonodos e caem na linfa drenante, que então as transporta para a circulação. O resultado líquido dessas alterações é que as células T efetoras diferenciadas deixam os linfonodos e entram na circulação. A importância da via de S1P foi destacada pelo desenvolvimento de um fármaco (fingolimode) que se liga ao receptor de S1P e bloqueia a saída das células T dos linfonodos. Esse fármaco é aprovado para o tratamento da doença inflamatória esclerose múltipla.

As células T efetoras migram para os sítios de infecção porque expressam moléculas de adesão e receptores de quimiocina que interagem com ligantes expressos ou exibidos no endotélio vascular nos sítios de infecção. O processo de diferenciação dos linfócitos T *naive* em células efetoras é acompanhado por alterações nos tipos de moléculas de adesão e receptores de quimiocina expressos nessas células (ver Figura 5.15). A migração de células T ativadas para dentro dos tecidos periféricos é controlada pelos mesmos tipos de interações envolvidas na migração de outros leucócitos para os tecidos (ver Capítulo 2):

- As células T ativadas expressam altos níveis de glicoproteínas ligantes de E- e P-selectinas, bem como das integrinas LFA-1 e VLA-4 (do inglês *very late antigen 4*). As citocinas da imunidade inata produzidas em resposta à infecção, como TNF e IL-1, atuam nas células endoteliais aumentando a expressão de E- e P-selectinas, bem como de ligantes para integrinas, em especial ICAM-1 e molécula de adesão de células vasculares 1 (VCAM-1, do inglês *vascular cell adhesion molecule 1*), o ligante da integrina VLA-4

- As células T efetoras que atravessam os vasos sanguíneos no sítio de infecção ligam-se primeiro, com baixa afinidade, às selectinas endoteliais, levando às interações de rolamento
- As células T efetoras também expressam receptores para quimiocinas que são produzidas por macrófagos e células endoteliais nesses sítios inflamatórios e que são exibidas na superfície do endotélio. As células T em processo de rolamento ligam-se a essas quimiocinas, o que leva ao aumento da afinidade das integrinas pelos seus ligantes e à adesão firme das células T ao endotélio
- Depois que são retidos no endotélio, os linfócitos T efetores ligam-se a outras moléculas de adesão nas junções existentes entre as células endoteliais, arrastando-se por entre essas junções e entrando no tecido. As quimiocinas produzidas por macrófagos e outras células nos tecidos estimulam a motilidade das células T em transmigração.

O resultado dessas interações moleculares entre as células T e as células endoteliais é que as células T efetoras migram para fora dos vasos sanguíneos e seguem para a área de infecção. As células T *naive* não expressam altos níveis de ligantes para E- ou P-selectina nem de receptores para as quimiocinas produzidas nos sítios inflamatórios. Portanto, as células T *naive* não migram para os sítios de infecção nem de lesão tecidual.

O *homing* (migração dirigida) de células T efetoras para um tecido infectado independe do reconhecimento antigênico, mas os linfócitos que reconhecem antígenos são preferencialmente retidos e ativados no local. O *homing* das células T efetoras para os sítios de infecção depende, principalmente, de moléculas de adesão e de quimiocinas. Portanto, qualquer célula T efetora presente no sangue, seja qual for sua especificidade antigênica, pode entrar no sítio de qualquer infecção. Essa migração não seletiva provavelmente maximiza a probabilidade de linfócitos efetores entrarem nos tecidos onde podem encontrar os microrganismos que reconhecem. As células T efetoras que deixam a circulação e reconhecem especificamente o antígeno microbiano apresentado pelas APCs teciduais locais tornam-se reativadas e contribuem para a morte do microrganismo na APC. Uma consequência dessa reativação é o aumento na expressão de integrinas VLA nas células T. Algumas delas se ligam especificamente a moléculas presentes na matriz extracelular, como o ácido hialurônico e a fibronectina. Assim, os linfócitos estimulados por antígenos aderem firmemente às proteínas da matriz tecidual nas proximidades do antígeno, o que pode servir para manter as células nos sítios inflamatórios. Essa retenção seletiva contribui para o acúmulo de um número cada vez maior de células T específicas para antígenos microbianos na região da infecção.

Como resultado dessa sequência de eventos de migração da célula T, a fase efetora das respostas imunes mediadas por tais células pode ocorrer em qualquer sítio de infecção. Embora a ativação das células T *naive* necessite da apresentação de antígenos e coestimulação por células dendríticas, as células efetoras diferenciadas são menos dependentes disso. Portanto, a proliferação e a diferenciação de células T *naive* estão confinadas aos órgãos linfoides, nos quais as células dendríticas (que expressam coestimuladores em abundância) exibem antígenos, enquanto as funções das células T efetoras podem ser reativadas por qualquer célula hospedeira que exiba peptídeos microbianos ligados a moléculas do MHC, não apenas as células dendríticas.

A elucidação das interações moleculares envolvidas na migração leucocitária estimulou muitas tentativas de desenvolvimento de agentes bloqueadores do processo de migração celular para os tecidos. Anticorpos contra integrinas são efetivos no tratamento de doenças inflamatórias como esclerose múltipla e enteropatia inflamatória. A utilidade clínica dessas terapias é limitada pelo risco aumentado de nova infecção ou reativação de infecções latentes, uma vez que a função de imunovigilância das células T fica comprometida quando sua migração para os tecidos é bloqueada. Uma pequena molécula inibidora da via de S1P é usada no tratamento da esclerose múltipla, como já mencionado. Pequenas moléculas que se ligam e bloqueiam receptores de quimiocinas também foram desenvolvidas, uma vez que algumas apresentam eficácia comprovada no tratamento da enteropatia inflamatória.

DECLÍNIO DA RESPOSTA IMUNE

Devido à notável expansão dos linfócitos antígeno-específicos observada no pico de uma resposta imune, é previsível que, com o término da resposta, o sistema retorne ao seu estado basal (chamado hemostasia), de modo a estar preparado para responder ao próximo patógeno infeccioso (ver Figura 5.12). Durante a resposta, a sobrevivência e a proliferação das células T são mantidas pelo antígeno, sinais coestimuladores de CD28 e citocinas como a IL-2. Uma vez eliminada a infecção e desaparecidos os estímulos ativadores do linfócito, muitas das células que proliferaram em resposta ao antígeno ficam privadas desses sinais de sobrevivência. Como resultado, essas células morrem por apoptose (morte celular programada). A resposta desaparece em 1 ou 2 semanas após a erradicação da infecção, e o único sinal remanescente de que houve uma resposta imune mediada por célula T é o *pool* de linfócitos de memória sobreviventes.

Em resumo, numerosos mecanismos evoluíram para superar os desafios que as células T enfrentam na geração de uma resposta imune celular eficiente:

- As células T *naive* precisam encontrar o antígeno. Esse problema é solucionado pelas APCs que capturam o antígeno e o concentram em órgãos linfoides especializados nas regiões pelas quais as células T *naive* recirculam
- O tipo correto de linfócitos T (*i. e.*, células T auxiliares CD4$^+$ ou CTLs CD8$^+$) deve responder aos antígenos dos compartimentos endossômico e citosólico. Essa seletividade é determinada pela especificidade dos correceptores CD4 e CD8 para as moléculas do MHC de classe II e de classe I, bem como pela segregação de antígenos proteicos extracelulares (vesiculares) e intracelulares (citosólicos) para apresentação por moléculas do MHC de classe II e de classe I, respectivamente

- As células T devem responder aos antígenos microbianos e não às proteínas inócuas. Essa preferência pelos microrganismos é mantida porque a ativação da célula T requer coestimuladores induzidos nas APCs pelos microrganismos
- O reconhecimento antigênico por um pequeno número de células T deve levar a uma resposta que seja suficientemente ampla para ser efetiva. Isso é possível graças a uma robusta expansão clonal subsequente à estimulação e por diversos mecanismos de amplificação induzidos por microrganismos e pelas próprias células T ativadas que intensificam a resposta
- A resposta deve ser otimizada para combater diferentes tipos de microrganismos. Isso é possível, em grande parte, com o desenvolvimento de subpopulações especializadas de células T efetoras.

RESUMO

- Os linfócitos T são os mediadores do ramo mediado por células do sistema imune adaptativo, que combate microrganismos ingeridos por fagócitos e microrganismos vivos contidos no interior dessas células, ou, ainda, microrganismos que infectam células do hospedeiro. Os linfócitos T também mediam a defesa contra alguns microrganismos extracelulares, auxiliam os linfócitos B a produzir anticorpos e destroem células cancerosas
- As respostas de linfócitos T consistem em etapas sequenciais: reconhecimento de microrganismos associados às células do hospedeiro por células T *naive*, expansão de clones antígeno-específicos por proliferação e diferenciação de uma parte da progênie em células efetoras e células de memória
- As células T usam seus receptores antigênicos para reconhecer antígenos peptídicos exibidos por moléculas do complexo principal de histocompatibilidade (MHC) nas células apresentadoras de antígeno (APCs), o que explica a especificidade da resposta subsequente; além disso, também reconhecem resíduos polimórficos de moléculas do MHC, o que explica a restrição ao MHC das respostas de células T
- O reconhecimento antigênico pelo receptor da célula T (TCR) desencadeia sinais que são enviados ao interior das células por moléculas associadas ao TCR (cadeias CD3 e ζ) e pelos correceptores CD4 e CD8
- A ligação das células T às APCs é intensificada por moléculas de adesão, notavelmente as integrinas, cuja afinidade por seus ligantes é aumentada durante o reconhecimento antigênico pelo TCR
- As APCs expostas aos microrganismos ou a citocinas produzidas como parte das reações imunes inatas aos microrganismos expressam coestimuladores que se ligam aos receptores existentes nas células T e desencadeiam os sinais secundários necessários para sua ativação
- Os sinais bioquímicos deflagrados nas células T pelo reconhecimento antigênico e pela coestimulação resultam na ativação de vários fatores de transcrição que estimulam a expressão de genes que codificam citocinas, receptores de citocina e outras moléculas envolvidas nas respostas das células T
- As vias de sinalização do TCR envolvem tirosinoquinases proteicas, as quais fosforilam proteínas que se tornam sítios de ancoragem para quinases adicionais e outras moléculas sinalizadoras. As vias de sinalização incluem a calcineurina/NFAT, RAS-MAP quinase, e PI3 quinase/mTOR
- Em resposta ao reconhecimento antigênico e à coestimulação, as células T secretam citocinas que induzem a proliferação de células T estimuladas pelo antígeno e mediam as funções efetoras dessas células
- As células T proliferam após a ativação pelo antígeno e pelos coestimuladores, resultando na expansão dos clones antígeno-específicos. A sobrevivência e a proliferação das células T ativadas são dirigidas pelo fator de crescimento IL-2
- Algumas células T se diferenciam em células efetoras responsáveis por erradicar as

infecções. As células CD4+ efetoras produzem moléculas de superfície, notavelmente CD40L, e secretam várias citocinas que ativam outros leucócitos para a destruição dos microrganismos, enquanto as células CD8+ efetoras são capazes de matar células infectadas e células tumorais
- Outras células T ativadas se diferenciam em células de memória, as quais sobrevivem mesmo após a eliminação do antígeno e conseguem montar respostas rápidas diante de encontros subsequentes com o antígeno
- As células T *naive* migram para os órgãos linfoides periféricos, principalmente para os linfonodos drenantes dos sítios de entrada do microrganismo, enquanto muitas células T efetoras geradas nos órgãos linfoides conseguem migrar para qualquer sítio de infecção
- As vias de migração de células T *naive* e efetoras são controladas por moléculas de adesão e quimiocinas. A migração de células T é independente do antígeno, porém as células que reconhecem antígenos microbianos nos tecidos são retidas nesses locais.

QUESTÕES DE REVISÃO

1. Quais são os componentes do complexo TCR? Quais deles são responsáveis pelo reconhecimento antigênico e quais são responsáveis pela transdução de sinal?
2. Além do TCR, quais são algumas das moléculas usadas pelas células T para iniciar suas respostas aos antígenos e quais são as funções dessas moléculas?
3. O que é coestimulação? Qual é a importância fisiológica dela? Quais os exemplos de pares ligante-receptor envolvidos na coestimulação?
4. Resuma as ligações existentes entre reconhecimento antigênico, as principais vias bioquímicas de sinalização nas células T e a produção de fatores de transcrição.
5. Qual é o principal fator de crescimento para as células T? Por que as células T antígeno-específicas se expandem mais do que as outras células T (*bystander*) mediante a exposição a um antígeno?
6. Quais são os mecanismos pelos quais as células T CD4+ efetoras ativam outros leucócitos?
7. Quais são as principais propriedades dos linfócitos T de memória?
8. Quais proteínas da família CD28 atuam na inibição das respostas de células T e como funcionam?
9. Por que as células T *naive* migram preferencialmente para os órgãos linfoides, enquanto as células T efetoras diferenciadas (que foram ativadas pelo antígeno) migram preferencialmente para os tecidos que são sítios de infecção?

As respostas e justificativas das Questões de revisão estão disponíveis no fim do livro.

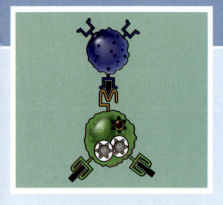

Mecanismos Efetores da Imunidade Mediada pelas Células T
Funções das Células T na Defesa do Hospedeiro

VISÃO GERAL DO CAPÍTULO

Tipos de Reações Imunes Mediadas pela Célula T, 142
Desenvolvimento e Funções de Linfócitos T Efetores CD4+, 143
  Subpopulações de células T auxiliares CD4+ distinguidas por perfis de citocinas, 143
  Células Th1, 146
  Desenvolvimento de células Th1, 148
  Células Th2, 148

  Diferenciação de Células Th2, 152
  Células Th17, 152
  Diferenciação de células Th17, 154
Diferenciação e Funções de Linfócitos T Citotóxicos CD8+, 154
Resistência de Microrganismos Patogênicos à Imunidade Mediada por Células, 156
Resumo, 159

A defesa do hospedeiro em que os linfócitos T atuam como células efetoras é chamada imunidade mediada por células. As células T são essenciais para a eliminação de microrganismos que sobrevivem e se replicam dentro das células, bem como para a erradicação de infecções causadas por certos microrganismos extracelulares, frequentemente pelo recrutamento de outros leucócitos para a eliminação dos patógenos infecciosos. As células T também destroem tumores produtores de proteínas com mutações que são reconhecidas como antígenos estranhos (ver Capítulo 10). Neste capítulo, enfocamos o papel das respostas de células T na defesa contra microrganismos patogênicos. As respostas imunes mediadas por células começam com a ativação de células T *naive*, que então proliferam e se diferenciam em células efetoras. A maioria delas migra para os sítios de infecção, nos quais atuam eliminando os microrganismos. Algumas células efetoras CD4+ permanecem nos órgãos linfoides e ajudam os linfócitos B a produzir anticorpos de alta afinidade (imunidade humoral; ver Capítulo 7). No Capítulo 3, descrevemos a função das moléculas do complexo principal de histocompatibilidade (MHC, do inglês *major histocompatibility complex*) na exibição dos antígenos oriundos de microrganismos intracelulares para o reconhecimento por linfócitos T. Além disso, no Capítulo 5, discutimos os eventos que ocorrem na ativação de linfócitos T *naive*. No presente capítulo, abordamos as seguintes questões:

- Quais tipos de células T efetoras estão envolvidas na eliminação de microrganismos?
- Como células T efetoras especializadas se diferenciam a partir de células T *naive*, e como essas células efetoras erradicam as infecções causadas por diversos microrganismos?
- Quais são os papéis dos macrófagos e outros leucócitos na destruição de patógenos infecciosos?

TIPOS DE REAÇÕES IMUNES MEDIADAS PELA CÉLULA T

Dois tipos principais de reações imunes mediadas por células eliminam diferentes tipos de microrganismos: as células T auxiliares CD4+ expressam moléculas que recrutam e ativam outros leucócitos para fagocitar (ingerir) e destruir microrganismos, enquanto os linfócitos T citotóxicos CD8+ (CTLs, do inglês *cytotoxic T lymphocytes*) matam células infectadas (Figura 6.1). As infecções microbianas podem ocorrer em qualquer parte do corpo, e alguns patógenos são capazes de infectar e viver nas células hospedeiras. Tais organismos incluem (1) numerosas bactérias, fungos e protozoários que invadem ou são ingeridos pelos fagócitos, mas resistem aos mecanismos de morte (*killing*) deles e, assim, sobrevivem dentro de vesículas ou no citosol; e (2) vírus que infectam células fagocíticas e não fagocíticas e se replicam no interior dessas células (ver Figura 5.1). As células T CD4+ e CD8+ reconhecem antígenos microbianos em diferentes compartimentos celulares e diferem quanto à natureza das reações que desencadeiam.

- As células T CD4+ reconhecem antígenos de microrganismos que foram internalizados em vesículas endocíticas pelos macrófagos. Esses microrganismos podem ter evoluído para resistir aos mecanismos de morte dos macrófagos, que são amplamente restritos às vesículas. As células T secretam citocinas e expressam moléculas de membrana que estimulam os mecanismos microbicidas dos fagócitos, possibilitando que os microrganismos sejam destruídos
- As células T CD4+ secretam citocinas que recrutam outros leucócitos (*i. e.*, neutrófilos, eosinófilos) para destruírem microrganismos extracelulares por fagocitose e outros mecanismos
- Em contraste, as células T CD8+ reconhecem antígenos microbianos presentes no citosol das células infectadas e as destroem.

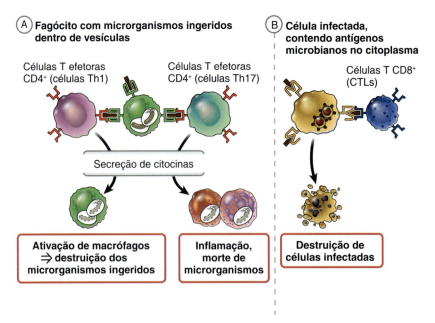

Figura 6.1 Imunidade mediada por células. A. Células T efetoras CD4+ das subpopulações Th1 e Th17 reconhecem antígenos microbianos e secretam citocinas que recrutam leucócitos (inflamação) e ativam fagócitos para matar microrganismos. As células efetoras da subpopulação Th2 (não mostradas) recrutam eosinófilos, que destroem parasitas helmínticos. **B.** Linfócitos T citotóxicos (CTLs) CD8+ matam células infectadas contendo antígenos microbianos no citosol. As células T CD8+ também produzem citocinas que induzem inflamação e ativam macrófagos (não mostradas).

A imunidade mediada por células (imunidade celular) contra patógenos foi descoberta como uma forma de imunidade à infecção por bactérias que sobrevivem no interior dos fagócitos e que poderia ser transferida de animais imunes a animais *naive* por meio de células (que hoje, sabemos, serem os linfócitos T), mas não por anticorpos séricos (Figura 6.2). Os estudos iniciais demonstraram que os linfócitos eram responsáveis pela especificidade da imunidade mediada por células contra diferentes microrganismos, enquanto a eliminação desses microrganismos era uma função dos macrófagos ativados. Como já mencionado, as células T CD4+ são responsáveis principalmente por esse tipo clássico de imunidade celular, enquanto as células T CD8+ são capazes de erradicar infecções sem necessidade de fagócitos.

As reações imunes mediadas pelas células T consistem em múltiplas etapas (ver Figura 5.2). As células T *naive* são estimuladas por antígenos microbianos em órgãos linfoides secundários (periféricos), dando origem a células T efetoras cuja função é erradicar as infecções. Então, as células T efetoras diferenciadas migram para o sítio de infecção. Os fagócitos presentes nesses sítios ingerem microrganismos ou proteínas microbianas em vesículas intracelulares, nas quais são processados proteoliticamente em fragmentos peptídicos, ligados a moléculas do MHC de classe II e exibidos na superfície celular para reconhecimento pelas células T CD4+. Antígenos peptídicos derivados de processamento proteassômico, a partir de proteínas microbianas presentes no citosol das células infectadas, ligam-se a moléculas do MHC de classe I e são exibidas na superfície celular para reconhecimento pelas células T CD8+. O reconhecimento antigênico ativa as células T efetoras que, então, executam sua tarefa de eliminar patógenos infecciosos. Portanto, na imunidade mediada por células, os antígenos proteicos são reconhecidos pelas células T em dois estágios. Primeiro, as células T *naive* reconhecem antígenos em órgãos linfoides secundários e respondem proliferando e diferenciando-se em células efetoras (ver Capítulo 5). No segundo estágio, as células T efetoras reconhecem os mesmos antígenos no local de infecção em qualquer parte do corpo e respondem eliminando-os.

Este capítulo descreve como as células T efetoras CD4+ e CD8+ se desenvolvem em resposta aos microrganismos e os eliminam. Como os linfócitos T auxiliares CD4+ e CTLs CD8+ usam mecanismos distintos para combater as infecções, discutiremos o desenvolvimento e as funções das células efetoras dessas classes linfocitárias individualmente. Concluímos descrevendo como tais classes podem cooperar para eliminar microrganismos intracelulares.

DESENVOLVIMENTO E FUNÇÕES DE LINFÓCITOS T EFETORES CD4+

No Capítulo 5, introduzimos o conceito de que é possível distinguir as células efetoras da linhagem CD4+ com base nas citocinas que produzem. Essas subpopulações de células T CD4+ diferem quanto às suas funções e exercem papéis distintos na imunidade mediada por células.

Subpopulações de células T auxiliares CD4+ distinguidas por perfis de citocinas

A análise da produção de citocinas por células T auxiliares (Th, do inglês *T helper*) revelou a existência de subpopulações funcionalmente distintas de células T CD4+ que produzem diferentes citocinas e eliminam diferentes tipos de patógenos. A existência dessas subpopulações ilustra a especialização das respostas imunes, otimizadas para combater diversos microrganismos. Por exemplo, alguns microrganismos, como as micobactérias, infectam fagócitos, mas resistem à morte intracelular pela ativação imune inata dessas células. A resposta de células T a esses microrganismos resulta na amplificação da ativação dos fagócitos, tornando-os capazes de destruir os microrganismos ingeridos. Em contraste, a resposta imune aos helmintos é dominada pela produção de anticorpos do tipo imunoglobulina E (IgE) e pela ativação de eosinófilos, os quais são estimulados por células T e ajudam a eliminar as infecções

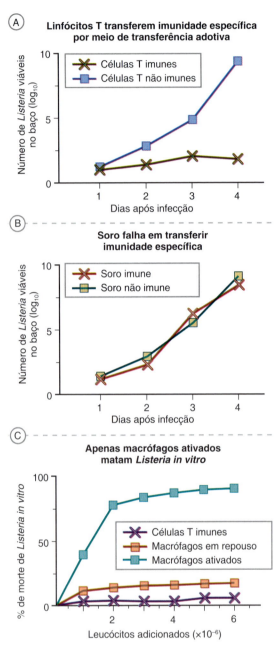

Figura 6.2 Imunidade mediada por células a uma bactéria intracelular, *Listeria monocytogenes*. Nesses experimentos, uma amostra de linfócitos ou soro (uma fonte de anticorpos) foi extraída de um camundongo previamente exposto a uma dose subletal de *Listeria* (camundongo imune) e transferida para um camundongo normal (*naive*). O receptor da transferência adotiva foi, então, desafiado com a bactéria. O número de bactérias foi avaliado no baço do camundongo receptor, com o objetivo de determinar se a transferência havia conferido imunidade. A proteção contra o desafio bacteriano (demonstrada pela redução na recuperação de bactérias vivas) foi induzida pela transferência de células linfoides imunes que, hoje, sabidamente são células T (**A**), e não pela transferência de soro (**B**) ou de células ou soro não imunes. As bactérias foram mortas *in vitro* por macrófagos ativados e não pelas células T (**C**). Portanto, a proteção depende de linfócitos T antígeno-específicos, mas a destruição (*killing*) bacteriana é função dos macrófagos ativados.

helmínticas. As infecções causadas por bactérias extracelulares e fungos são controladas pela fagocitose e destruição dos patógenos pelos neutrófilos, em que as citocinas produzidas pelas células T melhoram as respostas neutrofílicas. Todos esses tipos diferentes de respostas imunes são mediados por subpopulações de células T efetoras CD4+ produtoras de diferentes citocinas.

As células T auxiliares CD4+ podem diferenciar-se em três subpopulações de células efetoras, as quais produzem conjuntos distintos de citocinas que atuam na defesa contra diferentes tipos de infecções microbianas nos tecidos. Além disso, há uma quarta subpopulação que ativa células B em órgãos linfoides secundários (Figura 6.3). As duas subpopulações inicialmente definidas são chamadas de células Th1 e células Th2 (para células T auxiliares dos tipos 1 e 2, respectivamente); a terceira subpopulação, identificada posteriormente, é chamada células Th17, porque a citocina-assinatura dessas células é a interleucina-17 (IL-17). As células T que ajudam linfócitos B, chamadas células T auxiliares foliculares (Tfh, do inglês *T follicular helper cells*), são descritas no Capítulo 7 e não serão consideradas neste capítulo. A descoberta dessas subpopulações foi um marco importante para a compreensão das respostas imunes e fornece modelos para estudar o processo de diferenciação celular. Entretanto, é preciso notar que algumas células T CD4+ ativadas são capazes de produzir misturas de citocinas e, portanto, não podem ser prontamente classificadas nessas populações. Além disso, é possível que haja plasticidade nesse meio, de maneira que uma subpopulação pode se converter em outra sob determinadas condições. Apesar dessas ressalvas, considerar as funções das células efetoras CD4+ no contexto das principais subpopulações é útil para a compreensão dos mecanismos da imunidade mediada por células.

As citocinas produzidas nas respostas imunes adaptativas incluem aquelas secretadas pelas subpopulações de células T auxiliares, bem como as citocinas produzidas pelas células T reguladoras CD4+ e células T CD8+. Essas citocinas da

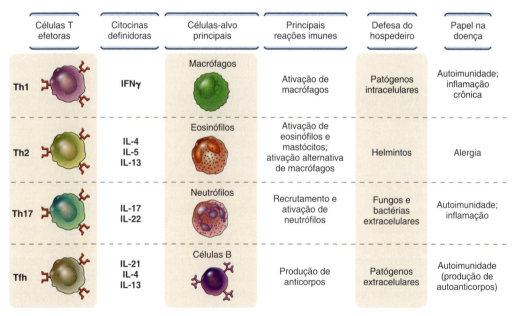

Figura 6.3 Características das subpopulações de linfócitos T auxiliares CD4+. Uma célula T CD4+ *naive* pode diferenciar-se em subpopulações que produzem diferentes citocinas, recrutam e ativam diversos tipos celulares (referidos como células respondedoras), combatem tipos distintos de infecções na defesa do hospedeiro e estão envolvidas em vários tipos de doenças inflamatórias. A tabela resume as principais diferenças entre as subpopulações de células T auxiliares Th1, Th2, Th17 e Tfh. *IFN*, interferon; *IL*, interleucina.

imunidade adaptativa compartilham algumas propriedades gerais, mas cada uma delas tem atividades biológicas diferentes e exerce papéis exclusivos na fase efetora ou na regulação dessas respostas (Figura 6.4). As funções das subpopulações de células T CD4$^+$ refletem as ações das citocinas produzidas por essas células. Conjuntos semelhantes de citocinas podem ser produzidos no início das respostas imunes por células linfoides inatas como ILC1, ILC2 e ILC3 (ver Capítulo 2) e, mais tarde, em quantidades maiores por células Th1, Th2 e Th17, respectivamente. A combinação de respostas inatas e adaptativas com perfis de citocinas e funções similares é, às vezes, agrupada como imunidade "do tipo 1", "do tipo 2" e "do tipo 3", respectivamente.

Cada subpopulação de células T CD4$^+$ se desenvolve em resposta aos tipos de microrganismos que ela erradica mais eficientemente. Diferentes microrganismos deflagram a produção de diferentes citocinas por células dendríticas e outras células. Além disso, essas citocinas direcionam a diferenciação das células T antígeno-ativadas em uma ou outra subpopulação. A seguir, discutimos as funções e o desenvolvimento de cada uma das principais subpopulações de células T efetoras CD4$^+$.

Células Th1

A subpopulação Th1 estimula a destruição de microrganismos ingeridos por fagócitos (Figura 6.5). A citocina-assinatura das células Th1 é o interferon-γ (IFN-γ), a mais potente das citocinas ativadoras de macrófagos conhecidas (apesar do nome similar, o IFN-γ é uma citocina antiviral bem menos potente do que os IFNs do tipo I [ver Capítulo 2]).

As células Th1, atuando via ligante de CD40 e IFN-γ, aumentam a capacidade dos macrófagos de matar os microrganismos fagocitados (Figura 6.6). Os macrófagos ingerem e tentam destruir os microrganismos como parte da resposta imune inata (ver Capítulo 2). A eficiência desse processo é significativamente aumentada pela interação das células Th1 com os macrófagos. Tais células são induzidas a expressar o ligante de CD40 (CD40L ou CD154) e secretar IFN-γ. A ligação do CD40L ao CD40 nos macrófagos atua em conjunto com a ligação de IFN-γ ao seu receptor nos mesmos macrófagos, para desencadear vias bioquímicas de sinalização que levam à geração de espécies reativas de oxigênio (ROS, do inglês *reactive oxygen species*) e óxido nítrico (NO, do inglês *nitric oxide*), bem como produção aumentada de proteases lisossomais. Todas essas moléculas são potentes destruidores de microrganismos. O resultado líquido da ativação mediada pelo CD40 e pelo IFN-γ é que os macrófagos se tornam fortemente microbicidas e podem destruir a maioria dos microrganismos ingeridos. Esta via de ativação do macrófago induzida pelo CD40 e pelo IFN-γ é chamada **ativação clássica do macrófago**, em contraste com a ativação alternativa do macrófago Th2-mediada, discutida adiante. Os macrófagos classicamente ativados, frequentemente chamados macrófagos M1, também secretam citocinas que estimulam a inflamação e expressam níveis aumentados de moléculas do MHC e coestimuladores, o que amplifica a resposta das células T. O IFN-γ também é secretado pelas células T CD8$^+$, podendo contribuir para a ativação de macrófagos e para a destruição dos microrganismos ingeridos.

O papel decisivo das células Th1 na defesa contra microrganismos intracelulares é demonstrado pela observação de que indivíduos com defeitos hereditários no desenvolvimento ou na função dessa subpopulação são suscetíveis a infecções por tais microrganismos, sobretudo espécies de micobactérias não tuberculosas que são disseminadas no ambiente, mas não causam doença em indivíduos imunocompetentes.

Essencialmente, a mesma reação que consiste no recrutamento e na ativação de leucócitos pode ser deflagrada pela injeção de uma proteína microbiana (ou de outra origem) na pele de um indivíduo que tenha sido imunizado com essa proteína ou previamente infectado pelo microrganismo. Essa reação é chamada **hipersensibilidade do tipo tardio** (DTH, do inglês *delayed-type hypersensitivity*) e descrita no Capítulo 11, no qual discutimos as reações imunológicas causadoras de lesão.

Capítulo 6 Mecanismos Efetores da Imunidade Mediada pelas Células T

A

Propriedades gerais das citocinas de célula T

Propriedade	Significado
Produzida de forma transiente em resposta ao antígeno	Fornece citocina quando necessário
Geralmente atua na mesma célula que produz a citocina (autócrina) ou nas células adjacentes (parácrina)	Maioria dos efeitos ocorre no sítio tecidual da infecção e da inflamação
Pleiotropismo: cada citocina tem múltiplas ações biológicas	Propicia diversidade de ações, mas pode limitar uso clínico das citocinas em função de efeitos indesejados
Redundância: múltiplas citocinas podem compartilhar atividades biológicas iguais ou semelhantes	Bloqueio terapêutico de qualquer citocina pode não resultar na obtenção do efeito desejado

B

Ações biológicas de citocinas de célula T selecionadas

Citocina	Principal ação	Fonte(s) celular(es)
IL-2	Proliferação de células T; desenvolvimento e manutenção de células T reguladoras	Células T ativadas
Interferon-γ (IFN-γ)	Ativação de macrófagos (via clássica)	Células T CD4+ Th1 e CD8+, células *natural killer* (NK), ILC1
IL-4	Troca (*switch*) de células B para IgE; ativação alternativa de macrófagos	Células T CD4+ Th2, mastócitos
IL-5	Ativação de eosinófilos	Células T CD4+ Th2, mastócitos, ILC2
IL-13	Troca (*switch*) de células B para IgE; ativação alternativa de macrófagos	Células T CD4+ Th2, mastócitos, ILC2
IL-17	Estimulação de inflamação aguda	Células T CD4+ Th17, ILC3, outras células
IL-21	Ativação de células B; diferenciação de Tfh	Células Tfh CD4+
IL-22	Manutenção da função da barreira epitelial	Células T CD4+ Th17, células NK, ILC3

Figura 6.4 Propriedades das principais citocinas produzidas por linfócitos T auxiliares CD4+. A. Propriedades gerais das citocinas produzidas durante as respostas imunes adaptativas. **B.** Funções das citocinas envolvidas na imunidade mediada pela célula T. Note que a IL-2, produzida por células T logo após a ativação e a primeira citocina de célula T identificada, foi discutida no Capítulo 5, no contexto da ativação da célula T. O fator de transformação do crescimento β (TGF-β) atua principalmente como um inibidor de respostas imunes; seu papel é discutido no Capítulo 9. As citocinas da imunidade inata são mostradas na Figura 2.14; várias delas também são produzidas por células T e, portanto, atuam na imunidade adaptativa. Mais informações sobre essas citocinas e seus receptores são fornecidas no Apêndice III. *IgE*, imunoglobulina E; *IL*, interleucina, *ILC*, célula linfoide inata (os diferentes tipos são indicados por números); *Tfh*, (célula) T auxiliar folicular; *Th*, (célula) T auxiliar.

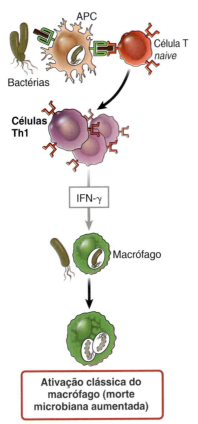

Figura 6.5 Funções das células Th1. As células Th1 produzem a citocina interferon-γ (IFN-γ), que ativa macrófagos para matar microrganismos fagocitados (via de ativação clássica do macrófago). Em camundongos, o IFN-γ estimula a produção de anticorpos IgG, mas isso não foi estabelecido em seres humanos. *APC,* célula apresentadora de antígeno; *Th1,* (célula) T auxiliar 1.

Desenvolvimento de células Th1

A diferenciação das células T CD4⁺ *naive* em células efetoras Th1 é dirigida por uma combinação de sinalizações antígeno-induzidas do receptor da célula T (TCR, do inglês *T cell receptor*) e das citocinas IL-12 e IFN-γ (Figura 6.7). Em resposta a muitas bactérias (em especial, bactérias capazes de viver no interior de fagócitos) e vírus, as células dendríticas e os macrófagos produzem IL-12, enquanto as células *natural killer* (NK) produzem IFN-γ. Portanto, quando células T *naive* reconhecem antígenos desses microrganismos, também são expostas a IL-12 e IFN-γ.

Essas citocinas ativam os fatores de transcrição STAT4 e STAT1, respectivamente, enquanto os sinais antígeno-induzidos combinados com as citocinas induzem expressão de um fator de transcrição chamado T-BET, essencial ao desenvolvimento e à função de Th1. Esses fatores atuam conjuntamente para estimular a expressão de IFN-γ e outras proteínas envolvidas na migração das células Th1 para os sítios de infecção. O IFN-γ não só ativa os macrófagos para destruírem os microrganismos ingeridos, como também promove desenvolvimento adicional de Th1 e inibe o desenvolvimento de células Th2 e Th17. Portanto, o IFN-γ polariza a resposta para a subpopulação Th1 de maneira crescente.

Células Th2

As células Th2 promovem a destruição de parasitas helmínticos mediada por eosinófilos e estão envolvidas no reparo tecidual (Figura 6.8). As citocinas-assinatura das células Th2 – IL-4, IL-5 e IL-13 – atuam de maneira colaborativa na erradicação de infecções por vermes. Os helmintos são grandes demais para serem fagocitados; por isso, sua destruição requer outros mecanismos diferentes da ativação de macrófagos. Quando as células Th2 encontram antígenos provenientes de helmintos, elas secretam suas citocinas. Os eosinófilos são ativados pela IL-5 produzida pelas células Th2 e liberam os conteúdos de seus grânulos, os quais são tóxicos para os parasitas. A IL-13 estimula a secreção de muco e o peristaltismo intestinal, intensificando a expulsão dos parasitas intestinais. As respostas Th2 são frequentemente acompanhadas de células Tfh, que produzem IL-4 e IL-13, as quais direcionam a troca de classe para IgE em células B. A IgE se liga aos mastócitos e é responsável por sua ativação, levando à secreção de mediadores químicos que estimulam a inflamação e de proteases que destroem toxinas.

As citocinas Th2 promovem o reparo do tecido epitelial de barreira após lesão, em parte pela estimulação da via alternativa de ativação dos macrófagos (Figura 6.9). A IL-4 e a IL-13 inibem a via clássica de ativação dos macrófagos, que gera macrófagos microbicidas e

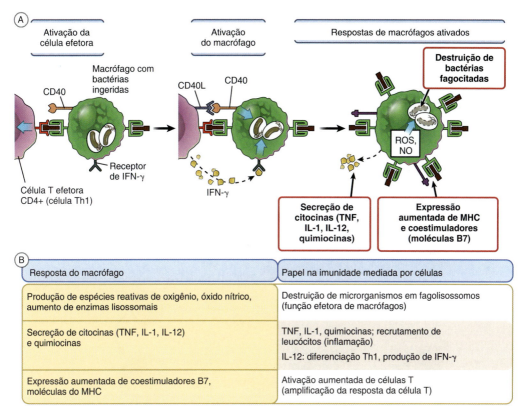

Figura 6.6 Ativação de macrófagos por linfócitos Th1. Linfócitos T efetores da subpopulação Th1 reconhecem os antígenos de microrganismos ingeridos contidos nos macrófagos. Em resposta a esse reconhecimento, os linfócitos T expressam CD40L, que se liga ao CD40 nos macrófagos, e as células T secretam interferon-γ (IFN-γ), que se liga aos receptores de IFN-γ também nos macrófagos. Essa combinação de sinais ativa essas células a produzir substâncias microbianas que matam os microrganismos ingeridos. O processo é conhecido como ativação clássica de macrófagos. Os que são ativados também secretam fator de necrose tumoral (TNF), interleucina-1 (IL-1) e quimiocinas, que induzem inflamação; além da IL-12, que promove respostas Th1. Além disso, expressam mais moléculas do complexo principal de histocompatibilidade (MHC) e coestimuladores, que intensificam ainda mais as respostas das células T. **A.** A ilustração mostra uma célula T CD4+ reconhecendo peptídeos associados ao MHC de classe II e ativando o macrófago. **B.** A figura resume as respostas do macrófago e seus papéis na imunidade mediada por células. *NO*, óxido nítrico; *ROS*, espécies reativas de oxigênio.

pró-inflamatórios, descritos mais adiante. Ao mesmo tempo, as citocinas Th2 induzem a ativação alternativa de macrófagos, assim chamada para distingui-la da ativação clássica. Os macrófagos alternativamente ativados produzem fatores de crescimento que promovem a síntese de colágeno por fibroblastos e angiogênese, desempenhando, assim, um papel no reparo tecidual após lesão, porém podem contribuir para a fibrose em uma variedade de estados patológicos.

As células Th2 estão envolvidas em reações alérgicas a antígenos ambientais. Os antígenos que elicitam essas reações são chamados alergênios. Eles induzem respostas Th2 em indivíduos geneticamente suscetíveis, e a exposição subsequente aos alergênios desencadeia a ativação de mastócitos e eosinófilos. As alergias são o tipo mais comum de distúrbio imunológico; essas doenças serão retomadas no Capítulo 11, quando discutiremos as reações de hipersensibilidade. Antagonistas de IL-5 estão aprovados para o tratamento da asma alérgica, enquanto um anticorpo contra o receptor de IL-4/IL-13 está aprovado para o tratamento da asma e da doença

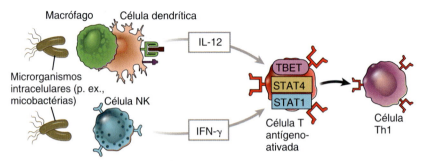

Figura 6.7 Diferenciação de células efetoras Th1. Células dendríticas, macrófagos e células NK que respondem a diferentes tipos de microrganismos secretam citocinas que induzem a diferenciação de células T CD4+ ativadas pelo antígeno na subpopulação Th1. Os fatores de transcrição envolvidos nesse processo estão indicados em caixas nas células T antígeno-ativadas. *IFN*, interferon-γ; *IL*, interleucina; *NK, natural killer*.

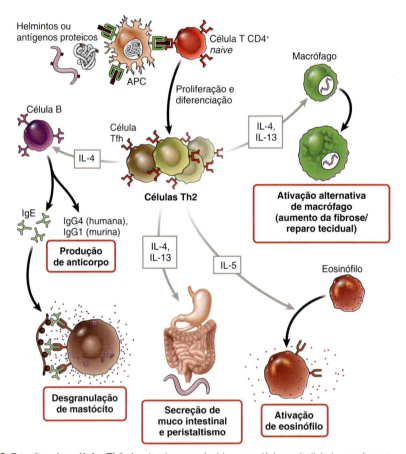

Figura 6.8 Funções das células Th2. As citocinas produzidas por células epiteliais (normalmente em resposta a lesão ou infecção) atuam nas células apresentadoras de antígenos (APCs) ou em células T *naive* para estimular a diferenciação de células T em células Th2. As células Th2 produzem as citocinas interleucina-4 (IL-4), IL-5 e IL-13. A IL-4 (e a IL-13) atua nas células B estimulando a produção principalmente de anticorpos IgE, que se ligam aos mastócitos. O auxílio para a produção de anticorpos pode ser fornecido pelas células Tfh, que produzem citocinas Th2 e residem em órgãos linfoides, e não pelas células Th2 clássicas. A IL-5 ativa os eosinófilos, uma resposta importante na destruição de helmintos. IL-4 e IL-13 induzem ativação alternativa de macrófagos. *APC*, célula apresentadora de antígeno; *Ig*, imunoglobulina.

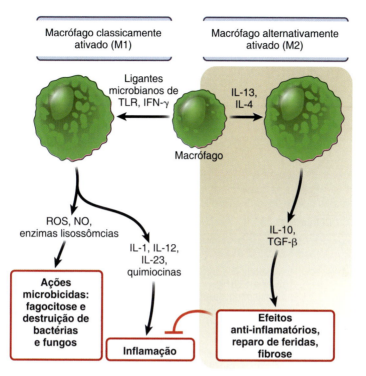

Figura 6.9 Ativação clássica e alternativa de macrófagos. Os macrófagos classicamente ativados (M1) são microbicidas e pró-inflamatórios induzidos pela ligação de produtos microbianos a TLRs e citocinas, em particular interferon-γ (IFN-γ). Os macrófagos alternativamente ativados (M2) são induzidos por interleucina-4 (IL-4) e IL-13 (produzidas por certas subpopulações de linfócitos T e outros leucócitos) e importantes no reparo tecidual e na fibrose. As populações M1 e M2 podem representar fenótipos extremos, e devem existir outras populações de macrófagos com características intermediárias. Várias combinações desses macrófagos provavelmente são induzidas na maioria das infecções. *NO*, óxido nítrico; *ROS*, espécies reativas de oxigênio; *TGF-β*, fator de transformação do crescimento β; *TLR*, receptor do tipo Toll.

alérgica cutânea conhecida como dermatite atópica. Anticorpos que bloqueiam as citocinas indutoras do padrão Th2, TSLP e IL-33 também estão aprovados para o tratamento da asma.

A ativação relativa das células Th1 e Th2 em resposta a um microrganismo infeccioso pode determinar o desfecho da infecção (Figura 6.10). Por exemplo, o protozoário parasita *Leishmania major* vive dentro das vesículas fagocíticas dos macrófagos e sua eliminação requer a ativação dos macrófagos, por células Th1 específicas para *L. major*. A maioria das linhagens isogênicas (*inbred*) de camundongos gera uma resposta Th1 efetiva ao parasita e, portanto, consegue erradicar a infecção. No entanto, em algumas linhagens isogênicas murinas, a resposta a *L. major* é dominada pelas células Th2, e os camundongos sucumbem à infecção. *Mycobacterium leprae*, a bactéria causadora da hanseníase, é um patógeno humano que também vive dentro dos macrófagos e pode ser eliminado por mecanismos imunes celulares. Algumas pessoas infectadas por *M. leprae* não conseguem erradicar a infecção que, se não for tratada, irá progredir para uma forma destrutiva da doença chamada hanseníase lepromatosa. Em contraste, em outros pacientes, a bactéria induz respostas imunes celulares fortes, contendo células T e macrófagos ativados circundando o sítio de infecção e alguns microrganismos sobreviventes; essa forma de infecção menos lesiva é chamada hanseníase tuberculoide. A forma tuberculoide está associada à ativação de células Th1 específicas para *M. leprae*, enquanto a forma lepromatosa destrutiva está associada a um defeito

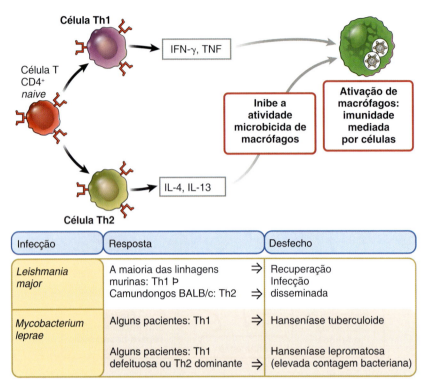

Figura 6.10 O equilíbrio entre a ativação de Th1 e Th2 determina o desfecho das infecções intracelulares. Os linfócitos T CD4+ *naive* podem se diferenciar em células Th1, que ativam fagócitos para matar microrganismos ingeridos, e em células Th2, que inibem a ativação clássica dos macrófagos. O balanço entre essas duas subpopulações pode influenciar o desfecho das infecções, como ilustra a infecção por *Leishmania*, em camundongos, e a hanseníase, em seres humanos. *IFN*, interferon; *IL*, interleucina; *TNF*, fator de necrose tumoral.

na ativação das células Th1 e, às vezes, a uma forte resposta Th2. O mesmo princípio – de que a resposta de citocinas de células T a um patógeno infeccioso é um determinante importante do desfecho da infecção – pode ser válido para outras doenças infecciosas.

Diferenciação de Células Th2

A diferenciação de células T CD4+ *naive* em células Th2 é estimulada por citocinas secretadas por células epiteliais danificadas, incluindo IL-25, IL-33 e linfopoietina estromal tímica (TSLP, do inglês *thymic stromal lymphopoietin*), além de estimulação adicional por IL-4, que pode ser produzida por mastócitos, outras células teciduais e pelas próprias células T nos sítios de infecção helmíntica (Figura 6.11). A IL-4 ativa o fator de transcrição STAT6, e os sinais antígeno-induzidos combinados com a IL-4 induzem a expressão de um fator de transcrição chamado GATA-3, que é requerido para a diferenciação Th2. De modo análogo às células Th1, esses fatores de transcrição estimulam a expressão de citocinas Th2 e proteínas envolvidas na migração celular, promovendo assim respostas Th2. A IL-4 produzida pelas células Th2 intensifica ainda mais a diferenciação Th2, amplificando, então, esse tipo de resposta.

Células Th17

As células Th17 induzem reações inflamatórias que destroem bactérias e fungos (Figura 6.12). As principais citocinas produzidas pelas células Th17 são IL-17 e IL-22. Essa subpopulação de células T foi descoberta em estudos sobre doenças inflamatórias, muitos anos após

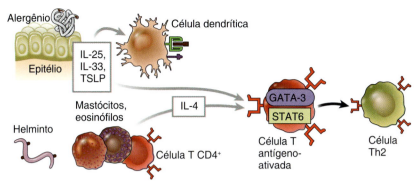

Figura 6.11 Diferenciação de células Th2 efetoras. As citocinas liberadas pelo epitélio danificado, por células dendríticas e outras células em resposta aos helmintos induzem a diferenciação de células T CD4+ antígeno-ativadas na subpopulação Th2. Os fatores de transcrição envolvidos nesse processo estão indicados em caixas nas células T antígeno-ativadas. *IL*, interleucina; *TSLP*, linfopoietina estromal tímica.

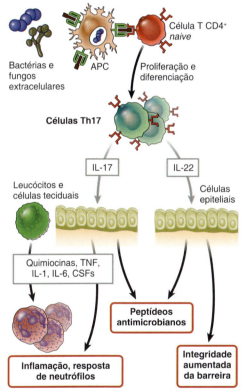

Figura 6.12 Funções das células Th17. As células Th17 produzem a citocina interleucina-17 (IL-17), que induz produção de quimiocinas e outras citocinas a partir de várias células, as quais recrutam neutrófilos (e monócitos, não mostrados) para o sítio de inflamação. Algumas citocinas produzidas pelas células Th17, notavelmente a IL-22, atuam mantendo a função da barreira epitelial no trato intestinal e em outros tecidos. *APC*, célula apresentadora de antígeno; *CSFs*, fatores estimuladores de colônia; *TNF*, fator de necrose tumoral.

as subpopulações Th1 e Th2 terem sido descritas, e seu papel na defesa do hospedeiro foi estabelecido posteriormente.

A principal função das células Th17 é estimular o recrutamento de neutrófilos e, em menor grau, de monócitos. A IL-17 secretada por células Th17 estimula a produção de quimiocinas por outras células, e essas quimiocinas são responsáveis pelo recrutamento de leucócitos. Bactérias e fungos que sobrevivem fora das células são, frequentemente, destruídos de maneira rápida após a ingestão por fagócitos, especialmente neutrófilos, de modo que os leucócitos recrutados são eficientes na eliminação desses microrganismos. As células Th17 também estimulam a produção de substâncias antimicrobianas, chamadas defensinas, que atuam como antibióticos endógenos produzidos localmente. A IL-22 produzida pelas células Th17 induz a produção de defensinas por células epiteliais, ajuda a manter a integridade das barreiras epiteliais e pode promover o reparo de epitélios danificados. Os raros indivíduos que apresentam defeitos hereditários nas respostas Th17 mostram propensão ao desenvolvimento de candidíase mucocutânea crônica e abscessos bacterianos na pele.

As células Th17 também induzem inflamação e estão associadas a numerosas doenças inflamatórias crônicas. Anticorpos que bloqueiam IL-17 ou a citocina indutora de Th17, IL-23, constituem tratamentos muito efetivos para psoríase, uma doença inflamatória da pele. Um anticorpo que neutraliza a IL-12 e a IL-23 (ligando-se a uma proteína compartilhada por essas citocinas de duas cadeias), inibindo, assim, o desenvolvimento de células Th1 e Th17, é usado para o tratamento da enteropatia inflamatória e da psoríase.

Diferenciação de células Th17

O desenvolvimento de células Th17 a partir de células CD4[+] *naive* é dirigido por citocinas secretadas por células dendríticas e macrófagos em resposta a fungos e bactérias extracelulares (Figura 6.13). O reconhecimento de glicanas fúngicas, bem como de peptidoglicanos e lipopeptídeos bacterianos por receptores da imunidade inata existentes nas células dendríticas, estimula a secreção de várias citocinas, incluindo IL-1, IL-6 e IL-23. A IL-6 e a IL-23 ativam o fator de transcrição STAT3. Os sinais induzidos por essas citocinas e por outra citocina, chamada fator de transformação do crescimento β (TGF-β, do inglês *transforming growth factor* β), em combinação com a sinalização do TCR, induzem a expressão do fator de transcrição RORγT, que atua conjuntamente como STAT3 para promover a diferenciação Th17. Curiosamente, o TGF-β é um inibidor de muitas respostas imunes, mas quando presente com a IL-6 ou com a IL-1, promove o desenvolvimento de células Th17.

DIFERENCIAÇÃO E FUNÇÕES DE LINFÓCITOS T CITOTÓXICOS CD8[+]

Os vírus tipicamente infectam várias células teciduais que não têm atividade microbicida intrínseca, de modo que não podem ser erradicados pela ativação das células infectadas. Microrganismos que sobrevivem no citosol (p. ex., vírus) ou escapam dos fagossomos para o citosol (p. ex., algumas bactérias ingeridas) são resistentes aos mecanismos microbicidas, que estão amplamente confinados a vesículas. A erradicação desses patógenos citosólicos requer CTLs CD8[+]. Os CTLs também exercem um papel essencial na defesa contra o câncer (ver Capítulo 10).

Os linfócitos T CD8[+] *naive* ativados por antígeno, moléculas coestimuladoras e citocinas se diferenciam em CTLs capazes de matar células infectadas que expressam o antígeno. As células T CD8[+] *naive* conseguem reconhecer antígenos, mas são incapazes de matar as células que expressam os antígenos. A diferenciação de células T CD8[+] *naive* em CTLs totalmente ativos é acompanhada da síntese de moléculas envolvidas na morte celular, conferindo a essas células T efetoras a capacidade funcional que constitui a base de sua designação citotóxica. Os linfócitos T CD8[+] reconhecem peptídeos associados ao MHC de classe I em células infectadas e células tumorais. As fontes de peptídeos que se ligam ao MHC de classe I em uma célula são os antígenos proteicos microbianos sintetizados no citosol dessa célula e antígenos proteicos derivados de microrganismos fagocitados que escapam das vesículas fagocíticas para o citosol (ver Capítulo 3). As células dendríticas capturam os antígenos de células infectadas e de tumores nos tecidos, realizam a transferência desses antígenos para o citosol, migram para os linfonodos e apresentam os antígenos em moléculas do MHC de classe I

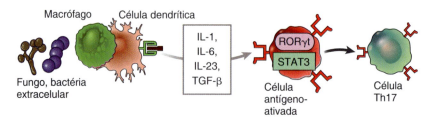

Figura 6.13 Diferenciação de células Th17 efetoras. Em resposta a fungos e bactérias, as células dendríticas e os macrófagos secretam citocinas que induzem a diferenciação de células T CD4[+] antígeno-ativadas em células Th17. Os fatores de transcrição envolvidos nesse processo estão indicados em caixas nas células T antígeno-ativadas. *IL*, interleucina; *TGF*-β, fator de transformação do crescimento β.

para células T CD8⁺ *naive*, em um processo conhecido como apresentação cruzada (ver Figura 3.16). A diferenciação de células T CD8⁺ *naive* em CTLs funcionais e células de memória requer não só o reconhecimento antigênico, mas também a coestimulação e, em certas situações, o auxílio de células T CD4⁺ (ver Figura 5.7).

Os CTLs CD8⁺ reconhecem complexos peptídeo-MHC de classe I na superfície de células infectadas e matam essas células, eliminando, assim, o reservatório de infecção. As células T conhecem peptídeos associados ao MHC por meio de seu TCR e do correceptor CD8. Essas células infectadas são chamadas alvos de CTLs, por serem destruídas por eles. O TCR e o CD8, bem como outras proteínas sinalizadoras, agrupam-se na membrana do CTL, no sítio de contato com a célula-alvo, e são circundadas pela integrina leucocitária associada ao antígeno 1 (LFA-1, do inglês *leukocyte function-associated antigen 1*). Essas moléculas interagem com seus ligantes na célula-alvo, formando uma sinapse imunológica (ver Capítulo 5).

O reconhecimento antigênico por CTLs resulta na ativação de vias transdutoras de sinal que levam à exocitose dos conteúdos dos grânulos dos CTLs na sinapse entre o CTL e a célula-alvo (Figura 6.14). Os CTLs matam as células-alvo principalmente como resultado da liberação de proteínas dos grânulos nelas. Dois tipos de proteínas dos grânulos decisivas para essa morte são as granzimas (enzimas dos grânulos) e a perforina. A **perforina** desorganiza a integridade das membranas da célula-alvo, facilitando, assim, a distribuição de granzimas no citosol. As **granzimas** clivam e, então, ativam enzimas chamadas caspases (cisteíno-proteases que clivam proteínas após os resíduos de ácido aspártico) presentes no citosol das células-alvo, que, por sua vez, induzem morte apoptótica da célula. Outra proteína dos

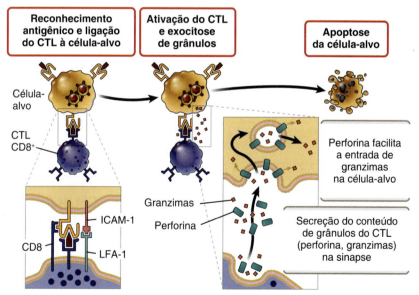

Figura 6.14 Mecanismos de morte de células infectadas induzidos por linfócitos T citotóxicos CD8⁺ (CTLs). Os CTLs reconhecem peptídeos derivados de microrganismos citoplasmáticos associados ao complexo principal de histocompatibilidade (MHC) de classe I presentes em células infectadas e formam adesões firmes (conjugados) com essas células. Moléculas de adesão como a integrina LFA-1 e seu ligante ICAM-1 estabilizam a ligação dos CTLs às células infectadas. Os CTLs são ativados para liberar (por exocitose) os conteúdos de seus grânulos (perforina e granzimas) na sinapse formada entre as duas células. As granzimas são liberadas para o citosol da célula-alvo por um mecanismo perforina-dependente, consequentemente induzindo apoptose. Note que a atividade citotóxica dos CTLs não requer coestimulação ou ajuda de células T auxiliares. *ICAM-1*, molécula de adesão intercelular-1; *LFA-1*, antígeno associado à função leucocitária 1.

grânulos do CTL, **granulisina**, é liberada no citosol das células-alvo infectadas, onde mata os microrganismos inserindo-se em suas membranas celulares.

Os CTLs ativados também expressam uma proteína de membrana chamada FAS-ligante, que se liga a um receptor indutor de morte chamado FAS (CD95) nas células-alvo. O engajamento de FAS ativa as caspases e induz apoptose na célula-alvo. Essa via dispensa a exocitose de grânulos e provavelmente exerce apenas um papel secundário na morte induzida por CTLs CD8+.

O resultado líquido desses mecanismos efetores de CTLs é que as células infectadas são mortas. Como todas as células nucleadas expressam MHC de classe I, os CTLs podem ser ativados por qualquer célula infectada em qualquer tecido, sendo capazes de matá-la. As células que sofreram apoptose são rapidamente fagocitadas e eliminadas sem elicitar uma reação inflamatória. Os CTLs em si não são lesados durante o processo de indução de morte das outras células; por isso, cada CTL pode matar uma célula-alvo, desligar-se dela e seguir para destruir alvos adicionais.

Além de sua atividade citotóxica, as células efetoras CD8+ secretam IFN-γ. Essa citocina é responsável pela ativação dos macrófagos nas infecções e nos estados patológicos em que a ativação excessiva de células T CD8+ pode ser uma característica. O IFN-γ também pode exercer algum papel na defesa contra alguns tumores.

Embora tenhamos descrito as funções efetoras das células T CD4+ e T CD8+ separadamente, esses tipos de linfócitos T podem atuar de modo cooperativo para destruir microrganismos intracelulares (Figura 6.15). Se os microrganismos forem fagocitados e permanecerem sequestrados em vesículas dos macrófagos, as células T CD4+ poderão ser adequadas para erradicar essas infecções via secreção de IFN-γ e ativação dos mecanismos microbicidas dos macrófagos. Entretanto, se os microrganismos conseguirem escapar das vesículas para o citoplasma, irão tornar-se não suscetíveis aos mecanismos de morte dos macrófagos ativados, e sua eliminação irá requerer destruição das células infectadas por CTLs CD8+.

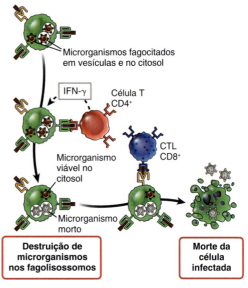

Figura 6.15 Cooperação entre células T CD4+ e CD8+ na erradicação de infecções intracelulares. Em um macrófago infectado por uma bactéria intracelular, algumas bactérias são sequestradas em vesículas (fagossomos) enquanto outras podem escapar para o citosol. As células T CD4+ reconhecem antígenos derivados dos microrganismos vesiculares e ativam o macrófago para matar os microrganismos contidos nas vesículas. As células T CD8+ reconhecem antígenos derivados das bactérias citosólicas e são necessárias para a destruição da célula infectada, eliminando, assim, o reservatório de infecção. *CTL*, linfócito T citotóxico; *IFN*, interferon.

RESISTÊNCIA DE MICRORGANISMOS PATOGÊNICOS À IMUNIDADE MEDIADA POR CÉLULAS

Diferentes microrganismos desenvolveram mecanismos variados para resistir à defesa do hospedeiro mediada pelo linfócito T (Figura 6.16). Muitas bactérias intracelulares, como *Mycobacterium tuberculosis, Legionella pneumophila* e *Listeria monocytogenes*, inibem a fusão dos fagossomos com lisossomos ou criam poros nas membranas dos fagossomos, possibilitando que esses organismos escapem para o citosol. Assim, eles conseguem resistir aos mecanismos microbicidas dos fagócitos e sobreviver, chegando até mesmo a se replicar dentro de tais células.

Capítulo 6 Mecanismos Efetores da Imunidade Mediada pelas Células T

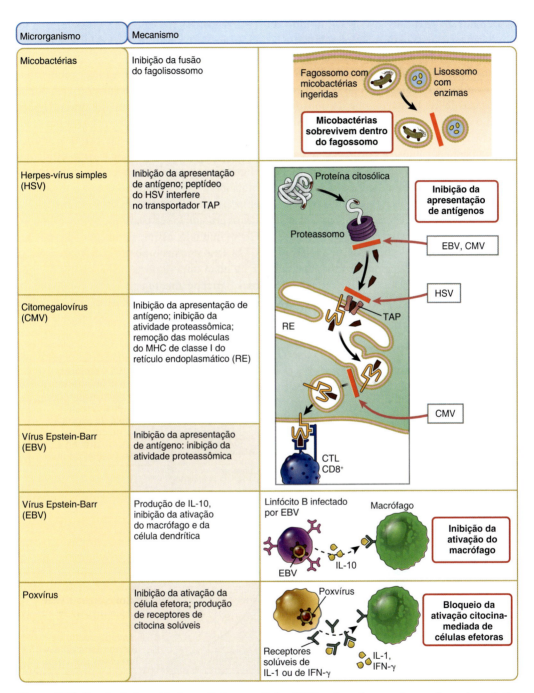

Figura 6.16 Evasão da imunidade mediada por células (IMC) pelos microrganismos. Exemplos selecionados de diferentes mecanismos pelos quais as bactérias e os vírus resistem aos mecanismos efetores da IMC. *CTL*, linfócito T citotóxico; *IFN*, interferon; *IL*, interleucina; *RE*, retículo endoplasmático; *TAP*, transportador associado ao processamento antigênico.

Muitos vírus afetam a apresentação de antígenos associados ao MHC de classe I, inibindo a produção ou expressão de moléculas de classe I, bloqueando o transporte de peptídeos antigênicos do citosol para o retículo endoplasmático (RE) e removendo moléculas de classe I recém-sintetizadas do RE. Todos esses mecanismos diminuem o carregamento das moléculas do MHC de classe I por peptídeos virais. O resultado desse carregamento defeituoso é a expressão reduzida de moléculas do MHC de classe I de superfície, uma vez que as moléculas de classe I vazias são instáveis e não expressas na superfície celular. É interessante notar que as células NK são ativadas por células deficientes em classe I (ver Capítulo 2). Portanto, as defesas do hospedeiro evoluíram para combater os mecanismos de imunoevasão dos microrganismos: os CTLs reconhecem peptídeos virais associados ao MHC de classe I, os vírus inibem a expressão do MHC de classe I e as células NK reconhecem a ausência de moléculas do MHC de classe I nas células infectadas ou estressadas.

Outros vírus produzem citocinas inibitórias ou receptores de citocina solúveis (iscas) que se ligam e neutralizam citocinas como o IFN-γ, diminuindo a quantidade disponível dessas substâncias para desencadear as reações imunes mediadas por células. Alguns vírus evadem a eliminação e estabelecem infecções crônicas estimulando a expressão de receptores inibitórios, entre os quais PD-1 (do inglês, *programmed cell death protein 1*; ver Capítulo 5) nas células T CD8$^+$, inibindo, assim, as funções efetoras dos CTLs. Esse fenômeno, por meio do qual as células T montam uma resposta inicial contra o vírus, mas é precocemente encerrada, foi chamado **exaustão da célula T** (Figura 6.17). Isso ocorre

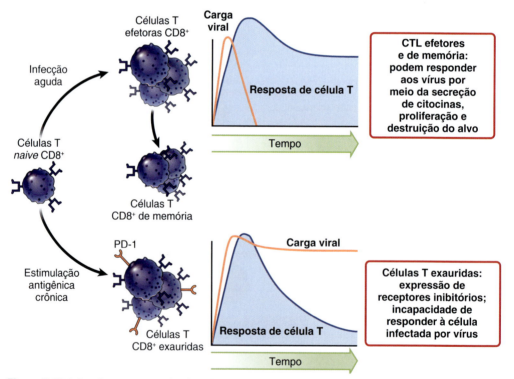

Figura 6.17 Ativação e exaustão da célula T. A. Em uma infecção viral aguda, as células T CD8$^+$ vírus-específicas proliferam, diferenciam-se em CTLs efetoras e células de memória, e eliminam o vírus. **B.** Em algumas infecções virais crônicas, as células T CD8$^+$ montam uma resposta inicial, mas começam a expressar receptores inibidores (p. ex., PD-1 e CTLA-4) e são inativadas, levando à persistência do vírus. Esse processo é chamado *exaustão*, porque as células T chegam a produzir uma resposta, mas que, todavia, é de curta duração.

tipicamente como uma reação à estimulação antigênica crônica, como em infecções virais crônicas ou tumores, e é um mecanismo pelo qual a célula T repetidamente estimulada termina a sua própria resposta. Há ainda outros vírus que infectam diretamente e matam as células imunes, sendo o melhor exemplo o vírus da imunodeficiência humano (HIV, do inglês, *human immunodeficiency virus*), que consegue sobreviver em indivíduos infectados matando as células T $CD4^+$.

O desfecho das infecções é influenciado pela força das defesas do hospedeiro e pela capacidade dos patógenos de resisti-las. O mesmo princípio é evidente quando os mecanismos efetores da imunidade humoral são considerados. Uma abordagem para iniciar o equilíbrio entre hospedeiro e microrganismos em favor da imunidade protetora é vacinar os indivíduos para intensificar as respostas imunes adaptativas. Os princípios subjacentes às estratégias de vacinação são descritos no final do Capítulo 8, após a discussão sobre imunidade humoral.

Como discutimos no Capítulo 10, os tumores, assim como os patógenos infecciosos, desenvolveram vários mecanismos para evadir ou resistir à imunidade mediada pelas células T $CD8^+$. Esses mecanismos incluem a inibição da expressão de moléculas do MHC de classe I e a indução de exaustão das células T. O bloqueio de alguns desses mecanismos de evasão propicia estratégias efetivas para desencadear a imunidade antitumoral (ver Capítulo 10).

RESUMO

- A imunidade mediada por células é o ramo da imunidade adaptativa que erradica as infecções causadas por microrganismos associados às células. Essa forma de defesa do hospedeiro emprega dois tipos de células T: células T auxiliares $CD4^+$, que recrutam e ativam fagócitos e outros leucócitos para matar os microrganismos ingeridos e alguns microrganismos extracelulares; e CTLs $CD8^+$ que eliminam os reservatórios de infecção destruindo as células que abrigam microrganismos no citosol
- As células T $CD4^+$ podem diferenciar-se em subpopulações de células efetoras que produzem diferentes citocinas e desempenham funções distintas
- As células efetoras da subpopulação Th1 reconhecem os antígenos dos microrganismos ingeridos pelos macrófagos. Essas células T secretam IFN-γ e expressam CD40-ligante, os quais atuam de maneira colaborativa para ativar os macrófagos
- Os macrófagos classicamente ativados produzem substâncias como ROS, NO e enzimas lisossômicas, que matam os microrganismos ingeridos. Os macrófagos também produzem citocinas indutoras de inflamação
- As células Th2 estimulam a inflamação eosinofílica e desencadeiam a via alternativa de ativação do macrófago, enquanto as células Tfh paralelamente induzidas deflagram a produção de IgE. A IgE e os eosinófilos são importantes na defesa do hospedeiro contra parasitas helmínticos e em doenças alérgicas
- O equilíbrio entre a ativação de células Th1 e Th2 determina os desfechos de muitas infecções, com as células Th1 promovendo e as células Th2 suprimindo a defesa contra microrganismos intracelulares
- As células Th17 estimulam o recrutamento de neutrófilos e monócitos que destroem bactérias e fungos extracelulares. As respostas Th17 também estão subjacentes a algumas doenças inflamatórias crônicas
- As células T $CD8^+$ se diferenciam em CTLs que matam as células infectadas, principalmente via indução de apoptose nessas células. As células T $CD4^+$ e $CD8^+$ muitas vezes atuam de modo cooperativo na erradicação das infecções intracelulares. Os CTLs $CD8^+$ também destroem células cancerosas e são mediadores essenciais da imunidade antitumoral
- Muitos microrganismos patogênicos desenvolveram mecanismos para resistir à imunidade mediada por células. Isso inclui a inibição da fusão do fagolisossomo, o escape das vesículas dos fagócitos, a inibição da montagem dos complexos peptídeo-MHC de classe I, a produção de citocinas inibitórias ou de receptores "isca" para citocinas, além da inativação de células T, causando, então, o término precoce das respostas mediadas por essas células.

QUESTÕES DE REVISÃO

1. Quais são os tipos de reações imunes mediadas por linfócitos T que eliminam microrganismos sequestrados no interior de vesículas dos fagócitos e microrganismos que vivem no citoplasma de células hospedeiras infectadas?
2. Quais são as principais subpopulações de células T efetoras CD4+, de que maneira elas diferem e quais são seus papéis na defesa contra diferentes tipos de patógenos infecciosos?
3. Quais são os mecanismos pelos quais as células T ativam os macrófagos, e quais são as respostas dos macrófagos que resultam na destruição dos microrganismos ingeridos?
4. Como os CTLs CD8+ matam as células infectadas por vírus?
5. Quais são alguns dos mecanismos que os microrganismos intracelulares usam para resistir aos mecanismos efetores de imunidade mediada por células?

As respostas e justificativas das Questões de revisão estão disponíveis no fim do livro.

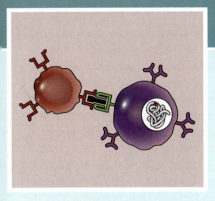

Respostas Imunes Humorais
Ativação de Linfócitos B e Produção de Anticorpos

VISÃO GERAL DO CAPÍTULO

Fases e Tipos de Respostas Imunes Humorais, 162
Estimulação de Linfócitos B pelo Antígeno, 164
  Sinalização induzida pelo antígeno em células B, 166
  Papel dos sinais imunes inatos na ativação da célula B, 167
  Consequências funcionais da ativação de células B pelo antígeno, 168
Funções dos Linfócitos T Auxiliares nas Respostas Imunes Humorais, 170
  Ativação e migração de células T auxiliares e de células B, 170
  Apresentação de antígenos pelos linfócitos B às células T auxiliares, 172

  Mecanismos de ativação de linfócitos B mediada por células T auxiliares, 173
  Reações extrafoliculares e do centro germinativo, 174
  Troca de classe (isótipo) de cadeia pesada, 176
  Maturação de afinidade, 179
  Geração de plasmócitos e células B de memória, 181
Respostas de Anticorpo a Antígenos T-Independentes, 182
Regulação das Respostas Imunes Humorais, 183
  Feedback de anticorpo, 183
  Atenuação do sinal de célula B por outros receptores inibidores, 184
Resumo, 184

A imunidade humoral é mediada por anticorpos e constitui o ramo da resposta imune adaptativa que atua na neutralização e eliminação de microrganismos extracelulares e toxinas microbianas. É o principal tipo de resposta imune contra antígenos proteicos derivados de microrganismos extracelulares, bem como contra antígenos não proteicos, como polissacarídeos e lipídios capsulares microbianos que não podem ser reconhecidos pela maioria dos tipos de células T. Anticorpos são produzidos pelos linfócitos B e sua progênie. Os linfócitos B *naive* reconhecem antígenos, mas não secretam anticorpos, e a ativação dessas células induzida pelo antígeno estimula sua diferenciação em plasmócitos secretores de anticorpos e células de memória.

Este capítulo descreve o processo e os mecanismos de ativação das células B, bem como a produção de anticorpos, com foco nas seguintes questões:

• Como os linfócitos B *naive* que expressam receptor antigênico são ativados e convertidos em plasmócitos secretores de anticorpos?

- Como as células T auxiliares estimulam a produção de anticorpos diversos e potentes em resposta a diferentes tipos de microrganismos?
- Como as respostas de células B são controladas?

O Capítulo 8 descreve como os anticorpos produzidos durante as respostas imunes humorais atuam para defender os indivíduos contra microrganismos e toxinas.

FASES E TIPOS DE RESPOSTAS IMUNES HUMORAIS

A ativação dos linfócitos B resulta em sua proliferação, levando à expansão de clones antígeno-específicos, bem como à sua diferenciação em plasmócitos, que secretam anticorpos (Figura 7.1). Os linfócitos B *naive* expressam duas classes de anticorpos ligados à membrana, as imunoglobulinas M e D (IgM e IgD), que atuam como receptores para antígenos. Essas células B *naive* são ativadas pela ligação do antígeno à imunoglobulina (Ig) de membrana e por outros sinais discutidos adiante neste capítulo. Os anticorpos secretados em resposta a um antígeno têm a mesma especificidade dos receptores de superfície nas células B *naive*, que reconhecem tal antígeno para iniciar a resposta. Uma célula B ativada pode gerar alguns milhares de **plasmócitos**, cada um dos quais capaz de produzir quantidades abundantes de anticorpos, na faixa de vários milhares de moléculas por hora. Nesse sentido, a imunidade humoral pode acompanhar o ritmo de proliferação rápida dos microrganismos. Durante sua diferenciação, algumas células B podem produzir anticorpos de diferentes classes (isótipos) de cadeia pesada que medeiam diversas funções efetoras e são especializados em combater diferentes tipos de microrganismos. Esse processo é chamado troca (*switching*) de classe de cadeia pesada ou troca de isótipo. A afinidade dos anticorpos específicos para

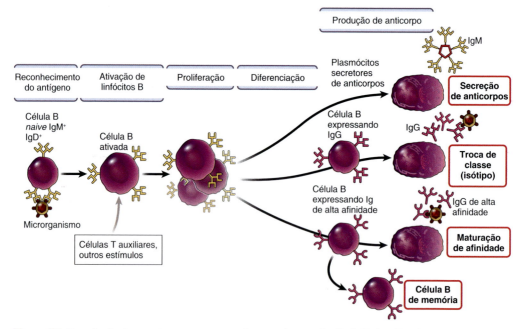

Figura 7.1 Sequência de eventos nas respostas imunes humorais. Os linfócitos B *naive* reconhecem antígenos e, sob a influência de células T auxiliares e outros estímulos (não mostrados), as células B são ativadas para proliferar, dando origem à expansão clonal, e para se diferenciar em plasmócitos secretores de anticorpos. Algumas das células B ativadas passam por troca de isótipo de cadeia pesada e maturação de afinidade, enquanto algumas se tornam células de memória de vida longa. *Ig*, imunoglobulina.

proteínas microbianas aumenta durante o curso de uma resposta a microrganismos. Esse processo é chamado maturação de afinidade e leva à produção de anticorpos com capacidade melhorada de se ligar e neutralizar microrganismos e suas toxinas.

As respostas de anticorpo a diferentes tipos de antígenos são classificadas como T-dependentes e T-independentes, com base na necessidade de auxílio de célula T (Figura 7.2). Os linfócitos B reconhecem e são ativados por uma grande variedade de antígenos quimicamente distintos, incluindo proteínas, polissacarídeos, lipídios, ácidos nucleicos e pequenos compostos químicos. Os linfócitos T auxiliares desempenham um papel importante na ativação das células B por antígenos proteicos (a designação *auxiliar* advém da descoberta de que algumas células T estimulam, ou auxiliam, os linfócitos B a produzir anticorpos). Para que células T auxiliem as células B, ambas devem reconhecer o mesmo antígeno proteico, conforme explicado posteriormente. Portanto, as células T ajudam apenas nas respostas das células B aos antígenos proteicos porque as células T só podem reconhecer peptídeos derivados de proteínas e que sejam exibidos pelo complexo principal de histocompatibilidade (MHC, do inglês *major histocompatibility complex*) (ver Capítulo 3). Na ausência de auxílio das células T, a maioria dos antígenos proteicos provoca respostas de anticorpo fracas ou nulas. Portanto, os antígenos proteicos e as respostas de anticorpo a esses antígenos são chamados T-dependentes. Polissacarídeos, ácidos nucleicos, lipídios e outros antígenos multivalentes (que contêm o mesmo epítopo antigênico repetido múltiplas vezes, em tandem) podem estimular a produção de anticorpo sem o envolvimento de células T auxiliares.

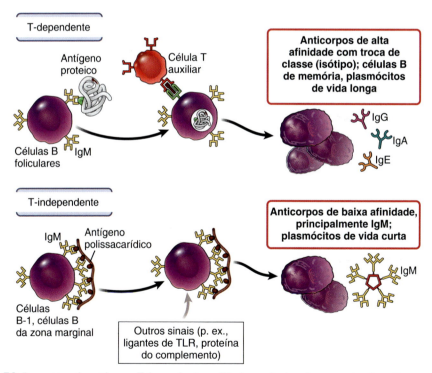

Figura 7.2 Respostas de anticorpo T-dependentes e T-independentes. As respostas de anticorpo aos antígenos proteicos requerem o auxílio de célula T, e os anticorpos produzidos normalmente apresentam mudança de classe de cadeia pesada, além de serem de alta afinidade. Antígenos não proteicos (p. ex., polissacarídeos) são capazes de ativar células B sem o auxílio de células T. A maioria das respostas T-dependentes é produzida por células B foliculares, enquanto as células B da zona marginal e as células B-1 desempenham papéis mais importantes nas respostas T-independentes. *Ig*, imunoglobulina; *TLR*, receptor do tipo Toll.

Assim, esses antígenos não proteicos multivalentes e as respostas de anticorpo a eles direcionadas são denominados T-independentes. Os anticorpos produzidos em resposta a proteínas apresentam troca de isótipo e maturação de afinidade, pois as células T auxiliares estimulam esses processos. Antígenos T-dependentes também estimulam a geração de plasmócitos de vida longa e células B de memória. Desse modo, as respostas de anticorpo mais especializadas e duradouras são induzidas por antígenos proteicos e geradas sob a influência das células T auxiliares, enquanto as respostas T-independentes são relativamente transitórias e demandam a ativação direta de células B por antígenos, em conjunto com sinais gerados por mecanismos imunes inatos, mas sem participação de células T.

Diferentes subpopulações de células B respondem preferencialmente a antígenos T-dependentes e T-independentes (ver Figura 7.2). A maioria das células B é chamada **células B foliculares** porque residem e recirculam por meio dos folículos dos órgãos linfoides (ver Capítulo 1). Essas células B foliculares fazem a maior parte das respostas de anticorpos T-dependentes a antígenos proteicos, apresentando mudança de classe e alta afinidade, além de darem origem a plasmócitos de vida longa. As **células B da zona marginal**, localizadas na região periférica do baço e na borda externa dos folículos nos linfonodos, respondem amplamente aos antígenos polissacarídicos e lipídicos transmitidos pelo sangue; as **células B-1**, presentes nos tecidos da mucosa e no peritônio, também respondem principalmente a antígenos polissacarídicos e lipídicos multivalentes. As células B da zona marginal e as células B-1 expressam receptores antigênicos de diversidade limitada e produzem, predominantemente, respostas de IgM T-independentes. Os anticorpos IgM podem ser produzidos espontaneamente pelas células B-1, sem imunização evidente. Esses anticorpos, chamados **anticorpos naturais**, podem tanto ajudar a eliminar algumas células que morrem por apoptose durante a renovação celular normal quanto fornecer proteção contra alguns patógenos bacterianos.

As respostas de anticorpo geradas durante a primeira exposição ao antígeno, denominadas respostas primárias, diferem quantitativa e qualitativamente das respostas a exposições subsequentes, chamadas respostas secundárias (Figura 7.3). As quantidades de anticorpo produzidas na resposta imune secundária são maiores que as quantidades produzidas nas respostas primárias. Nas respostas secundárias aos antígenos proteicos há aumento da troca de classe de cadeia pesada e de maturação da afinidade, uma vez que a estimulação repetida por um antígeno proteico leva ao aumento no número e na atividade dos linfócitos T auxiliares antígeno-específicos.

Com essa introdução, serão discutidas a seguir as etapas de ativação da célula B e a produção de anticorpo, começando com as respostas de células B ao encontro inicial com o antígeno.

ESTIMULAÇÃO DE LINFÓCITOS B PELO ANTÍGENO

As respostas imunes humorais são iniciadas quando linfócitos B antígeno-específicos presentes no baço, nos linfonodos e tecidos linfoides da mucosa reconhecem antígenos. Alguns antígenos presentes nos tecidos ou no sangue são transportados e concentrados nos folículos ricos em células B e nas zonas marginais desses órgãos linfoides secundários. Nos linfonodos, os macrófagos que revestem o seio subcapsular podem capturar antígenos e levá-los para os folículos adjacentes, nos quais os antígenos ligados são apresentados para as células B. Os linfócitos B específicos para um antígeno usam suas Igs de membrana como receptores que reconhecem diretamente o antígeno intacto, sem qualquer necessidade de processamento antigênico. Visto que as células B são capazes de reconhecer o antígeno nativo, os anticorpos subsequentemente secretados (que têm a mesma especificidade dos receptores antigênicos da célula B) conseguem ligar-se ao microrganismo ou produto microbiano nativos.

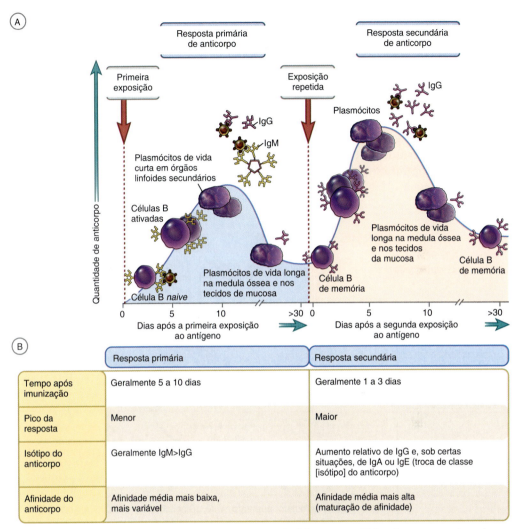

Figura 7.3 Características das respostas de anticorpo primárias e secundárias. As respostas de anticorpo primárias e secundárias diferem em vários aspectos, ilustrados esquematicamente em (**A**) e resumidos em (**B**). Em uma resposta primária à infecção ou vacinação, as células B *naive* nos órgãos linfoides secundários são ativadas para proliferar e se diferenciar em plasmócitos secretores de anticorpo e células de memória. Alguns plasmócitos podem migrar para a medula óssea e sobreviver no local por longos períodos. Em uma resposta secundária, as células B de memória são ativadas para produzir maiores quantidades de anticorpos, muitas vezes com mais mudanças de classe de cadeia pesada e maturação de afinidade. Essas características das respostas secundárias são observadas principalmente nas respostas aos antígenos proteicos, pois essas alterações nas células B são estimuladas pelas células T auxiliares, e apenas proteínas ativam as células T (não mostrado). A cinética das respostas pode variar com diferentes antígenos e tipos de imunização. *Ig*, imunoglobulina.

O reconhecimento do antígeno desencadeia vias de sinalização que iniciam a ativação das células B. Tal como acontece com os linfócitos T, a ativação dessas células é aumentada por sinais produzidos durante as reações imunes inatas aos microrganismos. Nas seções seguintes, descrevemos os mecanismos de ativação das células B pelo antígeno e outros estímulos, seguidos de uma discussão sobre as consequências funcionais do reconhecimento antigênico.

Sinalização induzida pelo antígeno em células B

A aglomeração (*clustering*) antígeno-induzida de receptores Ig de membrana desencadeia sinais bioquímicos que ativam as células B (Figura 7.4). O processo de ativação dos linfócitos B é, em princípio, similar ao da ativação das células T (ver Figura 5.9, no Capítulo 5). Nas células B, a transdução de sinal mediada pelo receptor antigênico requer a aproximação (ligação cruzada) de duas ou mais moléculas de Ig de membrana. A ligação cruzada dos receptores ocorre quando duas ou mais moléculas de antígeno em um agregado, ou epítopos repetitivos de uma molécula antigênica, ligam-se a moléculas de Ig de membrana adjacentes de uma célula B. Polissacarídeos, lipídios e outros antígenos não proteicos muitas vezes contêm múltiplos epítopos idênticos em cada molécula e são então capazes de se ligar a numerosos receptores

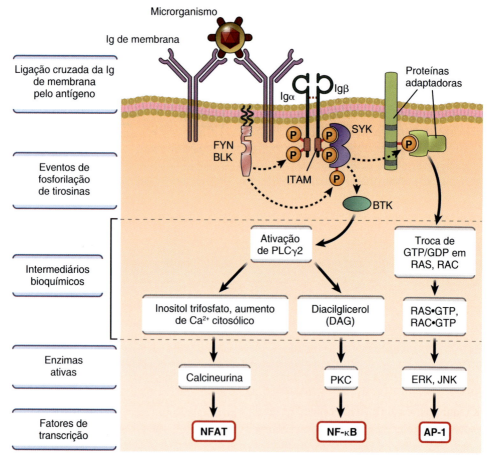

Figura 7.4 Transdução de sinal mediada por receptor de antígeno em linfócitos B. A ligação cruzada de receptores antigênicos nas células B por antígeno desencadeia sinais bioquímicos que são transduzidos pelas proteínas Igα e Igβ associadas à imunoglobulina (*Ig*). Esses sinais induzem eventos iniciais de fosforilação da tirosina, ativação de vários intermediários bioquímicos e enzimas, bem como ativação de fatores de transcrição. Eventos de sinalização semelhantes são observados em células T após o reconhecimento do antígeno. A sinalização máxima requer ligação cruzada de pelo menos dois receptores Ig por antígenos. *AP-1*, proteína ativadora 1; *GPD*, difosfato de guanosina; *GTP*, trifosfato de guanosina; *ITAM*, motivo de ativação do imunorreceptor baseado em tirosina; *NFAT*, fator nuclear de células T ativadas; *NF-kB*, fator nuclear-kB; *PKC*, proteinoquinase C; *PLC*, fosfolipase C.

de Ig em uma célula B ao mesmo tempo. Mesmo antígenos proteicos podem estar expressos em uma matriz na superfície de microrganismos e, assim, ser capazes de fazer ligação cruzada com os receptores antigênicos de uma célula B.

Os sinais iniciados pela ligação cruzada do receptor antigênico são transduzidos pelas proteínas associadas ao receptor. A IgM e a IgD de membrana, os receptores antigênicos dos linfócitos B *naive*, têm regiões extracelulares de ligação ao antígeno altamente variáveis na porção extracelular (ver Capítulo 4). Entretanto, esses receptores de membrana têm caudas citoplasmáticas curtas, de modo que, embora reconheçam antígenos, não transduzem sinais por si sós. Os receptores estão associados de maneira não covalente a duas proteínas chamadas Igα e Igβ, para formar o **complexo receptor da célula B** (BCR, do inglês *B cell receptor*), análogo ao complexo receptor da célula T (TCR, do inglês *T cell receptor*) dos linfócitos T. Os domínios citoplasmáticos de Igα e Igβ contêm, cada um, um motivo de ativação do imunorreceptor baseado em tirosina (ITAM, do inglês *immunoreceptor tyrosine-based activation motif*) conservado, similar àquele encontrado nas subunidades sinalizadoras de muitos outros receptores de ativação no sistema imune (p. ex., CD3 e proteínas ζ do complexo TCR; ver Capítulo 5). Quando dois ou mais receptores antigênicos de uma célula B são aproximados por ligação cruzada induzida por antígeno, as tirosinas nos ITAMs de Igα e Igβ são fosforiladas por tirosinoquinases, incluindo LYN, FYN e BLK, que estão presas à membrana plasmática e podem acessar as caudas de Igα e Igβ após a ligação cruzada do BCR. Os ITAMs fosforilados recrutam a tirosinoquinase SYK (equivalente à ZAP-70 nas células T), que é ativada e, por sua vez, fosforila resíduos de tirosina nas proteínas adaptadoras. Essas proteínas fosforiladas, então, recrutam e ativam algumas moléculas a jusante (*downstream*), principalmente enzimas iniciadoras de cascatas de sinalização que ativam fatores de transcrição.

O resultado líquido da sinalização induzida pelo receptor nas células B é a ativação de fatores de transcrição que "ligam" (ativam) a expressão de genes cujos produtos proteicos estão envolvidos na proliferação e diferenciação da célula B. Algumas proteínas importantes são descritas adiante.

Papel dos sinais imunes inatos na ativação da célula B

Os sinais induzidos por antígenos são ampliados por dois tipos adicionais de sinais produzidos durante respostas imunes inatas aos microrganismos. Isso garante que as células B respondam preferencialmente aos microrganismos e não aos antígenos inócuos (semelhantemente à coestimulação nas células T; ver Capítulo 5). A necessidade desses estímulos adicionais ilustra um princípio fundamental da hipótese dos dois sinais, introduzida no Capítulo 2, de que os microrganismos ou as respostas imunes inatas a eles fornecem sinais além do antígeno necessários para a ativação dos linfócitos.

Os linfócitos B expressam um receptor para proteína do sistema complemento que promove a ativação dessas células (Figura 7.5 A). O sistema complemento, introduzido no Capítulo 2, é um conjunto de proteínas plasmáticas ativadas por microrganismos e anticorpos fixados a microrganismos, que atuam como mecanismos efetores da defesa do hospedeiro (ver Capítulo 8). Quando o sistema complemento é ativado por um microrganismo como parte da resposta imune inata, o microrganismo fica recoberto com fragmentos proteolíticos da proteína C3, o mais abundante dentre os componentes do complemento. Um desses fragmentos é chamado C3 d. Os linfócitos B expressam um receptor para C3 d, chamado receptor de complemento tipo 2 (CR2 ou CD21). As células B específicas para os antígenos de um microrganismo os reconhecem por meio de seus BCRs e, simultaneamente, reconhecem o C3 d ligado via CR2. O engajamento de CR2 intensifica significativamente a ativação antígeno-dependente das células B pela estimulação da fosforilação de tirosinas dos ITAMs.

Os produtos microbianos também ativam diretamente as células B ao se ligarem aos receptores de reconhecimento de padrões inatos (Figura 7.5 B). Os linfócitos B, de modo similar às células dendríticas e a outros leucócitos,

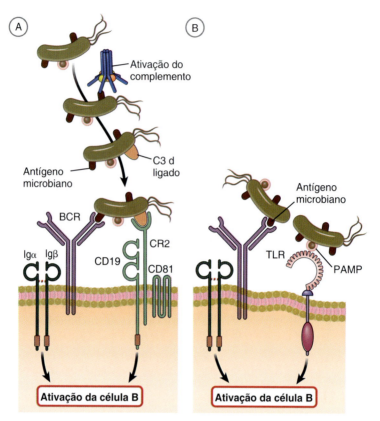

Figura 7.5 Papel dos sinais imunes inatos na ativação das células B. Os sinais gerados durante as respostas imunes inatas aos microrganismos e alguns antígenos cooperam com o reconhecimento do antígeno pelos receptores antigênicos para iniciar as respostas de células B. **A.** A ativação do complemento pelos microrganismos leva à ligação de um produto da degradação do complemento, o C3 d, aos microrganismos. A célula B reconhece um antígeno microbiano pelo receptor de imunoglobulina e simultaneamente o C3 d ligado por meio do receptor de complemento tipo 2 (CR2). O CR2 está ligado a um complexo de proteínas (CD19, CD81) que estão envolvidas na distribuição de sinais de ativação às células B. **B.** Moléculas derivadas de microrganismos (chamadas padrões moleculares associados a patógenos [PAMPs]; ver Capítulo 2) podem ativar receptores do tipo *Toll* (TLRs) das células B ao mesmo tempo em que antígenos microbianos são reconhecidos pelo receptor de antígeno. *BCR*, receptor de células B.

expressam numerosos receptores do tipo *Toll* (TLRs, do inglês *Toll-like receptors*; ver Capítulo 2). Os padrões moleculares associados a patógenos presentes nos microrganismos ligam-se aos TLRs nas membranas plasmáticas ou nos endossomos das células B, os quais desencadeiam sinais de ativação que atuam em conjunto com os sinais oriundos do receptor antigênico. Essa combinação de sinais estimula a proliferação, diferenciação e secreção de Ig por células B, promovendo, assim, as respostas de anticorpo contra microrganismos.

Consequências funcionais da ativação de células B pelo antígeno

A ativação da célula B por antígeno multivalente pode iniciar a proliferação e diferenciação das células, além de prepará-las para interagir com linfócitos T auxiliares se o antígeno for uma proteína (Figura 7.6). Os linfócitos B ativados passam a sintetizar mais IgM e produzir uma parte dessa IgM em uma forma secretada. Assim, a estimulação antigênica induz a fase inicial da resposta imune humoral. Essa resposta é maior quando o antígeno é multivalente, faz

Capítulo 7 Respostas Imunes Humorais

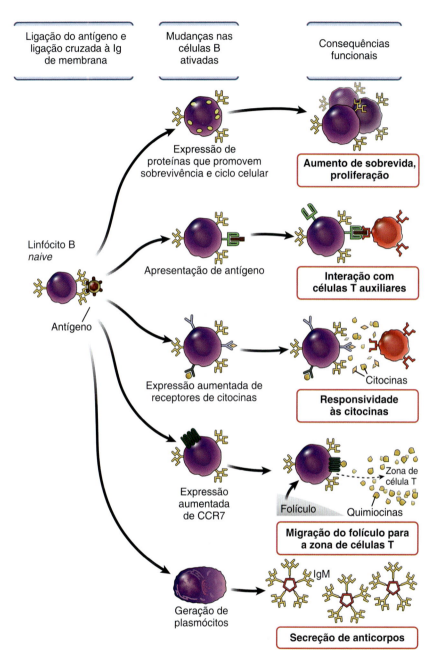

Figura 7.6 Consequências funcionais da ativação de células B mediada pelo receptor de antígeno. A ativação de células B pelo antígeno em órgãos linfoides secundários inicia o processo de proliferação dessas células e secreção de IgM, preparando a célula B para interação com células T auxiliares.

ligação cruzada com muitos receptores antigênicos e ativa fortemente tanto o complemento quanto receptores de imunidade inata; todas essas características são tipicamente observadas em antígenos polissacarídicos e outros antígenos microbianos T-independentes, como discutido adiante, mas não na maioria das proteínas solúveis. Assim, por si sós, os antígenos proteicos não estimulam, tipicamente, altos níveis de proliferação e diferenciação de células B. Contudo, os antígenos proteicos induzem alterações nas células B que aumentam a capacidade dessas células de interagir com linfócitos T auxiliares.

Quando um antígeno proteico se liga especificamente ao BCR de uma célula B no folículo de um órgão linfoide secundário, o antígeno é endocitado de modo eficiente, levando à sua degradação e exibição de peptídeos associados ligados às moléculas do MHC de classe II, que podem ser reconhecidos por células T auxiliares.

A próxima seção descreve as interações entre células T auxiliares e linfócitos B em respostas de anticorpo a antígenos proteicos T-dependentes. As respostas aos antígenos T-independentes são discutidas no final do capítulo.

FUNÇÕES DOS LINFÓCITOS T AUXILIARES NAS RESPOSTAS IMUNES HUMORAIS

Para que um antígeno proteico estimule uma resposta de anticorpo, os linfócitos B e T auxiliares específicos para o antígeno devem encontrar-se nos órgãos linfoides e interagir de modo a estimular a proliferação e diferenciação das células B. Sabemos que esse processo funciona de maneira eficiente porque os antígenos proteicos deflagram respostas de anticorpo em um período de 3 a 7 dias após a exposição ao antígeno. A eficiência da interação induzida por antígeno entre células T e B levanta muitas questões. Como as células B e T específicas para os diferentes epítopos de um mesmo antígeno se encontram, considerando que os linfócitos T e B *naive* específicos para um dado antígeno qualquer são raros, provavelmente menos de 1 a cada 100.000 de todos os linfócitos do corpo? Como as células T auxiliares específicas para um antígeno interagem com células B específicas para um epítopo do mesmo antígeno e não com células B irrelevantes? Quais sinais são enviados por células T auxiliares que estimulam não somente a secreção de anticorpos, mas também as características especiais da resposta de anticorpo a proteínas, ou seja, troca de classe de cadeia pesada e a maturação da afinidade? Como discutido a seguir, as respostas para essas questões agora são bem conhecidas.

O processo de interação entre células T e células B, assim como as respostas de anticorpo dependentes de células T, são iniciados pelo reconhecimento de diferentes epítopos do mesmo antígeno proteico pelos dois tipos celulares e ocorre em uma série de etapas sequenciais (Figura 7.7):

- As células T CD4$^+$ *naive* são ativadas na zona de células T de um órgão linfoide secundário por um antígeno (na forma de peptídeos processados ligados a moléculas do MHC de classe II) apresentado por células dendríticas (que também fornecem sinais coestimuladores) e se diferenciam em células T auxiliares funcionais (produtoras de citocinas)
- As células B *naive* são ativadas nos folículos do mesmo órgão linfoide secundário por um epítopo exposto na mesma proteína (em sua conformação nativa) que foi transportada para o folículo
- As células T auxiliares e as células B ativadas pelo antígeno migram em direção umas às outras e interagem nas bordas dos folículos, nas quais se desenvolve a resposta inicial de anticorpos
- Algumas das células B e T antígeno-específicas migram de volta para os folículos, para formar centros germinativos, nos quais as respostas de anticorpos mais especializadas são induzidas.

A seguir, descrevemos cada uma dessas etapas em detalhes.

Ativação e migração de células T auxiliares e de células B

As células T auxiliares que foram ativadas por células dendríticas no córtex parafolicular dos órgãos linfoides secundários migram em

Capítulo 7 Respostas Imunes Humorais   171

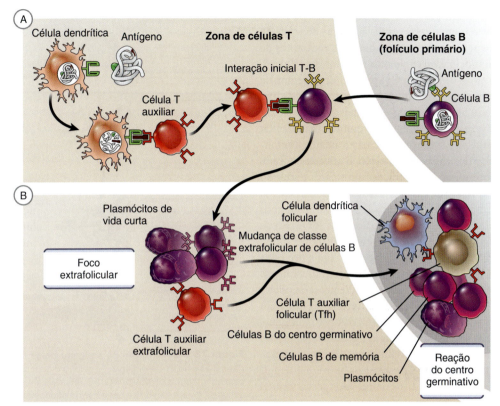

Figura 7.7 Sequência de eventos nas respostas de anticorpo dependentes de células T auxiliares. A. Os linfócitos T e B reconhecem, independentemente, epítopos do mesmo antígeno em diferentes regiões dos órgãos linfoides secundários e são ativados. As células ativadas migram em direção umas às outras e interagem fora dos folículos linfoides. **B.** Plasmócitos secretores de anticorpos são inicialmente produzidos no foco extrafolicular, em que as células T e B ativadas pelo antígeno interagem. Algumas das células T auxiliares sofrem diferenciação adicional em células T auxiliares foliculares (Tfh), e então essas células Tfh e algumas células B ativadas migram de volta para o folículo a fim de formar o centro germinativo, onde a resposta de anticorpo se desenvolve completamente.

direção aos folículos das células B e interagem com linfócitos B estimulados por antígeno que migraram dos folículos para as áreas parafoliculares (ver Figura 7.7 A).

- A ativação inicial das células T requer reconhecimento antigênico e coestimulação, como descrito no Capítulo 5. Os antígenos que estimulam as células T auxiliares CD4⁺ são proteínas derivadas de microrganismos, que são internalizadas, processadas em endossomos tardios e lisossomos e, então, exibidas como peptídeos ligados a moléculas do MHC de classe II de células apresentadoras de antígeno (APCs, do inglês *antigen-presenting cells*) nas zonas ricas em células T de tecidos linfoides periféricos. A ativação da célula T é mais bem induzida por antígenos proteicos microbianos e, no caso das vacinas, por antígenos proteicos administrados com adjuvantes, os quais estimulam a expressão de coestimuladores nas APCs. As células T CD4⁺ se diferenciam em células efetoras capazes de produzir várias citocinas e ligantes de CD40, e alguns desses linfócitos T migram para as bordas dos folículos linfoides.
- Os linfócitos B são ativados pelo antígeno nos folículos, como descrito anteriormente, e as células B ativadas começam a se mover para fora dos folículos na direção das células T.

A migração direcionada das células B e T ativadas em direção umas às outras depende de alterações na expressão de certos receptores de quimiocinas nos linfócitos ativados. As células T ativadas diminuem a expressão do receptor de quimiocina CCR7, que reconhece as quimiocinas produzidas nas zonas de células T, e aumentam a expressão do receptor de quimiocina CXCR5, que se liga a uma quimiocina produzida nos folículos de células B. As células B ativadas sofrem, precisamente, as alterações opostas, diminuindo a expressão de CXCR5 e aumentando a de CCR7. Como resultado, as células B e T estimuladas por antígeno migram em direção umas às outras e se encontram fora dos folículos linfoides, onde ocorre a próxima etapa da interação entre essas células. Como é necessário o reconhecimento antigênico para que haja essas alterações, as células que se movem na direção umas das outras são aquelas que foram estimuladas pelo antígeno. Essa migração regulada é um mecanismo para garantir que os raros linfócitos antígeno-específicos possam localizar uns aos outros e interagir de maneira produtiva durante as respostas imunes ao antígeno.

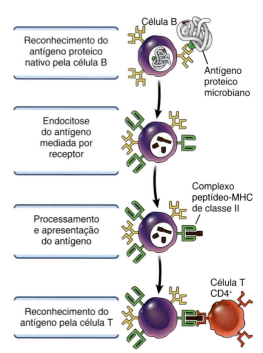

Figura 7.8 Apresentação de antígeno pelos linfócitos B às células T auxiliares. As células B específicas para um antígeno proteico ligam e internalizam esse antígeno, processam-no e apresentam peptídeos ligados às moléculas do complexo principal de histocompatibilidade (MHC) de classe II às células T auxiliares. As células B e as células T auxiliares são específicas para o mesmo antígeno, mas as células B reconhecem epítopos nativos (conformacionais), enquanto as células T auxiliares reconhecem fragmentos peptídicos do antígeno ligados a moléculas do MHC de classe II.

Apresentação de antígenos pelos linfócitos B às células T auxiliares

Os linfócitos B que se ligam a antígenos proteicos por meio de suas Igs de membrana, que atuam como receptores antigênicos, endocitam esses antígenos, processam-nos em vesículas endossômicas e exibem peptídeos associados ao MHC de classe II para reconhecimento por células T auxiliares CD4+ (Figura 7.8). A Ig de membrana das células B é um receptor que possibilita a uma célula B ligar-se especificamente a determinado antígeno, mesmo quando a concentração extracelular do antígeno é baixa. O antígeno ligado pela Ig de membrana é endocitado eficientemente e distribuído a vesículas endossômicas tardias e aos lisossomos, onde as proteínas são processadas em peptídeos que se ligam a moléculas do MHC de classe II (ver Capítulo 3). Portanto, os linfócitos B são APCs eficientes para os antígenos que reconhecem de maneira específica.

Qualquer célula B pode ligar-se a um epítopo conformacional de um antígeno proteico nativo, internalizar e processar a proteína, e exibir múltiplos peptídeos dessa proteína para o reconhecimento pelas células T. Portanto, as células B reconhecem primeiro um epítopo de um antígeno proteico e, posteriormente, as células T auxiliares reconhecem diferentes epítopos da mesma proteína. Como as células B internalizam e processam com eficiência o antígeno para o qual têm receptores específicos, enquanto as células T auxiliares reconhecem peptídeos derivados do mesmo antígeno, a interação que ocorre permanece sendo antígeno-específica. As células B são capazes de ativar células T efetoras previamente diferenciadas, mas ineficientes em iniciar as respostas de células T *naïve*.

A ideia de que uma célula B reconhece um epítopo de um antígeno intacto e exibe diferentes epítopos (peptídeos) para o reconhecimento pelas células T auxiliares foi demonstrada pela primeira vez por estudos que empregaram conjugados hapteno-carreador. Um hapteno é um composto químico pequeno que é reconhecido por células B, porém estimula respostas intensas de anticorpo apenas se estiver acoplado a uma proteína carreadora. Nessa situação, a célula B se liga à porção hapteno, ingere o conjugado e exibe peptídeos derivados do carreador para as células T auxiliares. A resposta de anticorpo é, sem dúvida, específica para o epítopo reconhecido pela célula B (nesse exemplo, o hapteno), enquanto os peptídeos derivados da proteína carreadora apenas trazem as células T auxiliares para a reação. Esse conceito tem sido explorado para o desenvolvimento de **vacinas conjugadas** efetivas contra polissacarídeos microbianos (Figura 7.9). Algumas bactérias têm cápsulas ricas em polissacarídeos, que estimulam respostas de anticorpo T-independentes, mas não elicitam respostas de anticorpos de alta afinidade e longa duração, especialmente em bebês e crianças pequenas.

Entretanto, se o polissacarídeo estiver acoplado a uma proteína carreadora, respostas de anticorpos T-dependentes efetivas serão induzidas contra o polissacarídeo, pois células T auxiliares específicas para a proteína carreadora são envolvidas na resposta. Nessa situação, a célula B reconhece o polissacarídeo (equivalente ao hapteno), e a célula T reconhece peptídeos da proteína acoplada (o carreador); a resposta de anticorpos é específica para o polissacarídeo; contudo, ela é muito mais forte do que as respostas T-independentes convencionais, porque as células T auxiliares são capazes de participar. Essas vacinas conjugadas têm sido bastante úteis para induzir imunidade protetora contra bactérias como *Haemophilus influenzae*, meningococos, pneumococos e febre tifoide.

Mecanismos de ativação de linfócitos B mediada por células T auxiliares

Os linfócitos T auxiliares que reconhecem o antígeno apresentado pelas células B usam o CD40-ligante (CD40L) e secretam citocinas para ativar as células B antígeno-específicas

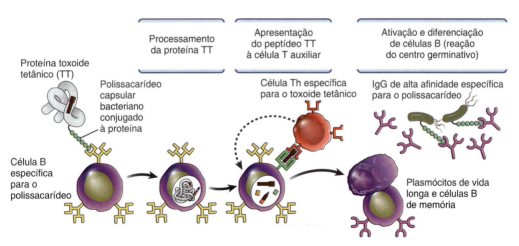

Figura 7.9 O princípio das vacinas conjugadas: o conceito hapteno-carreador. Para gerar fortes respostas de anticorpos contra um polissacarídeo microbiano, o polissacarídeo é acoplado a uma proteína (nesse caso, o toxoide tetânico). As células B que reconhecem o polissacarídeo o ingerem e apresentam peptídeos da proteína às células T auxiliares, que estimulam as células B específicas contra o polissacarídeo. Assim, a troca de isótipo, a maturação de afinidade, bem como plasmócitos e células de memória de longa vida (todas características de respostas a proteínas) são induzidas em uma resposta a polissacarídeos (observe que algumas células B também reconhecerão o toxoide tetânico e serão produzidos anticorpos contra a proteína carreadora, mas isso não tem influência na resposta antipolissacarídica). *Ig*, imunoglobulina.

(Figura 7.10). O processo de ativação de linfócitos B mediado pelas células T auxiliares é análogo ao processo de ativação dos macrófagos mediado pelas células T na imunidade mediada por células (ver Figura 6.6). O CD40L expresso nas células T auxiliares ativadas se liga ao CD40 nos linfócitos B. O engajamento de CD40 gera sinais nas células B que estimulam a proliferação, a síntese e a secreção de anticorpos. Ao mesmo tempo, as citocinas produzidas pelas células T auxiliares se ligam aos receptores de citocinas presentes nos linfócitos B e estimulam mais proliferação das células B e produção de Ig. A necessidade da interação CD40L-CD40 assegura que somente linfócitos T e B em contato físico estejam envolvidos em interações produtivas. Como descrito anteriormente, os linfócitos antígeno-específicos são as células que interagem fisicamente, garantindo, assim, que as células B antígeno-específicas sejam as que recebem auxílio da célula T e que são ativadas. A interação CD40L-CD40 também estimula a troca de classe de cadeia pesada e a maturação de afinidade, o que explica por que essas alterações são tipicamente observadas nas respostas de anticorpo a antígenos proteicos T-dependentes.

Reações extrafoliculares e do centro germinativo

A interação inicial entre células T-B, que ocorre fora dos folículos linfoides, resulta na produção de baixos níveis de anticorpos, os quais podem sofrer troca de isótipo (descrito a seguir), mas são, em geral, de baixa afinidade. Os plasmócitos gerados nesses focos extrafoliculares são tipicamente de vida curta e produzem anticorpos durante algumas semanas; tanto os plasmócitos quanto as células de memória que se desenvolvem têm menor afinidade do que aqueles produzidos nos centros germinativos.

Muitos dos eventos nas respostas de anticorpo totalmente desenvolvidas ocorrem nos centros germinativos que são formados nos folículos linfoides e requerem a participação de um tipo especializado de célula T auxiliar (Figura 7.11). Algumas células T auxiliares ativadas expressam altos níveis do receptor de quimiocina CXCR5, que direciona essas células para os folículos adjacentes. As células T CD4+ que migram para os folículos ricos em células B são chamadas **células T auxiliares foliculares** (Tfh, do inglês *follicular helper T cell*). A geração e a função das células Tfh dependem de um

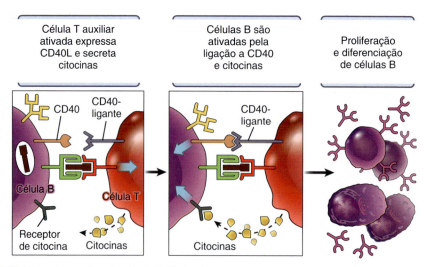

Figura 7.10 Mecanismos de ativação de linfócitos B mediada por células T auxiliares. As células T auxiliares reconhecem antígenos peptídicos apresentados pelas células B. As células T auxiliares são ativadas para expressarem CD40-ligante (CD40L) e secretarem citocinas, ambos os quais se ligam aos seus receptores nas mesmas células B, ativando-as.

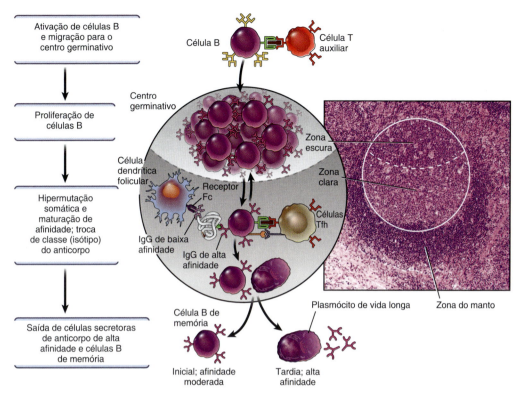

Figura 7.11 A reação do centro germinativo. As células B que foram ativadas pelas células T auxiliares na borda de um folículo primário migram para o interior do folículo e proliferam, formando a zona escura do centro germinativo. As células B do centro germinativo na zona escura sofrem mutação em seus genes de Ig a uma taxa extremamente alta, um processo chamado hipermutação somática, e migram para a zona clara, onde as células B com os receptores Ig de maior afinidade são selecionadas para sobreviver e se diferenciam em plasmócitos ou células de memória, que deixam o centro germinativo. O *painel direito* mostra a histologia de um folículo secundário com centro germinativo em um linfonodo. O centro germinativo inclui uma zona escura basal e uma zona clara adjacente. A zona do manto é a parte do folículo fora do centro germinativo. *Ig*, imunoglobulina; *Tfh*, célula T auxiliar folicular.

receptor da família de CD28 denominado coestimulador induzível (ICOS, do inglês *inducible costimulator*), que interage com seu ligante expresso nas células B e em outras células. Mutações herdadas no gene *ICOS* são a causa de algumas deficiências de anticorpos (ver Capítulo 12). As células Tfh e seus precursores imediatos no foco extrafolicular podem secretar citocinas como interleucina (IL)-4 e IL-13, que determinam qual isótipo de anticorpo é produzido pela troca de classe (ver adiante). Além disso, a maioria das células Tfh secreta a citocina IL-21, que exerce um papel importante, porém não totalmente compreendido, na função das células Tfh.

Algumas células B ativadas, provenientes do foco extrafolicular, migram de volta para o folículo linfoide, junto com as células Tfh, e começam a se dividir rapidamente em resposta aos sinais das células Tfh. Estima-se que essas células B tenham um tempo de duplicação de 3 a 4 horas, de modo que uma célula pode produzir uma progênie de vários milhares de células em 1 semana. A região do folículo contendo essas células B em proliferação é o **centro germinativo**, assim chamado porque, no passado, considerou-se erroneamente que esses seriam os locais onde novos linfócitos eram gerados (germinados). No centro germinativo, as células B sofrem uma extensiva troca de isótipo e mutação somática dos genes de Ig; ambos os processos são descritos adiante. No início da reação do centro germinativo, algumas células B de afinidade moderada se transformam em células de memória e saem do centro germinativo. As células B de alta afinidade são produzidas mais tarde durante a reação do centro germinativo, por repetidas mutações genéticas e seleção de Ig (descritas a seguir) e, eventualmente, diferenciam-se em plasmócitos de vida longa e células de memória. As células B em proliferação residem na zona escura, histologicamente definida, do centro germinativo (ver Figura 7.11), enquanto a seleção ocorre na zona clara, menos densa.

Troca de classe (isótipo) de cadeia pesada

As células T auxiliares estimulam a progênie de linfócitos B *naive* que expressam IgM e IgD a trocar as classes (isótipos) de cadeia pesada dos anticorpos que produzem, sem alterar suas especificidades antigênicas (Figura 7.12). Diferentes isótipos de anticorpo realizam funções diferentes; por isso, o processo de troca de classe amplia as capacidades funcionais das respostas imunes humorais. Por exemplo, um importante mecanismo de defesa contra os estágios extracelulares da maioria das bactérias e vírus é recobrir (opsonizar) esses microrganismos com anticorpos

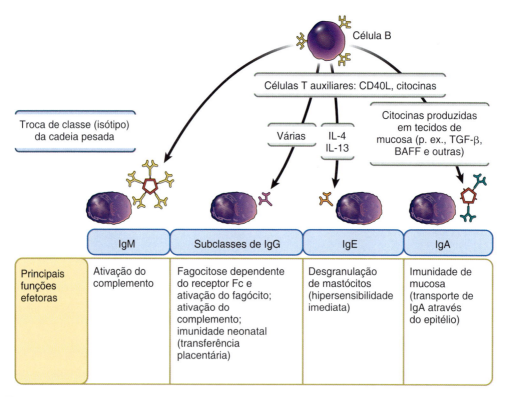

Figura 7.12 Troca de classe (isótipo) de cadeia pesada de imunoglobulina (Ig). Os linfócitos B estimulados por antígeno podem diferenciar-se em células secretoras de anticorpos IgM ou, sob a influência de CD40-ligante (CD40L) e citocinas, algumas das células B podem diferenciar-se em células que produzem diferentes classes (isótipos) de cadeia pesada de Ig. As principais funções efetoras de alguns desses isótipos estão listadas; todos eles podem neutralizar microrganismos e toxinas. O fator ativador de célula B pertencente à família do TNF (BAFF) é uma citocina que pode estar envolvida na mudança para IgA, especialmente em respostas T-independentes. A mudança para subclasses de IgG é estimulada pela citocina IFN-γ em camundongos, mas em humanos acredita-se que seja estimulada por outras citocinas. *IL*, interleucina; *TGF*-β, fator transformador de crescimento β.

e induzir sua fagocitose por neutrófilos e macrófagos. Essa reação é mais bem mediada por classes de anticorpos, como IgG1 e IgG3 (em seres humanos), que se ligam aos receptores Fc de fagócitos de alta afinidade, específicos para a porção Fc da cadeia pesada γ (ver Capítulo 8). Os helmintos estimulam a produção de anticorpos IgE, os quais se ligam e ativam os mastócitos, que têm receptores Fc de alta afinidade para a cadeia pesada ε. O papel da IgE e dos mastócitos na defesa contra helmintos não é claro. Os microrganismos nas barreiras de mucosas estimulam a produção de IgA, que é transportada para os lumens dos órgãos de mucosa e neutraliza os microrganismos (ver Capítulo 8). Assim, a defesa efetiva do hospedeiro requer que o sistema imune produza diferentes isótipos de anticorpo em resposta a diversos tipos de microrganismos, em diferentes localizações, ainda que todos os linfócitos B *naive* específicos para todos esses microrganismos expressem receptores antigênicos dos isótipos IgM e IgD.

Outra consequência funcional da troca de classe é que os anticorpos IgG produzidos apresentam um período de meia-vida maior que a IgM inicialmente produzida, porque a IgG é capaz de se ligar a um receptor Fc especializado denominado receptor Fc neonatal (FcRn). O FcRn expresso na placenta media a transferência de IgG materna ao feto, conferindo proteção ao recém-nascido, e o FcRn expresso em células endoteliais e fagócitos exerce papel especial protegendo a IgG do catabolismo intracelular, prolongando, assim, sua meia-vida no sangue (ver Capítulo 8).

A troca de classe de cadeia pesada é induzida por uma combinação de sinais mediados por CD40L e citocinas. Esses sinais atuam em células B estimuladas pelo antígeno e induzem a troca de classe em uma parte da progênie dessas células. Na ausência de CD40 ou CD40L, as células B secretam apenas IgM e falham em realizar troca para outros isótipos, indicando o papel essencial desse par ligante-receptor na troca de classe. Uma doença chamada **síndrome de hiper-IgM ligada ao X** é causada por mutações no gene *CD40L*, que está localizado no cromossomo X, levando à produção de formas não funcionais de CD40L em indivíduos do sexo masculino que herdam a mutação. Nessa doença, grande parte dos anticorpos séricos é IgM, devido à deficiência na troca de classe de cadeia pesada. Pacientes com essa doença também apresentam deficiência na imunidade mediada por células contra microrganismos intracelulares, uma vez que o CD40L é importante para a ativação de macrófagos mediada pelas células T e para a amplificação das respostas de células T pelas células dendríticas (ver Capítulo 6).

O mecanismo molecular da troca de classe, chamado recombinação de troca, envolve a remoção do éxon VDJ previamente formado, que codifica o domínio V de uma cadeia pesada μ de Ig, e o move de maneira adjacente a um gene diferente da região C a jusante, no *locus* **da cadeia pesada de Ig** (Figura 7.13). As células B produtoras de IgM, que não sofreram troca de classe, contêm em seu *locus* de cadeia pesada um éxon VDJ rearranjado, adjacente aos éxons do primeiro gene da região constante, que é Cμ. O mRNA de cadeia pesada é produzido pelo processamento (*splicing*) de um éxon VDJ para os éxons do gene Cμ no RNA inicialmente transcrito, sendo esse mRNA traduzido para produzir uma cadeia pesada μ que se combina com uma cadeia leve para originar um anticorpo IgM. Assim, o primeiro anticorpo produzido pelas células B é a IgM. No íntron 5' de cada região constante há um grande trecho de DNA rico em guanina-citosina (GC) denominado região de troca. Os sinais de CD40 e dos receptores de citocina estimulam a transcrição por meio de uma das regiões de troca adjacentes aos éxons da região constante de outro isótipo de anticorpo, localizada a jusante de Cμ. A transcrição por meio de uma região de troca torna o DNA acessível à maquinaria de troca. Durante a recombinação, a região de troca próxima ao Cμ se recombina com a região de troca adjacente à região constante transcricionalmente ativa a jusante, e o DNA interveniente é deletado. Uma enzima chamada desaminase induzida por ativação (AID, do inglês *activation-induced deaminase*), que é induzida pelos sinais de CD40, exerce papel central nesse processo.

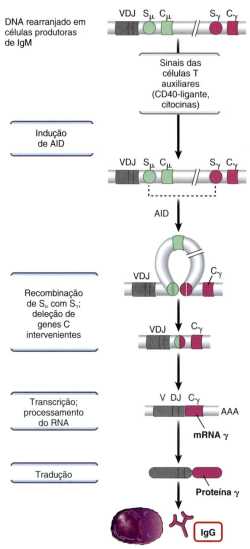

Figura 7.13 Mecanismo de troca de classe (isótipo) de cadeia pesada de imunoglobulina. Em uma célula B produtora de IgM, o VDJ rearranjado que codifica a região V está adjacente aos genes μ da região constante (Cμ). Sinais provenientes de células T auxiliares (CD40-ligante e citocinas) podem induzir a recombinação de regiões de troca (S), de modo que o DNA rearranjado de VDJ seja movido para perto de um gene C a jusante de Cμ, que, no exemplo mostrado, são genes Cγ. A desaminase induzida por ativação enzimática (AID), que é expressa nas células B por sinais das células Tfh, altera os nucleotídios nas regiões de troca para que possam ser clivados por outras enzimas e unidos às regiões de troca a jusante. Subsequentemente, quando o gene da cadeia pesada é transcrito, o éxon VDJ é unido aos éxons do gene C a jusante, produzindo uma cadeia pesada com uma nova região constante e,

A AID converte as citosinas na região de troca transcrita do DNA em uracila (U), uma base normalmente presente apenas em RNA. A ação sequencial de outras enzimas de reparo do DNA resulta na remoção dessas uracilas aberrantes e na criação de incisões no DNA. Esse tipo de processo, em ambas as fitas, provoca quebras na dupla fita de DNA. Quando a dupla fita de DNA se quebra em duas, as regiões de troca são unidas e reparadas, e o DNA interveniente é removido. Portanto, o éxon VDJ que foi previamente formado por eventos de recombinação durante o desenvolvimento das células B na medula óssea e estava originalmente próximo de Cμ pode agora ser trazido imediatamente a montante da região constante de um isótipo diferente (p. ex., IgG, IgA, IgE). Portanto, o éxon VDJ rearranjado, que originalmente estava perto de Cμ pode agora, ser trazido imediatamente a *upstream* da região constante de um isótipo diferente (p. ex., IgG, IgA, IgE). O resultado é que a célula B começa a produzir um novo isótipo de cadeia pesada (determinado pela região C do anticorpo), com a mesma especificidade da célula B original, uma vez que a especificidade é determinada pela sequência do éxon VDJ, o qual não é alterado.

As citocinas produzidas por células Tfh determinam qual isótipo de cadeia pesada é produzido (ver Figura 7.12). A produção de anticorpos IgG opsonizantes, que se ligam aos receptores Fc dos fagócitos, ocorre como resultado da troca de classe direcionada por IFN-γ em camundongos; no entanto, as citocinas envolvidas na mudança de classe para IgG em humanos não estão bem estabelecidas. A opsonização e a fagocitose são importantes mecanismos de defesa contra muitas bactérias e vírus, e, de maneira previsível, esses microrganismos induzem a produção de IFN-γ. Em contraste, a troca para a classe IgE é estimulada por IL-4 e IL-13 produzidas por células Tfh. A produção de IgE é

---

então, uma nova classe de Ig. Observe que, embora a região C mude, a região VDJ e, portanto, a especificidade do anticorpo, é preservada (cada gene da região C consiste em múltiplos éxons, mas, para simplificar, apenas um é mostrado).

associada a infecções por helmintos, os quais induzem fortes respostas Th2, além das respostas de células Tfh relacionadas. Portanto, a natureza da resposta das células T auxiliares a um microrganismo orienta a resposta de anticorpo subsequente, tornando-a ideal para o combate desse microrganismo.

O isótipo do anticorpo produzido também é influenciado pelo sítio das respostas imunes. Como mencionado anteriormente, o anticorpo IgA é o principal isótipo produzido nos tecidos linfoides de mucosa, provavelmente porque citocinas, como o fator de transformação do crescimento β (TGF-β, do inglês *transforming growth factor* β), que promovem troca para IgA, são abundantes nesses tecidos. A IgA é o principal isótipo de anticorpo que pode ser ativamente secretado ao longo dos epitélios de mucosa (ver Capítulo 8).

Maturação de afinidade

A maturação de afinidade é o processo pelo qual a afinidade dos anticorpos, produzidos em resposta a um antígeno proteico, aumenta mediante exposição prolongada ou repetida ao antígeno (Figura 7.14). Devido à maturação da afinidade, a capacidade dos anticorpos de ligar-se a um microrganismo ou antígeno microbiano aumenta se a infecção for persistente ou recorrente. Esse aumento na afinidade é causado por mutações pontuais nas regiões V e, particularmente, nas regiões hipervariáveis de ligação ao antígeno, dos genes codificadores dos anticorpos produzidos. A maturação da afinidade é vista apenas em respostas a antígenos proteicos dependentes do auxílio da célula T, indicando que as células T são essenciais no processo. Esses achados levantam duas questões intrigantes: como as mutações em genes de Ig são induzidas nas células B e como as células B de maior afinidade (*i. e.*, as mais úteis) são selecionadas para se tornarem progressivamente mais numerosas?

A maturação de afinidade ocorre nos centros germinativos dos folículos linfoides e é o resultado da hipermutação somática dos genes de Ig nas células B em divisão, seguida da seleção de células B de alta afinidade pelo antígeno

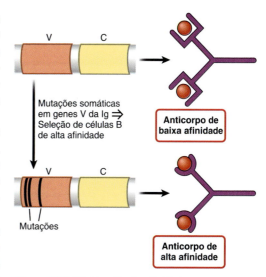

Figura 7.14 Maturação de afinidade em respostas de anticorpos. No início da resposta imune, são produzidos anticorpos de baixa afinidade. Durante a reação do centro germinativo, a mutação somática dos genes V da imunoglobulina (Ig) e a seleção de células B mutadas com receptores de antígeno de alta afinidade resultam na produção de anticorpos com alta afinidade pelo antígeno.

(Figura 7.15). Nas zonas escuras dos centros germinativos (onde as células B em proliferação estão concentradas), numerosas mutações pontuais são introduzidas nos genes de Ig das células B em rápida divisão. A enzima AID, necessária para a troca de classe, também tem papel decisivo na mutação somática. Ela, como dito anteriormente, converte citosinas em uracilas. As uracilas produzidas no DNA, na região V de Ig, frequentemente são substituídas por timidinas durante a replicação do DNA, criando mutações C para T, ou são removidas e reparadas por mecanismos propensos a erros que, muitas vezes, levam à introdução de diversos nucleotídios nas proximidades da citosina mutante original. A frequência de mutações no gene de Ig é estimada como sendo de 1 a cada 10^3 pares de bases por divisão celular, o que é muito maior do que a taxa de mutação na maioria dos outros genes. Por essa razão, a mutação de Ig nas células B do centro germinativo é chamada hipermutação somática. Tal mutação extensiva resulta na geração de diferentes clones de células B, cujas moléculas de Ig

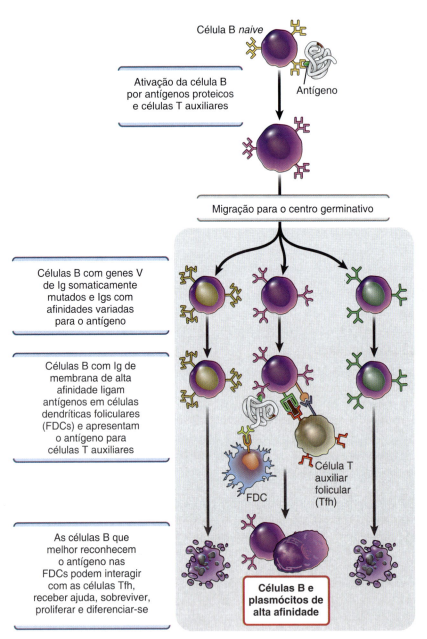

Figura 7.15 Seleção de células B de alta afinidade em centros germinativos. Algumas células B ativadas migram para os folículos a fim de formar centros germinativos, onde sofrem rápida proliferação e acumulam mutações em seus genes V de imunoglobulina (Ig). Essas células B produzem anticorpos com diferentes afinidades ao antígeno. As células B que reconhecem o antígeno ligado às células dendríticas foliculares (FDCs) são selecionadas para sobreviver. As FDCs exibem antígenos usando receptores Fc para ligar imunocomplexos ou receptores C3 para ligar imunocomplexos com proteínas do complemento C3b e C3 d ligadas (não mostrado). As células B se ligam ao antígeno, processam-no, apresentam-no às células T auxiliares foliculares (Tfh) nos centros germinativos; em contrapartida, os sinais das células Tfh promovem a sobrevivência das células B. À medida que mais anticorpos são produzidos, a quantidade de antígeno disponível diminui, de modo que apenas as células B que expressam receptores com maior afinidade podem ligar-se ao antígeno e são selecionadas para sobreviver.

podem ligar-se, com afinidades variáveis, ao antígeno que iniciou a resposta. A próxima etapa no processo é a seleção de células B com os receptores antigênicos mais úteis.

As células B do centro germinativo sofrem apoptose, a menos que sejam resgatadas pelo reconhecimento antigênico e auxílio das células T. Embora a hipermutação somática dos genes de Ig ocorra nos centros germinativos, o anticorpo secretado previamente durante a resposta imune se liga ao antígeno residual. Os complexos antígeno-anticorpo formados podem ativar o complemento. Esses complexos são exibidos por células dendríticas foliculares (FDCs, do inglês *follicular dendritic cells*), um tipo de célula estromal cujo desenvolvimento está relacionado às células reticulares fibroblásticas. As FDCs são encontradas apenas em folículos linfoides. Apesar do nome semelhante, as FDCs são distintas das DCs que expressam MHC de classe II e apresentam antígenos aos linfócitos T, assim como não são derivadas de precursores da medula óssea. Os longos processos citoplasmáticos das FDCs formam uma rede em torno da qual os centros germinativos são formados. Essas células expressam receptores do complemento e receptores Fc, que estão envolvidos na exibição de antígenos para a seleção de células B do centro germinativo, conforme descrito a seguir.

As células B que sofreram hipermutação somática têm uma chance de ligar-se ao antígeno. A maioria dos antígenos nos centros germinativos carrega anticorpos ou proteínas do complemento ligados, os quais se ligam aos receptores nas FDCs e são, portanto, exibidos por essas células. Células B que reconhecem o antígeno podem internalizá-lo, processá-lo e apresentar peptídeos para as células Tfh do centro germinativo, as quais fornecem, então, sinais de sobrevivência essenciais. As células B de alta afinidade competem de maneira mais eficiente pelo antígeno e, portanto, são mais propensas a se ligar ao antígeno e sobreviver do que as células B com Igs de menor afinidade pelo antígeno (de modo semelhante a um processo darwiniano de sobrevivência do mais apto). As células selecionadas retornam à zona escura, e esse processo é repetido diversas vezes.

À medida que a resposta imune a um antígeno proteico se desenvolve, e que ocorre a exposição repetida ao antígeno (p. ex., com reforços vacinais), a quantidade de anticorpos produzidos aumenta. Como resultado, a quantidade de antígeno disponível no centro germinativo diminui. As células B selecionadas para sobreviver devem ser capazes de ligar o antígeno em concentrações cada vez menores; por isso, são células cujos receptores antigênicos têm afinidades cada vez maiores.

Geração de plasmócitos e células B de memória

As células B ativadas nos centros germinativos podem diferenciar-se em células de memória ou plasmócitos de vida longa. As células B de memória não secretam anticorpos, mas podem residir nos tecidos e em órgãos linfoides secundários. As células B de memória saem do centro germinativo geralmente após rodadas limitadas de seleção. Elas sobrevivem durante meses ou anos na ausência de exposição adicional ao antígeno, passam por ciclos lentos de replicação e estão prontas para responder rapidamente se o antígeno for reintroduzido. Portanto, a memória de uma resposta de anticorpo T-dependente pode durar a vida toda.

Após repetidas rodadas de seleção na zona clara, as células B de alta afinidade diferenciam-se em plasmócitos secretores de anticorpo. As células secretoras de anticorpo iniciais, chamadas plasmablastos, entram na circulação e migram rapidamente para a medula óssea ou para os tecidos da mucosa. Na medula óssea, elas podem ainda diferenciar-se em plasmócitos de longa vida, os quais sobrevivem durante anos e continuam produzindo anticorpos de alta afinidade, mesmo após a eliminação do antígeno. Estima-se que mais da metade dos anticorpos no sangue de um adulto normal seja produzida por esses plasmócitos de vida longa; portanto, os anticorpos circulantes refletem o histórico de exposição antigênica de cada indivíduo. Esses anticorpos conferem um nível de proteção imediata caso o antígeno (microrganismo ou toxina) entre novamente no corpo.

RESPOSTAS DE ANTICORPO A ANTÍGENOS T-INDEPENDENTES

Polissacarídeos, lipídios e outros antígenos não proteicos induzem respostas de anticorpos sem a participação de células T auxiliares. Lembre-se de que esses antígenos não proteicos não podem ligar-se às moléculas do MHC e, portanto, não podem ser "vistos" pelas células T (ver Capítulo 3). Muitas bactérias contêm cápsulas ricas em polissacarídeos, e a defesa contra elas é mediada principalmente por anticorpos que se ligam aos polissacarídeos capsulares, tendo como alvo a bactéria, para promover sua fagocitose. As respostas de anticorpos a antígenos T-independentes diferem das respostas a proteínas, sendo a maioria dessas diferenças atribuível aos papéis das células T auxiliares nas respostas do anticorpo a proteínas (Figura 7.16; ver também Figura 7.2). A extensa ligação cruzada de BCRs a antígenos

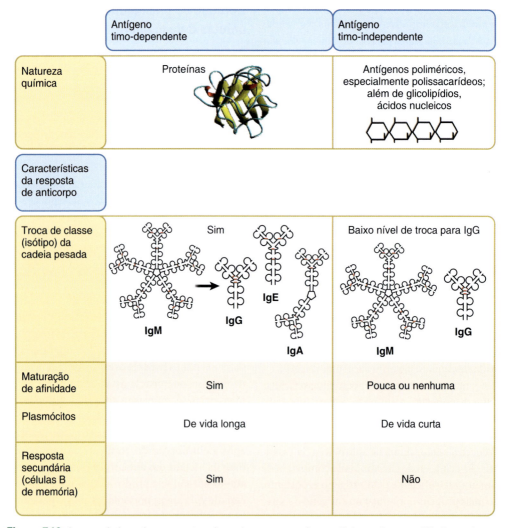

Figura 7.16 Características das respostas de anticorpos a antígenos T-dependentes e T-independentes. Antígenos T-dependentes (proteínas) e antígenos T-independentes (não proteicos) induzem respostas de anticorpo com características diferentes, refletindo, em grande parte, a influência das células T auxiliares nas respostas T-dependentes aos antígenos proteicos e à ausência de ajuda de células T nas respostas T-independentes. *Ig*, imunoglobulina.

multivalentes pode ativar as células B com força suficiente para estimular sua proliferação e diferenciação, sem a necessidade de auxílio de células T. Os polissacarídeos também ativam o sistema complemento, e muitos antígenos T-independentes interagem com TLRs, fornecendo, assim, sinais de ativação às células B, que aumentam sua ativação na ausência de ajuda das células T (ver Figura 7.5).

REGULAÇÃO DAS RESPOSTAS IMUNES HUMORAIS

As respostas das células B são reguladas pelos produtos das próprias células B, isto é, anticorpos, e por mecanismos intrínsecos às células, incluindo receptores inibidores e vias de sinalização.

Feedback de anticorpo

Depois que os linfócitos B se diferenciam em células secretoras de anticorpo e células de memória, uma fração dessas células sobrevive por longos períodos, contudo a maioria das células B ativadas provavelmente morre por apoptose. Essa perda gradativa contribui para o declínio fisiológico da resposta imune humoral. As células B também usam um mecanismo especial para "desligar" a produção de anticorpos. Como o anticorpo IgG é produzido e circula pelo corpo, o anticorpo se liga ao antígeno que ainda está disponível no sangue e nos tecidos, formando imunocomplexos. As células B específicas para o antígeno podem ligar-se à parte antigênica do imunocomplexo por meio de seus receptores Ig. Ao mesmo tempo, a cauda Fc do anticorpo IgG acoplado pode ser reconhecida por um tipo especial de receptor Fc expresso nas células B (bem como em muitas células mieloides) chamado FcγRIIB (Figura 7.17). Esse receptor Fc é um receptor inibidor e, assim como outros receptores inibidores nas células T e *natural killer* (NK), contém um motivo inibidor do imunorreceptor baseado em tirosina (ITIM, do inglês *immunoreceptor tyrosine-based inhibitory motif*) citoplasmático. Este ITIM é fosforilado pela tirosinoquinase LYN e uma fosfatase é recrutada para

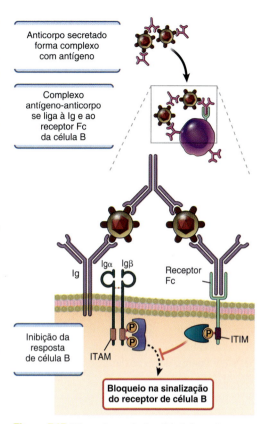

Figura 7.17 Mecanismo de *feedback* de anticorpos. Os anticorpos imunoglobulina G (IgG) secretados formam imunocomplexos (complexos antígeno-anticorpo) com antígeno residual (mostrado aqui como um vírus, mas é mais comumente um antígeno solúvel). Os complexos interagem com células B específicas para o antígeno, com os receptores de antígeno (Ig de membrana) que reconhecem epítopos do antígeno e um tipo de receptor Fc (FcγRIIB) que reconhece o anticorpo ligado. Os receptores Fc bloqueiam os sinais de ativação do receptor de antígeno, encerrando a ativação das células B. O domínio citoplasmático dos FcγRIIB das células B contém um ITIM capaz de ligar enzimas que inibem a ativação das células B mediada pelo receptor antigênico. *ITAM*, motivo de ativação do imunorreceptor baseado em tirosina; *ITIM*, motivo de inibição do imunorreceptor baseado em tirosina.

o ITIM fosforilado. A fosfatase "desliga" os sinais dependentes de quinase induzidos pelo receptor de antígeno, encerrando, assim, as respostas das células B. Esse processo, em que o anticorpo ligado ao antígeno inibe a produção adicional de anticorpos, é chamado **feedback de anticorpo**. Ele serve para encerrar as respostas imunes humorais, quando quantidades suficientes de anticorpos IgG tiverem sido produzidas. A inibição pelo FcγRIIB também atua para limitar as respostas de anticorpo contra autoantígenos, de modo que os polimorfismos no gene codificador desse receptor estejam associados à doença autoimune lúpus eritematoso sistêmico (ver Capítulo 9).

Atenuação do sinal de célula B por outros receptores inibidores

Vários receptores inibidores além do FcγRIIB reduzem as respostas das células B e aumentam o limiar para a ativação das células B, incluindo o CD22 e o CD72. Esses receptores inibidores contêm ITIMs citoplasmáticos que são fosforilados após o engajamento do BCR. Os ITIMs fosforilados recrutam uma tirosina fosfatase SHP-1, que reduz a sinalização. Eles foram mais bem estudados em roedores, e suas contribuições para a biologia e doenças das células B humanas são um tanto incertas.

RESUMO

- A imunidade humoral é mediada por anticorpos que se ligam a microrganismos extracelulares e suas toxinas, os quais são neutralizados ou marcados para destruição por fagócitos e pelo sistema complemento
- As respostas imunes humorais são iniciadas pelo reconhecimento do antígeno por imunoglobulinas (Ig) de membrana específicas, que atuam como receptores antigênicos das células B *naive*. A ligação de um antígeno multivalente promove ligação cruzada com os receptores antigênicos de células B específicas, e os sinais bioquímicos são enviados para o interior das células B via proteínas sinalizadoras associadas à Ig. Esses sinais induzem expansão clonal das células B e secreção de IgM
- Nas respostas imunes humorais a um antígeno proteico, chamadas respostas T-dependentes, a ligação da proteína a receptores Ig específicos das células B *naive* nos folículos linfoides resulta na geração de sinais que preparam a célula B para a interação com células T auxiliares ativadas que expressam CD40L e secretam citocinas. As células B internalizam e processam o antígeno, e apresentam peptídeos exibidos pelo complexo principal de histocompatibilidade (MHC) de classe II para células T auxiliares ativadas específicas para o complexo peptídeo-MHC exibido. Essas células T auxiliares contribuem para a ativação inicial da célula B em sítios extrafoliculares
- A resposta humoral T-dependente inicial ocorre em focos extrafoliculares e gera baixos níveis de anticorpos, produzidos por plasmócitos de vida curta, que sofreram troca de classe
- As células B ativadas induzem a ativação adicional de células T e sua diferenciação em células T auxiliares foliculares (Tfh). As células B, conjuntamente com as células Tfh, migram para os folículos e formam centros germinativos
- A resposta humoral T-dependente completa desenvolve-se nos centros germinativos e leva a uma extensa troca de classe e maturação da afinidade; à geração de plasmócitos de vida longa que secretam anticorpos durante muitos anos; e ao desenvolvimento de células B de memória de vida longa, que respondem rapidamente ao reencontro com o antígeno, proliferando e secretando anticorpos de alta afinidade
- A troca de classe (ou troca de isótipo) de cadeia pesada é o processo pelo qual o isótipo, mas não a especificidade, dos anticorpos produzidos em resposta a um antígeno muda, à medida que a resposta humoral progride. A troca de classe é estimulada pela combinação de CD40L e citocinas, ambos expressos pelas células T auxiliares. Diferentes citocinas induzem troca para diferentes isótipos de anticorpo, permitindo que o sistema imune responda da maneira mais efetiva a diferentes tipos de microrganismos
- A maturação de afinidade é o processo pelo qual a afinidade dos anticorpos para antígenos proteicos aumenta com a exposição prolongada, ou repetida, aos antígenos. O processo é iniciado por sinais provenientes das células

Tfh, que resultam na migração das células B para o interior dos folículos e na formação de centros germinativos. Nesse local, as células B proliferam rapidamente, e seus genes V de Ig sofrem extensa mutação somática. O antígeno pode ser exibido por FDCs nos centros germinativos. As células B com regiões V mutadas, que reconhecem o antígeno com alta afinidade, são selecionadas para sobreviver, levando à maturação da afinidade da resposta de anticorpo
- Polissacarídeos, lipídios e outros antígenos não proteicos são chamados antígenos T-independentes porque induzem respostas de anticorpo sem o auxílio da célula T. A maioria dos antígenos T-independentes contém múltiplos epítopos idênticos capazes de fazer ligação cruzada com muitos receptores Ig em uma célula B, fornecendo sinais que estimulam as respostas de células B mesmo na ausência de ativação das células T auxiliares. As respostas de anticorpos a antígenos T-independentes apresentam menos troca de classe de cadeia pesada e maturação de afinidade do que é considerado típico para respostas a antígenos proteicos T-dependentes
- Os anticorpos secretados formam imunocomplexos com o antígeno residual e "desligam" a ativação da célula B pelo engajamento a um receptor Fc inibidor presente nas células B.

QUESTÕES DE REVISÃO

1. Quais são os sinais que induzem respostas de célula B a antígenos proteicos e antígenos polissacarídicos?
2. Quais são as principais diferenças entre as respostas de anticorpo primárias e secundárias a um antígeno proteico?
3. Como as células T auxiliares específicas para um antígeno interagem com linfócitos B específicos para o mesmo antígeno? Em que região do linfonodo essas interações ocorrem principalmente?
4. Quais são os sinais que induzem troca de classe de cadeia pesada e qual é a importância desse fenômeno para a defesa do hospedeiro contra diferentes microrganismos?
5. O que é maturação da afinidade? Como é induzida e como as células B de alta afinidade são selecionadas para sobreviver?
6. Quais são as características das respostas de anticorpo a polissacarídeos e lipídios? Quais tipos de bactérias mais estimulam esses tipos de respostas de anticorpos?

As respostas e justificativas das Questões de revisão estão disponíveis no fim do livro.

8

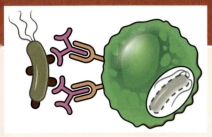

Mecanismos Efetores da Imunidade Humoral
Eliminação de Microrganismos Extracelulares e Toxinas

VISÃO GERAL DO CAPÍTULO

Propriedades que Determinam as Funções Efetoras, 188
Neutralização de Microrganismos e Toxinas Microbianas, 190
Opsonização e Fagocitose, 192
Citotoxicidade Celular Dependente de Anticorpo, 194
Reações Mediadas por Mastócitos e Imunoglobulina E, 194
Sistema Complemento, 195
  Vias de ativação do complemento, 195
  Funções do sistema complemento, 198
  Regulação da ativação do complemento, 200
Funções dos Anticorpos em Sítios Anatômicos Especiais, 201
  Imunidade da mucosa, 202
  Imunidade neonatal, 204
Evasão da Imunidade Humoral por Microrganismos, 204
Vacinação, 205
Resumo, 207

A imunidade humoral é o tipo de defesa do hospedeiro mediada por anticorpos secretados, necessária para proteção contra microrganismos extracelulares e suas toxinas. Os anticorpos evitam infecções, bloqueando a ligação e a entrada dos microrganismos nas células hospedeiras. Além disso, os anticorpos atuam conjuntamente com outros componentes do sistema imune (p. ex., fagócitos, proteínas do complemento) para eliminar microrganismos e toxinas. Embora os anticorpos representem um dos principais mecanismos da imunidade adaptativa contra microrganismos extracelulares, não podem alcançar os microrganismos intracelulares. Entretanto, a imunidade humoral é vital até mesmo para a defesa contra os microrganismos que vivem no interior das células, como os vírus, porque os anticorpos conseguem ligar-se a eles antes que entrem nas células hospedeiras ou durante a passagem das células infectadas para as não infectadas, prevenindo assim a disseminação da infecção. Os defeitos na produção de anticorpos estão associados à suscetibilidade aumentada a infecções por muitas bactérias, vírus e parasitas. Todas as vacinas atualmente em uso atuam estimulando a produção de anticorpos.

O presente capítulo descreve como os anticorpos conferem defesa contra infecções, abordando as seguintes questões:

- Quais são os mecanismos usados pelos anticorpos secretados para combater diferentes tipos de agentes infecciosos e suas toxinas?
- Qual é o papel do sistema complemento na defesa contra microrganismos?

- Como os anticorpos combatem os microrganismos que penetram pelos sistemas gastrintestinal e respiratório?
- Como os anticorpos protegem o feto e o recém-nascido contra infecções?

Antes de descrever os mecanismos pelos quais os anticorpos atuam na defesa do hospedeiro, resumimos as propriedades das moléculas de anticorpo importantes para essas funções.

PROPRIEDADES QUE DETERMINAM AS FUNÇÕES EFETORAS

Várias características da produção e estrutura dos anticorpos contribuem de maneiras significativas para os papéis dessas moléculas na defesa do hospedeiro.

Os anticorpos atuam na circulação, nos tecidos ao longo do corpo e nos lumens dos órgãos com revestimento da mucosa. Eles são produzidos após a estimulação de linfócitos B por antígenos nos órgãos linfoides secundários (periféricos) como linfonodos, baço, tecidos linfoides da mucosa e, em menores quantidades, em sítios teciduais de inflamação. Muitos linfócitos B antígeno-estimulados se diferenciam em plasmócitos secretores de anticorpos, alguns dos quais permanecem nos órgãos linfoides ou tecidos inflamados, enquanto outros migram para a medula óssea, passando a residir no local. Plasmócitos diferentes sintetizam e secretam anticorpos com distintas classes (isótipos) de cadeia pesada. Esses anticorpos secretados entram no sangue, lugar do qual podem atingir qualquer sítio periférico de infecção, ou entram nas secreções mucosas, nas quais evitam as infecções por microrganismos que tentam penetrar através das barreiras epiteliais.

Os anticorpos protetores são produzidos durante a primeira resposta (resposta primária) a um microrganismo, e em quantidades maiores durante as respostas secundárias subsequentes (ver Capítulo 7, Figura 7.3). A produção dos anticorpos normalmente começa na primeira semana após a infecção ou vacinação. Alguns plasmócitos gerados nas reações do centro germinativo migram para a medula óssea e continuam produzindo anticorpos por meses ou até anos. Se, novamente, o microrganismo tentar infectar o hospedeiro, os anticorpos continuamente secretados irão conferir proteção imediata. Ao mesmo tempo, as células de memória que se desenvolveram durante a resposta inicial de células B se diferenciam rapidamente em células produtoras de anticorpos mediante o encontro repetido com o antígeno, fornecendo uma grande explosão de anticorpos para uma defesa mais efetiva contra a infecção. O objetivo da vacinação é estimular o desenvolvimento de plasmócitos e células de memória de vida longa.

Os anticorpos usam suas regiões de ligação ao antígeno (Fab) para ligar-se e bloquear os efeitos danosos de microrganismos e toxinas, e usam suas regiões Fc para ativar diversos mecanismos efetores que eliminam tais microrganismos e toxinas (Figura 8.1). Essa segregação espacial do reconhecimento antigênico e das funções efetoras das moléculas de anticorpo foram introduzidas no Capítulo 4. Os anticorpos bloqueiam a infectividade dos microrganismos e os efeitos lesivos das toxinas microbianas simplesmente ligando-se aos microrganismos e às toxinas. Outras funções dos anticorpos requerem a participação de vários componentes da defesa do hospedeiro, como os fagócitos e o sistema complemento. As porções Fc das moléculas de imunoglobulina (Ig), constituídas pelas regiões constantes das cadeias pesadas, contêm os sítios de ligação para receptores Fc nos fagócitos, bem como para proteínas do complemento. A ligação de anticorpos aos receptores Fc e proteínas do complemento somente ocorre depois que as moléculas de Ig reconhecem e se fixam a um microrganismo ou antígeno microbiano. Portanto, até mesmo as funções Fc-dependentes dos anticorpos exigem o reconhecimento antigênico pelas regiões Fab. Essa característica garante que os anticorpos ativem os mecanismos efetores somente quando necessário – ou seja, quando reconhecem seus antígenos-alvo.

A troca (*switching*) de classe (isótipo) de cadeia pesada e a maturação da afinidade aumentam as funções protetoras dos anticorpos.

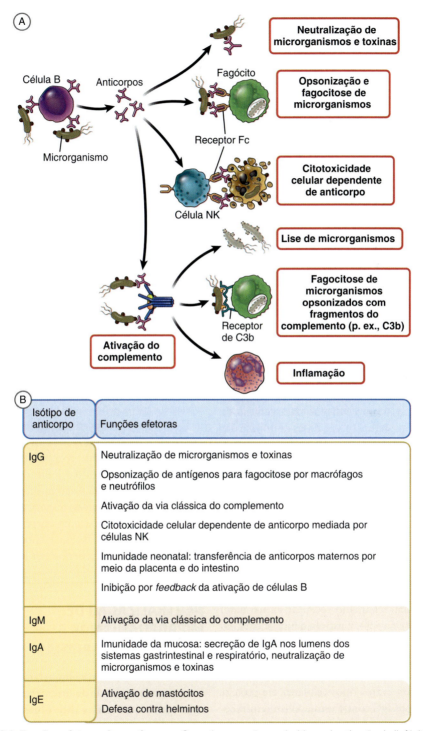

Figura 8.1 Funções efetoras dos anticorpos. Os anticorpos são produzidos pela ativação de linfócitos B por antígenos e outros sinais (não mostrados). Os anticorpos de diferentes classes (isótipos) de cadeia pesada desempenham funções efetoras variadas, como ilustrado esquematicamente em (**A**) e resumido em (**B**) (algumas propriedades dos anticorpos estão listadas na Figura 4.3, no Capítulo 4). *Ig*, imunoglobulina; *NK*, *natural killer*.

A troca de classe e a maturação de afinidade são duas alterações que ocorrem nos anticorpos produzidos por linfócitos B estimulados por antígeno, em especial durante as respostas a antígenos proteicos (ver Capítulo 7). A troca de classe de cadeia pesada resulta na produção de anticorpos com regiões Fc distintas, capazes de desempenhar diferentes funções (ver Capítulo 7, Figura 7.12). Por meio da mudança para diferentes classes de anticorpos em resposta a vários microrganismos, o sistema imune humoral consegue engajar diversos mecanismos do hospedeiro que são ideais para o combate de tais microrganismos. A maturação da afinidade é induzida pela estimulação repetitiva com antígenos proteicos e leva à produção de anticorpos com afinidades cada vez maiores pelo antígeno, em comparação aos anticorpos inicialmente secretados. Essa alteração aumenta a capacidade dos anticorpos de se ligarem e neutralizarem ou eliminarem microrganismos. O aumento progressivo da afinidade do anticorpo com a estimulação repetida das células B é uma das razões para a recomendação da prática de fornecer múltiplas rodadas de imunização com o mesmo antígeno para geração de imunidade protetora (p. ex., doses de reforço das vacinas).

Anticorpos do isótipo IgG permanecem por mais tempo no sangue do que IgM e outros isótipos; portanto, a troca de classe para IgG prolonga as funções protetoras da resposta imune humoral. A maioria das proteínas circulantes tem meia-vida que vai de horas a dias no sangue, porém a IgG tem uma meia-vida inusitadamente longa (3 a 4 semanas), devido a um mecanismo especial envolvendo um receptor Fc em particular, chamado receptor Fc neonatal (FcRn). Esse receptor é expresso na placenta, no endotélio, nos fagócitos e em alguns outros tipos celulares. Na placenta, o FcRn transporta anticorpos da circulação da mãe para o feto (discutido adiante). Em outros tipos celulares, ele protege os anticorpos IgG contra o catabolismo intracelular (Figura 8.2 A). Esse receptor é encontrado nos endossomos das células endoteliais e dos fagócitos, nos quais se liga à IgG captada por elas. Uma vez ligada ao FcRn, a IgG é reciclada de volta para a circulação ou para os fluidos teciduais, evitando, assim, a degradação lisossômica. Esse mecanismo ímpar de proteção a uma proteína sanguínea é o motivo pelo qual os anticorpos IgG têm meia-vida muito maior do que a de outros isótipos de Ig e da maioria das outras proteínas plasmáticas. Essa propriedade das regiões Fc de IgG tem sido explorada para aumentar a meia-vida de outras proteínas por meio do seu acoplamento à região Fc de uma IgG (Figura 8.2 B). Um dos vários agentes terapêuticos baseados nesse princípio é a proteína de fusão Fc-receptor do fator de necrose tumoral (TNF, do inglês *tumor necrosis factor*), que atua como um antagonista de TNF e é usada no tratamento de várias doenças inflamatórias. Por meio do acoplamento do domínio extracelular do receptor de TNF à porção Fc de uma molécula de IgG humana usando uma abordagem de engenharia genética, a meia-vida da proteína híbrida se torna muito maior do que a do próprio receptor solúvel. Uma porção Fc de IgG projetada, que se liga e bloqueia o FcRn, reduz os níveis de autoanticorpos circulantes (e de todas as IgGs) e está aprovada para o tratamento da miastenia *gravis* generalizada.

Com esta introdução, seguimos para uma discussão a respeito dos mecanismos usados pelos anticorpos para combater infecções. Grande parte do capítulo é dedicada aos mecanismos efetores que não são influenciados por considerações anatômicas; ou seja, podem estar ativos em qualquer parte no corpo. Ao fim do capítulo, descrevemos as características especiais das funções dos anticorpos em localizações anatômicas particulares.

NEUTRALIZAÇÃO DE MICRORGANISMOS E TOXINAS MICROBIANAS

Os anticorpos se ligam e bloqueiam, ou neutralizam, a infectividade de microrganismos e as interações de toxinas microbianas com as células do hospedeiro (Figura 8.3). A imunidade induzida por vacinas está principalmente relacionada com a capacidade de estimularem a produção de anticorpos neutralizantes que

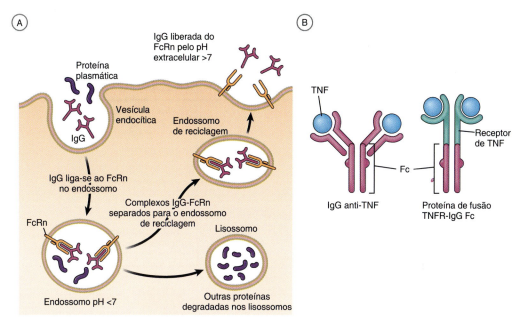

Figura 8.2 O receptor Fc neonatal (FcRn) contribui para a meia-vida longa das moléculas de IgG. A. Os anticorpos IgG circulantes ou extravasculares (principalmente das subclasses IgG1, IgG2 e IgG4) são ingeridos por células endoteliais e fagócitos nos endossomos, onde se ligam ao FcRn, um receptor presente na membrana endossômica. O baixo pH interno dos endossomos favorece a ligação forte da IgG ao FcRn, protegendo o anticorpo da proteólise lisossômica. Os complexos FcRn-IgG são reciclados de volta para a superfície celular, onde são expostos ao pH neutro (cerca de 7,0) do sangue, o que libera o anticorpo ligado de volta para a circulação ou fluidos teciduais. **B.** Proteínas de fusão contendo porções Fc. Um anticorpo monoclonal específico para a citocina fator de necrose tumoral (TNF) (*esquerda*) pode ligar-se à citocina e bloquear sua atividade, além de permanecer na circulação por um tempo prolongado (semanas) devido à sua reciclagem pelo receptor Fc neonatal (FcRn). O domínio extracelular solúvel do receptor de TNF (TNFR) (*direita*) pode também atuar como um antagonista da citocina, e o acoplamento do receptor solúvel a um domínio Fc de IgG (IgG Fc) prolonga a meia-vida da proteína de fusão no sangue pelo mesmo mecanismo dependente de FcRn. Tanto os anticorpos monoclonais IgG anti-TNF quanto as proteínas de fusão TNFR-IgG Fc são utilizados como fármacos para o tratamento de algumas doenças inflamatórias. *Ig*, imunoglobulina.

bloqueiam a infecção inicial. Anticorpos presentes nas secreções da mucosa do intestino e das vias respiratórias bloqueiam a entrada de microrganismos ingeridos e inalados (discutido adiante, neste mesmo capítulo). Após a entrada no hospedeiro, os microrganismos usam moléculas existentes em seus envelopes ou nas paredes celulares para se ligarem às células hospedeiras e ganharem acesso a elas. Os anticorpos podem se fixar a essas moléculas de superfície microbiana, impedindo que esses microrganismos infectem as células hospedeiras. Microrganismos como os vírus, capazes de entrar em tais células, podem replicar-se no interior delas e ser liberados para infectar outras células vizinhas. Os anticorpos conseguem neutralizar os microrganismos durante seu trânsito de uma célula para outra e, assim, também limitam a disseminação da infecção. Se um microrganismo infeccioso coloniza o hospedeiro, seus efeitos nocivos podem ser causados por endotoxinas ou exotoxinas, as quais frequentemente se ligam a receptores específicos nas células hospedeiras para mediar seus efeitos. Os anticorpos previnem a ligação de toxinas às células hospedeiras e, desse modo, bloqueiam seus efeitos danosos. Os experimentos de Emil von Behring e Shibasaburo Kitasato desse tipo de proteção mediada pela administração do soro de animais imunizados contendo anticorpos contra a toxina diftérica foram a

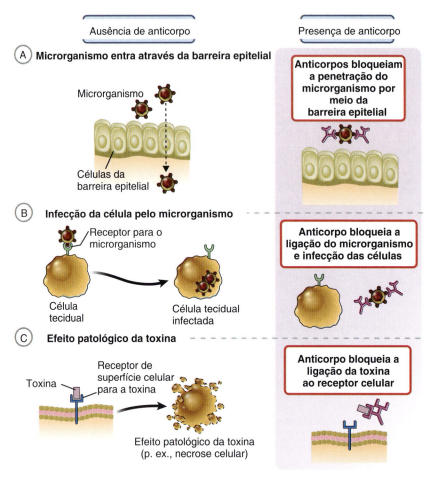

Figura 8.3 Neutralização de microrganismos e toxinas pelos anticorpos. A. Os anticorpos presentes nas superfícies epiteliais, como nos sistemas gastrintestinal e respiratório, bloqueiam a entrada de microrganismos ingeridos e inalados, respectivamente. **B.** Os anticorpos evitam a ligação de microrganismos às células, bloqueando a capacidade dos microrganismos de infectarem as células do hospedeiro. **C.** Os anticorpos bloqueiam a ligação de toxinas às células, inibindo os efeitos patológicos das toxinas.

primeira demonstração formal de imunidade terapêutica contra um microrganismo ou sua toxina. Essa abordagem foi chamada soroterapia e constitui a base que levou à premiação de Behring com o primeiro Prêmio Nobel em Fisiologia ou Medicina, em 1901.

OPSONIZAÇÃO E FAGOCITOSE

Os anticorpos recobrem microrganismos e promovem sua ingestão pelos fagócitos (Figura 8.4). O processo de revestimento de partículas para subsequente fagocitose é chamado opsonização, enquanto as moléculas que recobrem os microrganismos e aumentam sua fagocitose são denominadas opsoninas. Quando várias moléculas de IgG se ligam a um microrganismo, um arranjo de suas regiões Fc se projeta a partir da superfície microbiana. Quando os anticorpos pertencem a certos isótipos (IgG1 e IgG3, em seres humanos), suas regiões Fc ligam-se a um receptor de alta afinidade para essas regiões das cadeias pesadas γ, chamado FcγRI (CD64), o qual é expresso em neutrófilos e macrófagos (Figura 8.5). O fagócito estende sua membrana plasmática ao redor do microrganismo acoplado

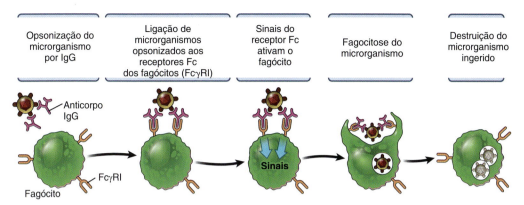

Figura 8.4 Opsonização e fagocitose de microrganismos mediadas pelos anticorpos. Os anticorpos de certas subclasses de IgG (IgG1 e IgG3) ligam-se aos microrganismos e então são reconhecidos por receptores Fc nos fagócitos. Os sinais dos receptores Fc promovem a fagocitose dos microrganismos fagocitados e ativam os fagócitos para destruí-los. *IgG*, imunoglobulina G.

Receptor Fc	Afinidade pela Ig	Distribuição celular	Função
\multicolumn{4}{c}{Receptores Fc de sinalização}
FcγRI (CD64)	Alta; liga IgG1 e IgG3	Macrófagos, neutrófilos	Fagocitose; ativação de fagócitos
FcγRIIB (CD32)	Baixa	Linfócitos B, DCs, mastócitos, neutrófilos, macrófagos	Inibição de células B por *feedback*, atenuação da inflamação
FcγRIIIA (CD16)	Baixa	Células NK	Citotoxicidade celular dependente de anticorpo (ADCC)
FcεRI	Alta; liga IgE	Mastócitos, basófilos	Ativação (desgranulação) de mastócitos e basófilos

Figura 8.5 Receptores Fc de leucócitos. Distribuição celular e funções de diferentes tipos de receptores Fc humanos expressos em células do sistema imune. Dois outros tipos de receptores Fc (FcRn e o receptor poli-Ig), não desencadeiam sinais para as células, mas estão envolvidos no transporte de Ig através das membranas celulares; esses receptores são discutidos no texto. *DCs*, células dendríticas; *Ig*, imunoglobulina; *NK*, natural killer.

e o ingere contido em uma vesícula chamada fagossomo, que se funde aos lisossomos. A ligação de caudas Fc do anticorpo ao FcγRI também ativa os fagócitos, porque o FcγRI contém uma cadeia sinalizadora que desencadeia numerosas vias bioquímicas nos fagócitos. Os sinais gerados levam à produção de grandes quantidades de espécies reativas de oxigênio, óxido nítrico e enzimas proteolíticas nos lisossomos dos neutrófilos e macrófagos ativados, contribuindo para a destruição do microrganismo ingerido.

A fagocitose mediada por anticorpos é o principal mecanismo de defesa contra bactérias encapsuladas, como os pneumococos. As cápsulas ricas em polissacarídeos dessas bactérias protegem os organismos contra a fagocitose na ausência de anticorpo, porém a opsonização por anticorpos promove a ingestão e destruição das bactérias.

O baço contém grandes números de macrófagos e é um importante sítio de depuração fagocítica de bactérias opsonizadas. Por isso, pacientes que não têm o baço (na maioria das vezes em decorrência de remoção cirúrgica após trauma ou infarto do órgão na doença falciforme) são suscetíveis a infecções disseminadas por bactérias encapsuladas.

Um dos receptores Fcγ, o FcγRIIB, não medeia as funções efetoras dos anticorpos, mas "desliga" a produção de anticorpos e diminui a inflamação. O papel do FcγRIIB na inibição por *feedback* da ativação de células B foi discutido no Capítulo 7 (ver Figura 7.16). O FcγRIIB também inibe a ativação de macrófagos e células dendríticas, podendo, então, ter função anti-inflamatória. O *pool* de IgG de doadores sadios é administrado por via intravenosa para tratar várias doenças inflamatórias. Essa preparação é chamada **imunoglobulina intravenosa** (IVIG, do inglês *intravenous immune globulin*), e seu efeito benéfico contra essas doenças é parcialmente mediado por sua ligação ao FcγRIIB em várias células.

CITOTOXICIDADE CELULAR DEPENDENTE DE ANTICORPO

As células *natural killer* (NK) ligam-se a células recobertas por anticorpos e as destroem (Figura 8.6). As células NK expressam um receptor Fcγ chamado FcγRIII (CD16), um dos vários tipos de receptores ativadores de célula NK (ver Capítulo 2). O FcγRIII liga-se a arranjos de anticorpos IgG já fixados a antígenos de superfície em uma célula por meio de seu sítio de ligação antigênica. Esse receptor gera sinais que fazem a célula NK descarregar suas proteínas granulares (desgranulação), as quais matam a célula recoberta por anticorpos pelos mesmos mecanismos usados pelos linfócitos T citotóxicos CD8+ para matar células infectadas (ver Capítulo 6). Esse processo é chamado citotoxicidade celular dependente de anticorpo (ADCC, do inglês *antibody-dependent cellular cytotoxicity*). As células infectadas por vírus envelopados tipicamente expressam em sua superfície glicoproteínas virais

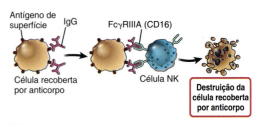

Figura 8.6 Citotoxicidade celular dependente de anticorpo. Anticorpos de certas subclasses de imunoglobulina G (IgG), como IgG1 e IgG3, ligam-se a antígenos na superfície de células infectadas, e suas regiões Fc são reconhecidas por um receptor Fcγ em células *natural killer* (NK). As células NK são ativadas e matam as células recobertas por anticorpos.

que podem ser reconhecidas por anticorpos específicos, o que facilita a destruição ADCC-mediada das células infectadas. A ADCC também é um dos mecanismos pelos quais os anticorpos terapêuticos usados no tratamento de cânceres eliminam as células tumorais.

REAÇÕES MEDIADAS POR MASTÓCITOS E IMUNOGLOBULINA E

A ativação de mastócitos e eosinófilos contribui para as doenças alérgicas e para a defesa contra helmintos parasitas. Os mastócitos expressam o receptor Fc de alta afinidade para IgE (FcεRI), que se liga à IgE e causa ativação dessas células. Essa reação é importante nas doenças alérgicas (ver Capítulo 11) e pode contribuir para a expulsão de vermes. A maioria dos helmintos é grande demais para ser fagocitada, e seu tegumento espesso os torna resistentes a muitas substâncias microbicidas produzidas por neutrófilos e macrófagos. A resposta imune aos helmintos parasitas é dominada pela ativação de células T auxiliares 2 (Th2, do inglês *T helper 2*), produção de anticorpos IgE e eosinofilia, sugerindo que todos esses elementos devam contribuir para a defesa do organismo. No entanto, FcεRI não é expresso em altos níveis nos eosinófilos e não tem a cadeia sinalizadora, de modo que a IgE não é capaz de ativar tais células. Elas podem ser recrutadas para os locais de infecção por quimiocinas e ligar-se a parasitas recobertos por IgG, usando o FcγRI. Os eosinófilos também podem ser ativados pela IL-5, uma citocina Th2, de maneira independente de anticorpos, liberando seu conteúdo dos grânulos, que podem destruir os tegumentos espessos dos helmintos.

SISTEMA COMPLEMENTO

O sistema complemento é um conjunto de proteínas circulantes e de membrana celular que exercem papéis importantes na defesa do hospedeiro contra microrganismos, bem como na lesão tecidual mediada por anticorpos. O termo *complemento* refere-se à capacidade dessas proteínas de auxiliar, ou complementar, a atividade dos anticorpos na destruição (lise) de células, incluindo microrganismos. O sistema complemento pode ser ativado por microrganismos na ausência de anticorpos, como parte da resposta imune inata à infecção, e por anticorpos ligados aos microrganismos, como parte da imunidade adaptativa (ver Capítulo 2, Figura 2.12).

A ativação do sistema complemento envolve a clivagem proteolítica sequencial de proteínas do complemento, levando à geração de moléculas efetoras que participam na eliminação de microrganismos por diversas vias. A ativação das proteínas do complemento, como todas as cascatas enzimáticas, é capaz de alcançar uma tremenda amplificação, porque até mesmo um pequeno número de moléculas de complemento ativadas produzidas no início do processo pode gerar um grande número de moléculas efetoras mais tarde na cascata. As proteínas do complemento ativadas ligam-se de modo covalente às superfícies celulares onde a ativação ocorre, garantindo que as funções efetoras do complemento sejam limitadas aos sítios corretos. As células hospedeiras normais contam com vários mecanismos de regulação que inibem a ativação do complemento e a deposição de proteínas de complemento ativadas, evitando assim o dano às células saudáveis mediado pelo complemento.

Vias de ativação do complemento

Existem três vias principais de ativação do complemento: as vias alternativa e da lectina são iniciadas por microrganismos na ausência de anticorpo, enquanto a via clássica é iniciada por certos isótipos de anticorpos ligados aos antígenos (Figura 8.7). Várias proteínas em cada via interagem em uma sequência precisa. A proteína do complemento mais abundante no plasma, C3, desempenha papel central em todas as três vias. As etapas iniciais das três vias têm a função de gerar um grande número de fragmentos funcionalmente ativos de C3 ligado ao microrganismo ou à célula, onde a via do complemento foi iniciada (por convenção, o menor fragmento proteolítico de qualquer proteína do complemento recebe o sufixo "a", enquanto a porção maior é o fragmento "b"; C2 é uma exceção por motivos históricos).

- A **via alternativa** de ativação do complemento é desencadeada pela hidrólise espontânea de C3 no plasma, em níveis baixos. Os produtos da quebra de C3 são instáveis e, na ausência de infecção, são rapidamente degradados e perdidos. Entretanto, quando um produto de quebra da hidrólise de C3, chamado C3b, deposita-se na superfície de um microrganismo, forma ligações covalentes estáveis com os polissacarídeos ou com as proteínas microbianas. O C3b ligado ao microrganismo liga-se a outra proteína chamada Fator B, que então é clivada por uma protease plasmática chamada Fator D, gerando o fragmento Bb. Esse fragmento permanece ligado a C3b, e o complexo C3bBb atua como uma enzima proteolítica conhecida como C3 convertase da via alternativa, que quebra mais C3. A C3 convertase é estabilizada pela properdina, um regulador positivo do sistema complemento. Como resultado da atividade enzimática de C3 convertase, uma quantidade muito maior de moléculas C3b e C3bBb é produzida e se fixa ao microrganismo. Uma parte das moléculas C3bBb se liga a uma molécula adicional de C3b, e os complexos C3bBb3b resultantes atuam como C5 convertases, para clivar a proteína C5 do complemento e iniciar as etapas finais da ativação dele

- A **via clássica** de ativação do complemento é desencadeada quando IgM ou certas subclasses

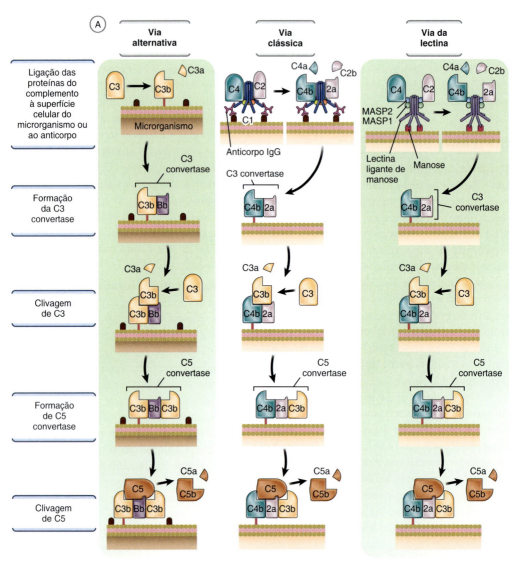

Figura 8.7 Etapas iniciais da ativação do complemento. A. Etapas da ativação das vias alternativa, clássica e da lectina. Embora a sequência de eventos seja similar, as três vias diferem quanto à necessidade de anticorpos e as proteínas usadas. Note que o C5 é clivado pela C5 convertase, mas não é um componente da enzima. (*continua*)

de IgG (IgG1 e IgG3 em seres humanos) se ligam a antígenos (p. ex., na superfície celular microbiana). Como resultado dessa ligação, regiões Fc adjacentes nos anticorpos se tornam acessíveis e se ligam à proteína C1 do complemento (constituída por um componente de ligação, chamado C1q, e duas proteases, chamadas C1r e C1s). O C1 fixado torna-se enzimaticamente ativo, resultando na ligação e clivagem sequencial de duas proteínas, C4 e C2. Um dos fragmentos C4 gerado, C4b, torna-se covalentemente ligado ao anticorpo ou à superfície microbiana na qual o anticorpo está ligado e, então, liga-se a C2, que é clivada pela C1 ativa, para formar o complexo C4b2a. Esse complexo é a C3 convertase da via

B. Proteínas da via alternativa

Proteína	Função
C3	C3b liga-se à superfície dos microrganismos, onde atua como uma opsonina e como um componente de C3 e C5 convertases C3a estimula inflamação
Fator B	Bb é uma serino-protease e a enzima ativa de C3 e C5 convertases
Fator D	Serino-protease plasmática que cliva o Fator B quando está ligado ao C3b
Properdina	Properdina estabiliza as C3 convertases (C3bBb) nas superfícies microbianas

C. Proteínas das vias clássica e da lectina

Proteína	Função
C1 (C1qr$_2$s$_2$)	Inicia a via clássica; C1q se liga à porção Fc do anticorpo; C1r e C1s são proteases que levam à ativação de C4 e C2
C4	C4 se liga covalentemente às superfícies de microrganismos ou células onde o anticorpo está ligado e o complemento é ativado C4b se liga à C2 para clivagem por C1s C4a estimula inflamação
C2	C2a é uma serino-protease que atua como uma enzima ativa de C3 e C5 convertases
Lectina ligante de manose (MBL)	Inicia a via da lectina; MBL se liga a resíduos de manose terminais dos carboidratos microbianos. Proteases associadas à MBL ativam C4 e C2, da mesma maneira que C1r e C1s fazem na via clássica.

Figura 8.7 (*Continuação*) **B.** Propriedades importantes das proteínas envolvidas nas etapas iniciais da via alternativa de ativação do complemento. **C.** Propriedades importantes das proteínas envolvidas nas etapas iniciais das vias clássica e da lectina. Note que o C3, listado entre as proteínas da via alternativa (**B**), também é um componente central das vias clássica e da lectina.

clássica, que atua quebrando C3, e o C3b gerado novamente se fixa ao microrganismo. Uma parte do C3b liga-se ao complexo C4b2a, e o complexo C4b2a3b resultante atua como uma C5 convertase, que cliva a proteína C5 do complemento

- A **via da lectina** de ativação do complemento não é iniciada por anticorpos, e sim pela ligação de lectinas circulantes, como a lectina ligante de manose (MBL, do inglês *mannose-binding lectin*) plasmática ou ficolinas, aos polissacarídeos microbianos. As serino-proteases estruturalmente relacionadas ao C1s da via clássica estão associadas a essas lectinas e atuam para ativar C4. As etapas subsequentes são essencialmente as mesmas da via clássica.

O resultado líquido dessas etapas iniciais de ativação do complemento é que os

microrganismos adquirem uma cobertura de C3b covalentemente ligado. Note que as vias alternativa e da lectina são mecanismos efetores da imunidade inata, enquanto a via clássica é um mecanismo da imunidade adaptativa humoral. Essas vias diferem quanto à ativação, porém, uma vez desencadeadas, apresentam as mesmas etapas finais.

As etapas finais da ativação do complemento levam à formação de um complexo proteico citolítico. Essas etapas se iniciam pela proteólise de C5 pela C5 convertase, gerando C5b (Figura 8.8). C6 liga-se à C5b e se insere na membrana do alvo; então, C7, C8 e C9 ligam-se sequencialmente ao complexo C5b-C6 na membrana. A proteína final da via, C9, polimeriza-se para formar um poro na membrana celular do microrganismo em que o complemento é ativado, possibilitando a entrada de água e íons e causando a morte do microrganismo. O complexo C5-9 é chamado **complexo de ataque à membrana** (MAC, do inglês *membrana attack complex*), e sua formação é o resultado da ativação do complemento.

Funções do sistema complemento

O sistema complemento desempenha um papel importante na eliminação de microrganismos durante as respostas imunes inata e adaptativa. As principais funções efetoras do sistema complemento são ilustradas na Figura 8.9.

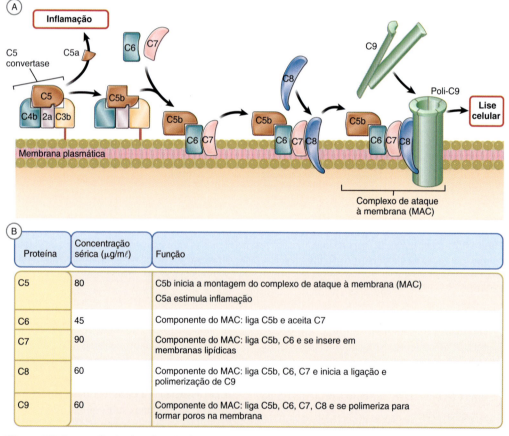

Figura 8.8 Etapas finais de ativação do complemento. A. As etapas finais da ativação do complemento começam após a formação da C5 convertase e são idênticas nas vias clássica e alternativa. **B.** Propriedades das proteínas nas etapas finais da ativação do complemento.

- **Opsonização:** microrganismos recobertos com C3b são fagocitados devido ao reconhecimento de C3b pelo receptor do complemento tipo 1 (CR1 ou CD35), que é expresso nos fagócitos. Assim, C3b atua como uma opsonina
- **Inflamação:** os pequenos fragmentos peptídicos C3a e C5a, produzidos pela proteólise de C3 e C5, são quimiotáticos para neutrófilos e estimulam tanto a liberação de mediadores inflamatórios por vários leucócitos quanto o movimento de leucócitos e de proteínas plasmáticas ao longo do endotélio para os tecidos. Desse modo, os fragmentos de complemento induzem reações inflamatórias que também servem para eliminar microrganismos
- **Lise celular:** o MAC pode induzir a lise osmótica das células, inclusive dos microrganismos.

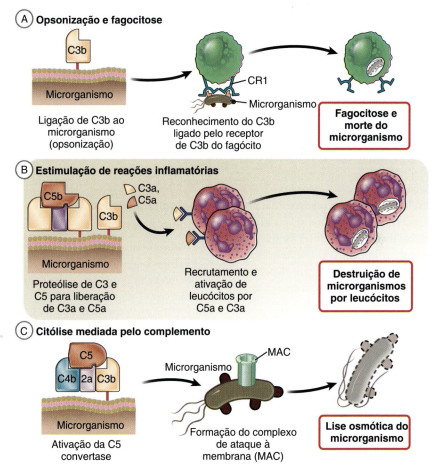

Figura 8.9 As funções do complemento. A. O C3b opsoniza microrganismos e é reconhecido pelo receptor do complemento tipo 1 (CR1) de fagócitos, resultando na ingestão e destruição intracelular de microrganismos opsonizados. Dessa forma, o C3b é uma opsonina. O CR1 também reconhece C4b, o qual exerce a mesma função. Outros produtos do complemento, tais como a forma inativada de C3b (iC3b), também se ligam a microrganismos e são reconhecidos por outros receptores em fagócitos (p. ex., receptor do complemento tipo 3, um membro da família de proteínas integrinas). **B.** Pequenos peptídeos liberados durante a ativação do complemento se ligam a receptores em neutrófilos e outros leucócitos e estimulam reações inflamatórias. Os peptídeos que desempenham essa função são, principalmente, C5a e C3a, liberados por proteólise de C5 e C3, respectivamente. **C.** O complexo de ataque à membrana cria poros nas membranas celulares e induz lise osmótica das células.

A lise induzida pelo MAC é efetiva principalmente contra os microrganismos que têm paredes celulares delgadas e pouco ou nenhum glicocálice, como espécies de bactérias do gênero *Neisseria*.

Além de suas funções efetoras antimicrobianas, o sistema complemento estimula as respostas de células B e a produção de anticorpos. Quando C3 é ativado por um microrganismo por meio da via alternativa, um de seus produtos de quebra, o C3 d, é reconhecido pelo receptor do complemento tipo 2 (CR2) nos linfócitos B. Os sinais desencadeados por ele intensificam as respostas das células B contra o microrganismo. Esse processo é descrito no Capítulo 7 (ver Capítulo 7, Figura 7.5 A) e exemplifica uma resposta imune inata a um microrganismo (ativação do complemento) intensificando uma resposta imune adaptativa ao mesmo microrganismo (ativação de células B e produção de anticorpos). As proteínas do complemento ligadas aos complexos antígeno-anticorpo são reconhecidas por células dendríticas foliculares nos centros germinativos, possibilitando que os antígenos sejam exibidos para ativação adicional das células B e seleção de células B de alta afinidade (ver Capítulo 7). Essa exposição antigênica complemento-dependente é outra forma pela qual o sistema complemento promove a produção de anticorpos.

As deficiências hereditárias de proteínas do complemento resultam em imunodeficiências e, em alguns casos, em incidência aumentada de doença autoimune. A deficiência de C3 resulta em suscetibilidade aumentada a infecções bacterianas que podem ser fatais nas primeiras fases da vida. As deficiências das proteínas iniciais da via clássica, C2 e C4, podem não ter qualquer consequência clínica, podem resultar em suscetibilidade aumentada a infecções ou estão associadas a uma incidência aumentada de lúpus eritematoso sistêmico, uma doença autoimune (mediada por imunocomplexos) na qual os pacientes produzem anticorpos contra seus próprios antígenos nucleares e outros. A incidência aumentada de lúpus pode estar relacionada ao papel do complemento na eliminação de células mortas e imunocomplexos contendo autoantígenos, uma vez que deficiências da via clássica resultam em aumento da carga de antígenos nucleares. As deficiências de complemento podem levar a uma sinalização defeituosa nas células B e falha da tolerância da célula B. As deficiências de C9 e de formação do MAC resultam em suscetibilidade aumentada a infecções por *Neisseria*. Alguns indivíduos herdam polimorfismos no gene codificador da MBL, levando à produção de uma proteína funcionalmente defeituosa; tais defeitos estão associados à suscetibilidade aumentada a infecções. A deficiência hereditária de properdina, uma proteína da via alternativa, também causa aumento da suscetibilidade a infecções bacterianas. Um anticorpo monoclonal que bloqueia a molécula C5 está aprovado para o tratamento de doenças causadas por defeitos nas proteínas reguladoras do complemento (discutidas a seguir) e em certas doenças autoimunes mediadas por anticorpos (p. ex., miastenia *gravis*).

Regulação da ativação do complemento

As células de mamíferos expressam proteínas reguladoras que inibem a ativação do complemento, prevenindo assim o dano complemento-mediado às células hospedeiras (Figura 8.10). Muitas dessas proteínas reguladoras foram descritas, e suas deficiências estão associadas à síndromes clínicas causadas pela ativação descontrolada do complemento.

- Uma proteína reguladora chamada inibidor de C1 (C1 INH, do inglês *C1 inhibitor*) bloqueia a ativação do complemento ainda no início, no estágio de ativação de C1. A deficiência de C1 INH é a causa de uma doença chamada **angioedema hereditário**. A C1 INH é uma serino-protease inibidora que atua como um dos principais inibidores fisiológicos da clivagem da calicreína, o precursor da molécula vasoativa bradicinina. Portanto, a deficiência de C1 INH resulta não somente na intensificação da ativação do complemento, como também em aumento da ativação proteolítica da bradicinina, e essa é a principal causa

das alterações vasculares que levam ao extravasamento de fluidos (edema) em muitos tecidos
- O fator acelerador de decaimento (DAF, do inglês *decay-accelerating factor*) é uma proteína de superfície celular ligada a glicolipídio, que rompe a ligação de Bb a C3b e também a ligação de C4b a C2a, bloqueando a formação de C3 convertase e encerrando a ativação do complemento por ambas as vias, alternativa e clássica. Uma doença chamada **hemoglobinúria paroxística noturna** resulta da deficiência adquirida em células-tronco hematopoéticas de uma enzima que sintetiza a âncora glicolipídica para várias proteínas de superfície celular, incluindo as proteínas reguladoras do complemento DAF e CD59, que bloqueiam a formação do MAC. Nesses pacientes, a ativação desregulada do complemento ocorre em eritrócitos e leva à sua lise. Um anticorpo monoclonal que bloqueia C5 é um tratamento eficiente para essa doença
- Uma enzima plasmática chamada Fator I cliva C3b em fragmentos inativos, com a proteína cofator de membrana (MCP, do inglês *membrane cofactor protein*) e a proteína plasmática Fator H atuando como cofatores nesse processo enzimático. A deficiência das proteínas reguladoras Fator H e Fator I resulta em aumento da ativação do complemento e níveis diminuídos de C3, devido ao seu consumo, acarretando aumento da suscetibilidade à infecção. Mutações no Fator H que comprometem sua ligação às células estão associadas a uma rara doença genética chamada síndrome urêmica hemolítica atípica, caracterizada por anormalidades vasculares, renais e de coagulação. O anticorpo anti-C5 mencionado anteriormente é também usado para tratar essa doença. Certas variantes gênicas do Fator H estão ligadas a uma doença ocular chamada degeneração macular relacionada à idade.

As proteínas reguladoras são produzidas por células de vertebrados, mas não por microrganismos. Uma vez que os microrganismos não têm essas proteínas reguladoras, o sistema complemento pode ser ativado nas superfícies microbianas de maneira muito mais efetiva do que nas células hospedeiras normais. Mesmo nas células de vertebrados, a regulação pode ser anulada por uma ativação exagerada do complemento. Por exemplo, as células hospedeiras podem tornar-se alvos do complemento se estiverem recobertas com grandes quantidades de anticorpos, como ocorre em algumas doenças autoimunes (ver Capítulo 11).

FUNÇÕES DOS ANTICORPOS EM SÍTIOS ANATÔMICOS ESPECIAIS

Os mecanismos efetores da imunidade humoral descritos até agora podem estar ativos em

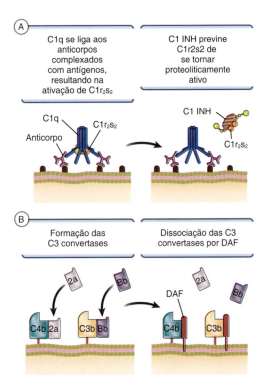

Figura 8.10 Regulação da ativação do complemento. A. O inibidor de C1 (C1 INH) impede a montagem do complexo C1, que consiste em proteínas C1q, C1r e C1s, dessa forma bloqueando a ativação do complemento pela via clássica. **B.** O fator acelerador de decaimento (DAF), uma proteína de superfície celular ligada a GPI, assim como o receptor do complemento tipo 1 (CR1) (não mostrado), interferem na formação da C3 convertase por meio do bloqueio da ligação de Bb (na via alternativa) ou C2a (na via clássica). (*continua*)

C **Proteínas plasmáticas**

Proteína	Função
Inibidor de C1 (C1 INH)	Inibe atividade serino-protease de C1r e C1s
Fator I	Cliva proteoliticamente C3b e C4b
Fator H	Causa dissociação das subunidades da C3 convertase da via alternativa Cofator para a clivagem de C3b mediada pelo Fator I
Proteína ligante de C4 (C4BP)	Causa dissociação das subunidades da C3 convertase da via clássica Cofator para a clivagem de C4b mediada pelo Fator I

Proteínas de membrana

Proteína	Distribuição	Função
Proteína cofator de membrana (MCP, CD46)	Leucócitos, células epiteliais, células endoteliais	Cofator para a clivagem de C3b e C4b mediada pelo Fator I
Fator acelerador de decaimento (DAF)	Células sanguíneas, células endoteliais, células epiteliais	Bloqueia a formação da C3 convertase
CD59	Células sanguíneas, células endoteliais, células epiteliais	Bloqueia a ligação de C9 e previne formação do MAC
Receptor do complemento tipo 1 (CR1, CD35)	Fagócitos mononucleares, neutrófilos, células B e T, eritrócitos, eosinófilos, FDCs	Causa dissociação das subunidades da C3 convertase Cofator para a clivagem de C3b e C4b mediada pelo Fator I

Figura 8.10 (*Continuação*) **C.** As principais proteínas reguladoras do sistema complemento e suas funções. A função de DAF é mostrada no painel **B**. A proteína cofator de membrana (ou CD46) e CR1 atuam como cofatores para clivagem de C3b por uma enzima plasmática chamada Fator I, destruindo, dessa maneira, qualquer C3b que possa ser formado (não mostrado). *FDCs*, células dendríticas foliculares; *MAC*, complexo de ataque à membrana.

qualquer local do corpo ao qual os anticorpos tenham acesso. Como já mencionado, os anticorpos são produzidos nos órgãos linfoides secundários e na medula óssea, entrando prontamente no sangue, de onde podem seguir para qualquer local. Os anticorpos também exercem funções protetoras vitais em dois sítios anatômicos especiais: os órgãos revestidos por mucosa e o feto.

Imunidade da mucosa

A imunoglobulina A (IgA) é produzida por plasmócitos em tecidos da mucosa, transportada através dos epitélios, para então se ligar e neutralizar os microrganismos nos lumens dos órgãos revestidos por mucosa (Figura 8.11). Os microrganismos frequentemente são inalados ou ingeridos, e os anticorpos secretados nos lumens dos sistemas respiratório ou gastrintestinal se ligam a esses microrganismos e os impedem de colonizar o hospedeiro. Esse tipo de imunidade é chamado imunidade da mucosa (ou imunidade secretora), e a principal classe de anticorpos produzidos nos tecidos da mucosa é a IgA. De fato, a IgA representa cerca de 2/3 dos cerca de 3 g de anticorpos produzidos diariamente por um adulto sadio, refletindo a vasta área de superfície intestinal. A tendência das células B nos tecidos epiteliais da mucosa a produzirem IgA deve-se ao fato de que citocinas indutoras de troca para esse isótipo, entre as quais o fator transformador do crescimento-β (TGF-β, do inglês *transforming growth factor β*), são produzidas em altos níveis nos tecidos linfoides associados às mucosas. Além disso, as células B produtoras de IgA geradas nos linfonodos regionais ou no baço tendem a alojar-se nos tecidos da mucosa em resposta às quimiocinas produzidas neles. Ainda, uma parte da IgA é produzida por uma subpopulação de células B chamadas células B-1, que foram mais bem estudadas em roedores e que são abundantes em tecidos da mucosa. Essas células sofrem troca de classe para IgA em resposta a antígenos não proteicos, sem ajuda das células T.

Os plasmócitos da mucosa intestinal estão localizados na lâmina própria, sob a barreira epitelial, a região em que a IgA é produzida. Para ligar-se e neutralizar os patógenos microbianos no lúmen antes que eles iniciem a invasão do organismo, a IgA deve ser transportada ao longo do epitélio para dentro do lúmen. O transporte através do epitélio é realizado por um receptor Fc especial, o receptor de poli-Ig, expresso na superfície basal das células epiteliais. Ele se liga à IgA e a endocita para dentro de vesículas, transportando-a para a superfície luminal. Nesse local, o receptor é clivado por uma protease, e a IgA é liberada no lúmen ainda carregando uma porção do receptor de poli-Ig ligada (o componente secretor). A ligação ao componente secretor protege o anticorpo contra a degradação por ação de proteases intestinais. O anticorpo então pode reconhecer microrganismos no lúmen e bloquear sua ligação e entrada através do epitélio.

O intestino contém um grande número de bactérias comensais essenciais para funções básicas como a absorção de alimentos; por isso, essas bactérias precisam ser toleradas pelo sistema imune. Os anticorpos IgA são produzidos sobretudo contra bactérias potencialmente prejudiciais

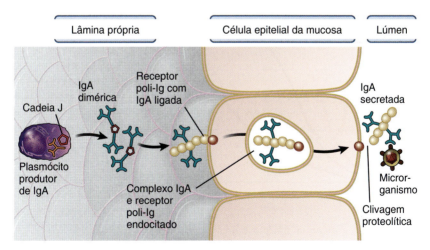

Figura 8.11 Transporte de imunoglobulina A (IgA) através do epitélio. Na mucosa dos sistemas gastrintestinal e respiratório, a IgA produzida pelos plasmócitos na lâmina própria é transportada ativamente através das células epiteliais por um receptor Fc específico para IgA chamado poli-Ig (porque também reconhece IgM). A cadeia J é necessária para a ligação com alta afinidade da IgA dimérica ao receptor poli-Ig. Na superfície luminal, a IgA contendo uma porção do receptor ligado é liberada. Nesse local, o anticorpo reconhece microrganismos ingeridos ou inalados e bloqueia sua entrada através do epitélio.

e pró-inflamatórias, bloqueando, assim, sua entrada através do epitélio intestinal. Os comensais inócuos são tolerados pelo sistema imune intestinal por meio de mecanismos discutidos no Capítulo 9 e não estimulam a produção de IgA.

Imunidade neonatal

Os anticorpos maternos são transportados por meio da placenta para o feto, e através do epitélio intestinal de neonatos, protegendo-os contra infecções. Os mamíferos neonatos têm um sistema imune não totalmente desenvolvido, sendo incapazes de montar respostas imunes efetivas contra muitos microrganismos. Nas primeiras fases da vida, são protegidos contra infecções graças aos anticorpos adquiridos de suas mães (Figura 8.12). Isso exemplifica uma imunidade passiva de ocorrência natural. Os neonatos adquirem anticorpos maternos por meio de duas vias. Durante a gestação, a IgG materna se liga ao FcRn expresso na placenta e é transportada para a circulação fetal. Após o nascimento, os recém-nascidos ingerem anticorpos IgA maternos secretados ao longo do epitélio das glândulas mamárias por meio do receptor poli-Ig no colostro e no leite materno. Os anticorpos IgA ingeridos conferem proteção imune da mucosa ao neonato. Dessa maneira, os neonatos adquirem os perfis de anticorpos de suas mães e são protegidos contra os microrganismos infecciosos aos quais suas mães foram expostas ou vacinadas. Em decorrência da longa meia-vida da IgG circulante, o neonato é protegido pela IgG de sua mãe por aproximadamente 6 meses, período no qual a criança inicia sua própria produção de IgG. Muitas vezes há queda na concentração sérica de IgG nessa idade e aumento concomitante na incidência de infecções.

EVASÃO DA IMUNIDADE HUMORAL POR MICRORGANISMOS

Os microrganismos desenvolveram numerosos mecanismos para escapar da imunidade humoral (Figura 8.13). Muitas bactérias e vírus sofrem mutações em suas moléculas antigênicas de superfície necessárias para a entrada nas células do hospedeiro, de modo que não são mais reconhecidas pelos anticorpos produzidos em resposta ao microrganismo original. O vírus influenza altera seus principais antígenos de superfície em decorrência de mutações e rearranjo de seu RNA. Isso ocorre tão frequentemente que, a cada ano, a maioria das infecções é causada por uma nova cepa do vírus. O HIV apresenta alta frequência de mutação em seu genoma; por isso, cepas diferentes contêm numerosas formas variantes da principal glicoproteína de superfície antigênica do vírus, a chamada gp120. Como resultado, os anticorpos dirigidos contra os determinantes expostos na gp120 em qualquer subtipo de HIV podem não proteger contra outros subtipos do vírus que surgem em indivíduos infectados. Essa é uma das razões pelas quais as vacinas contendo gp120 não são efetivas contra a infecção pelo HIV na proteção de pessoas. Existem tantas cepas de rinovírus, que as vacinas contra o resfriado comum são consideradas impraticáveis. A resposta protetora de anticorpos contra o SARS-CoV-2, agente causador da covid-19, é direcionada contra a proteína *spike* (espícula), que o vírus usa para ganhar acesso às células

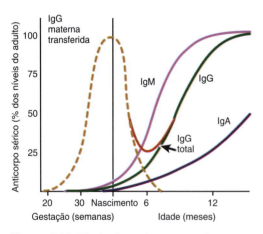

Figura 8.12 Níveis de anticorpos no feto e no neonato. Durante o desenvolvimento fetal e a vida neonatal inicial, os anticorpos circulantes são adquiridos da mãe por transferência mediante a placenta e o leite maternos. O neonato inicia a produção de anticorpos por volta dos 6 meses. A IgG total refere-se à IgG transferida da mãe e àquela produzida pelo neonato. *Ig*, imunoglobulina.

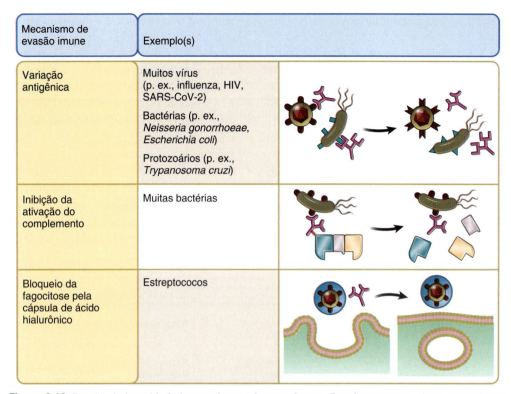

Figura 8.13 Evasão da imunidade humoral por microrganismos. Esta figura mostra alguns mecanismos pelos quais os microrganismos evadem a imunidade humoral, com exemplos ilustrativos. *HIV*, vírus da imunodeficiência humana; *SARS-CoV-2*, coronavírus da síndrome respiratória aguda grave 2.

hospedeiras. As variantes do vírus apresentam mutações na proteína *spike* que são suficientes para evadir a imunidade induzida pela vacina, tornando as primeiras vacinas desenvolvidas para a covid-19 menos eficientes na prevenção da infecção, embora ainda ofereçam proteção contra a doença grave e a morte. Bactérias como *Escherichia coli* variam os antígenos contidos em seus *pili* (ou fímbrias) e, desse modo, escapam das defesas mediadas pelos anticorpos. O tripanossoma causador da doença do sono expressa novas glicoproteínas de superfície toda vez que encontra anticorpos dirigidos contra a glicoproteína original. Como resultado, a infecção causada por esse protozoário parasita é caracterizada por ondas de parasitemia, cada uma das quais consistindo em um parasita antigenicamente novo que não é reconhecido pelos anticorpos produzidos contra os parasitas da onda anterior.

Outros microrganismos inibem a ativação do complemento, ou resistem à opsonização e à fagocitose, mascarando os antígenos de superfície sob uma cápsula de ácido hialurônico.

VACINAÇÃO

Agora que discutimos os mecanismos da defesa do hospedeiro contra microrganismos, incluindo a imunidade mediada por células no Capítulo 6 e a imunidade humoral neste capítulo, é importante considerar como essas respostas imunes protetoras podem ser induzidas por meio de vacinas profiláticas.

A vacinação é o processo de estimulação de respostas imunes adaptativas protetoras contra microrganismos pela exposição a formas não patogênicas ou a componentes dos microrganismos. O desenvolvimento de vacinas contra infecções foi um dos maiores sucessos da imunologia. A única doença humana intencionalmente erradicada no planeta é a varíola, e isso somente foi conseguido com a implantação de um programa mundial de vacinação. A poliomielite (pólio) pode ser a segunda doença a ser erradicada (embora casos esporádicos continuem a surgir em muitos países). Como mencionado no Capítulo 1, muitas outras doenças foram amplamente controladas por meio da vacinação (ver Capítulo 1, Figura 1.2).

Muitos tipos de vacinas estão em uso e sendo desenvolvidos (Figura 8.14).

- Algumas das vacinas mais eficientes, como aquelas contra febre amarela, sarampo, caxumba e rubéola, são compostas por **vírus vivos atenuados**, selecionados pela sua perda de patogenicidade e, ao mesmo tempo, por reter sua infectividade e antigenicidade. A imunização com esses vírus estimula a produção de anticorpos neutralizantes contra antígenos virais que protegem os indivíduos vacinados contra infecções subsequentes. As vacinas de vírus mortos (vírus quimicamente inativados *in vitro*) contra hepatite A, poliomielite e raiva também estão em uso atualmente

- As vacinas compostas por polissacarídeos e proteínas microbianas, chamadas **vacinas de subunidades**, atuam do mesmo modo. Alguns antígenos polissacarídicos microbianos (que não conseguem estimular a ajuda da célula T)

Tipo de vacina	Exemplos	Forma de proteção
Bactérias vivas atenuadas ou mortas	Coqueluche, BCG, cólera	Resposta de anticorpos
Vírus vivos atenuados	Sarampo, caxumba, rubéola, raiva, influenza A	Resposta de anticorpos e de células T
Vírus mortos	Hepatite A, poliomielite, raiva	Resposta de anticorpos
Vacinas de subunidades proteicas recombinantes	Vírus do papiloma humano, vírus da hepatite B	Resposta de anticorpos
Proteína modificada	Toxoide tetânico, toxoide diftérico	Resposta de anticorpos
Vacinas conjugadas	*Haemophilus influenzae*, *Streptococcus pneumoniae* (pneumococos)	Resposta de anticorpos dependente de células T auxiliares a antígenos polissacarídicos
Vacinas de mRNA	SARS-CoV-2	Resposta de anticorpos e células T
Vacinas virais híbridas	SARS-CoV-2, Ebola	Resposta de anticorpos e células T
Vacinas de DNA	Ensaios clínicos em andamento para diversas infecções	Resposta de anticorpos e células T

Figura 8.14 Estratégias de vacinação. Um resumo dos diferentes tipos de vacinas em uso ou em triagem, bem como a natureza das respostas imunes protetoras induzidas por essas vacinas. *BCG*, bacilo Calmette-Guérin; *HIV*, vírus da imunodeficiência humana; *SARS-CoV-2*, coronavírus da síndrome respiratória aguda grave 2.

são quimicamente acoplados a proteínas, de modo a ativar células T auxiliares e promover a produção de anticorpos de alta afinidade contra os polissacarídeos. Essas são as chamadas **vacinas conjugadas** e constituem exemplos excelentes da aplicação prática de nosso conhecimento sobre as interações entre as células T e B (ver Figura 7.9). A imunização com toxinas microbianas inativadas e com proteínas microbianas sintetizadas em laboratório estimula anticorpos que se ligam às toxinas nativas e neutralizam microrganismos. As vacinas de subunidades também são produzidas pelo uso de tecnologia de DNA recombinante, como amplamente utilizado nas vacinas contra o vírus da hepatite B e o vírus do papiloma humano. Vacinas de proteínas purificadas precisam ser administradas com adjuvantes para estimular respostas imunes efetivas

- A ideia de injetar **ácidos nucleicos** (DNA ou mRNA) codificadores de proteínas microbianas tem sido testada por muitos anos. As vantagens de tais vacinas são que as proteínas microbianas podem ser produzidas no interior das células do hospedeiro e secretadas, elicitando, dessa forma, tanto respostas imunes humorais quanto mediadas por células. Além disso, os ácidos nucleicos interagem com receptores do tipo *Toll* e, assim, apresentam atividade do tipo adjuvante intrínseca. As vacinas contendo DNA plasmidial ainda não tiveram sucesso. As tentativas iniciais de usar mRNA como vacinas foram dificultadas por dois problemas principais – o RNA extracelular é instável, e, quando o RNA entra no citosol das células, é reconhecido por receptores imunes inatos e elicitam uma resposta de interferon tipo I que pode causar inflamação prejudicial. Modificações estruturais no mRNA e empacotamento em nanopartículas lipídicas reduziram ambos os problemas. O notável sucesso das vacinas de mRNA para SARS-CoV-2 no final de 2020 levou à redução da hospitalização e da mortalidade e representou uma das principais contribuições para limitar a pandemia global de covid-19 e suas consequências sociais e de saúde devastadoras

- O DNA que codifica um antígeno microbiano pode ser incorporado ao genoma de um vetor viral de replicação defeituosa inócuo para humanos, mas capaz de entrar nas células hospedeiras, onde as proteínas microbianas são produzidas. Essas **vacinas virais híbridas** estão em uso no momento para SARS-CoV-2 e foram aprovadas para o vírus Ebola.

RESUMO

- A imunidade humoral é o tipo de imunidade adaptativa mediada por anticorpos. Os anticorpos previnem infecções bloqueando a capacidade dos microrganismos de invadir as células hospedeiras e eliminam os microrganismos por meio da ativação de vários mecanismos efetores

- Nas moléculas de anticorpo, as regiões de ligação ao antígeno (Fab) estão espacialmente separadas das regiões efetoras (Fc). A capacidade dos anticorpos de neutralizar microrganismos e toxinas é totalmente uma função das regiões de ligação ao antígeno. Até mesmo as funções efetoras dependentes de Fc somente são ativadas depois que os anticorpos se ligam aos antígenos

- Os anticorpos IgG permanecem na circulação e nos tecidos por mais tempo do que a maioria das outras proteínas porque o FcRn expresso em vários tipos celulares protege a IgG endocitada da degradação lisossômica e a transporta de volta para o sangue ou fluidos teciduais

- Os anticorpos são produzidos em tecidos linfoides e na medula óssea, a partir de onde entram na circulação e conseguem alcançar qualquer sítio de infecção. A troca de classe de cadeia pesada e a maturação de afinidade intensificam as funções protetoras dos anticorpos

- Os anticorpos neutralizam a infectividade dos microrganismos e a patogenicidade das toxinas microbianas, ligando-se e interferindo na capacidade desses microrganismos e dessas toxinas de se aderirem às células do hospedeiro

- Os anticorpos recobrem (opsonizam) os microrganismos e promovem sua fagocitose

ligando-se aos receptores Fc nos fagócitos. A ligação das regiões Fc do anticorpo aos receptores Fc também estimula as atividades microbicidas dos fagócitos
- O sistema complemento é um conjunto de proteínas circulantes e de superfície celular que exercem papéis importantes na defesa do hospedeiro. Ele pode ser ativado em superfícies microbianas na ausência de anticorpos (vias alternativa e da lectina, que são mecanismos de imunidade inata) e após a ligação de anticorpos aos antígenos (via clássica, um mecanismo de imunidade adaptativa humoral)
- As proteínas do complemento são clivadas de modo sequencial, e os componentes ativos, em particular C4b e C3b, tornam-se covalentemente ligados às superfícies nas quais o complemento é ativado. As etapas finais da ativação do complemento levam à formação do MAC citolítico
- Diferentes produtos da ativação do complemento promovem fagocitose de microrganismos, induzem lise celular e estimulam a inflamação. Os mamíferos expressam proteínas de superfície celular e proteínas reguladoras circulantes que previnem a ativação inadequada do complemento nas células do hospedeiro
- O anticorpo IgA é produzido na lâmina própria de órgãos revestidos por mucosa e é ativamente transportado por um receptor Fc especial através do epitélio, para dentro do lúmen, onde bloqueia a capacidade dos microrganismos de invadir o epitélio
- Os neonatos adquirem anticorpos IgG de suas mães por meio da placenta, usando o FcRn para capturar e transportar os anticorpos maternos. Os recém-nascidos também adquirem anticorpos IgA a partir do colostro e do leite materno
- Os microrganismos desenvolveram estratégias para resistir ou escapar da imunidade humoral, como variar seus antígenos e se tornar resistentes ao complemento e à fagocitose
- A maioria das vacinas hoje usadas atua estimulando a produção de anticorpos neutralizantes.

QUESTÕES DE REVISÃO

1. Quais regiões das moléculas de anticorpo estão envolvidas nas funções dos anticorpos?
2. De que modo a troca de classe (isótipo) de cadeia pesada e a maturação da afinidade melhoram a capacidade dos anticorpos de combater patógenos infecciosos?
3. Em quais situações a capacidade dos anticorpos de neutralizar microrganismos protege o hospedeiro contra infecções?
4. Como os anticorpos auxiliam na eliminação de microrganismos por fagócitos?
5. Como o sistema complemento é ativado?
6. Por que o sistema complemento é efetivo contra os microrganismos, mas não reage contra as células e os tecidos do hospedeiro?
7. Quais são as funções do sistema complemento e quais componentes dele medeiam essas funções?
8. Como os anticorpos evitam infecções por microrganismos ingeridos e inalados?
9. Como os neonatos são protegidos contra infecção antes de seu sistema imune alcançar a maturidade?

As respostas e justificativas das Questões de revisão estão disponíveis no fim do livro.

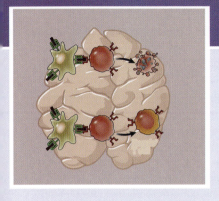

Tolerância Imunológica e Autoimunidade
Discriminação do Próprio/ Não Próprio pelo Sistema Imune e sua Falha

VISÃO GERAL DO CAPÍTULO

Tolerância Imunológica: Princípios Gerais e Significado, 210
Tolerância Central dos Linfócitos T, 212
Tolerância Periférica dos Linfócitos T, 213
  Papel das células T reguladoras na tolerância periférica, 213
  Propriedades e desenvolvimento das células T reguladoras, 213
  Mecanismos de ação das células T reguladoras, 215
  Anergia e exaustão, 216
  Deleção: apoptose de linfócitos maduros, 216
Tolerância dos Linfócitos B, 218
  Tolerância central do linfócito B, 218
  Tolerância periférica dos linfócitos B, 219
Tolerância a Microrganismos Comensais e Antígenos Fetais, 220
  Tolerância a microrganismos comensais nos intestinos e na pele, 220
  Tolerância a antígenos fetais, 220
Autoimunidade, 220
  Patogênese, 221
  Fatores genéticos, 222
  Papel de infecções e outras influências ambientais, 223
Resumo, 226

Uma das notáveis propriedades do sistema imune normal é sua capacidade de reagir a uma variedade enorme de microrganismos sem reagir contra os antígenos próprios (autoantígenos) do indivíduo. Essa não responsividade aos autoantígenos, também chamada **tolerância imunológica**, é mantida ainda que os mecanismos moleculares que geram as especificidades dos receptores de linfócitos não possam excluir receptores específicos para autoantígenos. Em outras palavras, linfócitos com capacidade de reconhecer autoantígenos estão sendo constantemente gerados durante o processo normal de seu desenvolvimento. Além disso, muitos autoantígenos têm pronto acesso ao sistema imune, de modo que a não responsividade a esses antígenos não pode ser mantida simplesmente "escondendo-os" dos linfócitos. O processo pelo qual as células apresentadoras de antígeno (APCs, do inglês *antigen-presenting cells*) exibem os antígenos às células T não distingue entre proteínas estranhas e próprias; então, os autoantígenos são normalmente apresentados pelas APCs e "vistos" pelos linfócitos T. Portanto, devem existir mecanismos que impeçam respostas imunes a autoantígenos. Esses mecanismos são responsáveis por uma das características cardinais do sistema imune adaptativo: sua capacidade de discriminar entre antígenos próprios e não próprios (normalmente microbianos). Se falharem, o sistema imune poderá atacar as células e os tecidos do próprio indivíduo. Tais reações são chamadas **autoimunidade**, e as doenças causadas por elas são denominadas doenças autoimunes. Além de tolerar a presença de autoantígenos, o sistema imune tem de coexistir com diversos microrganismos comensais que vivem imediatamente na porção externa das barreiras epiteliais de seus hospedeiros humanos, muitas vezes em um estado de simbiose, e deve tolerar inúmeros antígenos ambientais não microbianos, intrinsecamente inofensivos, incluindo aqueles ingeridos e inalados. Ademais, o sistema imune de uma mulher grávida tem de aceitar a presença de um feto que expressa antígenos derivados do pai, os quais são estranhos para a mãe. A não responsividade aos microrganismos comensais, ao feto e aos antígenos ambientais inócuos é mantida por muitos dos mesmos mecanismos envolvidos na não responsividade a antígenos próprios.

Neste capítulo, abordamos as seguintes questões:

- Como o sistema imune mantém a não responsividade aos antígenos próprios?
- Quais são os fatores que podem contribuir para a perda da autotolerância e para o desenvolvimento de autoimunidade?
- Como o sistema imune mantém a não responsividade a microrganismos comensais e ao feto?
- De que maneira a autotolerância pode falhar, resultando em autoimunidade?

Este capítulo começa com uma discussão sobre os princípios e as características importantes da autotolerância.

TOLERÂNCIA IMUNOLÓGICA: PRINCÍPIOS GERAIS E SIGNIFICADO

Tolerância imunológica é a ausência de resposta a antígenos, induzida pela exposição dos linfócitos a esses antígenos. Quando linfócitos expressando receptores para um antígeno específico o encontram duas consequências são possíveis. Os linfócitos podem ser ativados de maneira a proliferar e se diferenciar em células efetoras e de memória, levando a uma resposta imune produtiva (os antígenos que desencadeiam esse tipo de resposta são ditos **imunogênicos**), e, alternativamente, podem ser inativados funcionalmente ou mortos, resultando em tolerância (antígenos que induzem tolerância são ditos **tolerogênicos**). Normalmente, os microrganismos são imunogênicos e os antígenos próprios são tolerogênicos.

A escolha entre a ativação e a tolerância do linfócito é determinada, em grande parte, pela natureza do antígeno e pelos sinais adicionais presentes quando o antígeno é exibido ao sistema imune. De fato, o mesmo antígeno pode ser administrado de diferentes maneiras para induzir uma resposta imune ou tolerância. Essa observação experimental tem sido explorada para analisar quais fatores determinam se a ativação ou a tolerância se desenvolvem como consequência do encontro com um antígeno.

O fenômeno da tolerância imunológica é importante por diversas razões. Primeiro, como afirmamos no início, os autoantígenos normalmente induzem tolerância, e a falha na autotolerância é a causa subjacente de doenças autoimunes. Segundo, se aprendermos como induzir tolerância em linfócitos específicos para determinado antígeno, seremos capazes de usar esse conhecimento para prevenir ou controlar reações imunes indesejadas. Estratégias para indução de tolerância estão sendo testadas a fim de tratar alergias e doenças autoimunes, assim como prevenir a rejeição de órgãos transplantados. As mesmas estratégias podem ser valiosas na terapia gênica para prevenção de respostas imunes contra os produtos de genes ou vetores recém-expressos e até mesmo para o transplante de células-tronco, caso o doador seja geneticamente diferente do receptor.

A tolerância imunológica a diferentes autoantígenos pode ser induzida quando os linfócitos em desenvolvimento os encontram nos órgãos linfoides geradores (centrais), um processo chamado **tolerância central**, ou quando linfócitos maduros encontram autoantígenos em órgãos linfoides secundários (periféricos) ou em tecidos periféricos, ação denominada **tolerância periférica** (Figura 9.1). A tolerância central é um mecanismo de tolerância somente aos antígenos próprios que estão presentes nos órgãos linfoides geradores — a

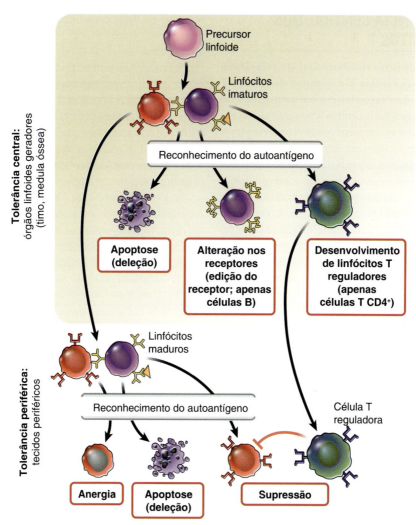

Figura 9.1 Tolerância central e periférica a autoantígenos. Tolerância central: linfócitos imaturos específicos para autoantígenos que os encontram nos órgãos linfoides geradores (centrais) podem ser deletados; linfócitos B podem alterar sua especificidade (edição do receptor); e alguns linfócitos T se desenvolvem em células T reguladoras (Tregs). Alguns linfócitos autorreativos podem completar sua maturação e entrar nos tecidos periféricos. Tolerância periférica: linfócitos maduros que reconhecem autoantígenos podem ser suprimidos por Tregs, inativados ou deletados.

saber, a medula óssea e o timo — e elimina os linfócitos potencialmente responsivos antes que eles tenham completado sua maturação. A tolerância aos autoantígenos que não estão presentes nesses órgãos pode ser induzida e mantida por mecanismos periféricos, os quais inativam ou eliminam linfócitos que amadureceram e entraram nos tecidos periféricos.

Com essa breve introdução, procederemos a uma discussão dos mecanismos de tolerância imunológica e de como a falha de cada mecanismo pode resultar em autoimunidade. Discutiremos os mecanismos de tolerância central e periférica nas células T e B separadamente, porque existem diferenças significativas entre esses processos.

TOLERÂNCIA CENTRAL DOS LINFÓCITOS T

Um mecanismo fundamental da tolerância central nas células T é a morte de células T imaturas que reconhecem autoantígenos no timo (Figura 9.2). Os linfócitos que se desenvolvem no timo incluem células com receptores capazes de reconhecer muitos antígenos, tanto próprios quanto estranhos. Se um linfócito que não completou sua maturação interagir fortemente com um autoantígeno, exibido como um peptídeo ligado a uma molécula do complexo principal de histocompatibilidade (MHC, do inglês *major histocompatibility complex*), esse linfócito receberá sinais que desencadeiam sua apoptose. Desse modo, a célula autorreativa irá morrer antes de amadurecer e tornar-se funcionalmente competente. Esse processo, denominado **seleção negativa** (ver Capítulo 4), é o mecanismo principal da tolerância central. O processo de seleção negativa afeta as células T CD4+ e T CD8+ autorreativas que reconhecem peptídeos próprios exibidos por moléculas do MHC de classe II e classe I, respectivamente. Ainda não é totalmente compreendido por que linfócitos imaturos morrem quando recebem sinais fortes por meio do seu receptor de célula T (TCR, do inglês *T cell receptor*) no timo, enquanto linfócitos maduros que recebem sinais fortes de seu TCR na periferia são ativados.

Os linfócitos imaturos podem interagir fortemente com um antígeno caso ele esteja presente no timo em altas concentrações e os linfócitos expressem receptores que o reconheçam com alta afinidade. Os antígenos que induzem a seleção negativa podem incluir proteínas abundantes em todo o corpo, como as proteínas plasmáticas e as proteínas celulares comuns.

Surpreendentemente, muitas proteínas próprias que normalmente estão presentes apenas em certos tecidos periféricos, chamadas antígenos restritos ao tecido, também são expressas em algumas células especializadas no timo, denominadas células epiteliais medulares tímicas (MTECs, do inglês *medullary thymic epithelial cells*). As MTECs transcrevem e expressam genes que codificam antígenos que, de outra forma, somente seriam expressos pelas células em um ou outro tipo de tecido periférico (p. ex., pulmão, fígado, músculo, intestino). Uma proteína chamada regulador autoimune (**AIRE**, do inglês *autoimmune regulator*) promove a expressão de antígenos característicos dos diversos tipos de células teciduais. Mutações no gene *AIRE* são a causa de um distúrbio raro chamado síndrome

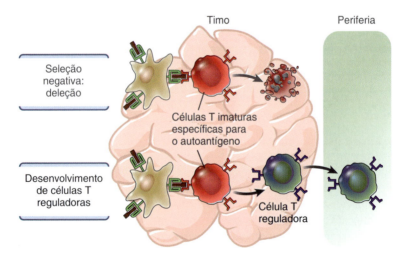

Figura 9.2 Tolerância central de células T. O forte reconhecimento de autoantígenos por células T imaturas no timo pode causar a morte das células (seleção negativa ou deleção) ou o desenvolvimento de células T reguladoras que entram nos tecidos periféricos.

poliglandular autoimune. Nesse distúrbio, vários antígenos teciduais não são expressos nas MTECs devido à falta da proteína AIRE funcional, mas são expressos normalmente em tecidos periféricos. Assim, células T imaturas específicas para esses antígenos não são eliminadas nem se desenvolvem em células T reguladoras, mas, em vez disso, amadurecem como células T funcionalmente competentes que entram na periferia, na qual encontram os antígenos, atacam os tecidos e causam doenças. Embora os órgãos endócrinos sejam os alvos mais frequentes desse ataque autoimune, outros tecidos, como a pele, também são afetados. Além disso, as células T auxiliares autorreativas nesses pacientes promovem a produção de autoanticorpos pelas células B que podem reconhecer proteínas secretadas, como as citocinas. Essa síndrome rara ilustra a importância da seleção negativa no timo para a manutenção da autotolerância, mas ainda não se sabe se defeitos na seleção negativa contribuem para as doenças autoimunes comuns.

A tolerância central por deleção é imperfeita, de modo que alguns linfócitos autorreativos amadurecem e estão presentes em indivíduos saudáveis. Como discutido a seguir, mecanismos periféricos previnem a ativação desses linfócitos. Algumas células T CD4+ imaturas que reconhecem autoantígenos no timo não morrem, mas se desenvolvem em células T reguladoras (Tregs) que entram nos órgãos linfoides secundários e nos tecidos periféricos, nos quais inibem a ativação das células T autorreativas maduras nesses locais. As funções das Tregs são descritas adiante. Os fatores que determinam se uma célula T CD4+ tímica que reconhece um autoantígeno irá morrer ou tornar-se uma célula T reguladora ainda não estão estabelecidos.

TOLERÂNCIA PERIFÉRICA DOS LINFÓCITOS T

O principal mecanismo de tolerância periférica é a supressão por Tregs. A tolerância periférica é importante para prevenir a autoimunidade em situações nas quais a deleção de células T específicas para antígenos expressos no timo é incompleta, bem como para antígenos que não estão presentes no timo.

Papel das células T reguladoras na tolerância periférica
Propriedades e desenvolvimento das células T reguladoras

As Tregs representam uma população única de células T CD4+ cuja função é inibir a ativação de outros linfócitos, principalmente outras células T (Figura 9.3). A maioria das Tregs autorreativas desenvolve-se no timo, porém muitas também se desenvolvem em tecidos periféricos, especialmente no trato intestinal e na placenta. A maioria das Tregs é CD4+ e expressa altos níveis de CD25, a cadeia α do receptor de interleucina-2 (IL-2), bem como o receptor inibidor antígeno 4 associado ao linfócito T citotóxico (CTLA-4, do inglês *cytotoxic T-lymphocyte antigen 4*). As Tregs também expressam um fator de transcrição denominado FOXP3, necessário para o desenvolvimento e a função dessas células. Mutações do gene que codifica FOXP3, em humanos ou camundongos, causam uma doença autoimune sistêmica envolvendo múltiplos órgãos, demonstrando a importância das Tregs FOXP3+ para a manutenção da autotolerância. A doença humana é conhecida pelo acrônimo IPEX (do inglês *immune dysregulation, polyendocrinopathy, enteropathy, and X-linked syndrome*).

A sobrevivência e a função das células T reguladoras são dependentes da citocina IL-2. Esse papel da IL-2 é responsável pela doença autoimune que se desenvolve em camundongos, nos quais os genes da IL-2 ou do receptor da IL-2 são deletados, e em humanos com mutações em homozigose na cadeia α ou β do receptor da IL-2. Lembre-se de que a IL-2 foi apresentada no Capítulo 5 como uma citocina produzida por células T ativadas por antígeno que estimula a proliferação dessas células. Tregs maduras não produzem IL-2 e dependem de IL-2 produzida por outras células T (Figura 9.4). Assim, a IL-2 é um exemplo de citocina que desempenha duas funções opostas: promove as respostas imunes, estimulando a

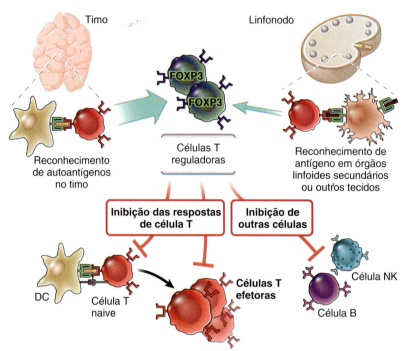

Figura 9.3 Desenvolvimento e função de Tregs. As células T CD4+ que reconhecem antígenos próprios podem diferenciar-se em células reguladoras no timo ou em tecidos periféricos, em um processo que depende do fator de transcrição FOXP3 (a *seta mais larga* do timo, comparada com a dos tecidos periféricos, indica que a maioria dessas células surge, provavelmente, no timo). Essas células reguladoras inibem a ativação de células T *naive* e sua diferenciação em células T efetoras por mecanismos dependentes de contato ou pela secreção de citocinas que inibem as respostas das células T. A geração e a manutenção de Tregs também requerem interleucina-2 (não mostrada). *DC*, célula dendrítica; *NK, natural killer*.

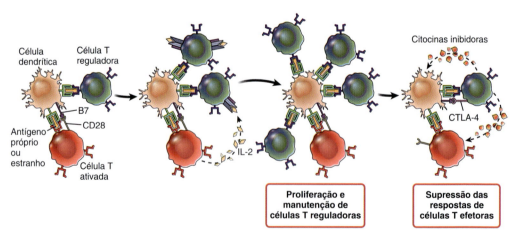

Figura 9.4 Papel da IL-2 na função de Treg. Se Tregs e células T convencionais (responsivas ou ativadas) reconhecem um antígeno em uma célula apresentadora de antígeno (APC), as células T ativadas produzem IL-2. A IL-2 aumenta a proliferação e as funções das Tregs. CTLA-4 expresso por Tregs bloqueia ou remove B7 na APC, enquanto Tregs produzem citocinas que inibem as funções das APCs e as respostas das células T. Assim, a ativação de células T convencionais estabelece uma alça de *feedback* negativo, no qual as Tregs encerram a resposta. Tregs também expressam altos níveis de receptores de IL-2 e superam as demais células que respondem a esse fator de crescimento essencial (não mostrado).

proliferação de células T, e inibe as respostas imunes por meio da manutenção de Tregs funcionais. Numerosos ensaios clínicos estão testando a capacidade da IL-2 em promover a regulação e o controle de reações imunes prejudiciais, tais como a inflamação em doenças autoimunes e a rejeição de enxertos.

A citocina fator transformador de crescimento β (TGF-β, do inglês *transforming growth factor*) também desempenha um papel na geração de Tregs, em parte estimulando a expressão do fator de transcrição FOXP3. Muitos tipos celulares podem produzir TGF-β, mas a fonte dessa citocina para indução de Tregs no timo ou em tecidos periféricos não está definida.

Mecanismos de ação das células T reguladoras

As Tregs suprimem as respostas imunes por diversos mecanismos, incluindo os seguintes:

- As Tregs expressam o receptor inibidor (coinibidor) CTLA-4, que bloqueia os coestimuladores B7 e os remove das APCs, evitando, assim, a ativação das células T (ver Figura 5.14, no Capítulo 5). Conforme observado nos capítulos anteriores, os linfócitos T *naive* precisam, no mínimo, de dois sinais para induzir sua proliferação e diferenciação em células efetoras e de memória: o sinal 1 é sempre o antígeno, e o sinal 2 é fornecido por coestimuladores expressos em APCs, normalmente como parte da resposta imune inata a microrganismos (ou a células hospedeiras danificadas) (ver Figura 5.6, no Capítulo 5). Descrevemos o receptor coestimulador CD28 e o receptor inibidor CTLA-4 no Capítulo 5. Para resumir o ponto-chave relevante sobre as Tregs, CD28 é o principal receptor de ativação para coestimuladores B7, enquanto CTLA-4 é um receptor de alta afinidade que se liga e remove B7 da superfície das APCs. Como resultado, quando o CTLA-4 é expresso, o B7 é reduzido na superfície das APCs, o CD28 não pode ser engajado de forma eficaz, as células T responsivas não recebem o sinal 2 adequado e não conseguem responder bem aos antígenos. Muito antes da descoberta das Tregs, foi demonstrado que o reconhecimento do antígeno sem coestimulação leva à ausência de resposta nas células T, um fenômeno denominado **anergia**. É provável que as Tregs promovam a anergia das células T, reduzindo a coestimulação pelas APCs. CTLA-4 também pode ser expresso por outras células T ativadas que não as Tregs e, ao competir com CD28, pode encerrar as respostas dessas células ativadas.

  O papel essencial do CTLA-4 na manutenção da autotolerância é demonstrado pelas descobertas de que mutações hereditárias raras no gene *CTLA-4* causam doença autoimune sistêmica. Pacientes tratados com anticorpos que bloqueiam CTLA-4 para aumentar as respostas imunológicas contra tumores, uma estratégia chamada bloqueio de ponto de controle (ou bloqueio de *checkpoint*; ver Capítulo 10), frequentemente, também desenvolvem autoimunidade:

- Algumas Tregs produzem citocinas (p. ex., IL-10, TGF-β) que inibem a ativação de linfócitos, células dendríticas e macrófagos. A IL-10 pode ser especialmente importante para controlar as respostas imunes aos antígenos próprios e microrganismos comensais nos tecidos intestinais, como evidenciado pela colite grave que se desenvolve em recém-nascidos que herdam mutações do receptor de IL-10. Essa citocina atua, sobretudo, suprimindo a expressão de B7 e a produção de citocinas por células dendríticas e macrófagos. O TGF-β inibe as respostas de muitas células do sistema imune, incluindo linfócitos e células mieloides. Tanto a IL-10 quanto o TGF-β são produzidos por vários tipos celulares além das Tregs

- As Tregs, em virtude do elevado nível de expressão do receptor de IL-2, podem ligar-se e consumir esse fator essencial de crescimento de células T, reduzindo assim a sua disponibilidade para células T responsivas.

O grande interesse nas Tregs foi impulsionado, em grande parte, pela hipótese de que a anormalidade subjacente em algumas doenças autoimunes em humanos é a função defeituosa das Tregs ou a resistência das células T patogênicas à regulação pelas Tregs. Há também um interesse crescente na terapia celular com Tregs para tratar doença do enxerto *versus* hospedeiro, rejeição de enxertos e doenças autoimunes.

Anergia e exaustão

A anergia foi descoberta como a não responsividade das células T resultante do reconhecimento antigênico sem coestimulação. As Tregs podem induzir anergia bloqueando a coestimulação, mas o mesmo tipo de ausência de resposta pode ser observado em outras situações que não são dependentes de Tregs. Vários mecanismos podem contribuir para o desenvolvimento da anergia.

- As células dendríticas e outras APCs presentes em tecidos normais não infectados e órgãos linfoides secundários estão normalmente em estado de repouso (ou imaturo), no qual expressam pouco ou nenhum coestimulador (ver Capítulo 5). O baixo nível de expressão de B7 é provavelmente uma propriedade intrínseca das células dendríticas (DCs) imaturas e é reforçado pela capacidade das Tregs de bloquear e remover B7 da superfície das APCs. Essas células dendríticas processam e exibem, constantemente, os autoantígenos presentes nesses tecidos. Os linfócitos T com receptores para esses autoantígenos são capazes de reconhecê-los e, assim, receber sinais de seus receptores antigênicos (sinal 1); no entanto, as células T não recebem coestimulação forte. Nas infecções e em resposta à vacinação com adjuvantes, as APCs são ativadas e aumentam a expressão de coestimuladores, levando a respostas imunes eficazes. Assim, a presença ou ausência de coestimulação é um fator primordial que determina se as células T são ativadas ou toleradas
- Vários sinais intrínsecos às células promovem a não responsividade das células T. O receptor inibidor PD-1 é expresso nas células T em resposta ao reconhecimento do antígeno. Quando PD-1 interage com seus ligantes, expressos em APCs e outros tipos celulares, sua cauda citoplasmática se liga e ativa uma tirosina fosfatase que inibe os sinais dependentes de tirosinoquinase do complexo TCR e CD28 (ver Capítulo 5). Assim, o PD-1 limita a ativação por estímulos persistentes, como alguns microrganismos, tumores e autoantígenos. Esse fenômeno tem sido chamado **exaustão**, porque as células T produzem uma resposta eficaz que é encerrada (ver Capítulo 6). O bloqueio do PD-1 para imunoterapia contra o câncer, a fim de prevenir a exaustão das células T específicas do tumor, muitas vezes induz reações autoimunes, apoiando o papel do PD-1 na autotolerância
- A ativação de ubiquitina-ligases, como CBL-B, em células T que respondem a antígenos, limita e finaliza a ativação. CBL-B marca moléculas de sinalização associadas ao TCR e ao CD28 para degradação e, portanto, inibe a ativação de células T. Estudos de associação ampla do genoma revelaram variantes do gene *CBLB* em pacientes com doenças autoimunes, esclerose múltipla e diabetes tipo I.

Deleção: apoptose de linfócitos maduros

O reconhecimento de autoantígenos pode desencadear vias de apoptose que resultam na eliminação (deleção) de linfócitos autorreativos (Figura 9.5). Há dois prováveis mecanismos de morte de linfócitos T maduros que reconhecem autoantígenos:

- O reconhecimento antigênico induz a produção de proteínas pró-apoptóticas da família BCL-2 nas células T, causando o extravasamento de moléculas mitocondriais (como o citocromo c), que ativam enzimas citosólicas chamadas caspases, as quais induzem a apoptose. Nas respostas imunes normais, a atividade dessas moléculas pró-apoptóticas é contrabalançada por outras proteínas da família BCL-2 com atividades antiapoptóticas, induzidas pela coestimulação e por fatores de crescimento produzidos durante as respostas. No entanto, os autoantígenos reconhecidos na ausência de forte coestimulação não estimulam a produção de proteínas antiapoptóticas, e a deficiência

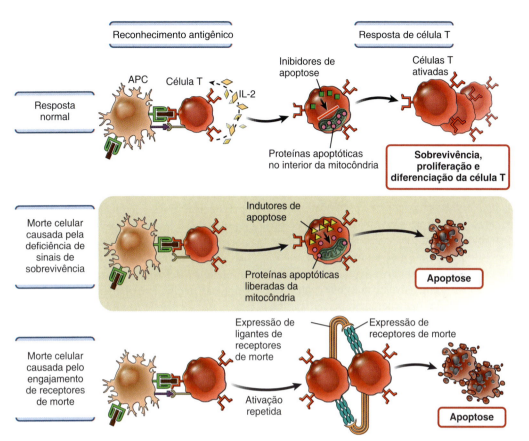

Figura 9.5 Mecanismos de apoptose dos linfócitos T. As células T respondem ao antígeno apresentado pelas células apresentadoras de antígenos (*APCs*, do inglês *antigenpresenting cells*) normais secretando interleucina-2 (IL-2), expressando proteínas antiapoptóticas (pró-sobrevivência) e passando por proliferação e diferenciação. As proteínas antiapoptóticas impedem a liberação de mediadores apoptóticos da mitocôndria. O reconhecimento de autoantígenos por células T na ausência de coestimulação pode levar à deficiência relativa de proteínas antiapoptóticas intracelulares, e o excesso de proteínas pró-apoptóticas causa a morte celular por induzir a liberação de mediadores apoptóticos da mitocôndria (morte pela via mitocondrial [intrínseca] da apoptose). Alternativamente, o reconhecimento de autoantígenos pode levar à expressão de receptores de morte e seus ligantes, tais como FAS e FAS-ligante (FASL), em linfócitos; o engajamento do receptor de morte provoca apoptose das células pela via do receptor de morte (extrínseca).

relativa de sinais de sobrevivência induz a morte das células que reconhecem esses antígenos

- O reconhecimento de autoantígenos pode levar à coexpressão de receptores de morte e seus ligantes. Essa interação ligante-receptor gera sinais através do receptor de morte que culminam na ativação de caspases e apoptose. O par ligante–receptor de morte mais bem definido envolvendo a autotolerância é uma proteína denominada FAS (CD95), expressa em muitos tipos celulares, e FAS-ligante (FASL), expresso principalmente em células T ativadas. Na ausência de FAS ou FASL, as células T ativadas por antígenos não são eliminadas, e essa disfunção pode levar à autoimunidade.

Evidências provenientes de estudos genéticos reforçam o papel da apoptose na autotolerância. A eliminação da via mitocondrial da apoptose em camundongos resulta em uma falha da deleção de células T autorreativas no timo e em tecidos periféricos levando a autoimunidade. Camundongos portadores de mutações nos genes *FAS* e *FASL*, assim como crianças com mutações em *FAS*, desenvolvem invariavelmente doenças autoimunes com acúmulo de linfócitos. Crianças com mutações nos genes que codificam a caspase-8 ou a caspase-10, as quais estão a jusante da sinalização de FAS, também apresentam doenças autoimunes semelhantes. Essas doenças humanas, coletivamente chamadas **síndrome linfoproliferativa autoimune** (ALPS, do inglês *autoimmune lymphoproliferative syndrome*), além de raras, são os únicos exemplos conhecidos de distúrbios autoimunes causados por defeitos na apoptose. Também foi demonstrado que mutações em *FAS* possibilitam o acúmulo de células B em centros germinativos, o que pode contribuir para uma quebra na tolerância periférica das células B (discutida posteriormente).

A partir dessa análise acerca dos mecanismos de tolerância das células T, deve ficar claro que os autoantígenos diferem, de várias maneiras, dos antígenos microbianos estranhos, o que contribui para a "escolha" entre a tolerância induzida pelos primeiros e a ativação induzida pelos últimos.

- Os autoantígenos estão presentes no timo, onde induzem a deleção de células imaturas que reconhecem autoantígenos e geram Tregs; em contraste, a maioria dos antígenos microbianos tende a ser excluída do timo, porque é tipicamente capturada nos seus locais de entrada e transportada para os órgãos linfoides periféricos (ver Capítulo 3).
- Tregs específicos para antígenos próprios reduzem a expressão de coestimuladores nas APCs que exibem esses antígenos; portanto, previnem a ativação de linfócitos T autorreativos. Por outro lado, os microrganismos induzem reações imunes inatas, levando ao aumento da expressão de coestimuladores e citocinas que promovem a proliferação de células T e sua diferenciação em células efetoras.
- Os autoantígenos estão presentes ao longo de toda a vida, e é possível, portanto, que causem engajamento prolongado ou repetido do TCR, o que pode promover o desenvolvimento de Tregs e outros mecanismos de autotolerância (p. ex., ligação de PD-1, apoptose mediada por FAS).

TOLERÂNCIA DOS LINFÓCITOS B

A tolerância das células B que reconhecem polissacarídeos próprios multivalentes, lipídios, ácidos nucleicos e proteínas de membrana, pode ser induzida de maneira T-independente. As proteínas próprias podem não elicitar respostas de autoanticorpos devido à tolerância de células T auxiliares e de células B. Suspeita-se que doenças associadas à produção de autoanticorpos, como lúpus eritematoso sistêmico (LES), sejam causadas por tolerância defeituosa, tanto dos linfócitos B, quanto das células T auxiliares.

Tolerância central do linfócito B

Quando linfócitos B imaturos interagem fortemente com autoantígenos na medula óssea, as células B podem alterar a especificidade de seus receptores (edição do receptor) ou ser eliminadas (deleção) (Figura 9.6).

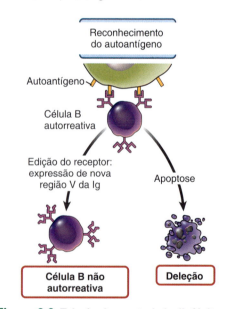

Figura 9.6 Tolerância central de linfócitos B imaturos. Uma célula B imatura que reconhece um autoantígeno na medula óssea altera seu receptor antigênico (edição do receptor) ou morre por apoptose (seleção negativa ou deleção). *Ig,* imunoglobulina.

- **Edição do receptor**: células B imaturas estão em um estágio de maturação na medula óssea quando seus genes de imunoglobulina (Ig, do inglês *immunoglobulin*) estão rearranjados, expressam IgM e os genes *RAG* (que codificam a recombinase VDJ) estão "desligados". Quando essas células B reconhecem autoantígenos na medula óssea, elas podem reexpressar os genes *RAG*, retomar a recombinação dos genes da cadeia leve e expressar uma nova cadeia leve de Ig (ver Capítulo 4). O gene de cadeia pesada previamente rearranjado não pode ser recombinado outra vez, porque, durante as duas etapas de recombinação VDJ para os genes da cadeia pesada da Ig, todos os outros segmentos gênicos D a montante e a jusante do segmento utilizado foram deletados. A nova cadeia leve associa-se à cadeia pesada de Ig previamente expressa, de modo a produzir um novo receptor antigênico que não deve mais ser capaz de reconhecer o autoantígeno. Esse processo de mudança da especificidade do receptor, chamado edição do receptor, reduz a probabilidade de células B autorreativas, potencialmente prejudiciais, deixarem a medula. Estima-se que 25 a 50% das células B maduras em um indivíduo normal devem ter sofrido edição do receptor durante sua maturação (não há evidência de que as células T em desenvolvimento sofram edição do receptor)
- **Deleção**: se a edição falha, as células B imaturas que reconhecem fortemente os autoantígenos recebem sinais de morte e morrem por apoptose. Esse processo de deleção é semelhante à seleção negativa de linfócitos T imaturos. Assim como no compartimento de células T, a seleção negativa de células B elimina os linfócitos com receptores de alta afinidade para autoantígenos solúveis ou de membrana celular, que são abundantes e, em geral, amplamente expressos.

Tolerância periférica dos linfócitos B

Os linfócitos B maduros que encontram os autoantígenos em tecidos linfoides periféricos tornam-se incapazes de responder-lhes (Figura 9.7). Alguns autoantígenos (como proteínas solúveis), podem ser reconhecidos com baixa avidez. As células B específicas para esses antígenos sobrevivem, mas a expressão do receptor antigênico é reduzida e as células se tornam funcionalmente não responsivas (anérgicas). De acordo com uma das hipóteses, caso reconheçam um antígeno proteico, mas não recebam ajuda das células T (porque as células T auxiliares foram eliminadas ou são tolerantes), as células B se tornam anérgicas em decorrência de um bloqueio na sinalização do receptor antigênico. Células B anérgicas podem deixar os folículos linfoides e são subsequentemente excluídas dos folículos. As células B que emergiram recentemente da medula óssea, chamadas células B transicionais, são eliminadas por apoptose quando seus receptores de antígeno são acionados por autoantígenos na periferia. Também foi proposto que algumas células B produzem citocinas como IL-10 e TGF-β e, assim, inibem a ativação de outras células do sistema imune, embora o significado dessas supostas células B reguladoras na manutenção da autotolerância e na prevenção da autoimunidade não esteja estabelecido.

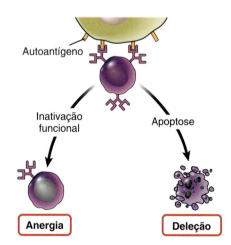

Figura 9.7 Tolerância periférica em linfócitos B. Uma célula B madura que reconhece um autoantígeno sem auxílio da célula T é funcionalmente inativada e se torna incapaz de responder a esse antígeno (anergia), morre por apoptose (deleção) ou tem sua ativação suprimida pelo engajamento de receptores inibidores.

TOLERÂNCIA A MICRORGANISMOS COMENSAIS E ANTÍGENOS FETAIS

Antes de concluirmos nossa discussão acerca dos mecanismos de tolerância imunológica, é útil considerar dois outros tipos de antígenos não próprios, mas produzidos por células ou tecidos que precisam ser tolerados pelo sistema imune. Trata-se dos produtos de microrganismos comensais que vivem em simbiose com seres humanos e dos antígenos fetais de origem paterna. A coexistência com esses antígenos é dependente de muitos dos mesmos mecanismos usados para manter a tolerância periférica aos autoantígenos.

Tolerância a microrganismos comensais nos intestinos e na pele

O microbioma de seres humanos saudáveis consiste em aproximadamente 10^{14} bactérias e vírus (estima-se que esse número seja quase dez vezes o número de células nucleadas humanas, levando os microbiologistas a apontar que somos somente 10% humanos e 90% microbianos!). Esses microrganismos residem nos tratos intestinal e respiratório, bem como na pele, onde desempenham muitas funções essenciais. Por exemplo, no intestino, as bactérias comensais ajudam na digestão e absorção de alimentos, além de prevenirem o crescimento exacerbado de microrganismos potencialmente nocivos. Os linfócitos maduros, nesses tecidos, são capazes de reconhecer os organismos comensais, mas não reagem contra eles; então, os microrganismos não são eliminados e não é desencadeada inflamação prejudicial. No intestino, diversos mecanismos respondem pela incapacidade do sistema imune saudável de reagir contra microrganismos comensais. Esses mecanismos incluem uma abundância de células T reguladoras produtoras de IL-10, além de uma propriedade incomum das células dendríticas intestinais, de modo que a sinalização por meio de alguns receptores do tipo *Toll* leva à inibição em vez da ativação. Há algumas evidências de que bactérias comensais na pele também induzem Tregs. Além disso, muitos microrganismos comensais são separados fisicamente dos sistemas imunes intestinal e cutâneo pelo epitélio e pelos produtos de células epiteliais, como o muco no intestino e a queratina na pele.

Tolerância a antígenos fetais

A evolução da placentação em mamíferos eutérios possibilitou a maturação do feto antes do nascimento, mas criou o problema de que os antígenos paternos expressos no feto, os quais são estranhos para a mãe, precisam ser tolerados pelo sistema imune da gestante. Um dos mecanismos dessa tolerância é a geração de Tregs periféricas FOXP3+ específicas para tais antígenos. De fato, a evolução da placentação nos mamíferos coincide com a capacidade de gerar Tregs periféricas estáveis. Outros mecanismos de tolerância fetal incluem a exclusão de células inflamatórias do útero gravídico, a pobre apresentação de antígenos na placenta, a baixa expressão de moléculas do MHC de classe I convencionais nas células trofoblásticas fetais, a expressão de ligantes para a inibição de células *natural killer* (NK) no trofoblasto fetal, uma incapacidade de gerar respostas Th1 prejudiciais no útero gravídico saudável e modificações químicas de antígenos no feto que os tornam tolerogênicos.

Agora que foram descritos os principais mecanismos de tolerância imunológica, serão consideradas as consequências da falha de autotolerância – a saber, o desenvolvimento de autoimunidade.

AUTOIMUNIDADE

A autoimunidade é definida como uma resposta imune contra antígenos próprios (autólogos). É uma causa importante de doença, e estima-se que afete 3 a 5% da população em países desenvolvidos, ao passo que a prevalência de diversas doenças autoimunes está aumentando. Diferentes doenças autoimunes podem ser órgão-específicas, afetando apenas um ou poucos órgãos, ou sistêmicas, com lesão tecidual e manifestações clínicas generalizadas. A lesão tecidual nas doenças autoimunes pode ser causada por autoanticorpos ou por células T específicas para autoantígenos (ver Capítulo 11).

Patogênese

Os principais fatores envolvidos no desenvolvimento da autoimunidade são a herança de genes de suscetibilidade e os gatilhos ambientais, como as infecções (Figura 9.8). Postula-se que os genes de suscetibilidade interferem nas vias de autotolerância, levando à persistência de linfócitos T e B autorreativos. Os estímulos ambientais podem causar lesões celulares e teciduais, assim como inflamação, e ativar esses linfócitos, resultando na geração de células T efetoras e autoanticorpos que são responsáveis pela doença autoimune.

Apesar do conhecimento crescente das anormalidades imunológicas que podem resultar em autoimunidade, ainda não se sabe a etiologia de doenças autoimunes humanas comuns. Essa falta de entendimento resulta de diversos fatores: as doenças autoimunes em humanos são normalmente heterogêneas e multifatoriais; os autoantígenos indutores e alvos das reações autoimunes são, muitas vezes, desconhecidos;

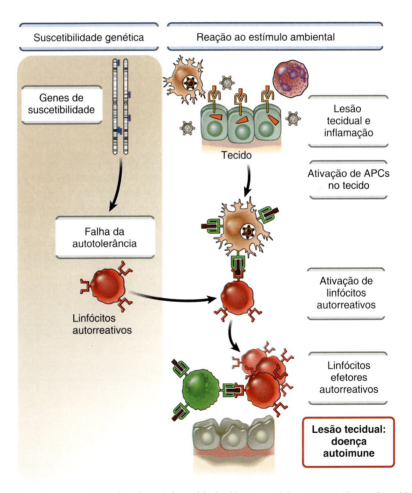

Figura 9.8 Mecanismos postulados de autoimunidade. Nesse modelo proposto de autoimunidade órgão-específica mediada por células T, diversos *loci* gênicos podem conferir suscetibilidade à autoimunidade, provavelmente por influenciar a manutenção de autotolerância. Gatilhos ambientais, tais como infecções e outros estímulos inflamatórios, promovem o influxo de linfócitos para os tecidos e a ativação de células apresentadoras de antígeno (*APCs*) e, subsequentemente, de células T autorreativas, resultando em lesão tecidual.

e as doenças podem ser detectadas muito tempo após o início das reações autoimunes.

Fatores genéticos

O risco hereditário para a maioria das doenças autoimunes é atribuído a múltiplos *loci* gênicos. Se uma doença autoimune se desenvolve em um dentre dois gêmeos, é mais provável que essa mesma doença se desenvolva também no outro gêmeo do que em um membro não relacionado da população em geral. Além disso, essa incidência aumentada é maior entre gêmeos monozigóticos (idênticos) do que entre gêmeos dizigóticos que tenham crescido juntos, excluindo o papel dos fatores ambientais. Esses achados provam a importância da genética na suscetibilidade à autoimunidade. Estudos de associação ampla do genoma revelaram algumas variações (polimorfismos) dos genes que podem contribuir para diferentes doenças autoimunes. Os resultados emergentes sugerem que diferentes polimorfismos sejam mais frequentes (predisponentes) ou menos frequentes (protetores) em pacientes do que em "controles" saudáveis. A importância desses polimorfismos é reforçada pelo achado de que muitos deles afetam genes envolvidos nas respostas imunes e o mesmo polimorfismo gênico pode estar associado a mais de uma doença autoimune. No entanto, eles estão frequentemente presentes em indivíduos saudáveis, e a contribuição individual de cada um desses genes para o desenvolvimento da autoimunidade é muito pequena, de modo que muitos alelos de risco precisam estar presentes para causar a doença. Muitos desses polimorfismos estão nas regiões reguladoras dos genes (promotores e acentuadores) e não nas sequências codificadoras, sugerindo sua influência na expressão das proteínas codificadas.

Muitas doenças autoimunes em seres humanos e em animais isogênicos estão ligadas a alelos específicos do MHC (Figura 9.9). A associação entre alelos do antígeno leucocitário humano (HLA, do inglês *human leukocyte antigen*) e doenças autoimunes em seres humanos foi reconhecida há muitos anos e representou uma das primeiras indicações de que as células T desempenham um papel importante nesses distúrbios (uma vez que a única função conhecida das moléculas do MHC é apresentar antígenos peptídicos para as células T). A incidência de numerosas doenças autoimunes é maior entre indivíduos que herdam um ou mais alelos particulares de HLA do que na população em geral. A probabilidade de uma doença autoimune específica acometer pessoas com ou sem um polimorfismo específico (como um alelo HLA) é expressa como o risco relativo ou razão de probabilidade

Doença	Alelo do MHC	Risco relativo
Espondilite anquilosante	HLA-B27	90
Artrite reumatoide	HLA-DRB1*0401/0404	4-12
Diabetes mellitus tipo 1	HLA-DRB1*0301/0401	35
Pênfigo vulgar	HLA-DR4	14

Figura 9.9 Associação de doenças autoimunes com alelos do *locus* do complexo principal de histocompatibilidade (MHC). Estudos familiares e de ligação mostram uma maior probabilidade de desenvolvimento de certas doenças autoimunes em pessoas que herdam alelos particulares de antígeno leucocitário humano (HLA) do que em pessoas não portadoras desses alelos (razão de probabilidade ou risco relativo). Exemplos selecionados de associações entre HLA e doenças são listados. Por exemplo, em pessoas portadoras do alelo HLA-B27, o risco de desenvolvimento de espondilite anquilosante, uma doença autoimune da coluna vertebral, é muito maior do que em pessoas negativas para B27; outras doenças apresentam diversos graus de associação com outros alelos de HLA. Os *asteriscos* indicam alelos de HLA identificados por tipagem molecular (baseada no DNA) em vez de métodos sorológicos mais antigos (baseados em anticorpos).

(*odds ratio*). A maioria dessas associações a doenças ocorre com alelos de HLA de classe II (mais frequentemente HLA-DR e HLA-DQ), talvez porque as moléculas do MHC de classe II controlam o desenvolvimento e a ação de células T CD4+, as quais estão envolvidas nas respostas imunes a proteínas, tanto mediadas por células quanto humorais, assim como na regulação das respostas imunes. É importante reforçar que, embora um alelo de HLA possa aumentar o risco de desenvolvimento de uma doença autoimune específica, o alelo de HLA, por si só, não é a causa da doença. De fato, a doença nunca se desenvolve na vasta maioria das pessoas que herda um alelo de HLA que confere risco aumentado para a doença. Apesar da clara associação de alelos de MHC com diversas doenças autoimunes, a maneira como eles contribuem para o desenvolvimento das doenças permanece desconhecida. Algumas hipóteses sugerem que alelos particulares do MHC possam ser especialmente efetivos em apresentar peptídeos próprios patogênicos para células T autorreativas, ou que esses alelos sejam ineficientes em exibir certos autoantígenos no timo, levando a defeitos na seleção negativa das células T.

Polimorfismos em genes não HLA estão associados a várias doenças autoimunes e podem contribuir para a falha da autotolerância ou ativação anormal de linfócitos (Figura 9.10 A). Muitas dessas variantes gênicas associadas a doenças foram descritas:

- Polimorfismos no gene codificador da tirosina fosfatase PTPN22 (proteína tirosina fosfatase N22) podem levar à ativação descontrolada de células B e T, e estão associados a numerosas doenças autoimunes, incluindo artrite reumatoide, LES e diabetes tipo 1
- Variantes do sensor microbiano citoplasmático da imunidade inata, NOD-2, que reduzem a resistência aos microrganismos intestinais, estão associadas à doença de Crohn, uma enteropatia inflamatória, em algumas populações étnicas
- Outros polimorfismos associados a múltiplas doenças autoimunes incluem os genes que codificam a cadeia α do receptor da IL-2 (CD25), que se acredita ser capaz de influenciar o equilíbrio entre células T efetoras e reguladoras; o receptor da citocina IL-23, que promove o desenvolvimento de células T auxiliares 17 (Th17) pró-inflamatórias; e CTLA-4, um receptor inibidor essencial das células T, discutido anteriormente e no Capítulo 5.

Alguns distúrbios autoimunes raros são causados por mutações em genes únicos com alta penetrância e levam à autoimunidade na maioria dos indivíduos que herdam essas mutações, embora o padrão de herança varie. Esses genes, mencionados anteriormente, incluem *AIRE*, *FOXP3*, *FAS* e *CTLA-4* (Figura 9.10 B). Mutações neles têm sido de grande valor para a identificação de moléculas e de vias-chaves que estejam envolvidas na autotolerância. No entanto, essas formas mendelianas de autoimunidade são raras, e as doenças autoimunes comuns não são causadas por mutações em qualquer desses genes conhecidos.

Papel de infecções e outras influências ambientais

As infecções podem ativar linfócitos autorreativos, desencadeando, assim, o desenvolvimento de doenças autoimunes. Os médicos têm reconhecido por muitos anos que as manifestações clínicas da autoimunidade são, algumas vezes, precedidas por pródomos infecciosos. Essa associação entre infecções e lesão tecidual autoimune foi estabelecida em alguns modelos animais.

As infecções podem contribuir para a autoimunidade de diversas maneiras (Figura 9.11):

- Uma infecção tecidual pode induzir uma resposta imune inata local, capaz de levar ao aumento da produção de coestimuladores e citocinas pelas APCs teciduais, que, quando ativadas, podem ser capazes de estimular células T autorreativas, as quais encontram os autoantígenos no tecido. É possível que isso cause doença, caso ocorra em pessoas que já sejam geneticamente propensas a desenvolver autoimunidade. No entanto, a doença autoimune não se desenvolve na maioria das infecções, provavelmente porque os mecanismos de tolerância são adequados para limitar as reações autoimunes.

A
Genes que podem contribuir para doenças autoimunes geneticamente complexas

Gene(s)	Associação a doença(s)	Mecanismo
PTPN22	AR, diversas outras	Regulação anormal de tirosina fosfatase na seleção e ativação de células T?
NOD2	Doença de Crohn	Resistência defeituosa ou respostas anormais aos microrganismos intestinais?
IL23R	EI, PS, EA	Componente do receptor de IL-23; papel na geração e manutenção de células Th17
CTL-A4	DT1, AR	Receptor inibidor de células T, molécula efetora de células T reguladoras
CD25 (IL-2Rα)	EM, DT1, outras	Anormalidades nas células T efetoras e/ou reguladoras?
C2, C4 (proteínas do complemento)	LES	Defeitos na depuração de complexos imunes ou na tolerância das células B?
FCGRIIB (FCγRIIb)	LES	Inibição por feedback de células B defeituosas

B
Defeitos de genes únicos que causam autoimunidade (doenças mendelianas)

Gene(s)	Associação a doença(s)	Mecanismo
AIRE	Síndrome poliglandular autoimune (APS-1)	Expressão reduzida de antígenos teciduais periféricos no timo, levando à eliminação defeituosa de células T autorreativas
CTLA-4	Haploinsuficiência de CTLA-4 com infiltração autoimune	Função defeituosa de células T reguladoras, levando à perda da homeostase das células B e T
FOXP3	Desregulação imune, poliendocrinopatia e enteropatia ligada ao X (IPEX)	Deficiência de células T reguladoras
FAS	Síndrome linfoproliferativa autoimune (ALPS)	Apoptose defeituosa de células T e B autorreativas na periferia
CD25	Síndrome semelhante à IPEX	Deficiência de células T reguladoras; produção defeituosa de IL-10
IL-10/IL-10R	Enterocolite necrosante	Supressão defeituosa de respostas imunes a bactérias comensais?

Figura 9.10 Papéis dos genes não MHC na autoimunidade. A. Exemplos selecionados de variantes (polimorfismos) de genes que conferem suscetibilidade a doenças autoimunes, mas que individualmente têm pouco ou nenhum efeito. **B.** Exemplos de genes únicos cujas mutações resultam em autoimunidade. Esses são raros exemplos de doenças autoimunes com herança mendeliana. O padrão de herança varia nas diferentes doenças. A APS-1 é uma doença autossômica recessiva, e ambos os alelos do gene *(AIRE)* precisam ser anormais para causar a doença. A IPEX é uma doença ligada ao cromossomo X; portanto, a mutação em um alelo do gene *(FOXP3)* é suficiente para causar o defeito em meninos. A ALPS é uma doença autossômica dominante porque FAS e FASL são proteínas triméricas, então mutações em um dos alelos de cada gene pode resultar em expressão reduzida dos trímeros intactos. Mutações em *CTLA-4* causam doença de maneira autossômica. *AR*, artrite reumatoide; *DT1*, diabetes tipo 1; *EA*, espondilite anquilosante; *EI*, enteropatia inflamatória; *EM*, esclerose múltipla; *IL*, interleucina; *LES*, lúpus eritematoso sistêmico; *PS*, psoríase; *Th17*, célula T auxiliar 17.

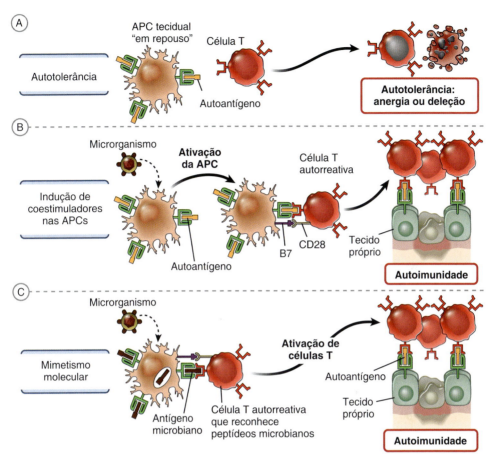

Figura 9.11 Mecanismos pelos quais os microrganismos podem promover autoimunidade. A. Normalmente, um encontro de células T maduras com autoantígenos apresentados por células apresentadoras de antígenos (APCs) teciduais em repouso resulta em tolerância periférica. **B.** Microrganismos podem ativar as APCs para expressar coestimuladores, e, quando elas apresentam autoantígenos, as células T específicas são ativadas, em vez de se tornarem tolerantes. **C.** Alguns antígenos microbianos podem reagir de forma cruzada com autoantígenos (mimetismo). Assim, as respostas imunes iniciadas pelos microrganismos podem ser direcionadas a células e tecidos próprios. Esta figura ilustra conceitos que se aplicam às células T; o mimetismo molecular também pode aplicar-se a linfócitos B autorreativos.

Um conjunto de citocinas produzidas nas respostas imunes inatas aos vírus são os interferons (IFNs) tipo I. A produção excessiva de IFN tipo I tem sido associada ao desenvolvimento de diversas doenças autoimunes, principalmente o LES. Essas citocinas podem ativar APCs ou linfócitos, mas o que estimula a sua produção e como contribuem para a autoimunidade não é bem compreendido.

- Alguns microrganismos infecciosos podem produzir antígenos peptídicos semelhantes a autoantígenos, com os quais podem reagir de forma cruzada. As respostas imunes a esses peptídeos microbianos podem resultar em um ataque imune contra antígenos próprios. Tais reações cruzadas entre antígenos microbianos e próprios são chamadas **mimetismo molecular**. Embora a contribuição do mimetismo molecular para a autoimunidade tenha fascinado os imunologistas, seu significado real no desenvolvimento da maioria das doenças autoimunes permanece desconhecido. Em

alguns distúrbios, os anticorpos produzidos contra uma proteína microbiana se ligam a proteínas próprias. Por exemplo, na febre reumática, uma doença bastante comum antes do uso disseminado de antibióticos, os anticorpos contra estreptococos reagem de maneira cruzada com um antígeno do miocárdio e causam doença cardíaca
- A resposta inata a infecções pode alterar a estrutura química de autoantígenos. Por exemplo, algumas infecções bacterianas periodontais estão associadas à artrite reumatoide. Postula-se que as respostas inflamatórias a essas bactérias levam à conversão enzimática de argininas em citrulinas nas proteínas próprias, e as proteínas citrulinadas são reconhecidas como não próprias e deflagram respostas imunes adaptativas
- As infecções podem lesar tecidos e liberar antígenos que normalmente estão sequestrados da ação do sistema imune. Por exemplo, alguns antígenos sequestrados (como no testículo e no olho) normalmente não são "vistos" pelo sistema imune. A liberação deles (p. ex., por trauma ou infecção) pode iniciar uma reação autoimune contra o tecido
- A abundância e a composição dos microrganismos comensais normais no intestino, na pele e em outros locais (o microbioma) podem influenciar a saúde do sistema imune e a manutenção da autotolerância. Essa possibilidade tem gerado grande interesse, embora as variações normais no microbioma humano associadas à exposição ambiental e à dieta tornem difícil definir a relação entre microrganismos particulares e o desenvolvimento de doenças autoimunes.

Paradoxalmente, algumas infecções parecem conferir proteção contra certas doenças autoimunes. Essa conclusão é baseada em dados epidemiológicos e estudos experimentais limitados. A base desse efeito protetor das infecções é desconhecida.

Diversos outros fatores ambientais e do hospedeiro podem contribuir para a autoimunidade. Muitas doenças autoimunes são mais comuns em mulheres do que em homens, entretanto, permanece incerto como o sexo pode afetar a tolerância imunológica ou a ativação de linfócitos. A exposição à luz solar é um gatilho para o desenvolvimento do LES, doença autoimune na qual autoanticorpos são produzidos contra ácidos nucleicos e nucleoproteínas próprias. Postula-se que esses antígenos nucleares podem ser liberados das células que morrem por apoptose como uma consequência da exposição à radiação ultravioleta presente na luz solar.

RESUMO

- A tolerância imunológica é uma não responsividade específica a um antígeno, induzida pela exposição dos linfócitos àquele antígeno. Todos os indivíduos são tolerantes (não responsivos) aos seus próprios antígenos (autoantígenos). A tolerância contra eles pode ser induzida pela administração do antígeno em questão por meio de vias específicas, e essa estratégia pode ser útil para o tratamento de doenças imunes e para a prevenção da rejeição de transplantes
- A tolerância central é induzida em linfócitos imaturos que encontram antígenos nos órgãos linfoides geradores. A tolerância periférica resulta do reconhecimento de antígenos por linfócitos maduros em tecidos periféricos
- A tolerância central de células T é o resultado do forte reconhecimento de autoantígenos no timo pelas células T em desenvolvimento. Algumas dessas células T autorreativas morrem (seleção negativa), eliminando, dessa maneira, as células T potencialmente mais perigosas, que expressam receptores de alta afinidade para antígenos próprios. Outras células T da linhagem CD4 se desenvolvem em células T reguladoras (Tregs) que suprimem a autorreatividade na periferia
- As células T reguladoras (Tregs) geradas no timo ou na periferia agem suprimindo respostas imunes por meio de múltiplos mecanismos, incluindo a remoção mediada por CTLA-4 e o bloqueio de moléculas B7 das APCs, a supressão de células imunes por citocinas inibidoras e o consumo de IL-2. As Tregs expressam

o fator de transcrição FOXP3, CTLA-4 e cadeia α do receptor de IL-2 (CD25), e mutações em qualquer um deles prejudicam a função da Treg, resultando em doenças autoimunes
- A tolerância periférica nas células T é induzida por muitos outros mecanismos. A anergia (inativação funcional) resulta do reconhecimento de antígenos na ausência de coestimuladores (segundos sinais). A deleção (morte por apoptose) pode ocorrer quando as células T encontram autoantígenos
- Nos linfócitos B, a tolerância central ocorre quando células imaturas reconhecem autoantígenos na medula óssea. Algumas dessas células alteram seus receptores (edição do receptor), enquanto outras morrem por apoptose (seleção negativa ou deleção). A tolerância periférica é induzida quando células B maduras reconhecem autoantígenos sem o auxílio de células T, o que resulta em anergia e/ou morte das células B
- As doenças autoimunes resultam de uma falha da autotolerância. Múltiplos fatores contribuem para a autoimunidade, incluindo a herança de genes de suscetibilidade e gatilhos ambientais, como as infecções
- Muitos genes contribuem para o desenvolvimento de autoimunidade. As associações mais fortes ocorrem entre genes de antígenos leucocitários humanos (HLA) e várias doenças autoimunes dependentes de células T
- As infecções predispõem à autoimunidade por causarem inflamação e estimularem a expressão de coestimuladores ou devido a reações cruzadas entre microrganismos e autoantígenos

QUESTÕES DE REVISÃO

1. O que é tolerância imunológica? Por que ela é importante?
2. Como a tolerância central é induzida em linfócitos T e linfócitos B?
3. Onde as células T reguladoras se desenvolvem e de que maneira elas protegem contra autoimunidade?
4. Como os estados disfuncionais de anergia e exaustão das células T são induzidos nessas células e como eles podem contribuir para a tolerância periférica?
5. Quais são os mecanismos que previnem as respostas imunes contra microrganismos comensais e fetos?
6. Quais são alguns dos genes que contribuem para a autoimunidade? Como os genes do MHC podem desempenhar um papel no desenvolvimento de doenças autoimunes?
7. Quais são alguns mecanismos possíveis pelos quais as infecções promovem o desenvolvimento da autoimunidade?

As respostas e justificativas das Questões de revisão estão disponíveis no fim do livro.

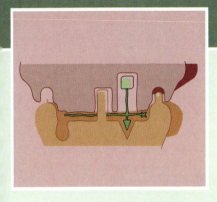

10

Imunologia dos Tumores e do Transplante
Respostas Imunes a Células Cancerosas e a Células Estranhas Normais

VISÃO GERAL DO CAPÍTULO

Respostas Imunes contra Tumores, 230
  Antígenos tumorais, 230
  Mecanismos imunes de rejeição tumoral, 232
  Evasão das respostas imunes por tumores, 234
  Imunoterapia do câncer, 235
    Imunoterapia passiva com anticorpos monoclonais, 236
    Terapia adotiva com células T, 236
    Bloqueio de ponto de controle imunológico, 239
    Estimulação das respostas imunes antitumorais do hospedeiro pela vacinação com antígenos tumorais, 241

Respostas Imunes contra Transplantes, 242
  Antígenos de transplante, 243
  Indução de respostas imunes contra transplantes, 244
  Mecanismos imunes de rejeição ao enxerto, 247
  Prevenção e tratamento da rejeição ao enxerto, 249
  Transplante de células sanguíneas e células-tronco hematopoéticas, 250
Resumo, 252

O câncer e o transplante de órgãos são duas situações em que a resposta imune a células humanas geneticamente distintas daquelas de origem própria normal tem consequências clínicas relevantes. Para crescer, os cânceres têm de escapar da imunidade do hospedeiro, e os métodos efetivos de intensificação das respostas imunes dos pacientes contra tumores, na chamada imunoterapia do câncer, têm apresentado enorme impacto na oncologia clínica. No transplante de órgãos, a situação é inversa: as respostas imunes contra tecidos enxertados de outro indivíduo constituem uma das principais barreiras ao sucesso do transplante, enquanto a supressão delas é o foco central da medicina do transplante. Dada a importância do sistema imune nas respostas do hospedeiro aos tumores e transplantes, a imunologia de tumores e a imunologia de transplantes se transformaram em subespecialidades a respeito das quais os pesquisadores e clínicos se unem para abordar questões fundamentais e clínicas.

As respostas imunes contra tumores e transplantes compartilham diversas características: são situações em que o sistema imune não está respondendo aos microrganismos, como em geral costuma fazer, e sim às células não infecciosas que são percebidas como estranhas. Os antígenos que caracterizam tumores e transplantes como estranhos podem ser expressos em praticamente qualquer tipo celular que seja, respectivamente, alvo de transformação maligna ou enxertado de um indivíduo para outro. Portanto, as respostas imunes contra tumores e transplantes podem ser dirigidas contra diversos tipos celulares.

Neste capítulo, enfocamos as seguintes questões:

- Quais são os antígenos presentes em tumores e transplantes teciduais reconhecidos como estranhos pelo sistema imune?
- Como o sistema imune reconhece e reage aos tumores e transplantes?
- Como as respostas imunes aos tumores e enxertos podem ser manipuladas de modo a aumentar a rejeição tumoral e inibir a rejeição ao enxerto?

Discutimos primeiro a imunidade tumoral e, em seguida, a imunidade aos transplantes, e apontamos os princípios comuns a ambas.

RESPOSTAS IMUNES CONTRA TUMORES

Por mais de um século, os cientistas propuseram que uma função fisiológica do sistema imune adaptativo é prevenir o crescimento de células transformadas e destruí-las antes que se transformem em tumores perigosos. O controle e a eliminação de células malignas pelo sistema imune são chamados **imunovigilância** tumoral. Diversas linhas de evidência sustentam a ideia de que a imunovigilância contra tumores é importante para a prevenção do crescimento tumoral (Figura 10.1). Entretanto, o fato de tumores malignos comuns se desenvolverem em indivíduos imunocompetentes indica que a imunidade tumoral muitas vezes é incapaz de prevenir o crescimento de tumores ou é facilmente superada pelos tumores de crescimento rápido. Isso tem levado a uma constatação crescente de que a resposta imune aos tumores frequentemente é dominada por tolerância ou regulação, e não por imunidade efetiva. Os biologistas tumorais atualmente consideram a capacidade de evadir da destruição imunológica uma característica fundamental dos cânceres (também chamada "marca registrada" ou "*hallmark*" do câncer). O campo da imunologia de tumores se concentra em definir os tipos de antígenos tumorais contra os quais o sistema imunológico reage; entender a natureza das respostas imunes aos tumores e os mecanismos de evasão usados por eles; e desenvolver estratégias para maximizar o aumento da imunidade antitumoral.

Antígenos tumorais

Os tumores malignos expressam vários tipos de moléculas que podem ser reconhecidas pelo sistema imune como antígenos estranhos (Figura 10.2). Os antígenos proteicos que elicitam

Evidência	Conclusão
Infiltrados linfocitários ao redor de alguns tumores e aumento de linfonodos drenantes se correlacionam com melhor prognóstico	As respostas imunes contra os tumores inibem o crescimento tumoral
Os transplantes tumorais entre animais singênicos são rejeitados, e mais rapidamente quando os animais são previamente expostos ao tumor; a imunidade contra os transplantes tumorais pode ser transferida por linfócitos de um animal portador do tumor	A rejeição do tumor apresenta características de imunidade adaptativa (especificidade, memória) e é mediada por linfócitos
Indivíduos imunodeficientes têm uma incidência aumentada de alguns tipos de tumores	O sistema imune protege contra o crescimento de tumores
O bloqueio terapêutico de receptores inibidores da célula T, como PD-1 e CTLA-4, leva à remissão tumoral	Os tumores escapam da vigilância imunológica em parte pela inibição das células T

Figura 10.1 Evidências que apoiam o conceito de que o sistema imunológico reage contra tumores. Diversas linhas de evidência clínicas e experimentais indicam que a defesa contra tumores é mediada por reações do sistema imune adaptativo. *CTLA-4*, antígeno 4 associado ao linfócito T citotóxico; *PD-1*, proteína de morte celular programada 1.

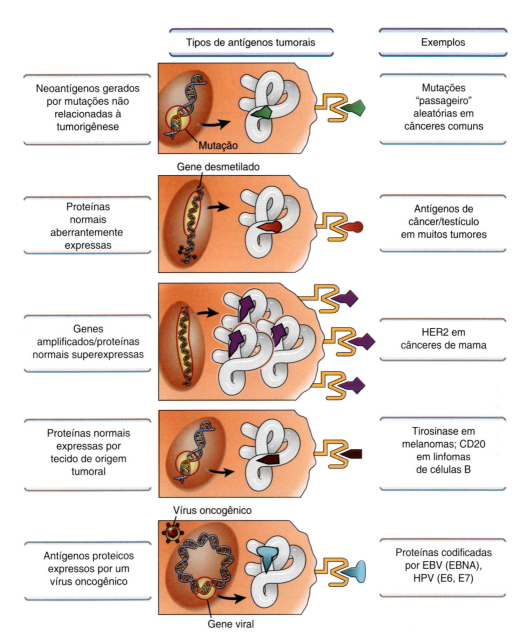

Figura 10.2 Tipos de antígenos tumorais reconhecidos pelas células T. Os antígenos tumorais reconhecidos por células T CD8+ tumor-específicas podem ser formas mutadas de várias proteínas próprias que não contribuem para o comportamento maligno do tumor; produtos de oncogenes ou de genes supressores de tumor; proteínas próprias cuja expressão é aumentada em células tumorais; e produtos de vírus oncogênicos. Antígenos de câncer/testículo são proteínas normalmente expressas no testículo e em alguns tumores. HER2 é um receptor para o fator de crescimento epidérmico cuja expressão está aumentada em tumores, geralmente devido à amplificação gênica. Em alguns casos, proteínas celulares não mutadas que são normalmente expressas em pequenas quantidades (p. ex., tirosinase) ou em estágios particulares do desenvolvimento (p. ex., antígenos câncer/testículo) podem ser imunogênicas quando expressas em tumores em níveis aumentados. Os antígenos tumorais também podem ser reconhecidos pelas células T CD4+, mas pouco se sabe sobre o papel que essas células desempenham na imunidade tumoral. *EBNA*, antígeno nuclear Epstein-Barr; *EBV*, vírus Epstein-Barr; *HPV*, papilomavírus humano.

respostas de linfócitos T citotóxicos (CTL, do inglês *cytotoxic T lymphocyte*) são os mais relevantes para a imunidade antitumoral porque os CTLs são o principal mecanismo para destruição (*killing*) de células tumorais. Esses antígenos tumorais estão presentes no citosol dessas células, sendo processados e exibidos pelas moléculas do **complexo principal de histocompatibilidade** (MHC, do inglês *major histocompatibility complex*) para serem reconhecidos pelos CTLs CD8⁺. Os antígenos tumorais que induzem respostas imunes podem ser classificados em vários grupos:

- **Neoantígenos codificados por genes aleatoriamente mutados**: o recente sequenciamento de genomas tumorais revelou que tumores humanos comuns abrigam um grande número de mutações em diversos genes, refletindo a instabilidade genética das células malignas. Em geral, essas mutações não têm papel na tumorigênese e são chamadas mutações "passageiro" (*passenger mutations*). Muitas delas resultam na expressão de proteínas mutantes, chamadas neoantígenos por serem recém-expressas nas células tumorais e estarem ausentes nas células normais de origem do tumor. Como as células T somente reconhecem peptídeos ligados a moléculas do MHC, as proteínas mutantes tumorais podem ser reconhecidas pelas células T se os peptídeos portadores das sequências de aminoácidos mutantes conseguirem ligar-se e ser apresentados pelos alelos do MHC dos pacientes. É possível que os neoantígenos tumorais não induzam tolerância porque estão ausentes nas células normais, e por serem os alvos mais comuns de respostas imunes adaptativas tumor-específicas. De fato, o número dessas mutações em cânceres humanos se correlaciona à potência das respostas imunes antitumorais que os pacientes montam, e também com a efetividade das imunoterapias que intensificam tais respostas
- **Produtos de oncogenes ou genes supressores de tumor mutantes**: alguns antígenos tumorais são produtos de mutações – as chamadas "mutações condutoras" (*driver mutations*) – em genes envolvidos no processo de transformação maligna. As mutações condutoras que codificam antígenos tumorais podem ser substituições, deleções ou novas sequências de aminoácidos geradas por translocações gênicas, as quais podem ser, todas, reconhecidas como estranhas
- **Proteínas estruturalmente normais expressas de modo aberrante ou exagerado**: em vários tumores humanos, os antígenos que desencadeiam as respostas imunes são proteínas normais (produtos de genes não mutados) cuja expressão está desregulada nos tumores. Algumas vezes, isso ocorre como consequência de alterações epigenéticas, como a desmetilação dos promotores nos genes codificadores dessas proteínas, o que ocorre no caso dos antígenos câncer/testículo, que são normalmente expressos somente em células germinativas, mas são presentes em muitos tipos de cânceres. A superexpressão pode ser o resultado de amplificação gênica, como a proteína HER2 em cânceres de mama. Seria inesperado que esses autoantígenos estruturalmente normais elicitassem respostas imunes, contudo sua expressão aberrante pode ser suficiente para torná-los imunogênicos. Em outros casos, as proteínas próprias expressas apenas em tecidos embrionários podem não induzir tolerância em adultos, e as mesmas proteínas expressas em tumores podem ser reconhecidas como estranhas pelo sistema imune
- **Antígenos virais**: em tumores causados por vírus oncogênicos, como vírus Epstein-Barr (EBV, do inglês *Epstein-Barr virus*) e papilomavírus humano (HPV, do inglês *human papilomavirus*), os antígenos tumorais podem ser codificados pelos vírus.

Mecanismos imunes de rejeição tumoral

O principal mecanismo imune de erradicação tumoral é a destruição (*killing*) das células tumorais por CTLs específicos para os antígenos tumorais. O papel dos CTLs na rejeição tumoral foi estabelecido em modelos animais: tumores podem ser destruídos pela transferência de células T CD8⁺ tumor-reativas para os animais portadores de tumor. Estudos sobre numerosos tumores humanos indicam que a infiltração abundante de CTLs é preditiva de um curso clínico mais favorável, em comparação aos tumores contendo poucos CTLs.

As respostas de CTL contra tumores são iniciadas pelo reconhecimento de antígenos tumorais nas células apresentadoras de antígeno (APCs, do inglês *antigen-presenting cells*) do hospedeiro. As APCs ingerem as células tumorais ou seus antígenos e os apresentam para células T CD8+ *naive* nos linfonodos drenantes (Figura 10.3). Os tumores podem surgir de praticamente qualquer tipo de célula nucleada em qualquer tecido. Sabemos, entretanto, que a ativação de células T CD8+ *naive* para sua proliferação e diferenciação em CTLs exige o reconhecimento do antígeno (peptídeo associado ao MHC de classe I) nas células dendríticas presentes em órgãos linfoides secundários, além de coestimulação e/ou auxílio de células T CD4+ restritas ao MHC de classe II (ver Capítulo 5). Sendo assim, como é possível que tumores de diferentes tipos celulares estimulem respostas de CTL? A resposta provável é que as células tumorais apoptóticas ou as proteínas liberadas,

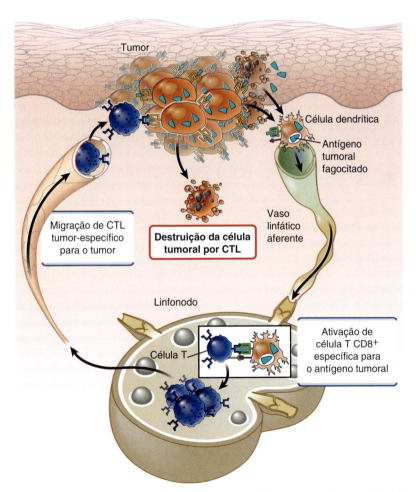

Figura 10.3 Resposta imune contra tumores. Antígenos tumorais são capturados por células dendríticas do hospedeiro, e as respostas se iniciam nos órgãos linfoides secundários (periféricos). Os linfócitos T citotóxicos (CTLs) tumor-específicos migram de volta para o tumor e matam as células tumorais. Outros mecanismos de imunidade tumoral não são mostrados.

provavelmente de células tumorais necróticas, são ingeridas pelas células dendríticas do hospedeiro e transportadas para os linfonodos drenantes do sítio tumoral. Os antígenos proteicos das células tumorais são então processados e exibidos por moléculas do MHC de classe I nas células dendríticas do hospedeiro. Esse processo, chamado **apresentação cruzada** ou *cross-priming*, foi introduzido no Capítulo 3 (ver Figura 3.16, no Capítulo 3). As células dendríticas também podem apresentar peptídeos, derivados de antígenos tumorais ingeridos, em moléculas do MHC de classe II. Portanto, os antígenos tumorais podem ser reconhecidos por células T $CD8^+$ e por células T $CD4^+$.

Ao mesmo tempo que as células dendríticas apresentam os antígenos tumorais, também expressam coestimuladores que fornecem sinais para a ativação das células T. Não se sabe como os tumores induzem a expressão de coestimuladores nas APCs, uma vez que, conforme discutido no Capítulo 5, os estímulos fisiológicos para indução de coestimuladores geralmente são microrganismos, enquanto os tumores em geral são estéreis. Uma possibilidade é que as células tumorais morram caso seu crescimento ultrapasse o suprimento de sangue e nutrientes, e que as células teciduais normais adjacentes possam ser lesadas e morram devido ao tumor invasivo. Essas células em processo de morte liberam produtos (padrões moleculares associados ao dano; ver Capítulo 2) que estimulam respostas inatas. A ativação de APCs para expressão de coestimuladores faz parte dessas respostas.

Uma vez que as células T $CD8^+$ *naive* se diferenciaram em CTLs efetores, tornam-se capazes de migrar de volta para qualquer sítio onde haja crescimento tumoral e então matar as células tumorais que expressem os antígenos relevantes, sem necessidade de coestimulação nem auxílio das células T.

Outros mecanismos imunes, além dos CTLs, podem desempenhar um papel na rejeição tumoral. Respostas antitumorais de células T $CD4^+$ foram detectadas em pacientes, e números aumentados de células T $CD4^+$ efetoras em infiltrados tumorais estão associados a um prognóstico favorável, em especial células T auxiliares 1 (Th1, do inglês *T helper 1*) e células T auxiliares foliculares. Anticorpos antitumorais também são detectáveis em alguns pacientes com câncer, mas ainda não está estabelecido se esses anticorpos protegem os indivíduos contra o crescimento tumoral. Estudos experimentais demonstraram que macrófagos ativados e células *natural killer* (NK) são capazes de matar células tumorais e que as respostas Th1 atuam em grande parte via ativação de macrófagos. Contudo, o papel protetor desses mecanismos efetores em pacientes portadores de tumor não está claramente definido.

Evasão das respostas imunes por tumores

As respostas imunes frequentemente falham em detectar o crescimento tumoral, porque os cânceres evadem o imunorreconhecimento ou resistem aos mecanismos efetores imunes. Não surpreende que as células tumorais que evadem a resposta imune sejam selecionadas para sobreviver e crescer. Os tumores usam vários mecanismos para evitar a destruição pelo sistema imune (Figura 10.4):

- Alguns tumores param de expressar moléculas do MHC de classe I ou moléculas envolvidas no processamento antigênico ou na montagem do MHC; por isso, não podem exibir antígenos para as células T $CD8^+$. As mutações mais frequentes que causam perda da expressão do MHC de classe I são aquelas que afetam a β2-microglobulina, um componente essencial da molécula do MHC de classe I expresso nas superfícies celulares (ver Figura 3.7, no Capítulo 3)
- Os tumores induzem mecanismos que inibem a ativação das células T. Por exemplo, muitos tumores superexpressam PD-L1, um ligante do receptor inibidor de células T para a proteína de morte celular programada 1 (PD-1, do inglês *programmed cell death protein 1*), ou induzem a expressão de PD-L1 nas APCs no ambiente tumoral. Além disso, por serem

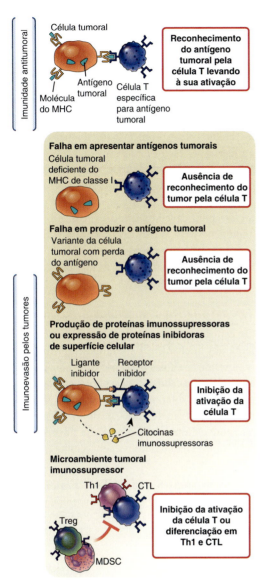

Figura 10.4 Maneiras como os tumores evadem as respostas imunes. A imunidade antitumoral se desenvolve quando células T reconhecem os antígenos tumorais e são ativadas. As células tumorais podem evadir as respostas imunes perdendo a expressão de antígenos ou de moléculas do complexo principal de histocompatibilidade (MHC) ou produzindo citocinas imunossupressoras ou ligantes, como o PD-L1, para inibir receptores como o PD-1 nas células T. Os tumores podem também criar um microambiente imunossupressor com células T reguladoras e células mieloides anti-inflamatórias. *CTL*, linfócito T citotóxico; *MDSC*, célula supressora mieloide derivada; *PD-L1*, ligante da proteína de morte celular programada 1; *Th1*, T auxiliar 1; *Treg*, célula T reguladora.

persistentes, os tumores causam estimulação repetida de células T específicas para antígenos tumorais, induzindo a expressão de PD-1. O resultado é que as células T $CD8^+$ tumor-específicas desenvolvem um estado de exaustão, mediado pela expressão de PD-1 e outras moléculas inibitórias, e se tornam irresponsivas ao antígeno

- Fatores presentes no microambiente tumoral podem comprometer a capacidade das células dendríticas de induzir respostas imunes antitumorais fortes. Alguns tumores podem induzir células T reguladoras, as quais também suprimem as respostas imunes antitumorais. As células supressoras mieloide-derivadas, que apresentam características fenotípicas dos neutrófilos e monócitos, apesar de terem funções principalmente anti-inflamatórias, são abundantes em tumores e parecem contribuir para a imunossupressão
- Alguns tumores podem secretar citocinas imunossupressoras, como o fator transformador do crescimento-β (TGF-β, do inglês *transforming growth factor* β).

Imunoterapia do câncer

As principais estratégias para imunoterapia do câncer na prática vigente e em desenvolvimento incluem o uso de anticorpos antitumorais específicos, a introdução de células T autólogas que reconhecem antígenos tumorais, a intensificação das respostas imunes antitumorais de células T preexistentes no paciente pela administração de anticorpos que bloqueiam moléculas inibidoras e a vacinação com antígenos tumorais. Até pouco tempo atrás, a maioria dos protocolos de tratamento para cânceres disseminados, que não podem ser curados cirurgicamente, baseava-se em quimioterapia e irradiação que causam, ambas, danos aos tecidos não tumorais normais e estão associadas a toxicidades graves. Como a resposta imune é altamente específica, há muito se espera que a imunidade tumor-específica possa ser usada para erradicar seletivamente os tumores sem causar lesões ao paciente. Apenas recentemente, a promessa da imunoterapia do câncer tem sido realizada em pacientes. A história desse procedimento ilustra como as abordagens iniciais, muitas vezes empíricas, foram em grande parte suplantadas por estratégias racionais baseadas em nosso conhecimento aprofundado acerca das respostas imunes (Figura 10.5).

Imunoterapia passiva com anticorpos monoclonais

Uma estratégia para imunoterapia tumoral colocada em prática para um número limitado de tumores durante algumas décadas se baseia na injeção de anticorpos monoclonais dirigidos contra as células cancerosas, com o objetivo de causar destruição ou inibição do crescimento das células imunomediadas (Figura 10.6 A). Anticorpos monoclonais dirigidos contra vários antígenos tumorais têm sido utilizados contra muitos cânceres. Esses anticorpos se ligam a antígenos presentes na superfície dos tumores (mas não aos neoantígenos produzidos dentro das células) e ativam os mecanismos efetores do hospedeiro, como fagócitos, células NK e o sistema complemento, que então destroem as células tumorais. Por exemplo, um anticorpo específico para CD20, marcador expresso nas células B, é usado para tratar tumores de células B, geralmente em combinação com a quimioterapia. Embora as células B normais também sejam depletadas, sua função pode ser substituída pela administração de um *pool* de imunoglobulinas (Ig) oriundas de doadores normais, se necessário. Uma vez que o CD20 não é expresso em plasmócitos, essas células sobrevivem e continuam a produzir anticorpos, e como ele também não é expresso em células-tronco hematopoéticas, as células B normais são repostas após a suspensão do tratamento com o anticorpo. Outros anticorpos monoclonais usados na terapia contra o câncer podem atuar bloqueando a sinalização de fatores de crescimento (p. ex., anti-HER para câncer de mama, e anticorpo antirreceptor do fator de crescimento epidérmico [EGF, do inglês *epidermal growth factor*] para diversos tumores) ou inibindo a angiogênese (p. ex., anticorpo contra o fator de crescimento endotelial vascular [VEGF, do inglês *vascular endothelial growth factor*] para câncer de cólon e outros tumores).

Terapia adotiva com células T

Os especialistas em imunologia de tumores tentaram intensificar a imunidade antitumoral removendo as células T dos pacientes com câncer, ativando essas células *ex vivo* para torná-las mais numerosas e diferenciá-las em células efetoras potentes, e transferindo-as de volta para o paciente. Muitas variações dessa abordagem, denominada terapia adotiva com células T, foram tentadas.

- **Terapia adotiva com células T tumor-específicas autólogas**: células T específicas para antígenos tumorais podem ser detectadas na

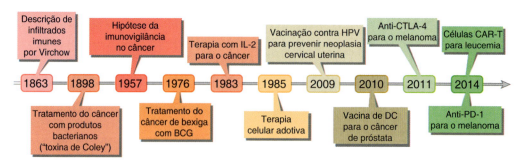

Figura 10.5 Histórico da imunoterapia do câncer. Algumas das descobertas importantes no campo da imunoterapia do câncer são resumidas. *BCG*, Bacilo Calmette-Guerin; *CAR*, receptor antigênico quimérico; *CTLA-4*, antígeno 4 associado ao linfócito T citotóxico; *DC*, célula dendrítica; *FDA*, *Federal Drug Administration* (Agência Federal dos EUA); *HPV*, papilomavírus humano; *IL-2*, interleucina-2; *PD-1*, proteína de morte celular programada 1. (Adaptada de Lesterhuis WJ, Haanen JB, Punt CJ: Cancer immunotherapy – revisited, *Nature Reviews Drug Discovery* 10:591-600, 2011).

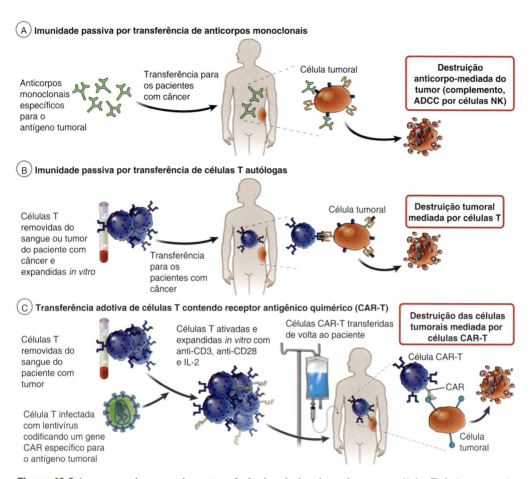

Figura 10.6 Imunoterapia tumoral por transferência adotiva de anticorpos e células T. A. Imunoterapia passiva com anticorpos monoclonais tumor-específicos. **B.** Terapia adotiva de célula T com células autólogas expandidas em cultura e transferidas de volta ao paciente. **C.** Terapia adotiva de célula T contendo receptor antigênico quimérico (CAR-T): células T isoladas do sangue de um paciente são expandidas em cultura, modificadas geneticamente para expressar receptores CAR recombinantes e transferidas de volta ao paciente (ver Figura 10.7). *ADCC*, citotoxicidade celular dependente de anticorpos; *IL-2*, interleucina-2; *NK*, (célula) *natural killer*.

circulação e nos infiltrados do tumor em pacientes com câncer. As células T podem ser isoladas do sangue ou a partir de amostras de biopsias do tumor de um paciente, expandidas em cultura com fatores de crescimento, e reinjetadas de volta no mesmo paciente (ver Figura 10.6 B). Provavelmente, essa população de células T expandida contém CTLs tumor-específicos ativados que migram para o tumor e o destroem. Tal abordagem, que foi combinada com a administração de citocinas estimuladoras de célula T como a interleucina-2 (IL-2) e quimioterapia tradicional, apresentou resultados inconsistentes entre diferentes pacientes e tumores. Uma provável explicação é que a frequência de células T tumor-específicas é baixa demais para ser efetiva nessas populações de linfócitos. Tentativas de reverter essa limitação incluem o isolamento dos TCRs de clones de células T tumor-específicas do paciente e sua introdução em células T autólogas antes da transferência

- **Células T que expressam receptor antigênico quimérico (CAR, do inglês *chimeric antigen*** *receptor*): em uma modificação mais recente da terapia adotiva, células T sanguíneas de pacientes com câncer são transduzidas com vetores virais que codificam um CAR expresso na superfície das células T, que reconhece um antígeno tumoral e fornece sinais potentes para ativação dessas células (ver Figura 10.6 C). Os CARs atualmente em uso têm uma porção extracelular similar a um anticorpo de cadeia única contendo domínios variáveis das cadeias pesada e leve que, juntos, formam o sítio de ligação para um antígeno tumoral (Figura 10.7). A especificidade dos receptores de célula T (TCRs, do inglês *T cell receptors*) endógenos das células T transduzidas é irrelevante para a efetividade dessa abordagem. O uso dessa estrutura de reconhecimento antigênico baseada em anticorpo evita as limitações da restrição ao MHC dos TCRs e possibilita que o mesmo CAR seja usado em muitos pacientes diferentes, independentemente dos alelos de antígeno leucocitário humano (HLA, do inglês *human leukocyte antigen*) que sejam expressos. Além disso, os tumores não conseguem escapar das células CAR-T pela redução da expressão do MHC. Para funcionarem nas células T, os CARs contam com domínios sinalizadores intracelulares tanto das proteínas do complexo TCR (p. ex., motivo de ativação do imunorreceptor baseado em tirosina [ITAMs, do inglês *immunoreceptor tyrosine-based activation motifs*] da proteína ζ do complexo TCR), quanto dos receptores coestimuladores, como CD28 e CD137. Portanto, esses receptores fornecem o reconhecimento antigênico (via domínio de Ig extracelular) e os sinais de ativação (via domínios citoplasmáticos introduzidos). As células T expressando CAR são expandidas *ex vivo* e transferidas de volta para o paciente, no qual reconhecem o antígeno nas células tumorais e se tornam ativadas para matá-las. A terapia com células CAR-T dirigida contra a proteína CD19 e CD20 de células B tem apresentado uma eficácia notável no tratamento e até mesmo na cura de linfomas e leucemias derivados de célula B que são refratários a outras terapias. CARs com

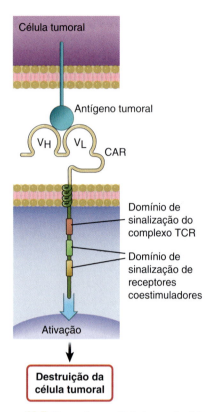

Figura 10.7 Receptor antigênico quimérico. O receptor expresso em células T consiste em uma porção de imunoglobulina extracelular, que reconhece um antígeno de superfície nas células tumorais, e de domínios de sinalização intracelulares do complexo receptor de células T (*TCR*), bem como de receptores coestimuladores que fornecem os sinais que ativam a função citotóxica (*killing*) das células T. *CAR*, receptor antigênico quimérico.

especificidades adicionais para tumores de plasmócitos estão atualmente aprovados, enquanto outros CARs estão em desenvolvimento e em testes clínicos.

A toxicidade mais grave associada à terapia com células CAR-T é uma síndrome de liberação de citocinas, mediada por quantidades superabundantes de citocinas inflamatórias, entre as quais a IL-6, interferon-γ e outras, que são liberadas porque todas as células T injetadas reconhecem e são ativadas pelas células tumorais do paciente. Essas citocinas causam febre alta, hipotensão, edema tecidual, desarranjos neurológicos e falência de múltiplos órgãos. A gravidade da síndrome pode ser minimizada com tratamento com fármacos anti-inflamatórios e alguns anticorpos anticitocina. A terapia com células CAR-T também pode ter como complicação as toxicidades *on-target/off-tumor* (no alvo/fora do tumor), quando as células CAR-T são específicas para um antígeno presente em células normais e nas células tumorais. No caso de células CAR-T específicas para CD19 ou CD20, a terapia resulta em depleção de células B normais (que expressam essas proteínas), algumas vezes exigindo terapia de reposição de anticorpos para prevenção de imunodeficiência. É possível que tal reposição seja inviável para outros tecidos destruídos devido à reatividade do CAR. Embora a terapia com células CAR-T seja efetiva contra leucemias e tumores no sangue (que são prontamente acessíveis às células T injetadas), continua fracassando contra tumores sólidos, devido ao desafio de selecionar antígenos tumorais ideais para serem alvos sem causar lesão aos tecidos normais e às dificuldades de acesso das células T aos sítios tumorais.

Bloqueio de ponto de controle imunológico

O bloqueio de receptores inibidores nas células T ou de seus ligantes estimula as respostas imunes antitumorais. A constatação de que os tumores evadem o ataque imune engajando mecanismos reguladores que suprimem as respostas imunes levou ao desenvolvimento de uma estratégia inovadora e notavelmente efetiva para imunoterapia de tumores. O princípio dessa estratégia é reforçar as respostas imunes do hospedeiro contra tumores por meio do bloqueio dos sinais de inibição normais destinados às células T, removendo, assim, os "freios" (pontos de controle, também conhecidos como *checkpoints*) do sistema imune (Figura 10.8). Isso tem sido colocado em prática com o uso de anticorpos monoclonais bloqueadores específicos para CTLA-4 e PD-1, inicialmente aprovados para o tratamento de melanoma metastático em 2011 e 2014, respectivamente. Desde então, o uso de anticorpos anti-PD-1 ou anti-PD-L1 foi expandido para numerosos tipos diferentes de câncer. O bloqueio da via de PD-1 atua reduzindo a geração de células T com fenótipo de exaustão, promovendo a diferenciação de células T de memória em células T efetoras, o que também reverte o fenótipo. O aspecto mais marcante dessas terapias é a melhora drástica na probabilidade de sobrevivência de pacientes com tumores avançados, amplamente metastáticos, que até então eram 100% letais em questão de meses a poucos anos, com alguns pacientes entrando em remissão a longo prazo. Existem vários aspectos inovadores e também limitações do bloqueio de ponto de controle imunológico que ainda precisam ser superados para maximizar sua utilização.

- Embora a eficácia das terapias de bloqueio de ponto de controle para muitos tumores avançados seja superior a qualquer outra forma de terapia prévia, apenas uma subpopulação de pacientes (15 a 40% para diferentes tumores) responde a esse tratamento. Entre pacientes com muitos tipos de tumores (p. ex., glioblastoma, câncer pancreático, câncer de mama) poucos ou nenhum respondem. A explicação para essa resposta fraca não é muito conhecida. Os tumores não responsivos podem induzir expressão de moléculas de ponto de controle na célula T diferentes daquelas escolhidas para terapia, ou podem depender de outros mecanismos de evasão que não envolvam o engajamento desses receptores inibitórios. Atualmente, oncologistas e imunologistas estão investigando quais biomarcadores serão preditivos da responsividade a diferentes abordagens de bloqueio de ponto de controle

- Um dos indicadores mais confiáveis de que um tumor irá responder à terapia de bloqueio de ponto de controle é quando ele apresenta um alto número de mutações, o que está correlacionado com um alto número de neoantígenos e células T hospedeiras capazes de responder-lhes. De fato, tumores com deficiências em enzimas de reparo de erros de compatibilidade, as quais normalmente corrigem os erros na replicação do DNA que levam a mutações pontuais, têm as maiores cargas de mutação dentre todos os cânceres, e são eles que mais tendem a responder à terapia de

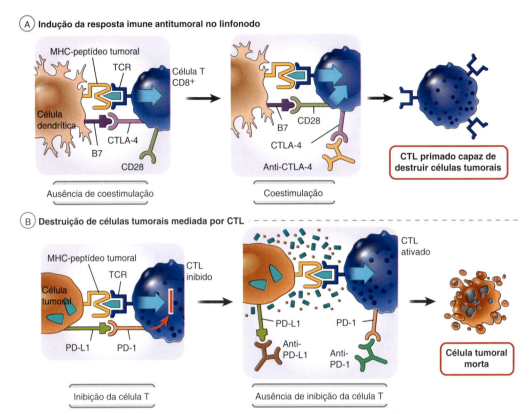

Figura 10.8 Imunoterapia tumoral por bloqueio do ponto de controle imunológico. Pacientes portadores de tumores normalmente montam respostas de células T inefetivas aos seus tumores em decorrência da regulação positiva de receptores inibidores como CTLA-4 e PD-1 nas células T tumor-específicas, além da expressão do ligante PD-L1 em células tumorais e APCs. Anticorpos bloqueadores anti-CTLA-4 (**A**) ou anticorpos anti-PD-1 ou anti-PD-L1 (**B**) são eficientes no tratamento de diversos tipos de tumores em estágio avançado porque revertem a inibição de células T tumor-específicas causada por essas moléculas. O anti-CTLA-4 atua bloqueando CTLA-4 em células T respondedoras (mostrado na figura) ou em células T reguladoras. *CTL*, linfócito T citotóxico; *CTLA-4*, antígeno 4 associado ao linfócito T citotóxico; *MHC*, complexo principal de histocompatibilidade; *PD-1*, proteína de morte celular programada 1; *PD-L1*, ligante de PD-1; *TCR*, receptor de células T.

bloqueio de ponto de controle. A terapia anti-PD-1 atualmente está aprovada para uso em qualquer tumor recorrente ou metastático apresentando deficiências de reparo de erro de compatibilidade, seja qual for a célula de origem ou o tipo histológico do tumor. Isso constitui uma mudança de paradigma no modo como os tratamentos para câncer são escolhidos, com base apenas nas características genéticas e independentemente da histologia e do tecido de origem

- É provável que o uso combinado de diferentes inibidores de ponto de controle, ou de um inibidor com outros modos de ação, venha a ser necessário para alcançar taxas mais altas de êxito terapêutico. O primeiro exemplo aprovado nesse sentido é o uso combinado de anti-CTLA-4 e anti-PD-1 no tratamento de melanomas, que se mostrou mais efetivo do que o uso isolado de anti-CTLA-4. Isso reflete o fato de que os mecanismos pelos quais CTLA-4 e PD-1 inibem a ativação da célula T são distintos (ver Figura 10.8 e Figura 5.14, no Capítulo 5). Existem numerosos ensaios clínicos em curso bloqueando outras moléculas de pontos de controle, geralmente em combinação com o bloqueio de PD-1, ou combinando o bloqueio de pontos de controle com outros tratamentos, como quimioterapia e radiação, pequenas moléculas inibidoras de quinases, infecção de tumores com vírus oncolíticos, inibidores de angiogênese e outros imunoestimulantes (p. ex., citocinas como a IL-2)

- As toxicidades mais comuns associadas ao bloqueio de pontos de controle são os danos imunológicos aos órgãos. Isso é previsível, uma vez que a função fisiológica dos receptores inibidores é manter a tolerância aos antígenos próprios e a outros antígenos, de modo que o bloqueio desses pontos de controle pode desencadear autoimunidade e, possivelmente, reações a organismos comensais no intestino (ver Capítulo 9). Uma ampla gama de órgãos pode ser afetada, incluindo o cólon, os pulmões, os órgãos endócrinos, o coração e a pele, cada um dos quais requerendo intervenções clínicas diferentes, por vezes incluindo a cessação da imunoterapia tumoral de salvação.

Estimulação das respostas imunes antitumorais do hospedeiro pela vacinação com antígenos tumorais

Uma estratégia sob investigação para estimular imunidade ativa contra tumores consiste em vacinar os pacientes com antígenos tumorais. Diferentemente das vacinas antimicrobianas convencionais, que são profiláticas e previnem infecções, as vacinas tumorais são projetadas para serem terapêuticas, no sentido de estimularem respostas imunes contra os cânceres que já se desenvolveram. Uma razão importante para definir os antígenos tumorais é produzi-los e usá-los para vacinar indivíduos contra seus próprios tumores. A maioria das vacinas tumorais que passaram por ensaios clínicos até hoje tem utilizado antígenos de diferenciação que estão presentes em células neoplásicas e células normais do tipo tecidual do qual o tumor se desenvolveu. Essa estratégia alcançou pouco êxito, talvez porque haja forte tolerância para esses autoantígenos, que não pode ser suplantada pelas vacinas.

Mais recentemente, tem havido interesse pelo desenvolvimento de vacinas personalizadas para o câncer direcionadas contra neoantígenos gerados por mutações "passageiro" aleatórias, que são únicas para o tumor de cada paciente. Essa estratégia se baseia no sequenciamento do DNA para determinar todas as mutações no DNA tumoral cuja presença seria prevista em peptídeos com maior probabilidade de ligar-se aos alelos de HLA do paciente. As vacinas tumorais personalizadas são criadas utilizando-se vários peptídeos contendo neoantígenos. Essa abordagem é promissora, embora também apresente desafios significativos, incluindo a personalização necessária para cada paciente e o possível crescimento de clones do tumor que perdem a expressão do MHC ou de neoantígenos.

As vacinas tumor-específicas podem ser administradas como uma mistura de antígenos com adjuvantes, de modo semelhante às vacinas antimicrobianas. Em outra abordagem, as células dendríticas do tumor de um paciente são expandidas *in vitro* a partir de precursores sanguíneos, expostas às células tumorais ou aos antígenos tumorais e, então, como células dendríticas pulsadas com antígeno, são usadas como vacinas. As células dendríticas portadoras de antígenos tumorais teoricamente irão mimetizar a via normal de apresentação cruzada e, assim, gerar CTLs contra as células tumorais. O sucesso das terapias de bloqueio de ponto de controle, descritas anteriormente, tem gerado esperanças de que a vacinação combinada às terapias de bloqueio da imunorregulação propicie benefícios adicionais.

Os tumores causados por vírus oncogênicos podem ser prevenidos pela vacinação contra esses vírus. Duas vacinas desse tipo que estão se mostrando notavelmente efetivas são a vacina contra o papilomavírus humano (causador de câncer cervical e de alguns tipos de câncer orofaríngeo) e contra o vírus da hepatite B (causador de uma forma de câncer hepático e insuficiência hepática em decorrência de fibrose). Essas são vacinas profiláticas antivirais (e não antitumorais) administradas nos indivíduos antes que sejam infectados e, por isso, previnem as infecções pelos vírus causadores de tumor.

RESPOSTAS IMUNES CONTRA TRANSPLANTES

Algumas das primeiras tentativas de substituir tecidos lesados por meio de transplantes foram realizadas durante a Segunda Guerra Mundial, como uma forma de tratar pilotos que sofreram graves queimaduras de pele em acidentes com aeronaves. Logo se percebeu que os indivíduos rejeitavam os tecidos recebidos de outros indivíduos. A rejeição resulta das reações inflamatórias que lesam os tecidos transplantados. Estudos conduzidos desde as décadas de 1940 e 1950 estabeleceram que a rejeição ao enxerto é mediada pelo sistema imune adaptativo, porque apresenta especificidade e memória, além de ser dependente de linfócitos (Figura 10.9). Grande parte do conhecimento sobre imunologia do transplante deriva de experimentos realizados com linhagens isogênicas de roedores, em particular, camundongos. Todos os membros de uma linhagem isogênica são geneticamente idênticos entre si e diferentes dos membros de outras linhagens. Os estudos experimentais demonstraram que enxertos realizados entre membros de uma linhagem isogênica são aceitos, enquanto os enxertos realizados de uma linhagem para outra são rejeitados, estabelecendo de maneira sólida a rejeição como um processo controlado pelos genes dos animais.

Conforme mencionado no Capítulo 3, os genes que mais contribuíram para a rejeição dos enxertos trocados entre camundongos de diferentes linhagens isogênicas são chamados genes do MHC. A linguagem da imunologia de transplantes se desenvolveu a partir dos estudos experimentais. O indivíduo que fornece o enxerto é chamado **doador**, enquanto aquele para o qual o enxerto é transferido é o **receptor** ou **hospedeiro**. Animais idênticos entre si (assim como os enxertos trocados entre eles) são ditos **singênicos**; animais (e enxertos) de uma espécie que diferem dos outros da mesma espécie são ditos **alogênicos**; e animais (e enxertos) de espécies diferentes são ditos **xenogênicos**. Os enxertos alogênicos e xenogênicos, também chamados **aloenxertos** e **xenoenxertos**, respectivamente, são sempre rejeitados por um receptor com sistema imune normal. Os antígenos que atuam como alvos de rejeição são chamados aloantígenos e xenoantígenos, enquanto os anticorpos e células T que reagem a esses antígenos são alorreativos e xenorreativos, respectivamente. Na rotina clínica, os transplantes são normalmente feitos com aloenxertos, transferidos entre indivíduos alogênicos pertencentes a uma espécie não consanguínea e geneticamente diferentes entre si (exceto no caso de gêmeos idênticos). A maior parte da discussão a seguir enfoca respostas imunes aos aloenxertos.

Evidência	Conclusão
A exposição prévia a moléculas do MHC do doador causa rejeição acelerada do enxerto	A rejeição ao enxerto apresenta memória e especificidade, duas características fundamentais da imunidade adaptativa
A capacidade de rejeitar um enxerto rapidamente pode ser transferida a um indivíduo *naive* por linfócitos de um indivíduo sensibilizado	A rejeição ao enxerto é mediada por linfócitos
A depleção ou inativação de linfócitos T por fármacos ou anticorpos resulta em redução da rejeição ao enxerto	A rejeição ao enxerto requer linfócitos T

Figura 10.9 **Evidências indicando que a rejeição aos transplantes teciduais é decorrente de uma reação imunológica.** Evidências clínicas e experimentais indicam que a rejeição aos enxertos é uma reação do sistema imune adaptativo. *MHC*, complexo principal de histocompatibilidade.

Antígenos de transplante

Os antígenos de aloenxertos que atuam como principais alvos de rejeição são proteínas codificadas no MHC. Moléculas e genes homólogos do MHC estão presentes em todos os mamíferos; o MHC humano é chamado complexo do **antígeno leucocitário humano (HLA)**. Mais de 20 anos se passaram após a descoberta do MHC, até finalmente ser demonstrado que a função fisiológica dessas moléculas é exibir antígenos peptídicos para reconhecimento pelos linfócitos T (ver Capítulo 3). Lembre-se de que cada indivíduo expressa seis alelos HLA de classe I (um alelo *HLA-A*, *-B* e *-C* de cada um dos pais) e, de modo geral, mais de seis alelos HLA de classe II (um alelo *HLA-DQ* e *HLA-DP*, e mais um ou dois *HLA-DR* de cada um dos pais). Os genes do MHC são altamente polimórficos, com milhares de alelos dos genes *HLA-A*, *HLA-B*, *HLA-C* e *HLA-DRβ*, além de centenas de alelos de genes *HLA-DQβ* e *HLA-DPβ* na população. Devido a esse enorme polimorfismo, dois indivíduos não relacionados são muito propensos a expressarem várias proteínas HLA que, por serem diferentes entre si, parecem ser estranhas. Como os genes no *locus* HLA estão fortemente ligados, todos os genes HLA de cada um dos pais são herdados juntos, como um haplótipo, seguindo o padrão mendeliano, de modo que a probabilidade de dois irmãos virem a ter os mesmos alelos do MHC é de 1 em 4.

A reação aos antígenos alogênicos do MHC nas células de outro indivíduo é uma das respostas imunes mais fortes conhecidas. Os TCRs para antígenos evoluíram a fim de reconhecer moléculas do MHC, o que é essencial para a vigilância das células que abrigam microrganismos infecciosos. Como resultado da seleção positiva de células T em desenvolvimento no timo, as células T maduras que apresentam alguma afinidade por moléculas próprias do MHC sobrevivem, e muitas dessas células, por acaso, apresentam alta afinidade pelo MHC próprio exibindo peptídeos estranhos. Moléculas desse complexo que são alogênicas contendo peptídeos derivados das células alogênicas podem parecer moléculas do MHC próprias acrescidas de peptídeos estranhos ligados (Figura 10.10). Portanto, o reconhecimento de moléculas de MHC alogênicas em aloenxertos exemplifica uma reação imunológica cruzada.

Há várias razões pelas quais o reconhecimento de moléculas de MHC alogênicas resulta em reações fortes das células T. Muitos clones dessas células, incluindo células T de memória geradas de infecções prévias, que são específicas para diferentes peptídeos estranhos ligados à mesma molécula de MHC própria, podem apresentar reação cruzada com uma molécula de MHC alogênica qualquer, independentemente do peptídeo ligado, desde que a molécula de MHC alogênica seja semelhante aos complexos de MHC próprio contendo peptídeos estranhos. Como resultado, muitas células T restritas ao MHC próprio específicas para diferentes antígenos peptídicos são capazes de reconhecer uma molécula de MHC alogênica qualquer. Do mesmo modo, o processo de seleção negativa no timo elimina as células que reconhecem fortemente o MHC próprio; entretanto, não há nenhum mecanismo de eliminação seletiva de células T cujos TCRs apresentem alta afinidade por moléculas de MHC alogênicas, uma vez que elas nunca são encontradas no timo. Além disso, uma única célula de enxerto alogênico expressará milhares de moléculas do MHC, cada uma das quais pode ser reconhecida como estranha pelas células T do receptor do enxerto. Em contraste, no caso de uma célula infectada, apenas uma pequena fração das moléculas de MHC próprias na superfície celular carregará um peptídeo microbiano estranho reconhecido pelas células T do hospedeiro. O resultado líquido desses aspectos do alorreconhecimento é que a frequência estimada de células T alorreativas em qualquer indivíduo é pelo menos 1.000 vezes maior do que a frequência de células T que reconhecem um antígeno microbiano qualquer.

Embora as proteínas do MHC sejam os principais antígenos estimuladores da rejeição aos enxertos, outras proteínas polimórficas também podem ter papel nesse processo. Antígenos não MHC indutores de rejeição ao enxerto são denominados antígenos de

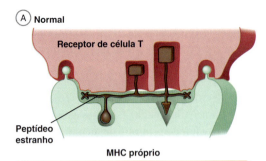

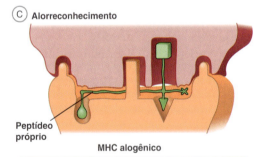

Figura 10.10 Reconhecimento de moléculas do complexo principal de histocompatibilidade (MHC) alogênicas por linfócitos T. O reconhecimento de moléculas do MHC alogênicas pode ocorrer por reação cruzada, em que uma célula T específica para um complexo de molécula de MHC próprio-peptídeo estranho (**A**) também reconhece uma molécula de MHC alogênica cuja estrutura se assemelha àquela para a qual a célula T é específica (**B** e **C**). Os peptídeos derivados do enxerto ou do receptor (peptídeo próprio marcado) podem não contribuir para o alorreconhecimento (**B**) ou podem formar parte do complexo reconhecido pela célula T (**C**). O tipo de reconhecimento pela célula T mostrado em **B** e **C** é chamado alorreconhecimento direto.

histocompatibilidade menor, e a maioria é proteína celular normal que difere quanto à sequência entre doador e receptor. Essas proteínas polimórficas geram peptídeos que são apresentados pelas moléculas do MHC do receptor e desencadeiam uma resposta de célula T. As reações de rejeição induzidas pelos antígenos de histocompatibilidade menor geralmente são menos intensas do que as reações contra proteínas do MHC estranho.

Indução de respostas imunes contra transplantes

Para elicitar respostas imunes contra um enxerto, seus aloantígenos são transportados por células dendríticas para os linfonodos drenantes, onde são reconhecidos por células T alorreativas (Figura 10.11). As células dendríticas que apresentam aloantígenos também fornecem coestimuladores e são capazes de estimular tanto células T auxiliares como CTLs alorreativos. As células T efetoras geradas circulam de volta para o transplante e medeiam a rejeição.

As células T presentes em receptores de aloenxertos podem reconhecer moléculas de MHC do doador não processadas na superfície das células do enxerto, ou reconhecer peptídeos derivados de moléculas de MHC do doador ligadas a moléculas de MHC do receptor em sua superfície de APCs (Figura 10.12). Essas duas vias de apresentação de antígenos do enxerto têm nomes e características diferentes.

- **Alorreconhecimento direto**: a maioria dos tecidos contém células dendríticas; quando os tecidos são transplantados, essas células que estão contidas no enxerto podem migrar para órgãos linfoides secundários do receptor. Quando as células T *naive* no receptor reconhecem moléculas do MHC alogênicas do

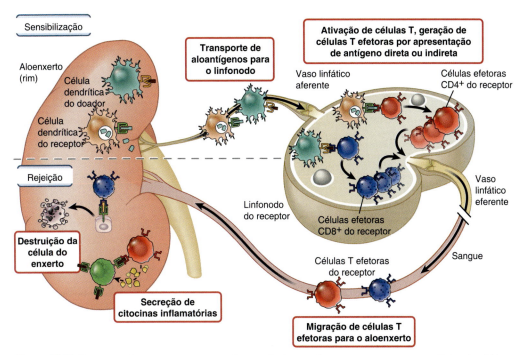

Figura 10.11 Respostas imunes contra transplantes. Antígenos do enxerto expressos nas células dendríticas do doador ou capturados pelas células dendríticas do receptor são transportados para os órgãos linfoides periféricos onde as células T específicas para aloantígenos são ativadas (etapa de sensibilização). As células T migram de volta para o enxerto e destroem suas células (rejeição). Anticorpos também são produzidos contra antígenos do enxerto e podem contribuir para a rejeição (não mostrado). O exemplo mostrado é de um enxerto renal, mas os mesmos princípios gerais se aplicam a enxertos de todos os órgãos.

doador nessas células dendríticas derivadas do enxerto, há ativação das células T; esse processo é chamado **reconhecimento direto** (ou apresentação direta) de aloantígenos. O reconhecimento direto estimula o desenvolvimento de células T alorreativas (p. ex., CTLs) que, então, podem reconhecer as moléculas de MHC alogênicas nas células do enxerto e, assim, destruí-lo

- **Alorreconhecimento indireto**: células ou aloantígenos do enxerto podem ser ingeridas por células dendríticas do receptor e transportadas para os linfonodos drenantes. Nesses locais, os aloantígenos do doador (geralmente moléculas do MHC do doador) são processados e apresentados por moléculas do MHC próprio nas APCs do receptor. Esse processo é chamado **reconhecimento indireto** (ou apresentação indireta) e é similar à apresentação cruzada de antígenos virais ou tumorais a células T CD8+, discutida no Capítulo 3 e previamente neste capítulo. Se houver indução de CTLs alorreativos pela via indireta, eles serão específicos para os aloantígenos do doador exibidos pelas moléculas do MHC próprio do receptor nas APCs dele, por isso não poderão reconhecer nem matar as células no enxerto (que certamente expressam moléculas de MHC do doador). Quando os aloantígenos são reconhecidos pela via indireta, a subsequente rejeição do enxerto provavelmente é mediada sobretudo por células T CD4+ alorreativas. Essas células T e as APCs podem entrar juntas no enxerto do hospedeiro, reconhecer os antígenos do enxerto que são capturados e exibidos por aquelas APCs e secretar citocinas que causam lesão no enxerto por meio de uma reação inflamatória.

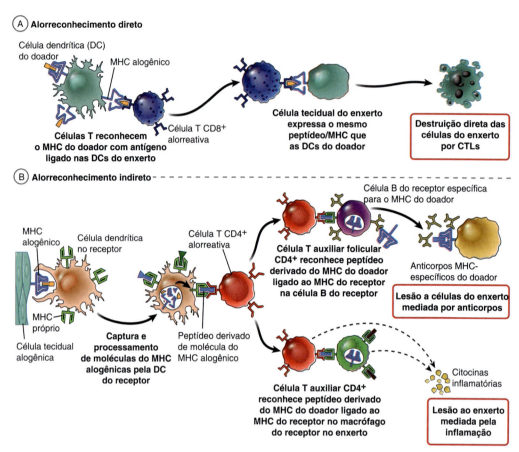

Figura 10.12 Reconhecimento direto e indireto de aloantígenos. A. O reconhecimento direto do aloantígeno ocorre quando células T se ligam diretamente a moléculas intactas do complexo principal de histocompatibilidade (MHC) alogênicas em células apresentadoras de antígeno (APCs) em um enxerto, como ilustrado na Figura 10.8. As células T CD4+ também podem ser ativadas pelo reconhecimento de moléculas do MHC de classe II alogênicas nas APCs do enxerto (não mostradas). **B.** O reconhecimento indireto do aloantígeno ocorre quando moléculas do MHC alogênicas das células do enxerto são captadas e processadas por APCs do receptor e os fragmentos peptídicos dessas moléculas são apresentados pelas moléculas do MHC do receptor (próprias). As APCs do receptor também podem processar e apresentar outras proteínas do enxerto, além de moléculas do MHC alogênicas. *CTLs*, linfócitos T citotóxicos.

O alorreconhecimento indireto por células T CD4+ do hospedeiro também contribui para estimular a produção de anticorpos do hospedeiro que se ligam às moléculas de MHC do enxerto, como discutido adiante.

Não sabemos a importância relativa das vias direta e indireta de alorreconhecimento na rejeição aos aloenxertos mediada pelas células T. A via direta pode ser mais importante para a rejeição aguda mediada por CTLs, enquanto a via indireta pode ter um papel mais significativo na rejeição crônica, conforme descrito adiante.

As respostas de células T aos aloenxertos requerem coestimulação, mas não se sabe quais estímulos nos enxertos aumentam a expressão de coestimuladores nas APCs. Assim como ocorre nos tumores, as células do enxerto podem sofrer necrose, talvez no período de isquemia entre a remoção do órgão do doador e a transferência para o receptor, e as substâncias liberadas das células lesadas e mortas ativam as APCs via mecanismos imunes inatos. Como será discutido, o bloqueio da coestimulação é uma estratégia terapêutica para promover a sobrevida do enxerto.

A **reação linfocitária mista** (MLR, do inglês *mixed lymphocyte reaction*) é um modelo *in vitro* de reconhecimento de aloantígenos pelas células T, no qual tais células de um indivíduo são cultivadas com leucócitos de outro indivíduo, e as respostas das células T são avaliadas. A magnitude dessa resposta é proporcional à extensão das diferenças do MHC entre esses indivíduos e constitui um fator preditivo grosseiro dos desfechos dos enxertos trocados entre eles.

Embora grande parte da ênfase em relação à rejeição aos aloenxertos tenha recaído sobre o papel das células T, os aloanticorpos também contribuem para a rejeição. A maioria desses anticorpos é de alta afinidade dependente da célula T auxiliar. Para produzir aloanticorpos, as células B do receptor reconhecem aloantígenos do doador e então os processam e apresentam peptídeos derivados desses antígenos para células T auxiliares (que podem ter sido previamente ativadas por células dendríticas do receptor apresentando o mesmo aloantígeno do doador), iniciando, assim, o processo de produção de anticorpos (ver Figura 10.12 B). Esse é um bom exemplo da apresentação indireta de aloantígenos, neste caso, por linfócitos B.

Mecanismos imunes de rejeição ao enxerto

A rejeição ao enxerto é classificada em hiperaguda, aguda e crônica, com base nos achados clínicos e patológicos (Figura 10.13). Essa classificação histórica foi concebida por clínicos para o diagnóstico da rejeição aos aloenxertos renais e se provou útil para a compreensão dos mecanismos de rejeição ao enxerto, para a previsão de prognósticos e para o desenvolvimento de terapias. Também tornou-se evidente que cada tipo de rejeição é mediado por um tipo particular de resposta imune.

- A **rejeição hiperaguda** ocorre em questão de minutos após o transplante e é caracterizada pela trombose dos vasos do enxerto e pela necrose isquêmica do enxerto. Ela é mediada por anticorpos circulantes específicos para antígenos que se encontram nas células endoteliais do enxerto e que estão presentes antes do transplante. Esses anticorpos pré-formados podem ser IgM naturais específicos para antígenos dos grupos sanguíneos (discutido adiante, ainda neste capítulo) ou ser específicos para moléculas do MHC alogênicas induzidas pela exposição prévia a células alogênicas em decorrência de transfusões sanguíneas, gestação ou transplante de órgão prévio. Quase imediatamente após o transplante, os anticorpos se ligam aos antígenos no endotélio vascular do enxerto e ativam os sistemas complemento e da coagulação, causando lesão do endotélio e formação de trombos. A rejeição hiperaguda não é um problema comum no transplante clínico, porque doadores e receptores são testados quanto à compatibilidade de tipo sanguíneo, e os potenciais receptores são testados para anticorpos contra células do doador prospectivo (o teste para anticorpos é chamado prova cruzada ou *crossmatch*). No entanto, a rejeição hiperaguda constitui uma das principais barreiras ao xenotransplante, conforme discutido adiante

- A **rejeição aguda** ocorre, geralmente, dentro de dias ou semanas após o transplante, mas pode acontecer meses depois, e é a principal causa de falência precoce do enxerto. Ela é mediada por células T e anticorpos específicos para aloantígenos contidos no enxerto. As células T podem ser CTLs CD8$^+$ que destroem diretamente as células do enxerto, ou células CD4$^+$ que secretam citocinas e induzem inflamação, a qual destrói o enxerto. As células T também podem reagir contra células presentes nos vasos do enxerto, acarretando lesão vascular. Os anticorpos contribuem especialmente para o componente vascular da rejeição aguda. A lesão mediada por anticorpos aos vasos do enxerto é causada principalmente pela ativação do complemento pela via clássica. A terapia imunossupressora usada atualmente é projetada para prevenir e diminuir a rejeição aguda, por meio do bloqueio da ativação de células T alorreativas

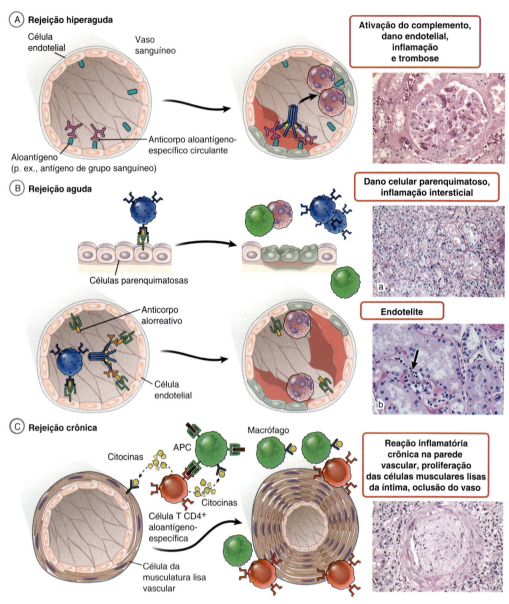

Figura 10.13 Mecanismos e histopatologia da rejeição aos enxertos. Um aspecto histológico representativo de cada tipo de rejeição é apresentado à direita. **A.** Na rejeição hiperaguda, anticorpos pré-formados reagem com aloantígenos no endotélio vascular do enxerto, ativam o complemento e desencadeiam rápida trombose intravascular e necrose isquêmica do enxerto. **B.** Na rejeição aguda, linfócitos T CD8+ reativos contra aloantígenos nas células endoteliais e do parênquima do enxerto, ou anticorpos reativos contra células endoteliais, causam danos a esses tipos celulares. A inflamação do endotélio é chamada endotelite. A histologia mostra a rejeição celular aguda em (*a*) e a rejeição humoral (mediada por anticorpos) em (*b*). **C.** Na rejeição crônica com arteriosclerose do enxerto, células T reativas contra aloantígenos do enxerto podem produzir citocinas que induzem inflamação e proliferação das células musculares lisas da íntima, levando à oclusão luminal ao longo dos anos. *APC*, células apresentadoras de antígeno.

- A **rejeição crônica** é uma forma indolente de dano ao enxerto, que se desenvolve ao longo de meses ou anos, levando à perda progressiva de sua função. Ela também pode se manifestar como fibrose do enxerto e pelo estreitamento gradual de seus vasos sanguíneos, na chamada arteriosclerose do enxerto. Em ambas as lesões, acredita-se que os culpados sejam as células T que reagem contra os aloantígenos do enxerto e secretam citocinas, as quais estimulam a proliferação e as atividades de fibroblastos e células musculares lisas vasculares no enxerto. Aloanticorpos também podem contribuir para a rejeição crônica. Embora os tratamentos para prevenção ou supressão da rejeição aguda tenham melhorado gradualmente, levando a uma melhor sobrevida de 1 ano dos transplantes, a rejeição crônica é refratária à maioria dessas terapias e tem se tornado a principal causa de falência de enxertos.

Prevenção e tratamento da rejeição ao enxerto

A base da prevenção e do tratamento da rejeição aos transplantes de órgãos é a imunossupressão, usando fármacos que depletam células T ou inibem sua ativação e suas funções efetoras (Figura 10.14). O desenvolvimento de fármacos imunossupressores inaugurou a era moderna dos transplantes de órgãos, uma vez que esses fármacos viabilizaram o transplante de órgãos entre doadores e receptores HLA-incompatíveis, sobretudo nas situações em que essa compatibilidade era impraticável, como nos transplantes de coração, pulmão e fígado.

Uma das primeiras classes de fármacos imunossupressores (e que ainda hoje é uma das mais úteis) empregada em transplantes clínicos é a dos inibidores de calcineurina, incluindo a ciclosporina e o FK506 (tacrolimo), que atuam bloqueando a proteína calcineurina fosfatase. Essa enzima é necessária para permitir a translocação do fator de transcrição NFAT (do inglês, *nuclear factor of activated T cells*) para o núcleo, e o bloqueio de sua atividade inibe a transcrição de genes de citocinas nas células T.

Fármaco	Mecanismo de ação
Ciclosporina e FK506 (tacrolimo)	Bloqueia a produção de citocinas pelas células T por meio da inibição da fosfatase calcineurina e, assim, bloqueia também a ativação do fator de transcrição NFAT
Micofenolato de mofetila	Bloqueia a proliferação de linfócitos por meio da inibição da síntese do nucleotídeo guanina nessas células
Rapamicina (sirolimo)	Bloqueia a proliferação de linfócitos por meio da inibição da sinalização de mTOR e IL-2
Corticosteroides	Reduz a inflamação por efeitos em múltiplos tipos celulares
Globulina antitimócito	Liga-se nas células T e as depleta por meio da promoção de fagocitose ou da lise mediada pelo complemento (usada para tratar rejeição aguda)
Anticorpo antirreceptor de IL-2 (anti-CD25)	Inibe a proliferação de células T por meio do bloqueio da ligação de IL-2; pode também opsonizar e ajudar a eliminar células T ativadas expressando IL-2R
CTLA-4-Ig (belatacept)	Inibe ativação de células T por meio do bloqueio da ligação do coestimulador B7 ao CD28 da célula T
Anti-CD52 (alemtuzumabe)	Depleta linfócitos por meio de lise mediada pelo complemento

Figura 10.14 Tratamentos para a rejeição aos enxertos. Agentes usados para tratar a rejeição aos enxertos de órgãos e seus mecanismos de ação. Assim como a ciclosporina, o tacrolimo (FK506) é um inibidor da calcineurina. *CTLA-4-Ig*, proteína 4 associada ao linfócito T citotóxico-imunoglobulina (proteína de fusão), não é amplamente usado; *IL*, interleucina; *mTOR*, alvo molecular da rapamicina; *NFAT*, fator nuclear de células T ativadas.

Outro fármaco amplamente usado é a rapamicina (sirolimo), que inibe uma quinase chamada alvo molecular da rapamicina (mTOR, do inglês *molecular target of rapamycin*) requerida para ativação das células T. Muitos outros agentes imunossupressores são usados atualmente como adjuntos ou no lugar dos inibidores de calcineurina ou de mTOR (ver Figura 10.14).

Todos esses fármacos imunossupressores carregam o problema da imunossupressão inespecífica (*i. e.*, os fármacos inibem respostas que não são restritas aos enxertos). Portanto, os pacientes que os recebem como parte de seu regime de tratamento pós-transplante se tornam suscetíveis a infecções, em particular por microrganismos intracelulares, e apresentam risco aumentado de desenvolver cânceres, sobretudo os de pele e outros causados por vírus oncogênicos.

A avaliação da compatibilidade entre os alelos HLA do doador e do receptor via tipagem tecidual teve papel importante em minimizar a rejeição ao enxerto, antes de a ciclosporina tornar-se disponível para uso clínico. Embora a compatibilidade do MHC seja decisiva para o sucesso do transplante de alguns tipos de tecidos (p. ex., transplantes de célula-tronco hematopoética) e melhore a sobrevida de outros tipos de enxertos de órgão (p. ex., aloenxertos renais), a imunossupressão moderna é tão efetiva que a compatibilidade HLA é considerada desnecessária para muitos tipos de transplantes de órgãos (p. ex., coração e fígado), principalmente porque o número de doadores é limitado e os receptores frequentemente estão doentes demais para esperar a disponibilidade de órgãos perfeitamente compatíveis.

A meta dos imunologistas de transplante a longo prazo é induzir tolerância imunológica especificamente para os aloantígenos do enxerto. Se ela for atingida, possibilitará a aceitação do enxerto sem o desligamento das outras respostas imunológicas do hospedeiro. Entretanto, muitos anos de tentativas experimentais e clínicas de indução de tolerância enxerto-específica ainda não resultaram em métodos clinicamente práticos.

Um dos principais problemas para os transplantes é a escassez de doadores de órgãos adequados. O **xenotransplante** tem sido considerado uma possível solução para esse problema e há extensiva pesquisa sobre o uso de porcos como fonte de enxertos, porque seus órgãos são semelhantes aos humanos em tamanho. Estudos experimentais mostram que a rejeição hiperaguda é causa frequente de perda de xenotransplante derivado de porcos e outros mamíferos. As razões para a alta incidência de rejeição hiperaguda aos xenoenxertos são que os indivíduos normalmente apresentam anticorpos que fazem reação cruzada com carboidratos antigênicos presentes nas células de outras espécies, e também a ausência nas células do xenoenxerto de proteínas reguladoras capazes de inibir a ativação do complemento humano. Esses anticorpos, de modo similar aos anticorpos contra antígenos de grupos sanguíneos, são chamados anticorpos naturais porque sua produção dispensa a exposição prévia aos xenoantígenos. Considera-se que esses anticorpos sejam produzidos contra bactérias que normalmente habitam o intestino e que os anticorpos façam reação cruzada com células de outras espécies. Os xenoenxertos também estão sujeitos à rejeição aguda, de modo bastante parecido aos aloenxertos, porém de maneira ainda mais intensa do que quando ocorre rejeição a eles. Uma solução para a rejeição aos xenoenxertos foi a modificação genética dos animais doadores de maneira que eles não produzam os xenoantígenos relevantes e/ou expressem proteínas reguladoras do complemento humano. O único paciente até hoje que recebeu um enxerto cardíaco de um porco geneticamente modificado, no início de 2022, sobreviveu por 2 meses.

Transplante de células sanguíneas e células-tronco hematopoéticas

A transferência de células sanguíneas entre seres humanos, chamada transfusão, é a forma mais antiga de transplante em medicina clínica. A principal barreira à transfusão é a presença de distintos antígenos de grupos sanguíneos em diferentes indivíduos, cujos protótipos são os antígenos ABO, além dos anticorpos naturais produzidos contra eles (Figura 10.15). Esses antígenos são expressos em eritrócitos, células endoteliais e muitos outros tipos celulares. Os antígenos ABO são carboidratos presentes em glicoproteínas de membrana ou glicoesfingolipídios; contêm uma glicana central que pode ser enzimaticamente modificada pela adição de qualquer um entre dois tipos de resíduos de açúcar terminal. Existem três alelos do gene codificador da enzima que

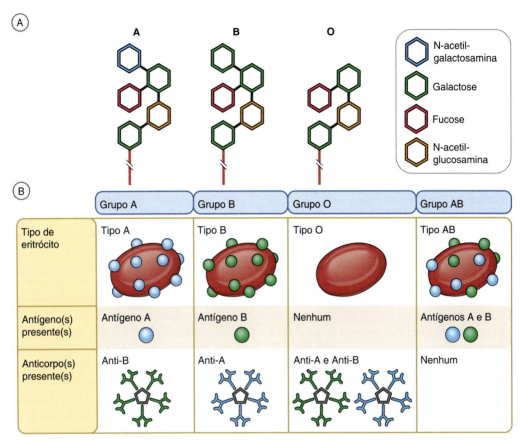

Figura 10.15 Antígenos sanguíneos do grupo ABO. A. Estrutura química dos antígenos ABO. **B.** Antígenos e anticorpos presentes em indivíduos com os principais grupos sanguíneos ABO.

adiciona esses açúcares: um alelo que codifica uma enzima que adiciona N-acetilgalactosamina, um alelo cujo produto adiciona galactose e um alelo inativo que não pode adicionar nenhum dos dois carboidratos. Portanto, dependendo dos alelos herdados, um indivíduo pode ter um dentre quatro grupos sanguíneos ABO distintos: indivíduos do grupo sanguíneo A têm N-acetilgalactosamina adicionada à glicana central; indivíduos do grupo sanguíneo B têm uma galactose terminal; indivíduos do grupo sanguíneo AB expressam ambos os açúcares terminais em diferentes moléculas de glicolipídio ou glicoproteína; e indivíduos do grupo O expressam a glicana central sem nenhum dos açúcares terminais.

Os indivíduos são tolerantes aos antígenos do grupo sanguíneo que expressam, mas produzem anticorpos específicos contra os antígenos que não expressam. Assim, indivíduos do tipo A produzem anticorpos anti-B; indivíduos do grupo B produzem anticorpos anti-A; indivíduos do grupo O produzem anticorpos anti-A e anti-B; e os indivíduos do grupo AB não produzem anticorpos anti-A nem anticorpos anti-B. Esses anticorpos são chamados anticorpos naturais, por serem produzidos na ausência de exposição evidente aos antígenos do grupo sanguíneo que são reconhecidos. É provável que sejam produzidos por células B em resposta a antígenos de microrganismos intestinais estruturalmente semelhantes, que, por sua vez, fazem reação cruzada com antígenos do grupo sanguíneo ABO. Como os antígenos de grupo sanguíneo são açúcares, não elicitam respostas de célula T que levem à troca de isótipo, e os anticorpos específicos para os antígenos A e B são, em grande parte, IgM. Os anticorpos pré-formados reagem contra células sanguíneas transfundidas que expressem os antígenos-alvo e ativam o complemento, que lisa os eritrócitos; o resultado pode ser uma grave **reação transfusional**, caracterizada por uma resposta inflamatória sistêmica, trombose intravascular e lesão renal. Esse problema é evitado submetendo doadores e receptores ao teste de compatibilidade sanguínea, de modo que as células do doador não tenham antígenos que possam ser reconhecidos por anticorpos pré-formados existentes no receptor – uma prática padrão em medicina.

Antígenos de grupo sanguíneo diferentes dos antígenos ABO também estão envolvidos nas reações transfusionais, que geralmente são menos intensas. Um exemplo importante é o antígeno RhD, que consiste em uma proteína de membrana do eritrócito expressa em cerca de 90% da população. Gestantes negativas para RhD podem ser imunizadas pela exposição aos eritrócitos que expressam RhD oriundos do recém-nascido, durante o parto, caso a criança herde o gene *RhD* do pai. A mãe produzirá anticorpos anti-RhD que poderão atravessar a placenta em gestações subsequentes e atacar células fetais Rh-positivas, causando a doença hemolítica do feto e do recém-nascido. Esse problema pode ser evitado tratando a mãe com anticorpos anti-RhD no momento do primeiro parto; o anticorpo injetado elimina as células fetais Rh positivas da circulação materna e bloqueia o antígeno Rh, reduzindo, assim, sua imunogenicidade.

O **transplante de células-tronco hematopoéticas (CTHs)** vem sendo cada vez mais adotado para tratar cânceres que afetam o sangue (p. ex., leucemias, mieloma) e corrigir defeitos hematopoéticos. Células da medula óssea ou, com mais frequência, CTHs mobilizadas no sangue de um doador são injetadas na circulação de um receptor e se alojam na medula. O transplante de CTHs implica muitos problemas especiais. Antes do transplante, uma parte da medula óssea do receptor tem de ser destruída para criar espaço a fim de receber as células-tronco transplantadas, e essa depleção da medula óssea do receptor inevitavelmente causa deficiência de células sanguíneas, incluindo células do sistema imunológico, resultando em imunodeficiências potencialmente graves, antes de as células-tronco transplantadas gerarem células sanguíneas de reposição em quantidade suficiente. O sistema imune reage fortemente contra CTHs alogênicas; por isso, o transplante bem-sucedido requer a compatibilidade cuidadosa do HLA entre doador e receptor. Quando células T alogênicas maduras são transplantadas com células-tronco, podem atacar os tecidos do receptor, o que resulta na **doença do enxerto *versus* hospedeiro**. Quando o doador é um irmão com HLA idêntico, essa reação é direcionada contra os antígenos de histocompatibilidade menor. A mesma reação é explorada para matar as células leucêmicas (processo conhecido como efeito do enxerto *versus* leucemia), de modo que a depleção de células T presentes entre as CTHs do doador para prevenir a doença do enxerto *versus* hospedeiro também diminui o efeito antileucêmico.

Apesar desses problemas, o transplante de CTHs é uma terapia bem-sucedida para uma ampla gama de doenças que afetam os sistemas hematopoético e linfoide.

RESUMO

- O sistema imune adaptativo é capaz de erradicar ou prevenir o crescimento de tumores
- Os tumores podem induzir respostas de anticorpos, células T CD4$^+$ e células T CD8$^+$, porém a eliminação (*killing*) de células tumorais por CTLs CD8$^+$ parece ser o mecanismo efetor antitumoral mais importante
- A maioria dos antígenos tumorais indutores de respostas de célula T é neoantígeno codificado por genes aleatoriamente mutados (mutações "passageiro"), que não contribuem para o fenótipo maligno das células cancerosas. Outros antígenos tumorais incluem produtos de oncogenes e genes supressores de tumor, moléculas estruturalmente normais expressas de forma exagerada ou aberrante, e produtos de vírus oncogênicos

- Os CTLs reconhecem peptídeos mutantes derivados de antígenos tumorais exibidos por moléculas do complexo principal de histocompatibilidade (MHC) de classe I. A introdução de respostas de CTL contra antígenos tumorais envolve a ingestão de células tumorais ou de seus antígenos por células dendríticas, apresentação cruzada dos antígenos para células T CD8$^+$ *naive*, ativação de células T e diferenciação em CTLs, migração dos CTLs do sangue para os tumores, reconhecimento dos antígenos tumorais nas células tumorais pelas CTLs e eliminação das células tumorais
- Os tumores podem evadir as respostas imunes perdendo a expressão de seus antígenos, "desligando" a expressão de moléculas do MHC ou de moléculas envolvidas no processamento antigênico, expressando ligantes de receptores inibitórios da célula T e induzindo células T reguladoras ou secretando citocinas que suprimem as respostas imunes
- A imunoterapia com células CAR-T é outra abordagem avançada atualmente usada na prática clínica. As células CAR-T são geradas *in vitro*, por meio da transdução de células T de um paciente com câncer para expressão de um receptor recombinante contendo um sítio de ligação semelhante a anticorpo para um antígeno tumoral, e uma cauda citoplasmática com funções sinalizadoras potentes. A transferência adotiva de células CAR-T de volta aos pacientes tem sido bem-sucedida no tratamento de leucemias, mielomas e linfomas derivados de célula B
- O bloqueio do ponto de controle (*checkpoint*) imunológico é a principal estratégia de imunoterapia do câncer atualmente em prática. Anticorpos monoclonais que bloqueiam a função de moléculas inibitórias da célula T, como o antígeno 4 associado ao linfócito T citotóxico (CTLA-4) e a proteína de morte celular programada 1 (PD-1), são injetados no paciente, e isso intensifica a ativação de células T tumor-específicas pelos antígenos tumorais. Essa abordagem tem alcançado altíssimo êxito no tratamento de pacientes com muitos tipos de cânceres avançados, embora apenas 15 a 40% dos pacientes com diferentes tipos de cânceres sejam responsivos e muitos pacientes desenvolvam efeitos colaterais autoimunes
- Vacinas de neoantígenos personalizadas estão atualmente em fase de ensaios clínicos. Sua produção depende do sequenciamento genômico do câncer para identificar peptídeos de neoantígenos exclusivos do tumor de um paciente, os quais se ligam às moléculas do MHC dele
- O transplante de órgãos e tecidos de um indivíduo para outro é amplamente usado para tratar muitas doenças, porém uma das principais barreiras ao transplante bem-sucedido de tecidos estranhos é a rejeição mediada por respostas imunes adaptativas, incluindo CTLs CD8$^+$, células T auxiliares CD4$^+$ e anticorpos
- Os antígenos mais importantes que estimulam a rejeição ao transplante são moléculas do MHC alogênicas que se parecem com as moléculas do MHC próprias carregadas com peptídeos que as células T do receptor podem reconhecer. As moléculas do MHC alogênicas são apresentadas por células apresentadoras de antígeno presentes no enxerto sem processamento para células T do receptor (apresentação direta), ou são processadas e apresentadas como peptídeos ligados ao MHC próprio pelas APCs do hospedeiro (apresentação indireta)
- Os enxertos podem ser rejeitados por diferentes mecanismos. A rejeição hiperaguda é mediada por anticorpos pré-formados contra antígenos de grupo sanguíneo ou moléculas de antígeno leucocitário humano, o que causa lesão endotelial e trombose de vasos sanguíneos no enxerto. A rejeição aguda é mediada por células T, que lesam as células do enxerto e o endotélio, além de anticorpos que se ligam ao endotélio. A rejeição crônica é causada por células T que produzem citocinas estimuladoras do crescimento de células musculares lisas vasculares e fibroblastos teciduais
- O tratamento para rejeição ao enxerto é projetado para suprimir respostas de célula T e inflamação. A base do tratamento são os fármacos imunossupressores, incluindo

- inibidores de calcineurina, inibidores do alvo molecular da rapamicina (mTOR) e muitos outros
- A transfusão sanguínea é o tipo de transplante mais antigo e mais amplamente usado, e exige que doador e receptor sejam compatíveis quanto ao grupo sanguíneo ABO. Os antígenos do grupo sanguíneo ABO são açúcares expressos nas superfícies de eritrócitos, células endoteliais e outras células, sendo os seres humanos produtores de anticorpos naturais específicos para os antígenos ABO que não expressam, os quais podem destruir células sanguíneas transfundidas de doadores incompatíveis
- Os transplantes de células-tronco hematopoéticas são amplamente usados para tratar os cânceres de células sanguíneas e substituir componentes defeituosos do sistema imune ou hematopoético. Esses transplantes celulares provocam fortes reações de rejeição, trazem risco de doença do enxerto *versus* hospedeiro e, muitas vezes, levam à imunodeficiência temporária nos receptores.

QUESTÕES DE REVISÃO

1. Quais são os principais tipos de antígenos tumorais contra os quais o sistema imune reage?
2. O que evidencia que a rejeição tumoral constitui um fenômeno imunológico?
3. Como as células T $CD8^+$ naive reconhecem antígenos tumorais e como são ativadas para se diferenciarem em CTLs efetores?
4. Quais são alguns dos mecanismos pelos quais os tumores podem evadir a resposta imune?
5. Quais são algumas das estratégias usadas para intensificar as respostas imunes do hospedeiro contra os antígenos tumorais?
6. Por que as células T normais, que reconhecem antígenos peptídicos estranhos ligados a moléculas do MHC próprias, reagem fortemente contra as moléculas do MHC alogênicas de um enxerto?
7. Quais são os principais mecanismos de rejeição dos aloenxertos?
8. Como é reduzida a probabilidade de rejeição do enxerto no transplante clínico?
9. Quais são alguns dos problemas associados ao transplante de células-tronco hematopoéticas?

As respostas e justificativas das Questões de revisão estão disponíveis no fim do livro.

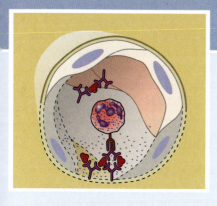

Hipersensibilidade
Distúrbios Causados por Respostas Imunes

VISÃO GERAL DO CAPÍTULO

Tipos de Reações de Hipersensibilidade, 256
Hipersensibilidade Imediata, 256
  Ativação de células Th2 e produção de anticorpo IgE, 259
  Ativação de mastócitos e secreção de mediadores, 260
  Doenças alérgicas e terapia, 261
Doenças Causadas por Anticorpos Específicos para Antígenos Celulares e Teciduais, 265
  Mecanismos de lesão tecidual e doença mediadas por anticorpos, 265
  Exemplos e tratamento de doenças causadas por anticorpos específicos para células ou tecidos, 265

Doenças Causadas por Complexos Antígeno-Anticorpo, 268
  Mecanismos e exemplos de doenças mediadas por imunocomplexos, 268
Doenças Causadas por Linfócitos T, 270
  Etiologia das doenças mediadas por células T, 270
  Mecanismos de lesão tecidual mediada por células T, 270
  Exemplos e terapia de doenças mediadas por células T, 273
Resumo, 274

O conceito de que o sistema imune é necessário para defender o hospedeiro contra infecções foi enfatizado ao longo deste livro. No entanto, as próprias respostas imunes são capazes de causar lesões teciduais e doenças. As reações imunológicas prejudiciais ou patológicas são chamadas **reações de hipersensibilidade** porque refletem respostas imunes excessivas ou direcionadas de maneira aberrante. As reações de hipersensibilidade podem ocorrer em duas situações. Primeiro, as respostas a antígenos estranhos (microrganismos e antígenos ambientais não infecciosos) podem causar lesões teciduais, especialmente se as reações forem repetitivas ou mal controladas. Segundo, as respostas imunes podem ser direcionadas contra antígenos próprios (autólogos), como resultado da falha na autotolerância (ver Capítulo 9). As respostas contra autoantígenos são chamadas **autoimunidade**, e os distúrbios causados por elas são denominados **doenças autoimunes**.

Este capítulo descreve as características importantes das reações de hipersensibilidade e das doenças resultantes, concentrando-se na sua patogênese. Suas características clinicopatológicas são descritas apenas brevemente e podem ser encontradas em outros livros-texto de Medicina. As seguintes questões são abordadas:

• Quais são os mecanismos dos diferentes tipos de reações de hipersensibilidade?

- Quais são as principais características clínicas e patológicas das doenças causadas por essas reações?
- Quais os princípios subjacentes ao tratamento dessas doenças?

TIPOS DE REAÇÕES DE HIPERSENSIBILIDADE

As reações de hipersensibilidade são classificadas com base no principal mecanismo imunológico responsável pela lesão tecidual e doença (Figura 11.1). Ao longo deste capítulo utilizaremos as classificações descritivas informativas, mas também indicaremos as designações numéricas para cada tipo de hipersensibilidade porque elas são amplamente utilizadas.

- A hipersensibilidade imediata, ou hipersensibilidade tipo I, é causada pela liberação de mediadores dos mastócitos. Essa reação depende, mais frequentemente, da produção de anticorpos imunoglobulina E (IgE) contra antígenos ambientais e da ligação da IgE aos mastócitos em vários tecidos
- Anticorpos (geralmente IgG) direcionados contra antígenos celulares ou teciduais podem causar danos a essas estruturas ou, ainda, prejudicar sua função. Diz-se que essas doenças são reações de hipersensibilidade mediadas por anticorpos, ou tipo II
- Anticorpos (tipicamente IgG) contra antígenos solúveis no sangue podem formar complexos com os antígenos, e esses imunocomplexos podem depositar-se nos vasos sanguíneos de vários tecidos, causando inflamação e lesão tecidual. Tais distúrbios são chamados doenças por imunocomplexos ou hipersensibilidade tipo III
- Algumas doenças resultam de reações de linfócitos T específicos para antígenos próprios ou microrganismos nos tecidos. Essas são doenças mediadas por células T ou hipersensibilidade tipo IV.

Esse esquema de classificação é útil porque distingue os mecanismos da lesão tecidual imunomediada. Em muitas doenças imunológicas humanas, no entanto, o dano pode resultar de uma combinação de reações mediadas por anticorpos e por células T; por isso, muitas vezes é difícil classificá-las claramente em um único tipo de hipersensibilidade.

HIPERSENSIBILIDADE IMEDIATA

A hipersensibilidade imediata é uma reação mediada por anticorpos IgE - e mastócitos - a certos antígenos, que causa rápido extravasamento vascular, secreções mucosas excessivas e contração da musculatura lisa brônquica e intestinal, muitas vezes seguida de inflamação. Um distúrbio no qual a hipersensibilidade imediata mediada por IgE é proeminente e também é chamado **alergia**, ou atopia, e os indivíduos com propensão a desenvolver essas reações são considerados atópicos. O termo "hipersensibilidade imediata" surgiu da rápida reação ao desafio cutâneo por alergênios em indivíduos previamente sensibilizados, mas muitas alergias estão associadas à inflamação crônica e não são apenas reações imediatas. Tipos comuns de distúrbios alérgicos incluem febre do feno, alergias alimentares, asma, dermatite atópica e anafilaxia. As alergias são os distúrbios mais frequentes do sistema imune e estima-se que afetem 10 a 20% das pessoas. Além disso, a incidência de doenças alérgicas tem aumentado, especialmente nas sociedades industrializadas.

A sequência de eventos no desenvolvimento de reações alérgicas inclui: a ativação de células T auxiliares 2 (Th2, do inglês *T helper 2*) e células T auxiliares foliculares (Tfh, do inglês *T follicular helper*) secretoras de interleucina (IL) 4 (IL-4) e IL-13, que estimulam a produção de anticorpos IgE em resposta a um antígeno; a ligação da IgE a receptores Fc específicos para IgE em mastócitos; e, quando há exposição subsequente ao antígeno, ligação cruzada da IgE ligada pelo antígeno, levando à ativação dos mastócitos e à liberação de vários mediadores (Figura 11.2). Algumas dessas reações consistem em duas fases (Figura 11.3), dependendo da cinética de produção dos diferentes mediadores. Os mediadores dos mastócitos

Capítulo 11 Hipersensibilidade 257

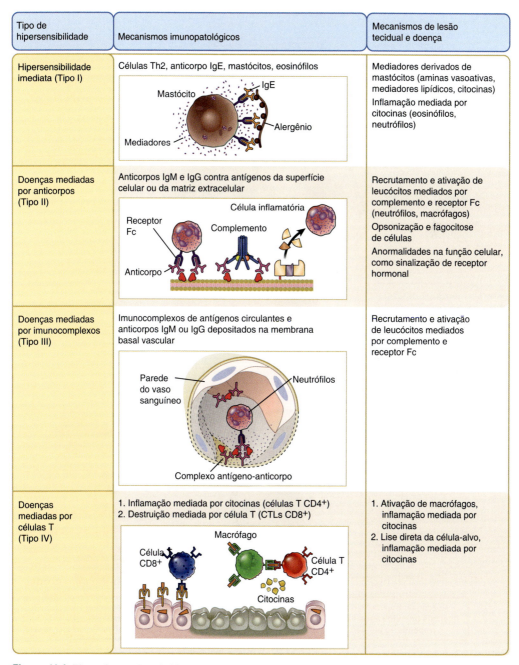

Figura 11.1 Tipos de reações de hipersensibilidade. Nos quatro principais tipos de reações de hipersensibilidade, diferentes mecanismos efetores imunológicos causam lesões teciduais e doenças. *CTLs*, linfócitos T citotóxicos; *Ig*, imunoglobulina; *Th2*, célula T auxiliar 2.

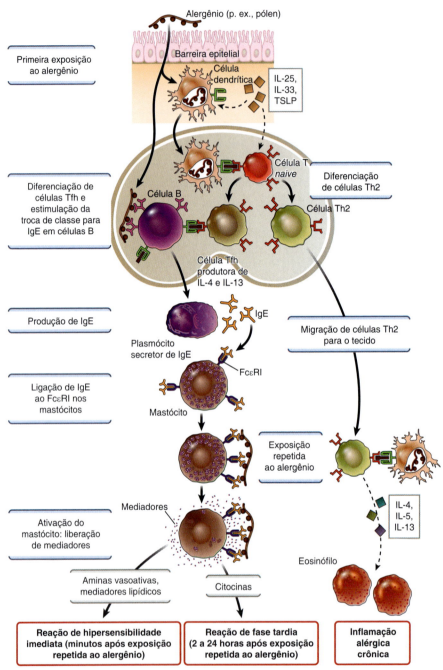

Figura 11.2 A sequência de eventos nas reações alérgicas. As reações de hipersensibilidade imediata são iniciadas pela introdução de um alergênio que, junto às citocinas de células epiteliais, estimula células Th2 e células Tfh produtoras de IL-4/IL-13. A imunoglobulina E (IgE) produzida em resposta ao antígeno e às células Tfh liga-se aos receptores Fc (FcεRI) nos mastócitos, e a exposição subsequente ao alergênio ativa os mastócitos para secretarem os mediadores responsáveis pelas reações patológicas de hipersensibilidade imediata. Mastócitos, células Th2 e outras células produzem citocinas que provocam inflamação na reação de fase tardia e em doenças alérgicas crônicas, muitas vezes com eosinófilos abundantes. *APC*, célula apresentadora de antígeno; *TSLP*, linfopoietina estromal tímica.

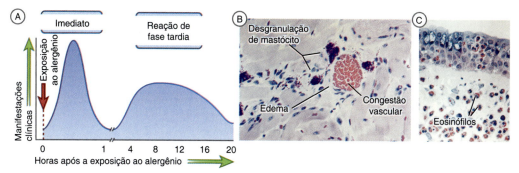

Figura 11.3 Fases das reações alérgicas. A. Cinética das reações imediata e de fase tardia. A reação imediata vascular e de musculatura lisa ao alergênio se desenvolve minutos após o desafio (exposição ao alergênio em um indivíduo previamente sensibilizado), enquanto a reação de fase tardia se desenvolve 2 a 24 horas depois. **B.** A morfologia da reação imediata é caracterizada por vasodilatação, congestão e edema. **C.** A reação de fase tardia é caracterizada por um infiltrado inflamatório rico em eosinófilos, neutrófilos e células T. (As micrografias são cortesia do falecido Dr. Daniel Friend, Departament of Pathology, Brigham and Women's Hospital, Boston.)

causam um rápido aumento na permeabilidade vascular e na contração do músculo liso, resultando em muitos sintomas dessas reações. Essa reação vascular e muscular lisa pode ocorrer minutos após a reintrodução do antígeno em um indivíduo previamente sensibilizado, daí a designação imediata. Outros mediadores de mastócitos são citocinas que recrutam neutrófilos e eosinófilos para o sítio da reação durante várias horas. Esse componente inflamatório é denominado reação de fase tardia e é o principal responsável pela lesão tecidual resultante de episódios repetidos de hipersensibilidade imediata.

Com essa contextualização, passamos à discussão das etapas das reações de hipersensibilidade imediata.

Ativação de células Th2 e produção de anticorpo IgE

Em indivíduos propensos a alergias, a exposição a alguns antígenos resulta na ativação de células Th2 e de células Tfh secretoras de IL-4 e IL-13, bem como na produção de anticorpos IgE (ver Figura 11.2 A). A maioria dos indivíduos não desenvolve fortes respostas Th2 a antígenos ambientais. Por motivos desconhecidos, quando alguns indivíduos encontram certos antígenos, como proteínas do pólen, determinados alimentos, venenos de insetos ou pelos de animais, ou ainda, se são tratados com certos fármacos, como a penicilina, há uma forte resposta caracterizada pela produção de IL-4, IL-5 e IL-13 por células Th2. As células linfoides inatas do grupo 2 (ILC2 s, do inglês *group 2 innate lymphoid cells*) podem produzir IL-5 e IL-13 inicialmente, mas seu papel na doença alérgica não está estabelecido. A reação semelhante de células Th2 e ILC2 s é coletivamente chamada resposta tipo 2. A hipersensibilidade imediata se desenvolve como consequência da ativação de células Th2 e Tfh secretoras de IL-4 e IL-13 em resposta a antígenos proteicos ou agentes químicos que se ligam a proteínas. Os antígenos que desencadeiam reações alérgicas são chamados alergênios. Qualquer indivíduo atópico pode ser alérgico a um ou mais desses antígenos. Não se compreende por que apenas um pequeno subconjunto de antígenos ambientais comuns provoca reações Th2-mediadas e produção de IgE, ou quais características desses antígenos são responsáveis pelo seu comportamento como alergênios.

Em algumas doenças alérgicas crônicas, o evento inicial pode ser uma lesão da barreira epitelial, que induz as células epiteliais a secretarem IL-25, IL-33 e linfopoietina estromal tímica (TSLP, do inglês *thymic stromal lymphopoietin*), citocinas que induzem respostas imunes tipo 2. Por vezes, a lesão epitelial na pele está relacionada com mutações na filagrina, uma proteína dos queratinócitos necessária para manter a função de barreira normal. Na árvore brônquica pulmonar, as infecções virais são consideradas uma causa potencial de lesão inicial. IL-25, IL-33 e TSLP ativam ILC2 s para produzir IL-5 e IL-13, enquanto células dendríticas (DCs) expostas a essas citocinas promovem a diferenciação de células T *naive* nos linfonodos em direçao a células Th2 e de Tfh produtoras de IL-4 ou IL-13.

Nos órgãos linfoides secundários, IL-4 e IL-13 secretadas pelas células Tfh estimulam os linfócitos B a se tornarem células produtoras de IgE que se diferenciam em plasmócitos. Como resultado, os indivíduos atópicos produzem grandes quantidades de anticorpos IgE em resposta a antígenos que, em outras pessoas, não induzem respostas de IgE. IL-4 e IL-13 secretadas pelas células Th2 induzem algumas das respostas dos tecidos em reações alérgicas, como aumento da motilidade intestinal e excesso de secreção de muco. As células Th2 também secretam IL-5, que promove inflamação eosinofílica característica de tecidos afetados por doenças alérgicas.

A propensão para a diferenciação de células T ativadas por antígeno em células T efetoras produtoras de IL-4 e IL-5, bem como as doenças atópicas resultantes, como a asma, têm uma forte base genética. Um dos principais fatores de risco conhecidos para o desenvolvimento de alergias é uma história familiar de doença atópica, e estudos de associação genética indicam que muitos genes diferentes desempenham papéis contributivos. Alguns desses genes codificam citocinas ou receptores conhecidos por estarem envolvidos nas respostas dos linfócitos T e B, incluindo IL-4, IL-5 e IL-13, além do receptor de IL-4; no entanto, não se sabe como essas variantes genéticas alteram a função dos linfócitos ou a expressão e função das citocinas que contribuem para as doenças atópicas.

Vários fatores ambientais exercem profunda influência na propensão ao desenvolvimento de alergias. Nas sociedades industrializadas, os poluentes atmosféricos podem conter muitos potenciais alergênios. Conforme mencionado anteriormente, as infecções virais do trato respiratório promovem o desenvolvimento de respostas alérgicas. Por outro lado, certas infecções e exposições a alergênios na primeira infância podem reduzir o desenvolvimento de doenças alérgicas subsequentes. Isso levou à hipótese da higiene, a qual propõe que níveis mais elevados de exposição a microrganismos e alergênios no início da vida resultam em menos alergia (e autoimunidade) mais tarde. O mecanismo responsável por esse efeito, e até mesmo o seu significado, ainda não estão claros. A poluição ambiental e a redução da exposição precoce a microrganismos e alergênios podem ser responsáveis pelo aumento da incidência de doenças alérgicas nos países industrializados. Um exemplo do efeito protetor da exposição precoce a alergênios é observado em recém-nascidos e crianças pequenas que recebem pequenas quantidades de alimentos contendo amendoim; essa prática reduz a incidência de alergia ao amendoim ao longo da vida.

Ativação de mastócitos e secreção de mediadores

Anticorpos IgE produzidos em resposta a um alergênio ligam-se a receptores Fc de alta afinidade específicos para a cadeia pesada ε, que são expressos em mastócitos (ver Figura 11.2 B). Em um indivíduo atópico, os mastócitos são recobertos com anticorpos IgE específicos para o(s) antígeno(s) ao(s) qual(is) o indivíduo é alérgico. Esse processo de revestimento dos mastócitos com IgE é denominado sensibilização, porque torna os mastócitos sensíveis à ativação pelo encontro subsequente com aquele antígeno. Ao contrário, em indivíduos não alérgicos, os mastócitos podem carregar moléculas de IgE de muitas especificidades diferentes, pois muitos antígenos podem elicitar pequenas respostas de IgE, embora a quantidade dessa IgE específica para qualquer antígeno não seja suficiente para causar reações de hipersensibilidade imediata após exposição àquele antígeno.

Os mastócitos estão presentes em todos os tecidos conectivos, especialmente sob os epitélios, onde, geralmente, estão localizados adjacentes aos vasos sanguíneos. Definir quais mastócitos do corpo são ativados pela ligação de um alergênio normalmente depende da via de entrada do alergênio. Por exemplo, os alergênios inalados ativam os mastócitos nos tecidos submucosos do brônquio, enquanto os alergênios ingeridos ativam os mastócitos na parede do intestino. Os alergênios que entram no sangue por absorção no intestino ou por injeção direta podem distribuir-se por todos os tecidos, resultando na ativação sistêmica dos mastócitos.

O receptor de alta afinidade para IgE, denominado FcεRI, consiste em três cadeias polipeptídicas, uma das quais se liga muito fortemente à porção Fc da cadeia pesada ε, com um Kd de aproximadamente 10^{-11} M (a concentração de IgE no plasma é aproximadamente 10^{-9} M, o que explica o motivo de, mesmo em indivíduos não alérgicos, os mastócitos estarem sempre recobertos com IgE ligada ao FcεRI). As outras duas cadeias do receptor são proteínas sinalizadoras. O mesmo FcεRI também está presente nos basófilos, que são células circulantes com muitas das características dos mastócitos, mas normalmente o número de basófilos no sangue é muito baixo, e eles não estão presentes nos tecidos; portanto, o seu papel na hipersensibilidade imediata não está tão bem estabelecido quanto o dos mastócitos.

Os mastócitos sensibilizados pela IgE, quando expostos ao alergênio, eles ativados para secretar mediadores inflamatórios (Figura 11.4). A ativação dos mastócitos resulta da ligação do alergênio a dois ou mais anticorpos IgE na célula. Quando isso acontece, as moléculas FcεRI que transportam a IgE sofrem ligação cruzada, desencadeando sinais bioquímicos das cadeias transdutoras de sinal de FcεRI. Os sinais levam à liberação de mediadores inflamatórios.

Os mediadores mais importantes produzidos pelos mastócitos são as aminas vasoativas e as proteases armazenadas e liberadas dos grânulos, produtos do metabolismo do ácido araquidônico e citocinas (ver Figura 11.4). Esses mediadores têm ações diferentes. Histamina, a principal amina, provoca aumento da permeabilidade vascular e vasodilatação, levando ao extravasamento de fluido e proteínas plasmáticas para os tecidos, além de estimular a contração transitória da musculatura lisa brônquica e intestinal.

As proteases podem causar danos aos tecidos locais. Os metabólitos do ácido araquidônico incluem prostaglandinas, que causam vasodilatação, e leucotrienos, que estimulam a contração prolongada da musculatura lisa brônquica. As citocinas induzem inflamação local (a reação de fase tardia, descrita a seguir). Assim, os mediadores dos mastócitos são responsáveis por reações vasculares e musculares lisas agudas, bem como pela inflamação mais prolongada, características da alergia.

As citocinas produzidas pelos mastócitos estimulam o recrutamento dos leucócitos que causam a reação de fase tardia. Os principais leucócitos envolvidos nessa reação são eosinófilos, neutrófilos e células Th2. O fator de necrose tumoral (TNF, do inglês *tumor necrosis factor*) e a IL-4 derivados de mastócitos promovem inflamação rica em neutrófilos e eosinófilos. As quimiocinas produzidas pelos mastócitos e pelas células epiteliais teciduais também contribuem para o recrutamento de leucócitos. Eosinófilos e neutrófilos liberam proteases, que causam danos aos tecidos, enquanto as células Th2 podem exacerbar a reação ao produzir mais citocinas. Os eosinófilos são proeminentes em muitas reações alérgicas e uma causa importante de lesão tecidual nessas reações. Essas células são ativadas pela citocina IL-5, produzida por células Th2 e ILC2 s.

Doenças alérgicas e terapia

As reações de hipersensibilidade imediata apresentam diversas características clínicas e patológicas, todas atribuíveis a mediadores produzidos pelos mastócitos em quantidades variadas e em diferentes tecidos (Figura 11.5).

- Algumas manifestações alérgicas, como rinite e sinusite, que são componentes da **febre do feno**, são reações a alergênios inalados, como proteínas do pólen de muitas plantas. Os mastócitos na mucosa nasal produzem histamina, e as células Th2 produzem IL-13; esses dois mediadores causam aumento da produção de muco. As reações de fase tardia podem levar a uma inflamação mais prolongada

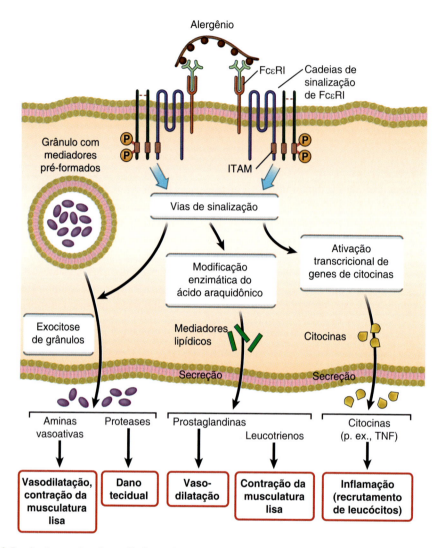

Figura 11.4 Produção e ações de mediadores de mastócitos. A ligação cruzada de IgE em um mastócito por um alergênio estimula a fosforilação de motivos de ativação do imunorreceptor baseado em tirosina (ITAMs) nas cadeias de sinalização do receptor Fc de IgE (FcεRI), o que então inicia múltiplas vias de sinalização. Essas vias de sinalização estimulam a liberação do conteúdo granular dos mastócitos (aminas, proteases), a síntese de metabólitos do ácido araquidônico (prostaglandinas, leucotrienos) e a síntese de várias citocinas. TNF, fator de necrose tumoral.

- Nas **alergias alimentares**, os alergênios ingeridos desencadeiam a desgranulação dos mastócitos, enquanto a histamina e outros mediadores liberados causam aumento do peristaltismo, resultando em vômito e diarreia
- A **asma** é uma síndrome clínica caracterizada por dificuldade respiratória, tosse e sibilos, devido à obstrução intermitente do fluxo aéreo expiratório. A causa mais comum de asma é a alergia respiratória, na qual os alergênios inalados estimulam os mastócitos brônquicos a liberar mediadores, incluindo leucotrienos, que causam episódios repetidos de broncoconstrição e obstrução das vias respiratórias. Na asma crônica, um grande número de eosinófilos se acumula na mucosa brônquica,

Capítulo 11 Hipersensibilidade

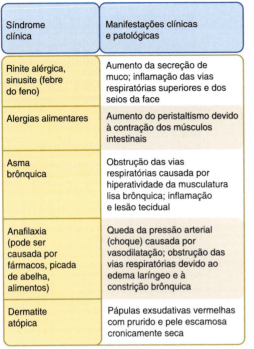

Figura 11.5 Manifestações clínicas de reações de hipersensibilidade imediata. A hipersensibilidade imediata pode manifestar-se de muitas outras maneiras, como no desenvolvimento de lesões cutâneas (p. ex., urticária, eczema).

ocorre secreção excessiva de muco nas vias respiratórias e constrição dos brônquios porque o músculo liso brônquico se torna hiper-reativo a vários estímulos e hipertrofiado com o tempo. Alguns casos de asma não estão associados à produção de IgE e podem ser desencadeados pelo frio ou por exercício, que causam degranulação dos mastócitos em algumas pessoas por mecanismos não muito compreendidos

- A **dermatite atópica** (comumente chamada eczema) é caracterizada por crises de pápulas exsudativas vermelhas e pruriginosas, além de pele escamosa cronicamente seca. A função de barreira cutânea defeituosa (p. ex., associada a mutações na filagrina) resulta em colonização frequente por *Staphylococcus aureus* e ativação de queratinócitos que secretam citocinas promotoras de respostas imunes tipo 2. Pacientes com eczema muitas vezes desenvolvem reações crônicas de fase tardia na pele, e crianças com eczema correm maior risco de desenvolver alergias alimentares e asma. A ocorrência dessas três reações alérgicas – dermatite atópica, alergia alimentar e asma – no mesmo paciente é, muitas vezes, chamada tríade atópica, e seu desenvolvimento sequencial, a partir da infância, é conhecido como marcha atópica

- A forma mais grave de hipersensibilidade imediata é a **anafilaxia**, uma reação sistêmica caracterizada por edema em muitos tecidos, incluindo a laringe, acompanhado por queda na pressão arterial (choque anafilático) e hipoxemia devido à obstrução das vias respiratórias por edema laríngeo, muco e broncospasmo. Alguns dos indutores mais frequentes de anafilaxia incluem picadas de abelha, antibióticos da família da penicilina injetados ou ingeridos e nozes ou mariscos ingeridos. A reação é causada pela degranulação generalizada dos mastócitos em resposta à distribuição sistêmica do antígeno e oferece risco à vida devido à queda repentina da pressão arterial e obstrução das vias respiratórias.

A terapia para doenças de hipersensibilidade imediata visa inibir a desgranulação dos mastócitos, antagonizar os efeitos dos mediadores dos mastócitos e reduzir a inflamação (Figura 11.6). Os fármacos mais comuns incluem anti-histamínicos para a febre do feno; agonistas beta-adrenérgicos inalados, antagonistas de leucotrienos e prostaglandinas, além de corticosteroides que relaxam a musculatura lisa dos brônquios e reduzem a inflamação das vias respiratórias na asma; e epinefrina na anafilaxia. Muitos pacientes se beneficiam da administração repetida de pequenas doses de alergênios, chamada dessensibilização ou imunoterapia alergênio-específica. Esse tratamento pode funcionar alterando a resposta das células T para um perfil diferente da dominância Th2 ou da resposta de anticorpos para classes diferentes da IgE, pela indução de tolerância em células T alergênio-específicas ou pela estimulação de células T reguladoras (Tregs). Fármacos baseados em anticorpos monoclonais que bloqueiam a ligação da IgE aos

Síndrome	Terapia	Mecanismo de ação
Anafilaxia	Epinefrina	Provoca contração da musculatura lisa vascular, aumenta o débito cardíaco (para combater o choque) e inibe a contração das células musculares lisas brônquicas
Asma	Corticosteroides	Reduz a inflamação
	Antagonistas de leucotrienos	Relaxa a musculatura lisa brônquica e reduz a inflamação
	Antagonistas dos receptores beta adrenérgicos	Relaxa a musculatura lisa brônquica
Várias doenças alérgicas	Dessensibilização (administração repetida de baixas doses de alergênios)	Desconhecido; pode inibir a produção de IgE e aumentar a produção de outros isótipos de Ig; pode induzir a tolerância de células T
	Anticorpo anti-IgE	Neutraliza e elimina IgE
	Anti-histamínicos	Bloqueia as ações da histamina nos vasos e músculos lisos
	Cromolina	Inibe a degranulação dos mastócitos
	Anticorpos que bloqueiam citocinas e seus receptores: TSLP, IL-33, IL-4, IL-5R (asma); IL-4R (dermatite atópica)	Bloqueia a inflamação mediada por citocinas

Figura 11.6 Tratamento de reações de hipersensibilidade imediata. A tabela resume os principais mecanismos de ação das terapias atualmente utilizadas para distúrbios alérgicos. *Ig*, imunoglobulina; *IL*, interleucina; *TSLP*, linfopoietina estromal tímica.

seus receptores nos mastócitos ou que bloqueiam várias citocinas ou seus receptores, incluindo IL-4, IL-5, TSLP e IL-33, estão agora aprovados para o tratamento de algumas formas de asma e dermatite atópica.

Antes de concluir a discussão sobre a hipersensibilidade imediata, é importante abordar por que a evolução preservou uma resposta imune mediada por anticorpos IgE e por mastócitos, cujos principais efeitos são patológicos. Não há uma resposta definitiva para esse enigma, mas as reações de hipersensibilidade imediata provavelmente evoluíram para proteger contra patógenos ou toxinas. Sabe-se que os eosinófilos são importantes mediadores de defesa contra infecções helmínticas, enquanto os mastócitos desempenham um papel na imunidade inata contra algumas bactérias, bem como na destruição de toxinas venenosas produzidas por aracnídeos e cobras.

DOENÇAS CAUSADAS POR ANTICORPOS ESPECÍFICOS PARA ANTÍGENOS CELULARES E TECIDUAIS

Os anticorpos, tipicamente da classe IgG, podem causar doenças denominadas distúrbios de hipersensibilidade tipo II, ligando-se aos seus antígenos-alvo em diferentes tecidos. Anticorpos contra células ou componentes da matriz extracelular podem depositar-se em qualquer tecido que expresse o antígeno-alvo relevante; assim, as doenças causadas por tais anticorpos são geralmente específicas para determinado tecido. Os anticorpos que causam doenças são, na maioria das vezes, autoanticorpos contra antígenos próprios. A produção de autoanticorpos resulta de uma falha na autotolerância. No Capítulo 9, discutimos os mecanismos pelos quais a autotolerância pode falhar, mas ainda não se compreende por que isso acontece na maioria das doenças autoimunes humanas.

Mecanismos de lesão tecidual e doença mediadas por anticorpos

Anticorpos específicos para antígenos celulares e teciduais podem depositar-se nos tecidos e causar lesões por promover inflamação local, induzir fagocitose e destruição de células recobertas por anticorpos ou interferir nas funções celulares normais (Figura 11.7).

- **Inflamação**: anticorpos contra antígenos teciduais induzem inflamação atraindo e ativando leucócitos. Quando anticorpos IgG das subclasses IgG1 e IgG3 se ligam de forma cruzada aos antígenos, eles se ligam aos receptores Fc de neutrófilos e macrófagos e ativam esses leucócitos, resultando em inflamação (ver Capítulo 8). Os mesmos anticorpos, assim como a IgM, quando ligados a antígenos, ativam o sistema complemento pela via clássica, resultando na produção de subprodutos do complemento que recrutam leucócitos e induzem inflamação. Quando os leucócitos são ativados nos locais de deposição de anticorpos, essas células liberam espécies reativas de oxigênio e enzimas lisossômicas que danificam os tecidos adjacentes
- **Opsonização e fagocitose**: se os anticorpos se ligam a antígenos em células, como eritrócitos e plaquetas, as células são opsonizadas e podem ser ingeridas e destruídas pelos fagócitos do hospedeiro
- **Respostas celulares anormais**: alguns anticorpos podem causar doenças sem induzir lesão tecidual diretamente. Por exemplo, na anemia perniciosa, os autoanticorpos específicos para o fator intrínseco, uma proteína necessária para a absorção da vitamina B_{12}, diminuem a captação intestinal dessa vitamina, levando a uma doença multissistêmica na qual a anemia é um componente importante. Outros anticorpos podem ativar diretamente receptores, mimetizando os seus ligantes fisiológicos. O único exemplo conhecido é uma forma de hipertireoidismo chamada doença de Graves, na qual anticorpos contra o receptor do hormônio tireoestimulante (TSH, do inglês *thyroid-stimulating hormone*) ativam as células da tireoide mesmo na ausência do hormônio.

Exemplos e tratamento de doenças causadas por anticorpos específicos para células ou tecidos

Anticorpos específicos para antígenos celulares e teciduais são a causa de muitas doenças humanas que envolvem células sanguíneas, coração, rins, pulmões e pele (Figura 11.8). São exemplos de anticorpos antitecido aqueles que reagem com a membrana basal glomerular e induzem inflamação, uma forma de glomerulonefrite. Anticorpos contra células incluem aqueles que opsonizam células sanguíneas e as direcionam para a fagocitose, como na anemia hemolítica autoimune (destruição de eritrócitos) e na trombocitopenia autoimune (destruição de plaquetas). Os anticorpos que interferem com os hormônios ou seus receptores foram mencionados anteriormente. Na maioria desses casos, os anticorpos são autoanticorpos, mas, menos comumente, os anticorpos produzidos contra um microrganismo podem reagir de forma cruzada com um antígeno

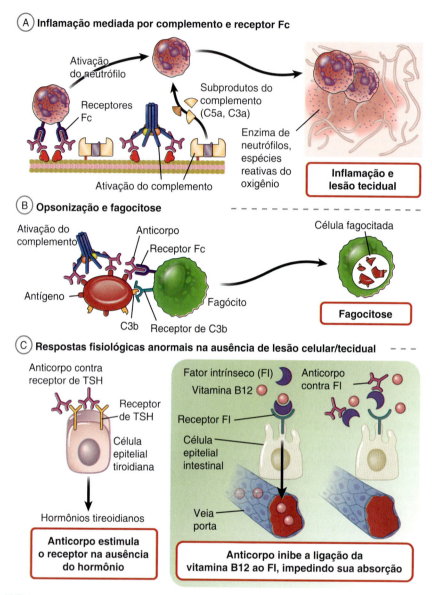

Figura 11.7 Patogênese de doenças mediadas por anticorpos específicos para antígenos teciduais ou celulares. Os anticorpos podem causar doenças, (**A**) induzindo inflamação no local de deposição, (**B**) opsonizando células (como eritrócitos) para fagocitose e (**C**) interferindo nas funções celulares normais, como a sinalização de receptores de hormônios ou a absorção de um fator necessário da dieta. *TSH*, hormônio tireoestimulante.

nos tecidos. Por exemplo, em casos raros, a infecção estreptocócica estimula a produção de anticorpos antibacterianos que reagem de forma cruzada com antígenos no coração, produzindo a inflamação cardíaca característica da febre reumática.

A terapia para doenças mediadas por anticorpos destina-se, principalmente, a limitar a inflamação e as suas consequências prejudiciais por meio do uso de fármacos, como os corticosteroides. Em casos graves, a plasmaférese é usada para reduzir os níveis de anticorpos circulantes.

Doença mediada por anticorpos	Antígeno-alvo	Mecanismos de doença	Manifestações clinicopatológicas
Anemia hemolítica autoimune	Proteínas da membrana eritrocitária (antígenos do grupo sanguíneo Rh, antígeno I)	Opsonização e fagocitose de eritrócitos	Hemólise, anemia
Púrpura trombocitopênica autoimune (idiopática)	Proteínas da membrana plaquetária (integrina gpIIb/IIIa)	Opsonização e fagocitose de plaquetas	Sangramento
Síndrome de Goodpasture	Proteína nas membranas basais dos glomérulos renais e alvéolos pulmonares	Inflamação mediada por complemento e receptor Fc	Nefrite, hemorragia pulmonar
Doença de Graves (hipertireoidismo)	Receptor do hormônio tireoestimulante (TSH)	Estimulação de receptores de TSH mediada por anticorpos	Hipertireoidismo
Miastenia *gravis*	Receptor de acetilcolina	Inibição da ligação da acetilcolina pelo anticorpo, dano mediado pelo complemento à junção neuromuscular	Fraqueza muscular, paralisia
Pênfigo vulgar	Proteínas nas junções intercelulares das células epidérmicas (caderina epidérmica)	Ruptura de aderências intercelulares mediada por anticorpos	Vesículas cutâneas (bolhas)
Anemia perniciosa	Fator intrínseco, células parietais gástricas	Neutralização do fator intrínseco e danos às células parietais gástricas causando diminuição da absorção de vitamina B_{12}	Anemia devido à eritropoiese anormal, danos aos nervos
Febre reumática	Antígeno da parede celular estreptocócica; anticorpo reage de forma cruzada com antígeno miocárdico	Inflamação, ativação de macrófagos	Miocardite, artrite

Figura 11.8 Doenças mediadas por anticorpos humanos (hipersensibilidade tipo II). A figura lista exemplos de doenças humanas causadas por anticorpos. Na maioria dessas doenças, o papel dos anticorpos é inferido a partir de sua detecção no sangue ou nas lesões e, em alguns casos, por semelhanças com modelos experimentais nos quais o seu envolvimento pode ser formalmente estabelecido por estudos de transferência. Em algumas dessas doenças, também ocorre dano tecidual mediado por células T de forma concomitante. *TSH*, hormônio tireoestimulante.

Na anemia hemolítica e na trombocitopenia, a esplenectomia traz benefício clínico porque o baço é o principal órgão no qual as células sanguíneas opsonizadas são fagocitadas. Algumas dessas doenças respondem ao tratamento com *pool* de IgG intravenosa (IgIV) obtida de doadores saudáveis. Não se sabe como a IgIV funciona; ela pode ligar-se ao receptor Fc inibitório em células mieloides e células B e, assim, bloquear a ativação dessas células (ver Figura 7.15, no Capítulo 7), ou pode reduzir a meia-vida de anticorpos patogênicos por competir pela ligação ao receptor Fc neonatal nas células endoteliais e em macrófagos (ver Figura 8.2). Um anticorpo monoclonal que bloqueia a proteína C5 do complemento é usado para tratar a miastenia grave (ou *gravis*). O tratamento de pacientes com um anticorpo específico para CD20, uma proteína de superfície de células B maduras, resulta na depleção das células B. O anti-CD20 foi usado pela primeira vez no tratamento de linfomas e leucemias derivados de células B, mas agora também é usado para tratar algumas doenças autoimunes. Uma porção Fc sintética de IgG que se liga ao FcRn e, portanto, aumenta a depuração de IgG, incluindo autoanticorpos (ver Capítulo 8), está aprovada para o tratamento da miastenia grave generalizada. Outras abordagens em desenvolvimento para inibir a produção de autoanticorpos incluem o tratamento de pacientes com anticorpos que bloqueiam CD40 ou seu ligante e, assim, inibir a ativação de células B dependentes de células T auxiliares, bem como o uso de anticorpos para bloquear citocinas que promovem a sobrevivência de células B e plasmócitos. Também há interesse em induzir tolerância nos casos em que os autoantígenos são conhecidos.

DOENÇAS CAUSADAS POR COMPLEXOS ANTÍGENO-ANTICORPO

Anticorpos (geralmente IgG) podem causar doenças ao formar imunocomplexos que se depositam nos vasos sanguíneos (Figura 11.9). Muitos distúrbios de hipersensibilidade aguda e crônica são causados ou estão associados a imunocomplexos (Figura 11.10), sendo chamados distúrbios de hipersensibilidade tipo III.

Mecanismos e exemplos de doenças mediadas por imunocomplexos

Os complexos antígeno-anticorpo, que são produzidos durante respostas imunes normais, causam doenças apenas quando são formados em quantidades excessivas, não são removidos eficientemente pelos fagócitos e ficam depositados nos tecidos. Complexos contendo antígenos carregados positivamente são, em particular, patogênicos porque se ligam com avidez a componentes carregados negativamente das membranas basais dos vasos sanguíneos e dos glomérulos renais. Os imunocomplexos, em geral, depositam-se nos vasos sanguíneos, sobretudo naqueles por meio dos quais o plasma é filtrado sob alta pressão (p. ex., nos glomérulos renais e na sinóvia articular), embora os vasos de qualquer órgão possam ser afetados. Portanto, em contraste com doenças causadas por anticorpos específicos para determinados antígenos celulares ou teciduais, as doenças por imunocomplexos tendem a ser sistêmicas e muitas vezes se manifestam como vasculite generalizada envolvendo locais particularmente suscetíveis à deposição de imunocomplexos, como rins e articulações. Uma vez depositadas nas paredes dos vasos, as regiões Fc dos anticorpos ativam o complemento e ligam-se aos receptores Fc nos neutrófilos, ativando as células para liberar proteases prejudiciais e espécies

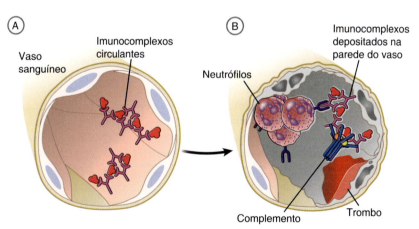

Figura 11.9 Patogênese de doenças mediadas por imunocomplexos. Os imunocomplexos são formados na circulação e se depositam nos vasos sanguíneos, nos quais elicitam inflamação mediada pelo complemento e pelo receptor Fc.

Doença por imunocomplexo	Especificidade do anticorpo	Manifestações clinicopatológicas
Lúpus eritematoso sistêmico	DNA, nucleoproteínas, outras	Nefrite, artrite, vasculite
Poliartrite nodosa	Em alguns casos, antígenos microbianos (p. ex., antígeno de superfície do vírus da hepatite B); desconhecida na maioria dos casos	Vasculite
Glomerulonefrite pós-estreptocócica	Antígeno(s) da parede celular estreptocócica	Nefrite
Doença do soro (clínica e experimental)	Diversos antígenos proteicos	Vasculite sistêmica, nefrite, artrite
Reação de Arthus (experimental)	Diversos antígenos proteicos	Vasculite cutânea

Figura 11.10 Doenças mediadas por imunocomplexos (hipersensibilidade tipo III). Exemplos de doenças humanas causadas pela deposição de imunocomplexos, além de dois modelos experimentais. Nas doenças, eles são detectados no sangue ou nos tecidos que são os locais da lesão. Em todos os distúrbios, a lesão é causada por inflamação mediada pelo complemento e pelo receptor Fc.

reativas de oxigênio. Essa resposta inflamatória no interior da parede do vaso, chamada vasculite, pode causar hemorragia local ou trombose, levando à lesão tecidual isquêmica. No glomérulo renal, a glomerulonefrite pode prejudicar a função normal de filtração, levando à insuficiência renal.

A primeira doença por imunocomplexos estudada foi a **doença do soro**, observada em indivíduos que receberam soro contendo antitoxina de animais imunizados para o tratamento de infecções. Alguns desses indivíduos tratados desenvolveram posteriormente uma doença inflamatória sistêmica com febre, erupções cutâneas e artrite. A doença foi causada por anticorpos produzidos contra as proteínas animais injetadas e pela formação de imunocomplexos com essas proteínas estranhas, seguida pela deposição dos complexos em vários tecidos. Essa doença poderia ser recriada em animais experimentais pela administração sistêmica de um antígeno proteico, que provoca uma resposta de anticorpos e leva à formação de imunocomplexos circulantes. Isso pode ocorrer como uma complicação de qualquer terapia que envolva injeção de proteínas estranhas, como anticorpos contra toxinas microbianas, venenos de cobra ou células T, geralmente produzidos em cabras ou coelhos, e até mesmo alguns anticorpos monoclonais humanizados usados para tratar diferentes doenças e capazes de diferir apenas ligeiramente da Ig humana normal.

Uma reação localizada gerada por imunocomplexos, chamada **reação de Arthus**, foi estudada pela primeira vez em animais experimentais. A reação é induzida pela administração subcutânea de um antígeno proteico a um animal previamente imunizado; resulta na formação de imunocomplexos na região da injeção do antígeno e em uma vasculite local.

Nas doenças humanas causadas por imunocomplexos, os anticorpos podem ser específicos para antígenos próprios ou antígenos microbianos. Em diversas doenças autoimunes sistêmicas, muitas das manifestações clínicas são causadas por lesão vascular quando complexos de anticorpos e antígenos próprios se depositam em vasos de diferentes órgãos. Por exemplo, no lúpus eritematoso sistêmico, imunocomplexos de DNA próprio e anticorpos anti-DNA podem depositar-se nos vasos sanguíneos de quase todos os órgãos, causando vasculite e comprometimento do fluxo sanguíneo, levando a uma infinidade de sintomas e patologias em diferentes órgãos. Várias doenças causadas por imunocomplexos são iniciadas por infecções. Por exemplo, em resposta a algumas infecções estreptocócicas, os indivíduos produzem anticorpos antiestreptococos que formam complexos com os antígenos bacterianos. Esses complexos se depositam nos glomérulos renais, ou os anticorpos formam complexos com antígenos bacterianos presentes nos glomérulos, causando um processo inflamatório denominado glomerulonefrite pós-estreptocócica, que pode levar à insuficiência renal. Outras doenças mediadas por imunocomplexos causadas por complexos de anticorpos antimicrorganismos e antígenos microbianos levam à vasculite. Isso pode ocorrer em pacientes com infecções crônicas por certos vírus (p. ex., o vírus da hepatite) ou parasitas (p. ex., a malária).

A base atual da terapia para doenças causadas por imunocomplexos são fármacos anti-inflamatórios e imunossupressores, principalmente esteroides.

DOENÇAS CAUSADAS POR LINFÓCITOS T

As células T desempenham um papel central nas doenças imunológicas crônicas nas quais a inflamação é proeminente. Muitas das terapias recentemente desenvolvidas que demonstraram eficácia em tais doenças envolvem fármacos que inibem o recrutamento e as atividades das células T.

Etiologia das doenças mediadas por células T

As principais causas de reações de hipersensibilidade mediadas por células T são a autoimunidade e respostas exacerbadas ou persistentes a antígenos microbianos ou outros antígenos ambientais. As reações autoimunes geralmente são direcionadas contra antígenos celulares com distribuição tecidual restrita. Portanto, as doenças autoimunes mediadas por células T tendem a ser limitadas a alguns órgãos e, geralmente, não são sistêmicas. Exemplos de reações de hipersensibilidade mediadas por células T contra antígenos ambientais incluem sensibilidade de contato a produtos químicos (p. ex., no contato da pele com alguns fármacos terapêuticos, substâncias encontradas em plantas, como a hera venenosa, e metais, como o níquel presente em joias). Nesses casos, os fármacos ou produtos químicos se ligam a proteínas próprias da pele e as modificam, criando neoantígenos que podem ser reconhecidos pelas células T. Lesões nos tecidos também podem acompanhar as respostas das células T a microrganismos. Por exemplo, na tuberculose, desenvolve-se uma resposta imune mediada por células T contra antígenos proteicos de *Mycobacterium tuberculosis*, e a resposta torna-se crônica porque a infecção é difícil de ser erradicada. A inflamação granulomatosa resultante causa lesões nos tecidos no local da infecção.

A ativação excessiva de células T policlonais por certas toxinas microbianas produzidas por algumas bactérias e vírus pode levar à produção de grandes quantidades de citocinas inflamatórias, causando uma síndrome semelhante ao choque séptico. Essas toxinas são chamadas **superantígenos** porque estimulam um grande número de células T. Os superantígenos ligam-se a regiões não polimórficas de moléculas do MHC em células apresentadoras de antígenos e, simultaneamente, a porções invariantes de receptores de células T em muitos clones diferentes delas, independentemente da especificidade do antígeno, ativando, assim, essas células.

Mecanismos de lesão tecidual mediada por células T

Nas doenças mediadas por células T, a lesão tecidual é causada, mais frequentemente, por inflamação induzida por citocinas, produzidas principalmente por células T CD4$^+$ e, em alguns casos, pela destruição de células hospedeiras, promovida por linfócitos T citotóxicos (CTLs, do inglês *cytotoxic T lymphocytes*) CD8+ (Figura 11.11). Esses mecanismos de lesão tecidual são iguais aos usados pelas células T para eliminar microrganismos associados às células.

As células T CD4+ podem reagir contra antígenos celulares ou teciduais e secretar citocinas que induzem inflamação local e ativam macrófagos. Diferentes doenças podem estar associadas à ativação de células Th1 e Th17. As células Th1 são a fonte de interferon-γ (IFN-γ), a principal citocina ativadora de macrófagos, enquanto as células Th17 são responsáveis pelo recrutamento de leucócitos, incluindo neutrófilos. Na verdade, a lesão tecidual nessas doenças é causada principalmente pelos macrófagos e neutrófilos.

A típica reação mediada pelas citocinas derivadas das células T é a **hipersensibilidade do tipo tardio** (DTH, do inglês *delayed-type hypersensitivity*), assim chamada porque ocorre 24 a 48 horas após um indivíduo previamente exposto a um antígeno proteico ser desafiado com esse antígeno (*i. e.*, a reação é tardia). O atraso ocorre porque os linfócitos T efetores circulantes levam 1 ou 2 dias para chegar ao sítio do desafio antigênico, responder ao antígeno nesse local e secretar citocinas que induzam uma reação detectável. As reações de DTH se manifestam por infiltrados de células T e monócitos nos tecidos (Figura 11.12), edema e deposição de fibrina causados pelo aumento da permeabilidade vascular em resposta a citocinas produzidas por células T CD4+, além de danos teciduais induzidos por produtos leucocitários, principalmente de macrófagos ativados pelas células T. As reações de DTH são frequentemente usadas para determinar se as pessoas foram previamente expostas e responderam a um antígeno. Por exemplo, a reação de DTH a um

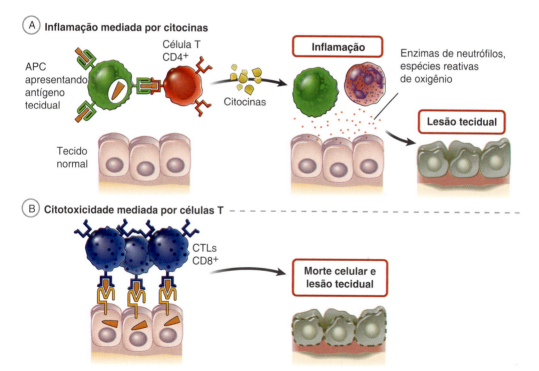

Figura 11.11 Mecanismos de lesão tecidual mediada por células T (hipersensibilidade tipo IV). As células T podem causar lesões e doenças nos tecidos por dois mecanismos. **A.** Inflamação desencadeada por citocinas produzidas principalmente por células T CD4+ nas quais a lesão tecidual é causada por macrófagos e neutrófilos ativados. **B.** A destruição direta das células-alvo é mediada por linfócitos T citotóxicos (CTLs) CD8+. *APC*, célula apresentadora de antígeno.

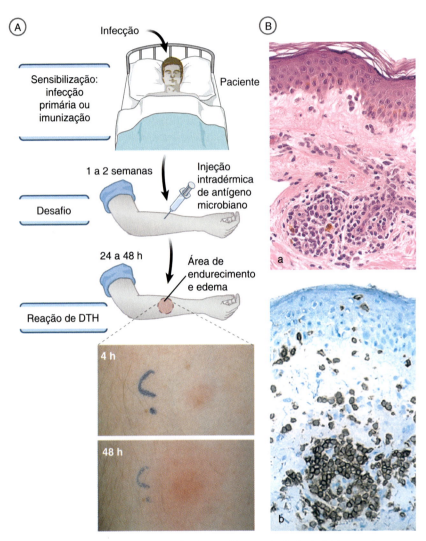

Figura 11.12 Reação de hipersensibilidade do tipo tardio na pele. A. Os indivíduos podem ser sensibilizados a um antígeno (p. ex., proteína micobacteriana) por infecção ou vacinação. O subsequente desafio cutâneo com o antígeno provoca uma reação visível (eritema, inchaço) dentro de 48 horas. **B.** Uma amostra de biopsia da reação mostra acúmulo perivascular (manguito) de células inflamatórias mononucleares (linfócitos e macrófagos), com edema dérmico associado e deposição de fibrina (*a*). A coloração com imunoperoxidase revela um infiltrado celular predominantemente perivascular que se marca positivamente com anticorpos anti-CD4 (*b*). DTH, hipersensibilidade do tipo tardio. (**B.** Cortesia do Dr. Louis Picker, Department of Pathology, Oregon Health Sciences University, Portland, OR.)

antígeno micobacteriano, o derivado proteico purificado (PPD, do inglês *purified protein derivative*), aplicado na pele, é um indicador de infecção micobacteriana prévia ou ativa.

As células T CD8+ específicas para antígenos nas células hospedeiras podem matá-las diretamente (p. ex., no diabetes tipo 1 e na miocardite autoimune). As células T CD8+ também produzem citocinas, incluindo IFN-γ, que podem induzir inflamação em algumas doenças de hipersensibilidade (p. ex., sensibilidade de contato). Em muitas doenças autoimunes mediadas por células T, estão presentes células T CD4+ e células T CD8+ específicas para antígenos próprios, e ambas contribuem para a lesão tecidual.

Exemplos e terapia de doenças mediadas por células T

Acredita-se que muitas doenças autoimunes órgãos-específicas em humanos sejam causadas por células T, com base na identificação dessas células em lesões e nas semelhanças com modelos animais nos quais as doenças são sabidamente mediadas pelas mesmas células (Figura 11.13). Esses distúrbios são tipicamente crônicos e progressivos, em parte porque são geradas células T de memória de longa duração e os antígenos desencadeantes, como antígenos teciduais ou proteínas expressas por microrganismos persistentes, muitas vezes não são eliminados. Além disso, a lesão tecidual causa libera e altera

Doença	Especificidade das células T patogênicas	Manifestações clinicopatológicas
Artrite reumatoide	Antígenos desconhecidos na articulação	Inflamação sinovial e erosão da cartilagem e dos ossos nas articulações
Diabetes tipo 1	Antígenos das ilhotas pancreáticas	Metabolismo da glicose prejudicado, doença vascular
Doença de Crohn	Desconhecida; papel dos microrganismos intestinais?	Inflamação da parede intestinal; dor abdominal, diarreia, hemorragia
Psoríase	Desconhecida	Inflamação cutânea crônica
Esclerose múltipla	Proteínas da mielina	Desmielinização no sistema nervoso central, disfunção sensorial e motora
Sensibilidade de contato (p. ex., hera venenosa, reação a fármacos)	Proteínas da pele modificadas	Reação de DTH na pele, erupção cutânea
Infecções crônicas (p. ex., tuberculose)	Proteínas microbianas	Inflamação crônica (p. ex., granulomatosa)

Figura 11.13 Doenças humanas mediadas por células T. Doenças nas quais as células T desempenham um papel predominante na causa de lesões teciduais; anticorpos e imunocomplexos também podem contribuir. Observe que a artrite reumatoide e o diabetes tipo 1 são doenças autoimunes. A doença de Crohn, uma enteropatia inflamatória, é provavelmente causada por reações contra microrganismos no intestino e pode ter um componente de autoimunidade. As outras doenças são causadas por reações contra antígenos estranhos (microbianos ou ambientais). Na maioria dessas doenças, o papel das células T é inferido a partir da detecção e do isolamento de células T reativas contra vários antígenos do sangue ou de lesões, e da semelhança com modelos experimentais nos quais o envolvimento das células T foi estabelecido por uma série de abordagens. A especificidade das células T patogênicas foi definida em modelos animais e em algumas doenças humanas. Embora a esclerose múlpla (EM) seja considerada há muito tempo uma doença mediada por células T, a terapia mais bem-sucedida para a EM é a depleção de células B. A hepatite viral e a síndrome do choque tóxico são doenças nas quais as células T desempenham um importante papel patogênico, mas não são consideradas exemplos de hipersensibilidade. *DTH*, hipersensibilidade do tipo tardio.

proteínas próprias, o que pode resultar em reações contra essas proteínas recém-encontradas. Esse fenômeno tem sido chamado disseminação de epítopos, para indicar que a resposta imune inicial contra um ou alguns epítopos de autoantígenos pode se espalhar para incluir respostas contra um número maior de autoantígenos.

A terapia para distúrbios de hipersensibilidade mediados por células T é projetada para reduzir a inflamação e inibir a ativação delas. A base do tratamento dessas doenças tem sido os esteroides anti-inflamatórios, mas esses fármacos apresentam efeitos colaterais significativos. O desenvolvimento de terapias mais direcionadas, com base na compreensão dos mecanismos fundamentais dessas doenças, tem sido uma das conquistas mais impressionantes da imunologia. Antagonistas de citocinas inflamatórias provaram ser muito eficazes em pacientes com diversas doenças inflamatórias e autoimunes. Por exemplo, anticorpos monoclonais que bloqueiam o TNF ou o receptor de IL-6 são agora utilizados para tratar a artrite reumatoide; anticorpos específicos para IL-17, IL-23 e TNF são usados para tratar psoríase; e um anticorpo que bloqueia as citocinas IL-12 e IL-23, indutoras de Th1 e Th17, é usado no tratamento de enteropatias inflamatórias. Pequenas moléculas inibidoras de Janus quinases (JAKs, do inglês *Janus kinases*), moléculas sinalizadoras de citocinas inflamatórias, também estão aprovadas para o tratamento das três doenças. Outros agentes desenvolvidos para inibir as respostas das células T incluem fármacos que bloqueiam coestimuladores, como o B7. Em algumas doenças consideradas mediadas por células T, incluindo esclerose múltipla e artrite reumatoide, uma terapia eficaz é a depleção de células B utilizando anti-CD20. No entanto, não está estabelecido se o papel das células B nessas doenças se dá como fonte de anticorpos patogênicos ou como APCs para células T patogênicas, especialmente células de memória. Ensaios clínicos estão em andamento para testar a eficácia da transferência de Tregs expandidas *in vitro* e da administração de IL-2 para expandir Tregs endógenas para o tratamento de doenças autoimunes, como diabetes tipo 1 e lúpus.

Pesquisas sobre métodos para induzir tolerância em células T patogênicas também estão em andamento.

RESUMO

- As respostas imunes que causam lesão tecidual são chamadas reações de hipersensibilidade, e as doenças causadas por essas reações são chamadas doenças de hipersensibilidade
- As reações de hipersensibilidade podem surgir de respostas descontroladas ou anormais a antígenos estranhos ou de respostas autoimunes contra autoantígenos
- As reações de hipersensibilidade são classificadas de acordo com o mecanismo de lesão tecidual
- A hipersensibilidade imediata (tipo I, normalmente chamada alergia) é causada pela ativação de células T auxiliares 2 (Th2) e células T auxiliares foliculares (Tfh) produtoras de IL-4 e IL-13, assim como pela produção de anticorpos imunoglobulina E (IgE) contra antígenos ambientais ou fármacos (alergênios), sensibilização de mastócitos pela IgE e desgranulação desses mastócitos após encontro subsequente com o alergênio
- As manifestações clinicopatológicas da hipersensibilidade imediata resultam das ações dos mediadores secretados pelos mastócitos: as aminas aumentam a permeabilidade vascular e dilatam os vasos sanguíneos, os metabólitos do ácido araquidônico causam contração da musculatura lisa brônquica, e as citocinas induzem inflamação, a marca registrada da reação de fase tardia. O tratamento das alergias é planejado para inibir a produção dos mediadores, antagonizar suas ações e neutralizar seus efeitos nos órgãos-alvo
- Os anticorpos contra antígenos celulares e teciduais podem causar lesão tecidual e doença (hipersensibilidade tipo II). Anticorpos IgM e IgG ativam o complemento, o qual promove a fagocitose das células às quais se ligam, induz inflamação e causa lise celular. A IgG também promove fagocitose de células mediada pelo receptor Fc e recrutamento leucocitário.

Os anticorpos podem interferir nas funções das células pela ligação a moléculas e receptores essenciais
- Nas doenças causadas por imunocomplexos (hipersensibilidade tipo III), os anticorpos podem ligar-se a antígenos circulantes para formar imunocomplexos que se depositam nos vasos, levando à inflamação na parede do vaso (vasculite), a qual, secundariamente, causa lesão tecidual devido ao fluxo sanguíneo prejudicado
- As doenças mediadas por células T (hipersensibilidade tipo IV) resultam da inflamação causada por citocinas produzidas por células $CD4^+$ Th1 e Th17, ou pela destruição de células do hospedeiro por linfócitos T $CD8^+$ citotóxicos.

QUESTÕES DE REVISÃO

1. Quais são os principais tipos de reações de hipersensibilidade?
2. Quais tipos de antígenos podem induzir respostas imunes que causam reações de hipersensibilidade?
3. Qual é a sequência de eventos em uma reação de hipersensibilidade imediata típica? O que é a reação de fase tardia e como é causada?
4. Quais são alguns exemplos de distúrbios de hipersensibilidade imediata, qual é a sua patogênese e como são tratados?
5. De que maneira os anticorpos causam lesão tecidual e doença?
6. Quais são alguns exemplos de doenças causadas por anticorpos específicos para antígenos de superfície celular ou de matriz tecidual?
7. Como os imunocomplexos causam doença e de que maneira as manifestações clínicas são diferentes da maioria das doenças causadas por anticorpos específicos para proteínas de superfície celular ou de matriz tecidual?
8. Quais são alguns exemplos de doenças causadas pelas células T, sua patogênese e principais manifestações clínicas e patológicas?

As respostas e justificativas das Questões de revisão estão disponíveis no fim do livro.

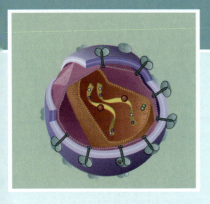

12

Doenças de Imunodeficiência
Distúrbios Causados por Problemas na Imunidade

VISÃO GERAL DO CAPÍTULO

Imunodeficiências Primárias (Congênitas), 278
Defeitos na imunidade inata, 279
Defeitos na maturação do linfócito, 280
Imunodeficiência combinada grave, 280
Deficiência seletiva de células B, 283
Defeitos na ativação e na função dos linfócitos, 283
Defeitos nas respostas das células B, 283
Ativação defeituosa de linfócitos T, 285
Anomalias linfocitárias associadas a outras doenças, 286

Terapia de imunodeficiências primárias, 287
Imunodeficiências Adquiridas (Secundárias), 287
Síndrome da Imunodeficiência Adquirida (AIDS), 288
Vírus da imunodeficiência humana (HIV), 288
Patogênese da AIDS, 289
Características clínicas da infecção por HIV e da AIDS, 291
Estratégias de terapia e vacinação, 293
Resumo, 293

Os defeitos no desenvolvimento e nas funções do sistema imune resultam em aumento da suscetibilidade a infecções. Estas podem ser recém-adquiridas ou ser a reativação de infecções latentes como aquelas por citomegalovírus, vírus Epstein-Barr (EBV, do inglês *Epstein-Barr virus*) e tuberculose, em que a resposta imune normal mantém a infecção sob controle sem, contudo, erradicá-la. Essas consequências da imunidade defeituosa são previsíveis, porque, como enfatizado ao longo do livro, a função normal do sistema imune é defender os indivíduos contra infecções. Os distúrbios causados pela imunidade defeituosa são chamados **doenças de imunodeficiência**. Algumas delas também estão associadas ao aumento da incidência de certos cânceres e autoimunidade. Diversas imunodeficiências resultam de mutações em genes únicos que codificam componentes do sistema imune, sendo então chamadas **imunodeficiências primárias** (ou **congênitas**). Outros defeitos na imunidade podem resultar de infecções, anormalidades nutricionais ou tratamentos médicos que causam perda da função ou funcionamento inadequado de vários componentes do sistema imune; essas doenças são conhecidas como **imunodeficiências adquiridas** (ou **secundárias**).

Neste capítulo, descrevemos as causas e a patogênese das imunodeficiências. Entre as doenças adquiridas, enfatizamos a síndrome da imunodeficiência adquirida (AIDS, do inglês *acquired immunodeficiency syndrome*), que resulta da infecção pelo vírus da imunodeficiência humana (HIV, do inglês *human immunodeficiency virus*) e é um dos problemas de saúde mais devastadores em todo o mundo. As seguintes questões são abordadas:

- Quais são os mecanismos que levam ao comprometimento da imunidade nas doenças de imunodeficiência congênita mais comuns?
- Como o HIV causa as anormalidades clínicas e patológicas da AIDS?
- Quais abordagens estão sendo usadas para tratar as doenças de imunodeficiência?

Os livros-texto de pediatria e medicina contêm informações sobre as características clínicas desses distúrbios.

IMUNODEFICIÊNCIAS PRIMÁRIAS (CONGÊNITAS)

As imunodeficiências primárias são doenças causadas por defeitos, geralmente em um ou dois genes somente em cada doença, que levam ao comprometimento da maturação ou da função de diferentes componentes do sistema imune. Estima-se que 1 em cada 500 indivíduos vivendo nos EUA e na Europa sofram de imunodeficiência congênita de gravidade variável. Essas imunodeficiências compartilham várias características, dentre as quais a mais comum é a suscetibilidade aumentada a infecções (Figura 12.1). As doenças de imunodeficiência primária podem, todavia, diferir consideravelmente quanto às manifestações clínicas e patológicas. Alguns desses distúrbios resultam em uma incidência enormemente aumentada de infecções que podem se manifestar logo após o nascimento e ser fatais, a menos que os defeitos imunológicos sejam corrigidos. Outras imunodeficiências primárias levam a infecções brandas e podem ser detectadas pela primeira vez durante a vida adulta.

Mutações em mais de 450 genes diferentes foram identificadas como a causa de mais de 400 doenças de imunodeficiência primária. Embora as imunodeficiências recessivas ligadas ao X tenham sido as primeiras doenças de imunodeficiência primária cujos defeitos genéticos foram identificados, a maioria das imunodeficiências primárias exibe uma herança autossômica recessiva. Alelos autossômicos recessivos são geralmente detectados em famílias consanguíneas quando a mesma mutação é

Tipo de imunodeficiência	Histopatologia e anormalidades laboratoriais	Consequências infecciosas comuns
Deficiências de células B	Folículos e centros germinativos normalmente ausentes ou reduzidos nos órgãos linfoides Níveis diminuídos de Ig sérica	Infecções por bactérias piogênicas, infecções bacterianas e virais entéricas
Deficiências de células T	Zonas de células T em órgãos linfoides podem estar reduzidas Redução das reações de DTH a antígenos comuns Defeitos nas respostas proliferativas de células T a mitógenos *in vitro*	Infecções virais e por outros microrganismos intracelulares (p. ex., *Pneumocystis jirovecii*, outros fungos, micobactérias não tuberculosas) Alguns cânceres (p. ex., linfomas EBV-associados, cânceres de pele)
Deficiências da imunidade inata	Variável, dependente de qual componente da imunidade inata é defeituoso	Variável; infecções virais e por bactérias piogênicas

Figura 12.1 Características das doenças de imunodeficiência. Resumo das características de diagnóstico e manifestações clínicas importantes das imunodeficiências que afetam diferentes componentes do sistema imune. Dentro de cada grupo, doenças diferentes e mesmo diferentes pacientes com a mesma doença podem apresentar variação considerável. Números reduzidos de células B ou T circulantes são frequentemente detectados em algumas dessas doenças. *DTH*, hipersensibilidade do tipo tardio; *EBV*, vírus Epstein-Barr; *Ig*, imunoglobulina.

herdada de ambos os progenitores. Em outros casos, especialmente na prole de casais não consanguíneos, um alelo defeituoso de um gene específico é herdado de um dos progenitores, e uma mutação diferente no mesmo gene é herdada do outro progenitor; indivíduos com esse tipo de padrão de herança autossômica recessiva são referidos como heterozigotos compostos. Ocasionalmente, a mutação causal se origina *de novo* (mutação nova que não é herdada) no paciente e não está presente nos progenitores. A expressão e a apresentação clínica das doenças causadas pela mesma mutação podem ser variáveis. Múltiplos fatores podem contribuir para a variabilidade fenotípica, incluindo a coerança de genes modificadores, fatores ambientais e modificações epigenéticas de genes que variam de um indivíduo para outro. No entanto, na maioria dos casos, as diferentes manifestações fenotípicas da mesma mutação permanecem sem explicação.

A discussão a seguir resume a patogênese de imunodeficiências selecionadas, muitas das quais estão ligadas a genes e proteínas mencionados em capítulos anteriores. Esses exemplos ilustram a importância fisiológica de diversos componentes do sistema imunológico.

Defeitos na imunidade inata

As anormalidades envolvendo dois componentes da imunidade inata, os fagócitos e o sistema complemento, são causas importantes de imunodeficiência (Figura 12.2).

- A **doença granulomatosa crônica (DGC)** é causada por mutações nos genes codificadores de subunidades da enzima NADPH oxidase, a qual catalisa a produção de espécies reativas de oxigênio microbicidas no interior dos lisossomos (ver Capítulo 2). Os neutrófilos e macrófagos afetados são incapazes de matar os microrganismos que fagocitam. As infecções mais comuns em pacientes com DGC são causadas por bactérias como *Staphylococcus* e fungos como *Aspergillus* e *Candida*. Muitos dos organismos particularmente problemáticos em pacientes com DGC produzem catalase, que degrada o peróxido de hidrogênio microbicida que pode ser produzido por células do hospedeiro a partir de radicais reativos do oxigênio residuais. O sistema imune tenta compensar a destruição (*killing*) microbiana defeituosa recrutando mais macrófagos e ativando células T, o que estimula o recrutamento e a ativação de fagócitos. Assim, coleções de macrófagos se acumulam em torno dos *foci* infecciosos para tentar controlar as infecções. Esses acúmulos se assemelham a granulomas, daí o nome dessa doença. A forma mais comum de DGC é a ligada ao X, causada por mutações em uma subunidade da oxidase de fagócitos codificada pelo gene *PHOX91* localizado no cromossomo X

- A **deficiência de adesão leucocitária** é causada por mutações em genes que codificam uma cadeia essencial de integrina, um transportador do Golgi necessário para a expressão de ligantes de selectinas ou moléculas sinalizadoras ativadas por receptores de quimiocina requeridas para a ativação de integrinas. As integrinas e as selectinas estão envolvidas na adesão de leucócitos a outras células. Como resultado dessas mutações, os leucócitos sanguíneos não se ligam com firmeza ao endotélio vascular e não são recrutados normalmente para os sítios de infecção (ver Capítulo 2)

- Deficiências de quase todas as proteínas do complemento, bem como de muitas de suas proteínas reguladoras, foram descritas (ver Capítulo 8). A deficiência de C3 resulta em infecções graves e pode ser fatal. As deficiências de C2 e C4, dois componentes da via clássica de ativação do complemento, ocasionalmente resultam em aumento de infecções bacterianas ou virais, porém, mais comumente em aumento da incidência de lúpus eritematoso sistêmico, em parte por um defeito na depuração de imunocomplexos. As deficiências de proteínas reguladoras do complemento levam a várias síndromes associadas ao excesso de ativação dele

- A **Síndrome de Chediak-Higashi** é uma doença de imunodeficiência em que o tráfego de lisossomos e o transporte de grânulos são defeituosos. O defeito compromete muitas

Doença	Deficiências funcionais	Defeito genético
Doença granulomatosa crônica	Produção defeituosa de espécies reativas de oxigênio por fagócitos; infecções bacterianas e fúngicas intracelulares recorrentes	Mutações nos genes que codificam o complexo oxidase de fagócitos; phox-91 (subunidade α do citocromo b_{558}) apresenta mutação na forma ligada ao cromossomo X
Doença de adesão leucocitária tipo 1	Defeito na adesão dos leucócitos às células endoteliais e migração para os tecidos, ligado à expressão diminuída ou ausente das integrinas β_2; infecções bacterianas e fúngicas recorrentes	Mutações no gene que codifica a cadeia β (CD18) das integrinas β_2
Doença de adesão leucocitária tipo 2	Defeitos no rolamento dos leucócitos junto ao endotélio e na migração para os tecidos em decorrência da expressão diminuída ou ausente de ligantes nos leucócitos para a E- e P-selectinas endoteliais; infecções bacterianas e fúngicas recorrentes	Mutações no gene que codifica o transportador de fucose 1-GDP, necessário para o transporte de fucose para o Golgi e sua incorporação ao sialil-Lewis X
Síndrome de Chediak-Higashi	Defeitos na fusão de vesículas e função lisossômica em neutrófilos, macrófagos, células dendríticas, células NK, células T citotóxicas e muitos outros tipos celulares; infecções recorrentes por bactérias piogênicas	Mutações no gene que codifica LYST, uma proteína envolvida na fusão de vesículas (incluindo lisossomos)
Defeitos na sinalização de TLR	Infecções recorrentes causadas por defeitos na sinalização em TLR	Mutações em genes que codificam TLR3 e MyD88 comprometem a ativação do NF-κB e a produção de interferon tipo I em resposta aos microrganismos

Figura 12.2 Imunodeficiências primárias causadas por defeitos na imunidade inata. Doenças de imunodeficiência causadas por defeitos em vários componentes do sistema imune inato. NF-κB, fator nuclear κB; NK, natural killer; TLR, receptores do tipo Toll.

células imunes, incluindo fagócitos, que normalmente destroem microrganismos ingeridos em seus lisossomos, além de células natural killer (NK) e células T citotóxicas, que normalmente usam proteínas em lisossomos secretores especializados para matar outras células infectadas do hospedeiro. Em todos os casos, a doença manifesta-se com suscetibilidade aumentada à infecção bacteriana
* São raros os pacientes descritos com mutações afetando receptores do tipo Toll (TLRs, do inglês Toll-like receptors) ou vias sinalizadoras a jusante dos TLRs, incluindo moléculas requeridas para ativação do fator de transcrição chamado fator nuclear κB (NF-κB). Várias dessas mutações tornam os pacientes suscetíveis apenas a um conjunto limitado de infecções. Por exemplo, mutações que afetam MyD88, uma proteína adaptadora necessária para sinalização na maioria dos TLRs, estão associadas a pneumonias bacterianas graves (mais frequentemente pneumocócicas), enquanto mutações que afetam o TLR3 estão relacionadas a encefalites recorrentes por herpes-vírus e influenza grave.

Defeitos na maturação do linfócito

Muitas imunodeficiências congênitas resultam de anormalidades genéticas que causam bloqueio da maturação de linfócitos B, linfócitos T ou ambos (Figuras 12.3 e 12.4).

Imunodeficiência combinada grave

Os distúrbios que se manifestam como defeitos nos ramos de célula B e T do sistema imune adaptativo são classificados como imunodeficiência combinada grave (SCID, do inglês *severe combined*

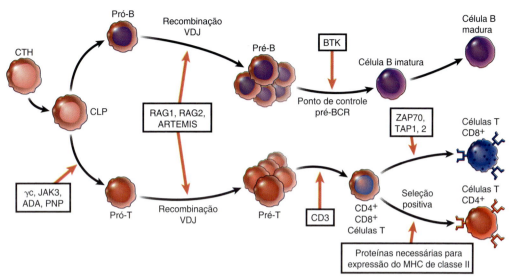

Figura 12.3 Imunodeficiências primárias causadas por defeitos genéticos na maturação de linfócitos. As vias de maturação dos linfócitos são descritas no Capítulo 4. As proteínas cuja expressão ou funções estão prejudicadas por mutações genéticas estão listadas nas caixas de texto. As funções das proteínas são discutidas no texto. *ADA*, adenosina desaminase; *BCR*, receptor da célula B; *CLP*, progenitor linfoide comum; *CTH*, célula-tronco hematopoética; *MHC*, complexo principal de histocompatibilidade; *PNP*, purina-nucleosídeo fosforilase; *RAG*, gene ativador da recombinação.

immunodeficiency). A causa subjacente da maioria dos casos de SCID é um defeito no desenvolvimento ou na função das células T; defeitos na imunidade humoral são amplamente uma consequência da perda da função das células T auxiliares. Várias anormalidades genéticas diferentes podem causar SCID.

- A **SCID ligada ao X**, que afeta apenas crianças do sexo masculino, representa cerca de metade dos casos de SCID. Mais de 99% deles são decorrentes de mutações na subunidade sinalizadora da cadeia γ (γc) comum dos receptores para várias citocinas, incluindo IL-2, IL-4, IL-7, IL-9, IL-15 e IL-21 (uma vez que a cadeia γc foi identificada primeiro como uma das três cadeias do receptor de IL-2, também é chamada cadeia IL-2Rγ). Quando a cadeia γc não é funcional, os linfócitos imaturos, em especial as células pró-T, não conseguem proliferar em resposta à IL-7, que é o principal fator de crescimento para essas células. Respostas defeituosas à IL-7 resultam em redução da sobrevivência e da maturação de precursores linfocitários. Em seres humanos, o defeito afeta a maturação das células T, enquanto o desenvolvimento das células B ocorre normalmente. A consequência desse bloqueio do desenvolvimento é uma profunda diminuição dos números de células T maduras, deficiência da imunidade mediada por células e imunidade humoral defeituosa, devido à ausência do auxílio das células T (embora as células B possam amadurecer praticamente de modo normal). Também há deficiência das células NK, porque a cadeia γc faz parte do receptor de IL-15, a principal citocina envolvida na proliferação e maturação das células NK. Uma forma autossômica recessiva de SCID é causada por mutações no gene que codifica uma quinase chamada Janus quinase 3 (JAK3), envolvida na sinalização pela cadeia γc do receptor de citocina. Tais mutações resultam nas mesmas anormalidades observadas na SCID ligada ao X e causadas por mutações em γc
- Cerca de metade dos casos de **SCID autossômica recessiva** é causada por mutações em uma enzima chamada adenosina desaminase (ADA), envolvida na quebra de adenosina.

Defeitos no desenvolvimento de células T e B:		
Doença	Deficiências funcionais	Mecanismo do defeito
Imunodeficiência combinada grave (SCID)		
SCID ligada ao X	Células T marcadamente diminuídas; células B normais ou aumentadas; Ig sérica reduzida	Mutações no gene da cadeia γ comum do receptor de citocinas, maturação defeituosa de células T devido à ausência de sinais da IL-7
SCID autossômica recessiva devido à deficiência em ADA ou PNP	Diminuição progressiva em células T e B (principalmente T); Ig sérica reduzida na deficiência de ADA, células B e Ig sérica normais na deficiência de PNP	Acúmulo de metabólitos tóxicos nos linfócitos ocasionado por deficiência de ADA ou PNP
SCID autossômica recessiva devido ao defeito da recombinação VDJ	Células T e B marcadamente diminuídas; Ig sérica reduzida	Mutações nos genes RAG e outros genes envolvidos na recombinação VDJ
Expressão defeituosa do MHC de classe II: síndrome do linfócito nu	Desenvolvimento e ativação de células T $CD4^+$ prejudicados; comprometimento da imunidade mediada por células e da imunidade humoral	Mutações em genes codificadores de fatores de transcrição necessários para a expressão gênica do MHC de classe II
Síndrome de DiGeorge (síndrome da deleção 22q11)	Células T diminuídas; células B normais; Ig sérica normal ou reduzida	Desenvolvimento anômalo da 3ª e da 4ª bolsa branquial, causando hipoplasia tímica
Desenvolvimento de células B comprometido		
Agamaglobulinemia ligada ao X	Redução em todos os isótipos de Ig séricas; números de células B diminuídos	Bloqueio na maturação além de células pré-B em decorrência de mutação na tirosinoquinase de Bruton (BTK)

Figura 12.4 Características das imunodeficiências primárias causadas por defeitos na maturação dos linfócitos. A figura resume as principais características das imunodeficiências primárias mais comuns cujos bloqueios genéticos são conhecidos. *ADA*, adenosina desaminase; *Ig*, imunoglobulina; *IL-7R*, receptor de interleucina-7; *MHC*, complexo principal de histocompatibilidade; *PNP*, purina-nucleosídeo fosforilase; *RAG*, gene ativador da recombinação.

A deficiência de ADA leva ao acúmulo de metabólitos tóxicos de purina nas células que estão sintetizando ativamente DNA – a saber, as células em proliferação. Os linfócitos são particularmente suscetíveis à lesão por metabólitos de purina, uma vez que eles proliferam tremendamente durante sua maturação. A deficiência de ADA resulta em um bloqueio mais intenso na maturação das células T do que na maturação das células B. Um fenótipo similar é observado em indivíduos com deficiência de purina-nucleosídeo fosforilase (PNP).

- Outras causas de SCID autossômica recessiva incluem mutações nos genes *RAG1* ou *RAG2*, que codificam a recombinase necessária para recombinação gênica da imunoglobulina (Ig) e do receptor da célula T (TCR, do inglês *T cell receptor*), e para a maturação linfocitária. Na ausência de RAG1 ou RAG2, as células B e T falham em se desenvolver (ver Capítulo 4). Mutações no gene *ARTEMIS*, que codifica uma endonuclease envolvida na recombinação VDJ, também resultam em falha do desenvolvimento de células B e T

- A **Síndrome de DiGeorge** (também conhecida como síndrome de deleção 22q11) é em parte caracterizada por um defeito na maturação das células T. Resulta de uma deleção no cromossomo 22, a qual interfere no desenvolvimento do timo (e das glândulas paratireoides). A condição tende a melhorar com o avanço da idade, provavelmente porque a pequena quantidade de tecido tímico que se desenvolve consegue sustentar certo grau de maturação de células T.

Com a crescente aplicação da triagem neonatal para identificação de imunodeficiências primárias, muitas outras causas raras de SCID foram descobertas.

Deficiência seletiva de células B

A síndrome clínica mais comum causada por um bloqueio na maturação da célula B é a **agamaglobulinemia ligada ao X** (inicialmente chamada agamaglobulinemia de Bruton). Nesse distúrbio, as células pré-B na medula óssea não conseguem sobreviver, e isso resulta em acentuada diminuição ou mesmo na ausência de linfócitos B maduros e de imunoglobulinas séricas. A doença é causada por mutações no gene que codifica a tirosinoquinase de Bruton (BTK, do inglês *Bruton tyrosine kinase*), resultando em defeito na produção ou na função da enzima. A BTK é ativada pelo receptor da célula pré-B, expresso em células pré-B, e envia sinais que promovem sobrevivência, proliferação e maturação dessas células. O gene *BTK* está localizado no cromossomo X; portanto, mulheres portadoras de um alelo *BTK* mutante em um de seus cromossomos são portadoras da doença, enquanto a prole masculina que herda o cromossomo X anormal sofre de deficiência de células B. Cerca de um quarto dos pacientes com agamaglobulinemia ligada ao X também desenvolve doenças autoimunes, notavelmente artrite. Uma ligação entre imunodeficiência e autoimunidade parece ser paradoxal. Uma possível explicação para essa associação é que a BTK contribui para a sinalização do receptor da célula B, necessária à tolerância da célula B, de modo que a BTK defeituosa pode resultar no acúmulo de células B autorreativas.

Defeitos na ativação e na função dos linfócitos

Numerosas doenças de imunodeficiência são causadas por mutações que afetam moléculas envolvidas na ativação de linfócitos (Figura 12.5).

Defeitos nas respostas das células B

Anormalidades em células B ou em células T auxiliares podem resultar na produção defeituosa de anticorpos.

- **Síndrome de hiper-IgM ligada ao X**: essa doença se caracteriza por um defeito na troca (*switching*) de classe (isótipo) da cadeia pesada da célula B, de modo que a IgM se torna o principal anticorpo sérico, e também por uma deficiência na imunidade mediada por células contra microrganismos intracelulares. A doença é causada por mutações em um gene localizado no cromossomo X que codifica o ligante de CD40 (CD40 ligante ou CD40L), a proteína da célula T auxiliar que se liga ao CD40 presente nas células B, nas células dendríticas e nos macrófagos, mediando, assim, a ativação das células T dependentes dessas células (ver Capítulos 6 e 7). A falha em expressar CD40L funcional leva a reações defeituosas no centro germinativo durante as respostas de células B dependentes de células T, tendo como consequência uma imunidade humoral precária, com pouca troca de classe de Ig e ausência de maturação da afinidade. Além disso, o defeito na ativação de macrófagos e células dendríticas dependente das células T resulta na redução da imunidade mediada por células. Meninos com essa doença são especialmente suscetíveis à infecção por *Pneumocystis jirovecii*, um fungo que sobrevive dentro dos fagócitos na ausência do auxílio da célula T. Uma forma autossômica recessiva da síndrome de hiper-IgM com fenótipo semelhante ao observado na doença ligada ao X é analisada em indivíduos com mutações em CD40. Outra forma autossômica recessiva de

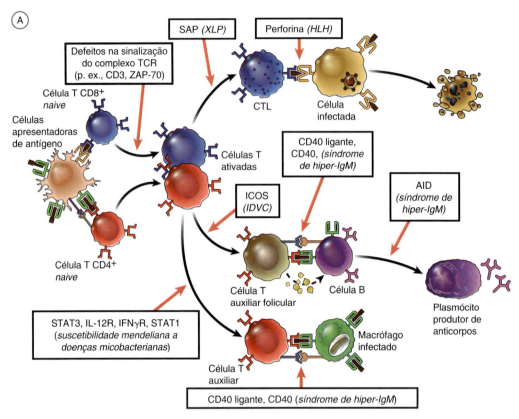

Figura 12.5 Imunodeficiências primárias associadas a defeitos na ativação linfocitária e em suas funções efetoras. Essas imunodeficiências podem ser causadas por defeitos genéticos na expressão das moléculas listadas nas caixas de texto, necessárias para a apresentação de antígenos às células T, sinalização do receptor antigênico de linfócitos T ou B, ativação de células B e macrófagos por células T auxiliares e diferenciação de células B produtoras de anticorpos. **A.** Os exemplos mostram os locais em que as respostas imunes podem ser bloqueadas. *(continua)*

síndrome de hiper-IgM em que há anormalidades humorais sem nenhum defeito na imunidade celular ocorre em indivíduos com mutações que afetam a enzima desaminase ativação-induzida (AID, do inglês *activation-induced deaminase*), que é induzida pela sinalização de CD40 e está envolvida na troca de classe da célula B e na maturação da afinidade (ver Capítulo 7)

- **Deficiências seletivas de classes de Ig**: as deficiências genéticas na produção seletiva de classes de Ig são bastante comuns. Acredita-se que a **deficiência de IgA** afete até 1 em cada 700 pessoas, todavia sem causar problemas clínicos na maioria dos pacientes, ainda que uma minoria desenvolva infecções sinusais, pulmonares e intestinais. O defeito que causa essas deficiências é desconhecido na maioria dos casos, e elas raramente são resultantes de mutações em genes codificadores da região constante (C) da cadeia pesada de Ig

- **Imunodeficiência variável comum (IDVC)**: a IDVC é um grupo heterogêneo de distúrbios caracterizados por respostas fracas de anticorpos a infecções e níveis séricos reduzidos de IgG, IgA e, às vezes, IgM. As causas subjacentes de IDVC incluem mutações em genes que codificam moléculas sinalizadoras e fatores de transcrição envolvidos na ativação de células B, ou que codificam receptores que desempenham

(B)

Defeitos na ativação e na função de células T e B

Doença	Deficiências funcionais	Mecanismo de defeito
Síndrome de hiper-IgM ligada ao X	Defeitos na ativação de células B e macrófagos dependentes de células T auxiliares	Mutações em CD40 ligante
Deficiência seletiva de Ig	Produção reduzida ou ausente de isótipos de Ig seletivos; suscetibilidade a infecções ou ausência de problema clínico	Mutações em genes de Ig ou mutações desconhecidas
Imunodeficiência variável comum	Imunoglobulinas reduzidas; suscetibilidade a infecções bacterianas	Mutações em receptores para fatores de crescimento de células B e em coestimuladores
Linfo-histiocitose hemofagocítica	Função de destruição (*killing*) de CTLs e células NK prejudicada; ativação compensatória de macrófagos descontrolada	Mutações no gene da perforina e em outros genes necessários para a exocitose de grânulos de CTLs e células NK
Suscetibilidade mendeliana a doenças micobacterianas	Redução da ativação de macrófagos mediada por Th1; suscetibilidade a infecções por micobactérias atípicas e outros patógenos intracelulares	Mutações em genes codificadores de IL-12, receptores para IL-12 ou interferon-γ e STAT1
Defeitos na expressão ou sinalização do complexo receptor de células T	Diminuição de células T ou proporções anormais das subpopulações CD4+ e CD8+; reduzida imunidade mediada por células	Mutações ou deleções em genes codificadores de proteínas CD3 e ZAP-70
Candidíase mucocutânea, abscessos bacterianos cutâneos	Diminuição de respostas inflamatórias mediadas por células Th17	Mutações em genes codificadores de STAT3, IL-17 e IL-17R
Síndrome linfoproliferativa ligada ao X	Descontrole da proliferação de células B induzidas por EBV e da ativação de CTL; defeito na função de células NK e CTLs e nas respostas de anticorpos	Mutações no gene codificador da SAP (envolvida na sinalização em linfócitos)

Figura 12.5 (*Continuação*) **B.** Resumo das características de distúrbios de imunodeficiência cujas bases genéticas são apresentadas no painel **A**. Note que as anormalidades na expressão do complexo principal de histocompatibilidade (MHC) de classe II e na sinalização do complexo TCR podem causar maturação defeituosa das células T (ver Figura 12.2), bem como defeitos na ativação das células que conseguem amadurecer, como mostrado aqui. *AID*, deaminase induzida por ativação; *CTL*, linfócito T citotóxico; *EBV*, vírus Epstein-Barr; *IDVC*, imunodeficiência variável comum; *ICOS*, coestimulador induzível; *IFNγR*, receptor de IFN-γ; *Ig*, imunoglobulina; *IL-12R*, receptor de IL-12; *NK*, *natural killer*; *SAP*, proteína SLAM-associada; *ZAP-70*, proteína de 70 kDa associada à cadeia ζ.

um papel nas interações célula T-célula B. Os pacientes apresentam infecções recorrentes, doença autoimune e linfomas.

Ativação defeituosa de linfócitos T

Várias anormalidades hereditárias podem interferir na ativação das células T.

- **Síndrome do linfócito nu**: essa doença é causada pela falha em expressar moléculas do complexo principal de histocompatibilidade (MHC, do inglês *major histocompatibility complex*) de classe II, como resultado de mutações nos fatores de transcrição que normalmente induzem a expressão dessas moléculas. Lembre-se de que as moléculas do MHC de classe II exibem antígenos peptídicos para o reconhecimento por células T CD4+, e esse reconhecimento é essencial para a maturação e ativação das células T. A doença se manifesta

por uma profunda diminuição nas células T CD4⁺, em decorrência da maturação defeituosa dessas células no timo que resulta em uma forma de SCID, bem como da fraca ativação das células T CD4⁺ nos órgãos linfoides secundários
- **Linfo-histiocitose hemofagocítica (LHH)**: essa síndrome é caracterizada pela ativação sistêmica e, por vezes, potencialmente fatal de células imunes incluindo os macrófagos, geralmente em resposta a infecções. Muitos casos de LHH ocorrem como manifestação de distúrbios genéticos em que as células T CD8⁺ citotóxicas e as células NK são incapazes de matar células-alvo infectadas por vírus. Os casos incluem pacientes portadores de mutações no gene codificador de perforina, bem como mutações em genes codificadores de proteínas envolvidas na exocitose de grânulos. Essas mutações resultam em infecções persistentes, em geral virais, e na produção excessiva de IFN-γ por células T e NK, que, por sua vez, causa ativação excessiva de macrófagos. Alguns deles, fortemente ativados, ingerem eritrócitos, fato que acabou dando o nome à síndrome
- **Suscetibilidade mendeliana a doenças micobacterianas**: mutações em genes que codificam componentes da interleucina-12 (IL-12), do receptor de IL-12, do receptor de interferon-γ (IFN-γ) ou de moléculas sinalizadoras associadas resultam em deficiências da imunidade mediada por células em decorrência de defeitos no desenvolvimento de respostas Th1 ou de ativação de macrófagos mediada por Th1 (ver Capítulo 6). Os pacientes apresentam suscetibilidade aumentada a espécies de *Mycobacterium* ambientais fracamente virulentas (geralmente chamadas micobactérias atípicas), bem como a outros patógenos intracelulares, incluindo *Salmonella* e várias outras espécies de bactérias, fungos e vírus
- Casos raros de deficiência seletiva de células T são causados por mutações que afetam diversas vias de sinalização ou citocinas e receptores envolvidos na diferenciação de células T *naive* em células efetoras. Dependendo da mutação e da extensão do defeito, os pacientes afetados exibem uma grave deficiência de células T ou deficiência em ramos particulares da imunidade mediada por células T, como nas respostas Th1 (associadas a infecções micobacterianas não tuberculosas, discutidas anteriormente) e nas respostas Th17 (associadas a infecções fúngicas e bacterianas). Embora sejam distúrbios raros, esses defeitos revelaram a importância de diversas vias de ativação das células T.

Anomalias linfocitárias associadas a outras doenças

Algumas doenças sistêmicas envolvendo múltiplos sistemas de órgãos, e cujas manifestações não são imunológicas, podem ter um componente de imunodeficiência.

- A **síndrome de Wiskott-Aldrich** é caracterizada por eczema, diminuição de plaquetas e imunodeficiência. Essa doença ligada ao X é causada por uma mutação em um gene que codifica um regulador do citoesqueleto de actina necessário para a transdução de sinal, formação da sinapse imunológica e reorganização do citoesqueleto. Devido à ausência dessa proteína, as plaquetas e os leucócitos não se desenvolvem normalmente, são pequenos e falham em migrar do modo normal
- A **ataxia-telangiectasia** é caracterizada por anomalias de marcha (ataxia), malformações vasculares (telangiectasia) e imunodeficiência. A doença é causada por mutações em um gene que codifica uma proteína envolvida no reparo do DNA, cujos possíveis defeitos levam ao reparo anormal do DNA (p. ex., durante a recombinação de segmentos gênicos do receptor de antígeno), resultando em maturação defeituosa dos linfócitos
- Alguns pacientes portadores de doenças autoimunes, tais como a doença causada por mutações em *AIRE* (ver Capítulo 9), desenvolvem autoanticorpos contra suas próprias citocinas e manifestações de imunodeficiência em função da depleção resultante das citocinas. Autoanticorpos contra o IFN tipo I (ver

Capítulo 2) são detectados mesmo na ausência de autoimunidade evidente e têm sido associados a casos graves de covid-19.

Terapia de imunodeficiências primárias

O tratamento de imunodeficiências primárias varia com a doença. A SCID é fatal no início da vida, a menos que o sistema imune do paciente seja reconstituído. O tratamento mais amplamente usado é o transplante de células-tronco hematopoéticas, tomando-se o cuidado de garantir a compatibilidade entre doador e receptor, para evitar uma doença do enxerto *versus* hospedeiro potencialmente grave. Para os defeitos seletivos de células B (p. ex., agamaglobulinemia ligada ao X), é necessário que os pacientes recebam injeções intravenosas de *pool* de imunoglobulina (IVIG, do inglês *intravenous immunoglobulin*) proveniente de doadores sadios, para conferir imunidade passiva. Embora o tratamento ideal para todas as imunodeficiências congênitas seja a reposição do gene defeituoso, essa continua sendo uma meta distante para a maioria das doenças. Uma terapia gênica bem-sucedida foi alcançada em alguns pacientes com SCID ligada ao X; um gene γc normal é introduzido em células-tronco hematopoéticas desses pacientes, e tais células são então transplantadas de volta nesses indivíduos. Pacientes com deficiência de ADA têm sido tratados com reposição enzimática e terapia gênica. Em todos os pacientes com essas doenças, as infecções são tratadas com antibióticos, conforme a necessidade.

IMUNODEFICIÊNCIAS ADQUIRIDAS (SECUNDÁRIAS)

As deficiências do sistema imunológico geralmente se desenvolvem em decorrência de anormalidades que não são genéticas, e sim adquiridas ao longo da vida (Figura 12.6). Dentre elas, a mais grave em nível mundial é a infecção pelo HIV, como descrito adiante. As causas mais frequentes de imunodeficiências secundárias em países desenvolvidos são os cânceres envolvendo a

Causa	Mecanismo
Infecção pelo vírus da imunodeficiência humana	Depleção de células T auxiliares CD4+
Irradiação e quimioterapia usados no tratamento do câncer	Diminuição dos precursores da medula óssea para todos os leucócitos
Imunossupressão para rejeição ao enxerto e doenças inflamatórias	Depleção ou comprometimento funcional de linfócitos
Envolvimento da medula óssea por cânceres (metástases, leucemias)	Redução dos sítios de desenvolvimento dos leucócitos
Desnutrição proteico-calórica	Inibição da maturação e da função dos linfócitos pelos transtornos metabólicos
Remoção do baço (cirurgicamente para tratar traumas ou por infarto)	Redução da fagocitose de microrganismos

Figura 12.6 Imunodeficiência adquirida (secundária). Causas mais comuns de doenças de imunodeficiência adquiridas e como levam aos defeitos nas respostas imunes.

medula óssea (leucemias) e as terapias imunossupressoras. O tratamento do câncer com fármacos quimioterápicos e radiação pode lesar células em proliferação, inclusive precursores de leucócitos na medula óssea e linfócitos maduros, resultando em imunodeficiência. Os fármacos imunossupressores usados para prevenir a rejeição do enxerto ou tratar doenças inflamatórias, incluindo algumas das terapias mais modernas (p. ex., antagonistas de citocinas, bloqueadores de moléculas de adesão leucocitária), são projetados para enfraquecer as respostas imunes. Portanto, a imunodeficiência é uma complicação dessas terapias. A desnutrição proteico-calórica resulta em deficiências de quase todos os componentes do sistema imune, além de ser uma causa frequente de imunodeficiência em países onde há pobreza ou fome amplamente disseminadas.

SÍNDROME DA IMUNODEFICIÊNCIA ADQUIRIDA (AIDS)

Desde que a AIDS foi reconhecida pela primeira vez como uma entidade distinta na década de 1980, tornou-se uma das doenças mais devastadoras em toda a história. Ela é causada pela infecção com o HIV. Dentre os estimados 38 milhões de pessoas infectados pelo HIV ao redor do mundo, cerca de 70% estão na África e 20% na Ásia. Mais de 35 milhões de mortes são atribuíveis ao HIV/AIDS, com quase 1 milhão de mortes a cada ano. Fármacos antirretrovirais efetivos foram desenvolvidos, contudo a infecção continua disseminando-se nas áreas do globo onde tais terapias não estão amplamente disponíveis; além disso, em alguns países africanos, mais de 30% da população está infectada com HIV. Esta seção descreve as características relevantes do HIV, como o vírus infecta seres humanos e a doença resultante dessa infecção, finalizando com uma breve discussão sobre o estado atual da terapia e do desenvolvimento de vacinas.

Vírus da imunodeficiência humana (HIV)

O HIV é um retrovírus que infecta células do sistema imune, principalmente linfócitos T CD4$^+$, e causa a destruição progressiva dessas células. Uma partícula infecciosa de HIV consiste em duas fitas de RNA no interior de uma estrutura central (*core*) proteica, circundada por um envelope lipídico derivado de células hospedeiras infectadas, porém contendo proteínas virais (Figura 12.7). O RNA viral codifica proteínas estruturais, várias enzimas e proteínas que regulam a transcrição de genes virais e o ciclo de vida viral.

O ciclo de vida do HIV consiste nas seguintes etapas sequenciais: **infecção de células, produção de uma cópia de DNA a partir do RNA viral e sua integração ao genoma do hospedeiro, expressão de genes virais e produção de partículas virais** (Figura 12.8). O HIV infecta as células devido à principal glicoproteína de seu envelope, chamada gp120 (glicoproteína de 120 kDa), que se liga ao CD4 e a receptores de quimiocina particulares existentes nas células humanas (CXCR4 e CCR5, principalmente). Os principais tipos celulares que expressam essas moléculas de superfície e, portanto, podem ser infectados pelo HIV são os linfócitos T CD4$^+$. Adicionalmente, macrófagos podem ser infectados por algumas cepas de HIV, enquanto macrófagos e células dendríticas podem adquirir o vírus por fagocitose. Após ligar-se aos receptores celulares, a membrana viral se funde à membrana da célula hospedeira e o vírus entra no citoplasma da célula. Nesse local, ele é desnudado e seu RNA é liberado. Uma cópia de DNA é sintetizada a partir do RNA viral pela enzima transcriptase reversa do vírus (um processo característico de todos os retrovírus), e esse DNA então se integra ao DNA da célula hospedeira, pela ação da enzima integrase. O DNA viral integrado é chamado pró-vírus. Se a célula T infectada for ativada por algum estímulo extrínseco, como outro microrganismo infeccioso ou citocinas, irá responder ativando a transcrição de muitos de seus próprios genes e frequentemente produzindo citocinas por conta própria. Uma consequência negativa dessa resposta protetora normal é que as citocinas, conjuntamente ao processo de ativação celular, podem induzir a transcrição de genes pró-virais, levando à produção de RNAs virais, que são

Capítulo 12 Doenças de Imunodeficiência

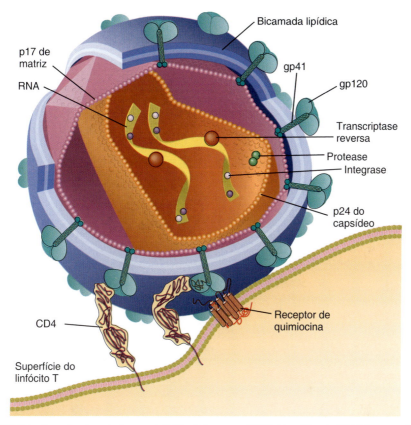

Figura 12.7 Estrutura do vírus da imunodeficiência humana (HIV). Um vírion do HIV-1 é mostrado próximo à superfície de uma célula T. O HIV-1 consiste em duas fitas de RNA idênticas (o genoma viral) e enzimas associadas, incluindo a transcriptase reversa, integrase e protease, empacotadas em um *core* no formato de cone composto pela proteína de capsídeo p24 com uma proteína p17 de matriz circunjacente, todas envolvidas por um envelope de membrana fosfolipídica derivado da célula hospedeira. As proteínas de envelope codificadas pelo vírus (gp41 e gp120) se ligam ao CD4 e aos receptores de quimiocinas na superfície da célula hospedeira. *MHC*, complexo principal de histocompatibilidade. (Adaptada de © 1996 Terese Winslow. Reproduzida com permissão).

traduzidos em uma proteína precursora, processada em formas maduras pelas proteases virais e celulares. A replicação do RNA gera cópias do RNA viral recobertas por proteínas estruturais para formar uma estrutura central (*core*) que migra para a membrana celular, adquire um envelope lipídico do hospedeiro e brota como uma partícula viral infecciosa pronta para infectar outra célula. O pró-vírus de DNA do HIV integrado pode permanecer latente nas células infectadas durante meses ou anos, escondido do sistema imune do paciente (e até mesmo das terapias antivirais, como discutido adiante).

A maioria dos casos de AIDS é causada pelo HIV-1 (*i. e.*, HIV tipo 1). Um vírus relacionado, o HIV-2, causa alguns casos da doença.

Patogênese da AIDS

A AIDS se desenvolve no decorrer de muitos anos, conforme o HIV latente se torna ativado e destrói as células do sistema imune. A produção de vírus leva à morte das células infectadas, bem como à morte de linfócitos não infectados, a imunodeficiências subsequentes e à AIDS clínica (Figura 12.9). A infecção pelo HIV é adquirida

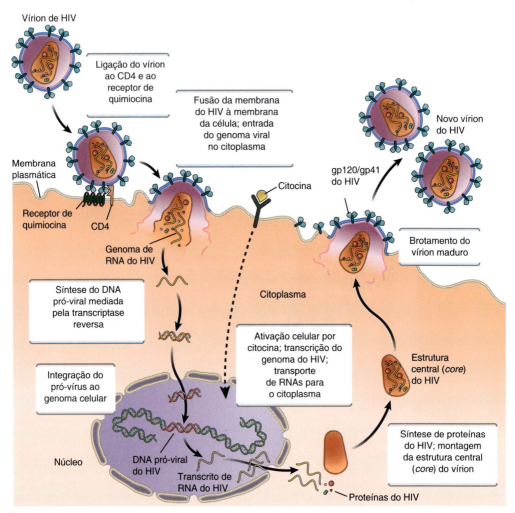

Figura 12.8 Ciclo de vida do HIV. As etapas sequenciais na reprodução do HIV são mostradas, desde a infecção inicial de uma célula hospedeira até a liberação de novas partículas virais (vírions).

por intercurso sexual, compartilhamento de agulhas contaminadas por usuários de drogas ilícitas intravenosas, transferência transplacentária ou, em raras situações, transfusão de sangue ou hemoderivados infectados. Após a infecção, pode haver uma breve viremia aguda, quando o vírus então é detectado no sangue. O vírus infecta primariamente as células T CD4+ nos sítios de entrada através dos epitélios de mucosa, onde pode haver considerável destruição de células T infectadas. Como uma ampla fração dos linfócitos do corpo, e especialmente as células T de memória, residem em tecidos de mucosa, a consequência da destruição local pode ser um déficit funcional significativo que não se reflete inicialmente na presença de células infectadas no sangue nem na depleção de células T circulantes. Caso o pró-vírus integrado seja ativado nas células infectadas, como já descrito, o resultado é o aumento da produção de partículas virais e a disseminação da infecção. No decorrer da infecção pelo HIV, a principal fonte de partículas virais infecciosas são as células T CD4+ ativadas. As células T auxiliares foliculares e os macrófagos podem tornar-se reservatórios de infecção, onde o vírus pode permanecer dormente e ser reativado após meses ou anos.

A depleção de células T CD4+ após a infecção pelo HIV é causada principalmente por um efeito citopático do vírus, resultante da produção de partículas virais nas células infectadas. A expressão gênica viral ativa e a produção de proteínas podem interferir na maquinaria de síntese das células T infectadas. Portanto, as células T em que o vírus se replica são mortas durante esse processo. O número dessas células perdidas durante a progressão para a AIDS parece ser maior do que o número de células infectadas. O mecanismo dessa perda de células T não infectadas permanece pouco definido.

Outras células que abrigam o vírus, como células dendríticas e macrófagos, também podem morrer, e isso resulta na destruição da arquitetura de órgãos linfoides. Muitos estudos sugeriram que a imunodeficiência resulta não somente da depleção de células T como também de diversas anormalidades funcionais em linfócitos T e outras células imunes. A importância desses defeitos funcionais não foi estabelecida, todavia, e a perda de células T (seguida de uma queda na contagem de células T CD4+ no sangue) continua sendo o indicador mais confiável de progressão da doença.

Características clínicas da infecção por HIV e da AIDS

O curso clínico da infecção pelo HIV é caracterizado por várias fases, culminando na imunodeficiência.[1]

- **Síndrome aguda da infecção pelo HIV**: logo após a infecção pelo HIV, os pacientes podem apresentar uma doença aguda branda com febre e mal-estar, que tem correlação com a viremia inicial. Essa doença desaparece em alguns dias, entrando em um período de latência clínica

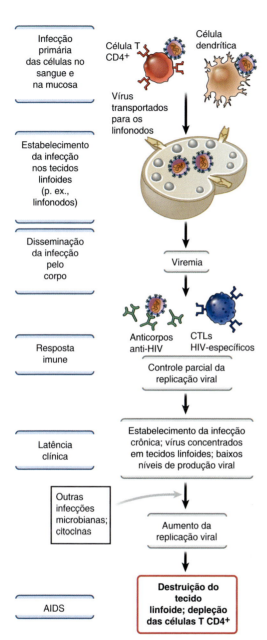

Figura 12.9 Patogênese da doença causada pelo HIV. O desenvolvimento da doença causada pelo HIV está associado com a disseminação do vírus a partir do sítio inicial de infecção para os tecidos linfoides de todo o corpo. A resposta imune do hospedeiro controla temporariamente a infecção aguda, mas não previne o estabelecimento da infecção crônica das células nos tecidos linfoides. As citocinas produzidas em resposta ao HIV e a outros microrganismos atuam aumentando a produção do vírus e a progressão para a síndrome da imunodeficiência adquirida (AIDS). *CTLs*, linfócitos T citotóxicos.

---

[1]N.R.T.: Para mais informações, orientamos o leitor a consultar o *Protocolo Clínico e Diretrizes Terapêuticas para Manejo da Infecção pelo HIV em Adultos* (Ministério da Saúde, 2018).

- **Latência**: durante a latência, podem ocorrer alguns problemas clínicos, mas em geral há perda progressiva de células T CD4$^+$ em tecidos linfoides e destruição da arquitetura desses tecidos. Eventualmente, a contagem de células T CD4$^+$ no sangue começa a declinar e, quando essa contagem cai a menos de 200 células/mm^3 (o nível normal é cerca de 1.500 células/mm^3), os pacientes se tornam suscetíveis a infecções e são diagnosticados como tendo AIDS
- AIDS clínica: **a AIDS, por fim, causa aumento da suscetibilidade a infecções e alguns cânceres, como consequência de imunodeficiência**. Pacientes não tratados com medicamentos antirretrovirais são frequentemente infectados por microrganismos intracelulares, como os vírus, o fungo patogênico *Pneumocystis jirovecii* e as micobactérias não tuberculosas, que em geral são erradicados pela imunidade mediada por células T. Muitos desses microrganismos estão presentes no ambiente, mas não infectam indivíduos sadios cujos sistemas imunes estão intactos. Uma vez que essas infecções são observadas em indivíduos imunodeficientes, nos quais os microrganismos têm oportunidade de estabelecer infecção, esses tipos de infecções são ditos oportunistas. Vírus latentes (como citomegalovírus e EBV), normalmente mantidos sob controle por respostas de linfócitos T citotóxicos (CTLs, do inglês *cytotoxic T lymphocytes*), também podem ser reativados em pacientes com AIDS em decorrência de respostas defeituosas de CTLs, resultando em doença grave. Ainda que o HIV não infecte células T CD8$^+$, as respostas de CTL são defeituosas provavelmente porque as células T auxiliares CD4$^+$ (principais alvos do HIV) são requeridas para respostas integrais de CTL CD8$^+$ contra muitos vírus (ver Capítulos 5 e 6). Os pacientes com AIDS apresentam risco aumentado de infecção por bactérias extracelulares, provavelmente devido às respostas comprometidas de anticorpo dependentes de células T auxiliares aos antígenos bacterianos. Os pacientes também se tornam suscetíveis a cânceres causados por vírus oncogênicos. Os dois tipos mais comuns de cânceres são os linfomas de célula B, causados pelo EBV, e um tumor de pequenos vasos sanguíneos chamado sarcoma de Kaposi, causado por um herpes-vírus. Pacientes com AIDS avançada frequentemente apresentam uma síndrome de fadiga com perda significativa de massa corporal, decorrente do metabolismo alterado e da ingestão calórica diminuída. O distúrbio neurocognitivo que se desenvolve em alguns pacientes com AIDS provavelmente é causado pela infecção de macrófagos (células microgliais) no cérebro, ou pelos efeitos de citocinas, ou pela liberação de partículas virais.

O curso clínico da infecção pelo HIV tem sido drasticamente alterado pela terapia efetiva com fármacos antirretrovirais. Com o tratamento apropriado, os pacientes apresentam uma progressão muito mais lenta da doença, menos infecções oportunistas e incidência bastante reduzida de cânceres e de distúrbios neurocognitivos.

A resposta imune ao HIV é ineficaz para o controle da disseminação do vírus e seus efeitos patológicos. Os pacientes infectados produzem anticorpos e CTLs contra antígenos virais, e as respostas ajudam a limitar a síndrome aguda inicial da infecção pelo HIV.[2] Entretanto, essas respostas imunes geralmente não evitam a progressão da doença. Anticorpos contra glicoproteínas do envelope, como a gp120, podem ser ineficientes porque o vírus sofre mutações muito rapidamente na região da gp120 que é o alvo da maioria dos anticorpos. Os CTLs frequentemente são inefetivos na destruição (*killing*) de células infectadas, porque o vírus inibe a expressão de moléculas do MHC de classe I pelas células infectadas. As respostas imunes ao HIV podem, paradoxalmente, promover a disseminação da infecção. As partículas virais cobertas com anticorpo podem ligar-se a receptores Fc existentes em macrófagos e células dendríticas foliculares nos órgãos linfoides,

---

[2] N.R.T.: Para mais informações, orientamos o leitor a consultar o *Protocolo Clínico e Diretrizes Terapêuticas para Manejo da Infecção pelo HIV em Adultos* (Ministério da Saúde, 2018).

aumentando, assim, a entrada do vírus nessas células e criando reservatórios de infecção. Se os CTLs forem capazes de matar células infectadas, as células mortas poderão ser eliminadas pelos macrófagos que, então, podem migrar para outros tecidos e disseminar a infecção. Ao infectar e, portanto, interferir na função das células imunes, o vírus consegue prevenir a sua própria erradicação.

Uma pequena fração de pacientes controla a infecção pelo HIV sem terapia; esses indivíduos costumam ser referidos como controladores de elite ou não progressores a longo prazo. Tem havido grande interesse pela definição dos mecanismos capazes de conferir proteção a esses indivíduos, porque a elucidação de tais mecanismos pode sugerir abordagens terapêuticas. A presença de certos alelos de antígenos leucocitários humanos (HLA, do inglês *human leukocyte antigen*) como HLA-B57 e HLA-B27 parece ser protetora, e foi demonstrado que essas moléculas de HLA são particularmente eficientes na apresentação de peptídeos do HIV (o vírus não pode sofrer mutações nesses peptídeos sem que sofra perda de viabilidade) a células T $CD8^+$. Além disso, raros indivíduos homozigotos para uma deleção de 32 pares de bases no gene que codifica o receptor de quimiocina CCR5 apresentam ausência do receptor funcional, tornando-os resistentes à infecção pelo HIV (esta variante é relativamente frequente no norte da Europa).

Estratégias de terapia e vacinação

O tratamento atual da AIDS é voltado para o controle da replicação do HIV e das complicações infecciosas da doença. Combinações de fármacos que bloqueiam a atividade das enzimas virais transcriptase reversa, protease e integrase estão sendo administradas atualmente no início do curso da infecção. Além disso, inibidores da entrada e da fusão do vírus também foram desenvolvidos. Essa abordagem terapêutica é chamada terapia antirretroviral (TAR) altamente ativa combinada. Nas sociedades em que a TAR é amplamente disponível, as infecções oportunistas (p. ex., por *P. jirovecii*) e alguns tumores (p. ex., sarcoma de Kaposi, linfoma induzido por EBV) –,

que foram complicações devastadoras no passado –, hoje são raramente observados em pacientes infectados pelo HIV. De fato, os pacientes tratados estão vivendo com expectativas de vida bastante longas e acabam morrendo em decorrência de doenças cardiovasculares ou de outras etiologias que também afligem indivíduos que envelhecem na ausência de infecção pelo HIV (ainda que possam ser aceleradas em consequência disso, por motivos desconhecidos). Mesmo esses fármacos antirretrovirais altamente efetivos não erradicam a infecção pelo HIV por completo. O vírus é capaz de sofrer mutações em seus genes, e isso pode torná-lo resistente aos fármacos usados, enquanto os reservatórios de vírus latentes (p. ex., nos tecidos linfoides) podem estar inacessíveis a esses fármacos.

O desenvolvimento de vacinas efetivas se fará necessário para controlar a infecção pelo HIV no mundo. Uma vacina bem-sucedida provavelmente terá de induzir altos títulos de anticorpos extensivamente neutralizantes, capazes de reconhecer uma ampla gama de isolados virais, bem como uma forte resposta de células T e imunidade de mucosa. É comprovada a dificuldade de se alcançarem tais metas com as estratégias de vacinação atuais. A tremenda mutabilidade do vírus lhe permite sofrer mutações de maneira a não ser reconhecido pela maioria dos anticorpos neutralizantes. A meta de criar vacinas que possam elicitar amplamente esses tipos de anticorpos ainda não foi alcançada, e, até o presente, os ensaios clínicos de vacinas para o HIV têm se mostrado desapontadores.

RESUMO

- As doenças de imunodeficiência são causadas por defeitos em vários componentes do sistema imune que resultam em suscetibilidade aumentada a infecções e certos tipos de câncer. As doenças de imunodeficiências primárias (congênitas) são causadas por anormalidades genéticas. As imunodeficiências adquiridas (secundárias) resultam de infecções, cânceres, desnutrição ou tratamentos para outras

condições que afetam de modo adverso as células do sistema imune
- A SCID resulta de bloqueios na maturação de linfócitos. Pode ser causada por mutações na cadeia γc do receptor de citocinas, que diminuem a proliferação de linfócitos imaturos mediada pela IL-7, por mutações envolvendo enzimas que atuam no metabolismo de purinas, ou ainda por outros defeitos na maturação dos linfócitos
- Defeitos seletivos na maturação das células B são observados na agamaglobulinemia ligada ao X, em consequência de anormalidades em uma enzima envolvida na maturação da célula B (BTK); defeitos seletivos na maturação da célula T são vistos na síndrome de DiGeorge, em que o desenvolvimento do timo é anormal
- Algumas doenças de imunodeficiência são causadas por defeitos na ativação de linfócitos. A síndrome de hiper-IgM ligada ao X é causada por mutações no gene codificador do ligante de CD40, resultando em respostas T-dependentes defeituosas de células B (p. ex., troca de classe de cadeia pesada de Ig) e de ativação de macrófagos. A síndrome do linfócito nu é causada pela expressão diminuída de proteínas do MHC de classe II, resultando em comprometimento da maturação e ativação das células T $CD4^+$
- A AIDS é causada pelo retrovírus HIV, que infecta células T $CD4^+$, macrófagos e células dendríticas por meio de uma proteína de envelope (gp120) que se liga ao CD4 e a receptores de quimiocina. O RNA viral sofre transcrição reversa, e o DNA resultante se integra ao genoma hospedeiro, no qual pode ser ativado para produzir vírus infecciosos. As células infectadas morrem durante esse processo de replicação viral, e a morte de células do sistema imune é o principal mecanismo pelo qual o vírus causa imunodeficiência
- O curso clínico da infecção pelo HIV consiste tipicamente em viremia aguda, latência clínica com destruição progressiva de células T $CD4^+$ e dissolução de tecidos linfoides, e finalmente AIDS, com uma grave imunodeficiência resultante de infecções oportunistas, alguns cânceres, perda de peso e um distúrbio neurocognitivo. O tratamento da infecção pelo HIV é projetado para interferir no ciclo de vida do vírus. O desenvolvimento de vacinas está em andamento.

QUESTÕES DE REVISÃO

1. Quais são as manifestações clinicopatológicas mais comuns das doenças de imunodeficiência?
2. Quais são algumas das proteínas afetadas por mutações que bloqueiam a maturação de linfócitos B e T nas doenças de imunodeficiência humana?
3. Quais são algumas das mutações que podem bloquear a ativação ou as funções efetoras das células T $CD4^+$ e das células B, e quais são as consequências clinicopatológicas dessas mutações?
4. Como o HIV infecta as células e se replica dentro delas?
5. Quais são as principais manifestações clínicas da infecção pelo HIV avançada e qual é a patogênese dessas manifestações?

As respostas e justificativas das Questões de revisão estão disponíveis no fim do livro.

GLOSSÁRIO

A

Adjuvante Substância, distinta do antígeno, que aumenta a ativação de células T e B principalmente promovendo respostas imunes inatas, as quais intensificam o acúmulo e a ativação de células apresentadoras de antígenos (APCs, do inglês *antigen-presenting cells*) no local da exposição ao antígeno. Os adjuvantes, usados rotineiramente nas vacinas clínicas e em imunizações experimentais de animais, estimulam a expressão de coestimuladores ativadores de células T e de citocinas pelas APCs, além de conseguirem prolongar a expressão de complexos peptídeo-MHC na superfície das APCs.

Adressina Molécula de adesão expressa nas células endoteliais em diferentes sítios anatômicos que direcionam o "endereçamento" (*homing*) órgão-específico dos linfócitos. A molécula adressina de adesão celular da mucosa 1 (MadCAM-1, do inglês *mucosal addressin cell adhesion molecule 1*) é um exemplo de adressina expressa nas placas de Peyer, na parede intestinal, que se liga à integrina α4β7 em células T de *homing* intestinal.

Afinidade Força de ligação entre um único sítio de ligação de uma molécula (p. ex., um anticorpo) e de um ligante (p. ex., um antígeno). A afinidade de uma molécula X por um ligante Y é representada pela constante de dissociação (K_d), que é a concentração de Y necessária para ocupar os sítios de ligação de metade das moléculas X presentes em uma solução. Um K_d menor indica uma afinidade de interação mais forte ou maior, porque uma concentração menor de ligante é necessária para ocupar os sítios.

Agamaglobulinemia ligada ao X Doença de imunodeficiência, também chamada agamaglobulinemia de Bruton, caracterizada pelo bloqueio da maturação de células B em estágio inicial e pela ausência de Ig sérica. Os pacientes sofrem de infecções bacterianas piogênicas. A doença é causada por mutações ou deleções no gene que codifica BTK, uma enzima envolvida na transdução de sinal nas células B em desenvolvimento.

Alarmina Termo geral para moléculas liberadas de células estressadas ou danificadas que ativam respostas inflamatórias. O termo alarmina às vezes é usado como sinônimo de padrões moleculares associados ao perigo (DAMPs, do inglês *danger associated molecular patterns*), que são moléculas próprias que se ligam a receptores de reconhecimento de padrão inatos, embora algumas citocinas (p. ex., IL-33, IL-25) e alguns peptídeos antimicrobianos (p. ex., defensinas, catelicidina) sejam geralmente chamados alarminas.

Alelo Uma das diferentes variações do mesmo gene em diferentes indivíduos, presente em um *locus* cromossômico particular. Cada alelo difere na sequência de nucleotídeos e geralmente na sequência de aminoácidos da proteína codificada. Um indivíduo heterozigoto em um *locus* possui dois diferentes alelos, cada um em um membro diferente do par de cromossomos, um herdado da mãe e outro herdado do pai. Se um gene em particular em uma população tem diferentes alelos, o gene ou *locus* é chamado polimórfico. Os genes MHC têm muitos alelos (*i. e.*, são altamente polimórficos).

Alergênio Antígeno que elicita uma reação de hipersensibilidade imediata (alérgica). Os alergênios são proteínas ou compostos químicos ligados a proteínas que induzem respostas de anticorpo IgE em indivíduos atópicos.

Alergia Distúrbio causado por reações de hipersensibilidade imediata, frequentemente denominada de acordo com o tipo de antígeno (alergênio) que elicita a doença, tais como alergia alimentar, alergia a picada de abelha e alergia a penicilina. Todas essas condições são o resultado da produção de IgE estimulada pelas células T auxiliares produtoras de IL-4 e IL-13, seguida pela ativação de mastócitos dependente do alergênio e de IgE.

Aloanticorpo Anticorpo específico para um aloantígeno (*i. e.*, específico para um antígeno presente em alguns indivíduos de uma espécie, mas não em outros).

Aloantígeno Antígeno celular ou tecidual presente em alguns indivíduos de uma espécie, mas não em outros, que é reconhecido como estranho ou como um aloenxerto. Os aloantígenos normalmente são produtos de gene polimórficos.

Aloantissoro Soro contendo aloanticorpo de um indivíduo que foi previamente exposto a um ou mais aloantígenos.

Aloenxerto Enxerto de um órgão ou tecido proveniente de um doador que é da mesma espécie, mas geneticamente não idêntico ao receptor (também chamado enxerto alogênico).

Alorreativo Reativo a aloantígenos; descreve as células T ou anticorpos de um indivíduo que reconhecerão os antígenos nas células ou nos tecidos de outro indivíduo geneticamente não idêntico.

Aminas vasoativas Compostos não lipídicos de baixo peso molecular, como a histamina, em que todos apresentam um grupo amina, que são armazenados e liberados dos grânulos citoplasmáticos dos mastócitos e mediam muitos dos efeitos biológicos das reações de hipersensibilidade imediata (alérgica). Também chamadas aminas biogênicas.

Anafilatoxinas Fragmentos C5a, C4a e C3a do complemento gerados durante sua ativação. As anafilatoxinas ligam-se a receptores específicos na superfície celular e promovem inflamação aguda pela ativação de mastócitos (semelhante às reações mais graves observadas na anafilaxia) e estimulação da quimiotaxia de neutrófilos.

Anafilaxia Forma grave de hipersensibilidade imediata na qual há ativação sistêmica de mastócitos e basófilos, bem como liberação de mediadores que causam broncoconstrição, edema tecidual e colapso cardiovascular.

Anergia Estado de não responsividade à estimulação antigênica. A anergia de linfócitos (também chamada anergia clonal) é a falha dos clones de células T ou B de reagirem ao antígeno e é um mecanismo de manutenção da tolerância imunológica ao próprio. Clinicamente, a anergia descreve a falta de reações de hipersensibilidade tardia cutânea dependentes de célula T aos antígenos comuns (geralmente microrganismos).

Anergia clonal Estado de não responsividade de um clone de linfócitos T, induzido experimentalmente pelo reconhecimento do antígeno na ausência de sinais adicionais (sinais coestimuladores) necessários para a ativação funcional. A anergia clonal é considerada um modelo para um dos mecanismos de tolerância aos autoantígenos e também pode ser aplicável aos linfócitos B.

Angiogênese Formação de novos vasos sanguíneos regulada por uma variedade de fatores proteicos elaborados pelas células dos sistemas imunes inato e adaptativo e frequentemente acompanhada por inflamação crônica e crescimento tumoral.

Antagonista do receptor de IL-1 (IL-1RA, do inglês *IL-1 receptor antagonist*) Inibidor natural de IL-1 produzido por macrófagos e outras células que é estruturalmente homólogo à IL-1 e se liga aos mesmos receptores, mas não induz sinalização. O IL-1RA recombinante é usado como um fármaco no tratamento de síndromes autoinflamatórias causadas pela produção excessiva de IL-1, bem como na artrite reumatoide.

Anticorpo Tipo de molécula glicoproteica, também chamada **imunoglobulina** (Ig), produzida somente pelos linfócitos B e plasmócitos derivados de células B, que liga antígenos, frequentemente com alto grau de especificidade e afinidade. Anticorpos ligados à membrana atuam como receptores antigênicos que iniciam a ativação de células B. Os anticorpos secretados desempenham várias funções efetoras, incluindo neutralização de antígenos, ativação do complemento e promoção da destruição de microrganismos dependente de leucócitos. A unidade estrutural básica de um anticorpo é composta de duas cadeias pesadas idênticas e duas cadeias leves idênticas. As regiões variáveis N-terminais das cadeias pesada e leve formam os sítios de ligação ao antígeno, enquanto as regiões constantes C-terminais das cadeias pesadas dos anticorpos secretados interagem com outras moléculas no sistema imune. Cada indivíduo tem milhões de anticorpos diferentes, cada um com um sítio de ligação ao antígeno único.

Anticorpo monoclonal Anticorpo específico para um antígeno e produzido por um hibridoma de célula B (uma linhagem celular derivada da fusão de uma única célula B normal e uma linhagem tumoral de célula B imortal) ou por tecnologia de *phage display*. Os anticorpos monoclonais são amplamente usados em pesquisa, diagnóstico clínico e terapia.

Anticorpo monoclonal humanizado Anticorpo monoclonal codificado por um gene recombinante híbrido e composto de sítios de ligação antigênica de um anticorpo monoclonal murino e da região constante de um anticorpo humano. Os anticorpos humanizados são menos propensos em induzir uma resposta antianticorpo em humanos do que os anticorpos monoclonais de camundongo. São usados clinicamente no tratamento de doenças inflamatórias, tumores e rejeição dos transplantes.

No desenvolvimento atual de fármacos, anticorpos monoclonais recombinantes totalmente humanos têm substituído amplamente os anticorpos de camundongos humanizados.

Anticorpos naturais Anticorpos IgM, produzidos na ausência de exposição evidente ao antígeno e principalmente por células B-1, específicos para bactérias que são comuns no ambiente e no trato gastrintestinal. Indivíduos normais possuem anticorpos naturais sem qualquer evidência de infecção, os quais servem como um mecanismo de defesa pré-formado contra microrganismos que conseguem penetrar as barreiras epiteliais. Anticorpos naturais específicos para antígenos do grupo sanguíneo ABO são responsáveis por reações transfusionais.

Antígeno Molécula que se liga a um anticorpo ou a um TCR. Antígenos que se ligam aos anticorpos incluem todas as classes de moléculas. A maioria dos TCRs liga-se somente a fragmentos peptídicos de proteínas complexados com moléculas de MHC.

Antígeno carcinoembriônico (CEA, do inglês *carcinoembryonic antigen*; CD66) Proteína de membrana altamente glicosilada; a expressão aumentada de CEA em muitos carcinomas de cólon, pâncreas, estômago e mama resulta em elevação de seus níveis séricos. O nível sanguíneo de CEA é usado para monitorar a persistência ou recorrência do carcinoma metastático após o tratamento.

Antígeno de transplante tumor-específico (TSTA, do inglês *tumor-specific transplantation antigen*) Antígeno expresso nas células tumorais de animais de experimentação que pode ser detectado pela indução da rejeição imunológica de transplantes tumorais. Os TSTAs foram originalmente definidos em sarcomas murinos quimicamente induzidos e mostrados como capazes de estimular a rejeição de transplantes tumorais mediada por CTLs.

Antígeno oncofetal Proteínas que são expressas em altos níveis em alguns tipos de células cancerosas e nos tecidos fetais normais em desenvolvimento (mas não em adultos). Anticorpos específicos para essas proteínas são frequentemente usados na identificação histopatológica de tumores ou no monitoramento da progressão do crescimento tumoral em pacientes. CEA (CD66) e α-fetoproteína são dois antígenos oncofetais comumente expressos por certos carcinomas.

Antígeno T-dependente Antígeno que necessita tanto de células B quando de células T auxiliares para estimular uma resposta de anticorpo. Os antígenos T-dependentes são antígenos proteicos que contêm alguns epítopos reconhecidos pelas células T e outros epítopos reconhecidos pelas células B. As células T auxiliares produzem citocinas e moléculas de superfície celular que estimulam a proliferação e a diferenciação de células B em células secretoras de anticorpos. As respostas imunes humorais aos antígenos T-dependentes são caracterizadas pela troca de isótipo, maturação de afinidade e memória.

Antígeno T-independente Antígeno não proteico, tal como polissacarídeos e lipídios, que pode estimular respostas de anticorpo sem a necessidade de linfócitos T auxiliares antígeno-específicos. Antígenos T-independentes normalmente contêm múltiplos epítopos idênticos que podem ligar de maneira cruzada a Ig de membrana das células B e, assim, ativá-las. As respostas imunes humorais aos antígenos T-independentes mostram relativamente pouca troca de isótipo de cadeia pesada ou maturação de afinidade, dois processos que necessitam de sinais provenientes das células T auxiliares.

Antígeno tumor-específico Antígeno cuja expressão é restrita a um tumor em particular e não é expresso pelas células normais. Os antígenos tumor-específicos podem servir como antígenos-alvo para respostas imunes antitumorais.

Antígenos do grupo sanguíneo ABO Carboidratos antigênicos ligados principalmente a proteínas ou lipídios de superfície celular que estão presentes em muitos tipos celulares, incluindo eritrócitos e células endoteliais. Esses antígenos diferem entre os indivíduos, dependendo de alelos herdados que codificam as enzimas necessárias para a síntese do carboidrato. Os antígenos ABO agem como aloantígenos, que são responsáveis pelas reações de transfusão sanguínea e pela rejeição hiperaguda a aloenxertos.

Antígenos do grupo sanguíneo Rh Sistema complexo de aloantígenos proteicos expressos nas membranas das hemácias e que são a causa das reações transfusionais e da doença hemolítica do feto e do recém-nascido. O antígeno Rh clinicamente mais importante é designado RhD.

Antígenos leucocitários humanos (HLA, do inglês *human leukocyte antigens*) Moléculas do MHC expressas na superfície das células humanas. As moléculas do MHC humanas incluem três tipos de moléculas do MHC de classe I (HLA-A, HLA-B e HLA-C) e três tipo de moléculas do MHC de classe II (HLA-DP, HLA-DQ e HLA-DR). Ver também **Molécula do complexo principal de histocompatibilidade (MHC)**.

Antissoro Soro de um indivíduo previamente imunizado com um antígeno e que contém anticorpo específico para aquele antígeno.

Apoptose Processo de morte celular caracterizado pela ativação de caspases intracelulares, quebra de DNA, condensação e fragmentação nuclear e *blebbing* da membrana plasmática (alterações na membrana com exposição/ocultação de moléculas, semelhante a um "borbulhamento"), que levam à fagocitose dos fragmentos celulares sem indução de uma resposta inflamatória. Esse tipo de morte celular é importante no retorno à homeostase após uma resposta imune a uma infecção, manutenção da tolerância aos autoantígenos e morte de células infectadas pelos linfócitos T citotóxicos e células *natural killer*.

Apresentação cruzada Mecanismo pelo qual uma célula dendrítica ativa (ou condiciona) um CTL CD8$^+$ *naive* específico para antígenos de uma terceira célula (p. ex., infectada por um vírus ou uma célula tumoral). A apresentação cruzada ocorre, por exemplo, quando antígenos proteicos de uma célula infectada são ingeridos por uma célula dendrítica e os antígenos microbianos são processados e apresentados em associação a moléculas do MHC de classe I, ao contrário da regra geral para antígenos fagocitados, os quais são apresentados em associação a moléculas do MHC de classe II. A célula dendrítica também fornece coestimulação para as células T. Também chamada *cross-priming*.

Apresentação de antígenos Exposição de peptídeos ligados às moléculas de MHC na superfície de uma célula apresentadora de antígeno que possibilita o reconhecimento específico pelos TCRs e a ativação das células T.

Apresentação direta de antígenos (ou alorreconhecimento direto) Apresentação de moléculas alogênicas do MHC de superfície celular por APCs do enxerto para as células T do receptor de um enxerto, que leva à ativação das células T alorreativas. No reconhecimento direto de uma molécula alogênica do MHC, um TCR que foi selecionado para reconhecer uma molécula do MHC própria junto a um peptídeo estranho reage de forma cruzada com a molécula alogênica do MHC intacta juntamente a qualquer peptídeo ligado. A apresentação direta é parcialmente responsável pelas fortes respostas de células T aos aloenxertos.

Apresentação indireta de antígenos (alorreconhecimento indireto) Na imunologia do transplante, é a via de apresentação das moléculas do MHC do doador (alogênicas) pelas APCs do receptor que envolve os mesmos mecanismos usados para apresentar as proteínas microbianas. As proteínas do MHC alogênico são processadas pelas células dendríticas do receptor, e os peptídeos derivados das moléculas do MHC alogênico são apresentados em associação às moléculas do MHC do receptor (próprias) às células T do hospedeiro. Em contraste à apresentação indireta de antígeno, a apresentação direta de antígeno envolve o reconhecimento pelas células T de moléculas do MHC alogênico não processadas na superfície das células do enxerto.

Arteriosclerose do enxerto Oclusão de artérias do enxerto causada pela proliferação das células musculares lisas da íntima. Esse processo ocorre de modo gradual ao longo de anos após o transplante e é amplamente responsável pela rejeição crônica e falência de enxertos de órgãos vascularizados. É provável que o mecanismo seja uma resposta imune crônica aos aloantígenos da parede vascular. A arteriosclerose do enxerto é também chamada arteriosclerose acelerada.

Artrite reumatoide Doença autoimune caracterizada primariamente pelo dano inflamatório nas articulações e, algumas vezes, inflamação dos vasos sanguíneos, pulmões e outros tecidos. Células T CD4$^+$, linfócitos B ativados e plasmócitos são encontrados nos revestimentos da articulação inflamada (sinóvia) e numerosas citocinas pró-inflamatórias, incluindo IL-1, IL-6 e TNF, estão presentes no líquido sinovial (articular).

Asma Doença pulmonar geralmente causada por repetidas reações de hipersensibilidade imediata nos brônquios que leva à obstrução intermitente e reversível das vias respiratórias, inflamação brônquica crônica com eosinófilos, hipertrofia e hiper-reatividade das células musculares lisas brônquicas.

Ativação alternativa de macrófagos Ativação de macrófagos por IL-4 e IL-13 que induz um fenótipo anti-inflamatório e reparador tecidual, em contraste à ativação clássica de macrófagos induzida por interferon-γ e ligantes de TLR.

Ativação clássica de macrófagos Ativação de macrófagos por interferon-γ, células Th1 e ligantes de TLR, levando a um fenótipo pró-inflamatório e microbicida. Macrófagos "ativados classicamente" também são chamados macrófagos M1.

Ativadores policlonais Agentes capazes de ativar muitos clones de linfócitos, a despeito de suas especificidades antigênicas. Exemplos de ativadores policlonais incluem anticorpos anti-IgM para células B e anticorpos anti-CD3, superantígenos bacterianos e PHA para células T.

Atopia Propensão de um indivíduo em produzir anticorpos IgE em resposta a vários antígenos ambientais e em desenvolver fortes respostas de hipersensibilidade imediata (alergia). Indivíduos que desenvolvem alergias a antígenos ambientais, tais como pólen ou poeira doméstica, são chamados atópicos.

Autoanticorpo Anticorpo produzido em um indivíduo que é específico para seu próprio antígeno. Os autoanticorpos podem causar danos a células e tecidos e são produzidos em excesso nas doenças autoimunes, como o lúpus eritematoso sistêmico e a miastenia *gravis*.

Autofagia Processo normal pelo qual a célula degrada seus próprios componentes por catabolismo lisossômico. A autofagia desempenha um papel na defesa imune inata contra infecções, e polimorfismos de genes que regulam a autofagia estão ligados ao risco de desenvolvimento de algumas doenças autoimunes.

Autoimunidade Estado de responsividade do sistema imune adaptativo aos antígenos próprios que ocorre quando os mecanismos de autotolerância falham.

Autotolerância Não responsividade do sistema imune adaptativo aos antígenos próprios, amplamente como resultado da inativação ou morte dos linfócitos autorreativos induzida pela exposição a esses antígenos ou supressão por células T reguladoras. A autotolerância é uma característica fundamental do sistema imune normal, e a falha dela leva a doenças autoimunes.

Avidez Força geral das interações entre duas moléculas, tais como um anticorpo e um antígeno. A avidez depende tanto da afinidade quanto da valência das interações. Dessa maneira, a avidez de um anticorpo IgM pentamérico, com 10 sítios de ligação ao antígeno, é muito maior para um antígeno multivalente do que a afinidade de um único sítio de ligação do anticorpo para o mesmo antígeno. A avidez pode ser usada para descrever as forças de interações célula-célula, as quais são mediadas por muitas interações de ligações entre moléculas da superfície celular.

B

Baço Órgão linfoide secundário localizado no quadrante superior esquerdo do abdome. O baço é o principal sítio de respostas imunes adaptativas aos antígenos originados do sangue. A polpa vermelha do baço é composta de sinusoides vasculares repletos de sangue revestidos por fagócitos que ingerem antígenos opsonizados e hemácias danificadas. A polpa branca do baço contém linfócitos e folículos linfoides nos quais as células B são ativadas.

Bactéria intracelular Bactéria que sobrevive e pode se replicar dentro das células, normalmente nos endossomos dos fagócitos. O principal mecanismo de defesa contra bactérias intracelulares, tais como *Mycobacterium tuberculosis*, é a imunidade mediada por células T.

Bactérias piogênicas Bactérias, tais como estafilococos e estreptococos Gram-positivos, que induzem respostas inflamatórias ricas em leucócitos polimorfonucleares (dando origem ao pus).

Bainha linfoide periarteriolar (PALS, do inglês *periarteriolar lymphoid sheath*) Bainha de linfócitos que circunda pequenas arteríolas no baço, adjacente aos folículos linfoides. Uma PALS contém sobretudo linfócitos T, aproximadamente dois terços dos quais são CD4[+] e um terço é CD8[+]. Nas respostas imunes humorais aos antígenos proteicos, os linfócitos B são ativados na interface entre a PALS e os folículos e então migram de volta para os folículos a fim de formar os centros germinativos.

Basófilo Tipo de granulócito circulante derivado da medula óssea que apresentam semelhanças estruturais e funcionais com os mastócitos e contém grânulos com muitos dos mesmos mediadores inflamatórios dos mastócitos e expressa receptores Fc de alta afinidade para IgE. Os basófilos recrutados para os sítios teciduais onde o antígeno está presente podem contribuir para as reações de hipersensibilidade imediata.

BCL-6 Repressor transcricional necessário para o desenvolvimento de células B do centro germinativo e de células T auxiliares foliculares.

BLIMP-1 Repressor transcricional necessário para a geração do plasmócitos.

Bloqueio de ponto de controle (*checkpoint blockade*) Forma de imunoterapia para o câncer na qual anticorpos bloqueadores específicos para moléculas inibidoras de células T, incluindo PD-1, PD-L1 e CTLA-4, são administrados a pacientes com câncer para melhorar a resposta antitumoral de células T; também é chamada bloqueio de ponto de controle imunológico. Essa abordagem tem sido efetivamente bem-sucedida para o tratamento de diversos tipos de câncer metastáticos não responsivos a outras terapias.

β2-microglobulina Cadeia leve de uma molécula do MHC de classe I, necessária para a estabilidade da molécula do MHC. A β_2-microglobulina é codificada por um gene não polimórfico externo ao MHC, é estruturalmente homóloga a um domínio de Ig e invariante dentre todas as moléculas de classe I.

***Burst* respiratório** Processo pelo qual espécies reativas do oxigênio, tais como o ânion superóxido, o radical hidroxila e o peróxido de hidrogênio, são produzidas em neutrófilos e macrófagos. O *burst* respiratório (também conhecido como explosão respiratória) é mediado pela enzima oxidase do fagócito e normalmente desencadeado por produtos bacterianos, tais como o LPS.

C

C1 Proteína plasmática do sistema complemento composta de várias cadeias polipeptídicas que iniciam a via clássica da ativação do complemento pela associação às porções Fc do anticorpo imunoglobulina G (IgG) ou IgM ligado ao antígeno.

C2 Proteína da via clássica do complemento que é proteoliticamente clivada pelo C1 ativado gerando C2a, o qual forma parte da C3 convertase da via clássica.

C3 Proteína central e mais abundante do sistema complemento; está envolvida tanto nas cascatas da via clássica quanto na via alternativa e na via das lectinas. O C3 é clivado proteoliticamente durante a ativação do complemento para gerar um fragmento C3b, o qual se liga covalentemente às superfícies celulares ou de microrganismos, e um fragmento C3a, o qual é liberado e possui diversas atividades pró-inflamatórias.

C3 convertase Complexo enzimático multiproteico gerado pelas etapas iniciais das vias clássica, alternativa e das lectinas de ativação do complemento. A C3 convertase cliva o C3, o qual origina dois produtos proteolíticos denominados C3a e C3b. C3b se liga covalentemente às superfícies microbianas onde atua como uma opsonina e inicia as etapas tardias da ativação do complemento, enquanto C3a liberado (algumas vezes chamado anafilotoxina) tem várias atividades pró-inflamatórias.

C4 Proteína da via clássica do complemento é que clivada proteoliticamente pelo C1 ativado gerando C4b, o qual forma parte da C3 convertase da via clássica, e um fragmento C4a liberado (algumas vezes chamado anafilotoxina) tem várias atividades pró-inflamatórias.

C5 Proteína clivada pelas C5 convertases em todas as vias do complemento, gerando um fragmento C5b, o qual inicia a formação complexo de ataque à membrana, e um fragmento C5a liberado (algumas vezes chamado anafilotoxina), o qual possui diversas atividades pró-inflamatórias.

C5 convertase Complexo enzimático multiproteico gerado pela ligação de C3b a C3 convertase. A C5 convertase cliva C5 e inicia os estágios finais de ativação do complemento, levando à formação do complexo de ataque à membrana e lise das células.

Cadeia invariante (I$_i$) Proteína não polimórfica que se liga às moléculas do MHC de classe II recém-sintetizadas no retículo endoplasmático (RE). A cadeia invariante previne o carregamento de peptídeos presentes no RE na fenda de ligação ao peptídeo do MHC de classe II, promove o dobramento e a montagem das moléculas de classe II e direciona moléculas de classe II para o compartimento endossômico, onde ocorre o carregamento de peptídeos derivados de proteínas internalizadas.

Cadeia J (juncional) Pequeno polipeptídeo ligado a porções da cauda de anticorpos IgM e IgA por pontes dissulfeto e que une as moléculas de anticorpos para formar pentâmeros de IgM e dímeros de IgA. A cadeia J também contribui para o transporte transepitelial dessas imunoglobulinas.

Cadeia leve de imunoglobulina Um dos dois tipos de cadeias polipeptídicas em uma molécula de anticorpo. A unidade estrutural básica de um anticorpo inclui duas cadeias leves idênticas, cada uma ligada por ponte dissulfeto a uma das duas cadeias pesadas idênticas. Cada cadeia leve é composta de um domínio Ig variável (V) e um domínio Ig constante (C). Há dois isótipos de cadeia leve, chamadas κ e λ, ambos funcionalmente idênticos. Aproximadamente 60% dos anticorpos humanos possuem cadeias leves κ enquanto 40% apresentam cadeias leves λ.

Cadeia pesada de imunoglobulina Um dos dois tipos de cadeias polipeptídicas em uma molécula de anticorpo. A unidade estrutural básica de um anticorpo inclui duas cadeias pesadas idênticas ligadas por ponte dissulfeto e duas cadeias leves idênticas. Cada cadeia pesada é composta de um domínio Ig variável (V) e três ou quatro domínios Ig constantes (C). Os diferentes isótipos de anticorpos, incluindo IgM, IgD, IgG, IgA e IgE, são distinguidos por diferenças estruturais nas regiões constantes de suas cadeias pesadas. As regiões constantes da cadeia pesada também mediam funções efetoras, tais como ativação do complemento ou engajamento de fagócitos.

Cadeia ζ Proteína transmembrana expressa em células T como parte do complexo TCR que contém ITAMs em sua cauda citoplasmática e se liga à tirosinoquinase proteica ZAP-70 durante a ativação da célula T.

Cadeias leves substitutas Duas proteínas não variáveis que se associam às cadeias pesadas μ da Ig em células pré-B para formar o receptor da célula pré-B. As duas proteínas de cadeias leves substitutas incluem a proteína V pré-B, a qual é homóloga ao domínio V da cadeia leve, e λ5, a qual é ligada covalentemente à cadeia pesada μ por uma ponte dissulfeto.

Calcineurina Serina/treonina fosfatase citoplasmática que desfosforila o fator de transcrição NFAT, possibilitando assim que o NFAT entre no núcleo. A calcineurina é ativada por sinais de cálcio gerados por meio da sinalização do TCR em resposta ao reconhecimento antigênico, e as drogas imunossupressoras ciclosporina e FK506 (tacrolimo) atuam bloqueando a atividade da calcineurina.

Camundongo nocaute (*knockout mouse*) Camundongo com uma disrupção direcionada de um ou mais genes que é criada por técnicas de recombinação homóloga ou de edição gênica por CRISPR-Cas9. Os camundongos nocautes que perdem genes funcionais que codificam citocinas, receptores de superfície celular, moléculas de sinalização e fatores de transcrição têm fornecido informações valiosas acerca do papel dessas moléculas no sistema imune.

Camundongo *nude* (nu) Linhagem de camundongos em que não ocorre o desenvolvimento do timo e, consequentemente, dos linfócitos T, bem como dos folículos capilares. O fenótipo é causado por uma mutação que afeta o fator de transcrição TBX1. Os camundongos *nude* têm sido utilizados experimentalmente para definir o papel dos linfócitos T na imunidade e na doença.

Camundongo SCID Linhagem de camundongo na qual as células B e T estão ausentes em decorrência de um bloqueio precoce na maturação dos precursores da medula óssea. Os camundongos SCID carregam uma mutação em um componente da enzima proteinoquinase dependente de DNA, a qual é necessária para o reparo de quebras do DNA de dupla fita. A deficiência dessa enzima resulta em junção anormal dos segmentos gênicos de Ig e TCR durante a recombinação e, consequentemente, falha na expressão dos receptores antigênicos.

Camundongo transgênico Camundongo que expressa um gene exógeno introduzido no genoma pela injeção de uma sequência específica de DNA no pró-núcleo de ovos murinos fertilizados. Os transgenes se inserem de maneira aleatória em pontos de quebra cromossômica e são subsequentemente herdados como traços mendelianos simples. Por meio do desenho de transgenes com sequências reguladoras tecido-específicas, os camundongos podem ser produzidos de modo a expressar um gene em particular apenas em alguns tecidos. Os camundongos transgênicos são extensamente utilizados na pesquisa imunológica para estudar as funções de várias citocinas, moléculas de superfície celular e moléculas de sinalização intracelular.

Camundongo transgênico para o receptor de célula T (TCR, do inglês *T cell receptor*) Camundongo de uma linhagem geneticamente modificada que expressa genes α e β do TCR, codificados transgenicamente, que produzem um TCR de especificidade única e definida. Em decorrência da exclusão alélica dos genes de TCR endógenos, a maioria ou todas as células T em um camundongo transgênico para o TCR possuem a mesma especificidade antigênica, a qual é uma propriedade útil para diversos objetivos de pesquisa.

Cascata de proteinoquinase ativada por mitógeno (MAP, do inglês *mitogen-activated protein*) Uma dentre várias diferentes cascatas de transdução do sinal intracelular, iniciada pela interação do ligante com um receptor de membrana, caracterizada por sucessivas etapas de fosforilação mediadas por quinases que leva à ativação terminal por fosforilação dupla de um membro de uma ampla família de MAP quinases. As MAPs quinases fosforiladas então fosforilam substratos, tais como fatores de transcrição, o que resulta na resposta celular funcional. Em linfócitos T, a ligação do antígeno ao TCR inicia uma cascata de MAP quinase que envolve a proteína RAS e a ativação sequencial de três quinases, sendo a última a MAP quinase chamada ERK.

Caspases Proteases intracelulares com cisteínas em seus sítios ativos que quebram substratos na porção C-terminal dos resíduos de ácido aspártico. A maioria é componente de cascatas enzimáticas que causam morte apoptótica das células, mas a caspase-1, a qual é parte do inflamassoma, controla a inflamação processando as formas inativas de precursores das citocinas IL-1 e IL-18 em suas formas ativas.

Catelicidinas Polipeptídeos produzidos pelos neutrófilos e por diversas barreiras epiteliais que atuam em várias funções na imunidade inata, incluindo toxicidade direta aos microrganismos, ativação de leucócitos e neutralização de lipopolissacarídeo. Assim como as defensinas, as catelicidinas são geralmente chamadas **peptídeos antimicrobianos** (AMPs, do inglês *antimicrobial peptides*).

Catepsinas Tiol e aspartil proteases com ampla especificidade de substratos, as quais são abundantes nos endossomas das APCs e desempenham importante papel na geração de fragmentos peptídicos a partir de antígenos proteicos exógenos que se ligam às moléculas do MHC de classe II.

Célula apresentadora de antígeno (APC, do inglês *antigen-presenting cell*) Célula que expõe fragmentos peptídicos de antígenos proteicos em associação a moléculas do MHC na sua superfície e ativa células T antígeno-específicas. Além da exposição de complexos peptídeo-MHC, as APCs também expressam moléculas coestimuladoras para otimizar a ativação dos linfócitos T.

Célula B madura Célula B *naive*, funcionalmente competente e expressando IgM e IgD, que representam o estágio final da maturação da célula B no baço e povoam os órgãos linfoides periféricos.

Célula em tufo (*Tuft cell*) Tipo celular epitelial intestinal especializado envolvido no aumento da secreção de muco em resposta a infecção helmíntica. As células em tufo são ativadas por helmintos e secretam IL-25, que estimula as ILC2 a secretarem IL-13, que por sua vez promove a formação de células caliciformes secretoras de muco.

Célula pré-B Célula B em desenvolvimento presente somente em tecidos hematopoéticos, que é o estágio de maturação caracterizado pela expressão das cadeias pesadas μ de Ig citoplasmática e as cadeias leves substitutas, mas não as cadeias leves de Ig. Os receptores da célula pré-B compostos de cadeias μ e cadeias leves substitutas liberam sinais que estimulam a maturação das células pré-B em células B imaturas.

Célula pré-T Linfócito T em desenvolvimento no timo em estágio de maturação caracterizado pela expressão da cadeia β do TCR, mas não da cadeia α ou CD4 ou CD8. Nas células pré-T, a cadeia β do TCR é encontrada na superfície celular como parte do receptor da célula pré-T.

Célula pró-B Célula B em desenvolvimento na medula óssea que é a primeira célula comprometida com a linhagem de linfócitos B. As células pró-B não produzem Ig, mas podem ser distinguidas de outras células imaturas pela expressão de moléculas de superfície restritas à linhagem B, tais como CD19 e CD10.

Célula pró-T Célula T em desenvolvimento no córtex tímico que acabou de chegar da medula óssea e não expressa TCRs, CD3, cadeias ζ, ou moléculas CD4 ou CD8. As células pró-T também são denominadas timócitos duplo-negativos.

Célula reticular fibroblástica (FRC, do inglês *fibroblastic reticular cell*) Células mesenquimalmente derivadas que dirigem a formação dos órgãos linfoides secundários durante o desenvolvimento embrionário e contribuem de múltiplas maneiras para a estrutura e as funções destes órgãos.

Célula secretora de anticorpo Linfócito B que passou por diferenciação e produz a forma secretória de Ig. As células secretoras de anticorpo são geradas a partir de células B *naive* em resposta ao antígeno e a outros estímulos, e residem no baço e nos linfonodos, bem como na medula óssea. Frequentemente usado como sinônimo de **plasmócitos**.

Célula T auxiliar folicular (Tfh *cell*, do inglês *follicular helper T cell*) Ver células T auxiliares foliculares (Tfh).

Células apresentadoras de antígenos profissionais (APCs profissionais) Termo utilizado algumas vezes para se referir às APCs que ativam linfócitos T; inclui principalmente células dendríticas, mas também fagócitos mononucleares e linfócitos B, todos os quais são capazes de expressar moléculas do MHC de classe I, de classe II e coestimuladores. As APCs profissionais mais importantes para iniciar as respostas primárias de célula T são as células dendríticas.

Células de Langerhans Células dendríticas imaturas encontradas como uma malha na camada epidérmica da pele e cuja principal função é sequestrar microrganismos e antígenos que entram através da pele e transportar antígenos para os linfonodos drenantes. Durante sua migração para os linfonodos, as células de Langerhans se diferenciam em células dendríticas maduras, as quais apresentam antígenos eficientemente para células T *naive*.

Células dendríticas Células derivadas da medula óssea encontradas em barreiras epiteliais, no estroma da maioria dos órgãos e nos tecidos linfoides que são morfologicamente caracterizados por projeções delgadas de membrana. Existem muitas subpopulações de células dendríticas com funções variadas. As células dendríticas clássicas (convencionais) atuam como células-sentinela inatas e APCs para linfócitos T *naive* e são importantes para iniciar as respostas imunes adaptativas a antígenos proteicos. As células dendríticas plasmacitoides produzem interferon tipo I em resposta à exposição aos vírus. As células dendríticas derivadas de monócitos (MoDCs, do inglês *monocyte-derived dendritic cells*) são derivadas de monócitos sanguíneos durante reações inflamatórias. Células dendríticas imaturas (em repouso) são importantes para a indução da tolerância aos antígenos próprios.

Células dendríticas foliculares (FDCs, do inglês *follicular dendritic cells*) Células nos folículos linfoides dos órgãos linfoides secundários que expressam receptores do complemento e receptores Fc, os quais têm longos processos citoplasmáticos que formam uma malha integral para a arquitetura dos folículos. As células dendríticas foliculares exibem antígenos em suas superfícies para o reconhecimento da célula B e estão envolvidas na ativação e seleção das células B que expressam Ig de membrana de alta afinidade durante o processo de maturação da afinidade. Elas são células não hematopoéticas (não originadas na medula óssea).

Células efetoras Células que desempenham funções efetoras durante uma resposta imune, tais como secreção de citocinas (p. ex., células T auxiliares), morte de microrganismos (p. ex., macrófagos), morte de células do hospedeiro infectadas com microrganismos (p. ex., CTLs) ou secretando anticorpos (p. ex., células B diferenciadas).

Células epiteliais medulares tímicas (MTECs, do inglês *medullary thymic epihtelial cells*) Tipo de célula estromal na medula do timo que desempenha um papel essencial na indução da tolerância central de células T a proteínas normalmente expressas somente em determinados tecidos, chamados antígenos tecido-restritos (TRAs, do inglês *tissue-restricted antigens*). As MTECs consistem em subpopulações que se parecem com diferentes células teciduais periféricas e expressam TRAs destes tecidos. As MTECs apresentam esses antígenos para células T em desenvolvimento, resultando na morte de células T específicas para os TRAs ou no desenvolvimento de células T reguladoras TRA-específicas. A proteína AIRE promove a expressão desses antígenos.

Células epiteliais tímicas Células epiteliais abundantes no estroma cortical e medular do timo que desempenham papel essencial no desenvolvimento das células T. No processo de seleção positiva, as células T em maturação que reconhecem fracamente os peptídeos próprios ligados às moléculas do MHC na superfície das células epiteliais tímicas são resgatadas da morte celular programada.

Célula indutora de tecido linfoide (LTi, do inglês *lymphoid tissue inducer cell*) Tipo de célula linfoide inata hematopoeticamente derivada que estimula o desenvolvimento de linfonodos e outros órgãos linfoides secundários, em parte pela produção das citocinas linfotoxina-α (LTα) e linfotoxina-β (LTβ). As LTis são uma subpopulação das células linfoides inatas do tipo 3 (ILC3).

Células linfoides inatas (ILCs, do inglês *innate lymphoid cells*) Células residentes do tecido que produzem citocinas semelhantes àquelas liberadas pelas células T auxiliares (Th, do inglês *T helper*), mas que não expressam TCRs antígeno-específicos. As ILCs se originam de um progenitor linfoide comum na medula óssea, apresentam morfologia de linfócitos e produzem citocinas semelhantes àquelas secretadas pelas células T. Três subpopulações de células linfoides inatas, chamadas ILC1, ILC2 e ILC3, produzem citocinas e expressam diferentes fatores de transcrição análogos às subpopulações Th1, Th2 e Th17 de linfócitos T CD4+ efetores. As células *natural killer* são um tipo de ILC com funções semelhantes aos linfócitos T citotóxicos.

Células M Células epiteliais especializadas da mucosa gastrintestinal que recobrem as placas de Peyer no intestino e atuam na liberação de antígenos para as placas de Peyer.

Células matadoras ativadas por linfocina (LAK, do inglês *lymphokine-activated killer cells*) Células NK com atividade citotóxica aumentada para células tumorais, como resultado da exposição a elevadas doses de IL-2. Células LAK geradas *in vitro* têm sido adotivamente transferidas de volta a pacientes com câncer para tratar seus tumores.

Células mieloides Células derivadas de precursores hematopoéticos da linhagem mieloide, que incluem granulócitos, monócitos e células dendríticas. As células mieloides são distintas das linfoides, que incluem células B, células T, células linfoides inatas e células *natural killer*, todas derivadas de um progenitor linfoide comum.

Células *natural killer* (NK) ou células matadoras naturais Subconjunto de células linfoides relacionadas às ILC1, que atuam nas respostas imunes inatas para matar células infectadas por microrganismos por meio de mecanismos líticos diretos e pela secreção de IFN-γ. Células NK não expressam receptores antigênicos clonalmente distribuídos, como receptores de Ig ou TCRs, e sua ativação é regulada por uma combinação de receptores estimuladores e inibitórios de superfície celular, estes últimos reconhecendo as moléculas do MHC de classe I próprias.

Células supressoras mieloide-derivadas (MDSCs, do inglês *myeloid-derived suppressor cells*) Grupo heterogêneo de células mieloides derivadas dos mesmos precursores que dão origem aos neutrófilos e monócitos, mas que têm propriedades anti-inflamatórias e imunossupressoras. As MDSCs são encontradas nos tecidos linfoides, no sangue ou em tumores de animais portadores de câncer ou pacientes com câncer. Acredita-se que as MDSCs suprimam as respostas imunes antitumorais.

Células T auxiliares (Th, do inglês *T helper*) Classe de linfócitos T cujas funções principais são ativar macrófagos, promover inflamação em respostas imunes mediadas por células e induzir a produção de anticorpos por células B nas respostas imunes humorais. Essas funções são mediadas por citocinas secretadas e pela ligação do ligante de CD40 da célula T ao CD40 do macrófago ou da célula B. As células T auxiliares expressam a molécula CD4 e reconhecem peptídeos exibidos por moléculas do MHC de classe II.

Células T auxiliares foliculares (Tfh, do inglês *T follicular helper*) Subgrupo heterogêneo de células T auxiliares CD4+ presentes nos folículos linfoides e cruciais para fornecer sinais às células B na reação do centro germinativo que estimula a hipermutação somática, a troca de isótipo e a geração de células B de memória e plasmócitos de vida longa. As células Tfh expressam CXCR5, ICOS, PD-1, IL-21 e BCL-6.

Células T invariantes associadas à mucosa (MAIT, do inglês *mucosal-associated invariant T cells*) Subpopulação de células T que expressa um TCR αβ invariante específico para metabólitos de riboflavina fúngicos e bacterianos apresentados por uma molécula não polimórfica relacionada ao MHC de classe I chamada MR1. A maior parte das células MAIT são CD8+, ativadas tanto por derivados de riboflavina microbiana quanto por citocinas, e podem ter funções inflamatórias e citotóxicas. As células MAIT correspondem a cerca de 20 a 40% das células T no fígado humano.

Células T *natural killer* (NKT, do inglês *natural killer T cells*) ou células T matadoras naturais Subgrupo numericamente pequeno de linfócitos que expressam receptores de células T e algumas moléculas de superfície características de células NK. Algumas células NKT, chamadas NKT invariantes (iNKT), expressam receptores antigênicos αβ de células T com diversidade muito pequena e reconhecem antígenos lipídicos apresentados pelas moléculas CD1. As funções fisiológicas das células NKT não estão bem definidas.

Células T reguladoras População de células T que inibe a ativação de outras células T e é necessária para manter a tolerância periférica aos antígenos próprios. A maioria das células T reguladoras é CD4+ e expressa a cadeia α do receptor de IL-2 (CD25), CTLA-4 e o fator de transcrição FOXP3.

Células T supressoras Células T que bloqueiam a ativação e a função de outros linfócitos T. Essas células foram descritas na década de 1970; porém, como foi difícil definir claramente as células T supressoras ou seu modo de ação, o termo não é atualmente utilizado.

Células Th1 Subpopulação de células T auxiliares CD4+ que secretam um conjunto particular de citocinas, incluindo IFN-γ, cuja função principal é estimular a defesa contra infecções mediada por fagócitos, especialmente contra microrganismos intracelulares.

Células Th17 Subpopulação de células T auxiliares CD4+ que secretam um conjunto particular de citocinas, incluindo IL-17 e IL-22, que são protetoras contra infecções bacterianas e fúngicas e também medeiam reações inflamatórias nas doenças autoimunes e outras doenças inflamatórias.

Células Th2 Subpopulação de células T auxiliares CD4+ que secretam um conjunto particular de citocinas, incluindo IL-4, IL-5 e IL-13, cuja função principal é estimular reações imunes mediadas por IgE e por eosinófilos/mastócitos.

Célula-tronco Célula não diferenciada que se divide continuamente e origina células-tronco adicionais e células de múltiplas linhagens diferentes. Por exemplo, todas as células sanguíneas se originam de uma célula-tronco hematopoética comum.

Célula-tronco hematopoética (CTH) Célula indiferenciada da medula óssea que se divide continuamente e de maneira assimétrica ao longo da vida e dá origem a células-tronco adicionais e células que se diferenciam em células de linhagens linfoide, mieloide e eritrocítica. As células-tronco hematopoéticas também estão presentes no fígado fetal.

Centroblastos Células B em rápida proliferação na zona escura dos centros germinativos dos tecidos linfoides secundários, as quais dão origem a milhares de descendentes, expressam desaminase induzida por ativação e sofrem por mutação somática de seus genes V.

Centrócitos Células B na zona clara dos centros germinativos dos órgãos linfoides secundários, que são os descendentes dos centroblastos em proliferação da zona escura, mas que não apresentam tanta atividade proliferativa. Os centrócitos que expressam Ig de alta afinidade são selecionados para sobreviver, resultando em maturação de afinidade da resposta de células B, além de sofrer troca de isótipo e diferenciação adicional em plasmócitos de vida longa e células B de memória.

Centros germinativos Estruturas especializadas nos órgãos linfoides secundários (periféricos) geradas durante as respostas imunes humorais T-dependentes, onde acontece extensa proliferação de células B, troca de isótipo, mutação somática, maturação de afinidade, geração de célula B de memória e indução de plasmócitos de vida longa. Os centros germinativos surgem como regiões levemente coradas dentro de um folículo linfoide no baço, linfonodo e tecido linfoide de mucosa.

Choque séptico Grave complicação de infecções bacterianas ou fúngicas que se espalha pela corrente sanguínea (sepse) e é caracterizada por hipotensão e choque, coagulação intravascular disseminada e distúrbios metabólicos. Durante infecções bacterianas, a síndrome é mais frequentemente atribuída aos efeitos dos componentes da parede celular bacteriana, tais como LPS ou peptidoglicano, que se ligam aos TLRs nos vários tipos celulares e induzem a expressão de grandes quantidades de citocinas inflamatórias, incluindo TNF, IL-6 e IL-12.

Ciclosporina Inibidor da calcineurina amplamente utilizado como um fármaco imunossupressor para prevenir a rejeição do aloenxerto mediante bloqueio da ativação da célula T. A ciclosporina (também chamada ciclosporina A) liga-se a uma proteína citosólica denominada ciclofilina, e complexos ciclosporina-ciclofilina ligam-se e inibem a calcineurina, inibindo assim a ativação e a translocação nuclear do fator de transcrição NFAT.

Citocinas Proteínas que são produzidas e secretadas por diferentes tipos celulares e medeiam reações inflamatórias e imunes. As citocinas são os principais mediadores de comunicação entre células do sistema imune (ver Apêndice 2).

Citometria de fluxo Método de análise do fenótipo de populações celulares que requer um instrumento especializado (citômetro de fluxo) capaz de detectar fluorescência em células individuais em uma suspensão e, desse modo, determinar o número de células que expressam a molécula na qual a sonda fluorescente se liga, assim como a quantidade relativa de molécula expressa. Suspensões celulares são incubadas com anticorpos marcados com fluorescências ou outras sondas, e a quantidade da sonda ligada a cada célula na população é avaliada pela passagem das células individualmente por um fluorímetro, utilizando um feixe de *laser* incidente.

Citometria de massas Método de detecção e análise simultâneas de muitas moléculas diferentes expressas em uma população celular mista, que requer um equipamento especializado com base na análise de células individuais de um citômetro de fluxo acoplado a um espectrômetro de massas do tipo "tempo de voo" (*time of flight*). Essa técnica usa anticorpos marcados com diferentes isótopos de metais pesados, em vez dos fluorocromos usados na citometria de fluxo.

Citotoxicidade celular dependente de anticorpo (CCDA) Processo pelo qual células NK são dirigidas para células recobertas por IgG específica para antígenos da superfície celular, resultando na lise das células recobertas pelo anticorpo. Um receptor específico para a região constante da IgG, chamado FcγRIII (CD16), é expresso na membrana celular da célula NK e medeia a ligação dessas células à IgG ligada a outras células.

Clone Grupo de células, derivadas de um precursor comum único, o qual mantém muitas das características genotípicas e fenotípicas compartilhadas pela célula de origem. Na imunidade adaptativa, todos os membros de um clone de linfócitos compartilham os mesmos genes únicos de *Ig* ou *TCR* clonalmente recombinados. No entanto, os genes *Ig V* de diferentes células derivadas a partir de um clone de células B pode variar em sequência, como resultado da hipermutação somática que ocorre após a ativação de células B maduras.

Coestimulador Molécula expressa na superfície das APCs em resposta aos estímulos imunes inatos, os quais fornecem um estímulo (o "segundo sinal"), adicionalmente ao antígeno (o "primeiro sinal"), necessário para a ativação das células T *naive*. Os coestimuladores mais bem definidos são as moléculas B7 (CD80 e CD86) nas APCs que se ligam ao receptor CD28 nas células T.

Colectinas Família de proteínas, incluindo a lectina ligante de manose, caracterizada por um domínio do tipo colágeno e um domínio lectina (*i. e.*, ligante de carboidrato). As colectinas desempenham um papel no sistema imune inato atuando como receptores de reconhecimento de padrão microbiano e podem ativar o sistema complemento pela ligação a C1q.

Complemento Sistema de proteínas plasmáticas e de superfície celular que interagem umas com as outras e com outras moléculas do sistema imune para gerar importantes efetores das respostas imunes inata e adaptativa. As vias clássica, alternativa e das lectinas do sistema complemento são ativadas por complexos antígeno-anticorpo, superfícies microbianas e ligação de lectinas plasmáticas aos microrganismos, respectivamente, consistindo em uma cascata de enzimas proteolíticas que geram mediadores inflamatórios e opsoninas. Todas as três vias levam à formação de um complexo lítico terminal comum na célula que é inserido nas membranas celulares.

Complexo de ataque à membrana (MAC, do inglês *membrane attack complex*) Complexo lítico de componentes terminais da cascata do complemento, incluindo as proteínas do complemento C5, C6, C7, C8 e múltiplas cópias de C9, o qual se forma nas membranas das células-alvo. O MAC causa alterações iônicas e osmóticas letais nas células.

Complexo principal de histocompatibilidade (MHC, do inglês *major histocompatibility complex*) Extenso *locus* gênico (no cromossomo 6 humano e cromossomo 17 murino) que inclui os genes altamente polimórficos que codificam moléculas ligantes de peptídeos reconhecidas pelos linfócitos T. O *locus* do MHC também inclui genes que codificam citocinas, moléculas envolvidas no processamento de antígeno e proteínas do complemento.

Complexo receptor da célula B (complexo BCR) Complexo multiproteico expresso na superfície dos linfócitos B que reconhece o antígeno e transduz sinais de ativação para o interior da célula. O complexo BCR inclui a Ig de membrana, responsável pela ligação ao antígeno, e proteínas Igα e Igβ, as quais iniciam os eventos de sinalização.

Componente secretório Porção proteoliticamente clivada do domínio extracelular do receptor poli-Ig que permanece ligado a uma molécula de IgA nas secreções mucosas.

Correceptor Receptor da superfície do linfócito que se liga a uma molécula fisicamente associada ao antígeno, ao mesmo tempo em que a Ig ou o TCR de membrana se ligam ao antígeno e liberam os sinais necessários para uma ótima ativação do linfócito. CD4 e CD8 são correceptores das células T que se ligam a porções não polimórficas de uma molécula do MHC concomitantemente à ligação do TCR aos resíduos polimórficos do MHC e ao peptídeo exposto. CR2 é um correceptor das células B que se liga a proteínas do complemento que recobrem os antígenos ao mesmo tempo que a Ig de membrana se liga ao antígeno.

Covid-19 Doença altamente infecciosa causada pelo coronavírus SARS-CoV-2, que afeta principalmente o sistema respiratório, geralmente causando pneumonia, mas que também envolve diversos outros sistemas orgânicos. Uma resposta inflamatória exuberante ao vírus pode causar lesão pulmonar irreversível e geralmente fatal em uma minoria dos pacientes. A pandemia de covid-19, ocorrida entre 2020 e 2022, levou à infecção de centenas de milhões de pessoas ao redor do mundo e estima-se que 6 a 15 milhões de pessoas tenham morrido da doença.

CTLA-4 Proteína da superfamília de Ig expressa na superfície de células T efetoras ativadas e Treg, a qual se liga com alta afinidade a B7-1 e B7-2 e desempenha um papel essencial na inibição das respostas de células T. CTLA-4 (também chamada CD152) é essencial para a função de Treg e para a tolerância de células T aos autoantígenos.

D

Dectinas Receptores de reconhecimento de padrão expressos nas células dendríticas que reconhecem carboidratos da parede celular fúngica e induzem eventos de sinalização que promovem inflamação e ativam as células dendríticas.

Defensinas Peptídeos ricos em cisteína produzidos pelas células da barreira epitelial na pele, no intestino, no pulmão e em outros tecidos e nos grânulos de neutrófilos, que atuam como antibióticos de largo espectro para matar uma grande variedade de bactérias e fungos. A síntese das defensinas é aumentada em resposta à estimulação de receptores do sistema imune inato, tais como receptores do tipo *Toll*, e citocinas inflamatórias, tais como IL-1 e TNF. Defensinas e catelicidinas são dois tipos de peptídeos antimicrobianos (AMPs, do inglês *antimicrobial peptides*).

Deficiência de adesão leucocitária (LAD, do inglês *leukocyte adhesion deficiency*) Parte de um raro grupo de doenças de imunodeficiência congênitas (primárias) com complicações infecciosas, causada pela expressão defeituosa de moléculas de adesão leucocitárias necessárias para o recrutamento tecidual de fagócitos e linfócitos. A LAD-1 é decorrente de mutações no gene que codifica a proteína CD18, o qual é parte dos $β_2$-integrinas. A LAD-2 é causada por mutações em um gene que codifica um transportador de fucose envolvido na síntese de ligantes de leucócitos para selectinas endoteliais. A LAD-3 é causada por mutações que afetam proteínas necessárias para a ativação integrinas induzidas por quimiocinas.

Deficiência seletiva de imunoglobulina (Ig) Imunodeficiências caracterizadas pela ausência de somente uma ou de poucas classes ou subclasses de Ig. A deficiência de IgA é a deficiência seletiva de Ig mais comum, seguida pelas deficiências de IgG3 e IgG2. Pacientes com esses distúrbios podem correr risco aumentado de contrair infecções bacterianas, porém muitos são saudáveis.

Deleção clonal Mecanismo de tolerância de linfócitos no qual uma célula T imatura no timo ou uma célula B imatura na medula óssea sofrem morte apoptótica como consequência do reconhecimento de um autoantígeno.

Desaminase (citidina) induzida por ativação (AID, do inglês *activation-induced deaminase*) Enzima expressa nas células B que catalisa a conversão de citosina em uracila no DNA, um passo necessário para a hipermutação somática e a maturação de afinidade dos anticorpos e para a troca de classe de imunoglobulinas.

Dessensibilização Método de tratamento da doença de hipersensibilidade imediata (alergias) que envolve a administração repetida de baixas doses de um antígeno ao qual os indivíduos são alérgicos. Esse processo frequentemente previne reações alérgicas graves após exposições ambientais subsequentes ao alergênio, embora os mecanismos não sejam bem compreendidos.

Determinante Porção específica de um antígeno macromolecular no qual um anticorpo ou TCR se liga. No caso de um antígeno proteico reconhecido por uma célula T, o determinante é a porção do peptídeo que se liga a uma molécula do MHC para o reconhecimento pelo TCR. Sinônimo de **epítopo**.

Diabetes tipo 1 Doença caracterizada pela falta de insulina e que causa várias anormalidades metabólicas e vasculares. A deficiência de insulina resulta da destruição autoimune das células β produtoras de insulina das ilhotas de Langerhans no pâncreas, normalmente durante a infância. Células T CD4[+] e CD8[+], anticorpos e citocinas têm sido implicados no dano celular às ilhotas.

Diacilglicerol (DAG, do inglês *diacylglycerol*) Molécula sinalizadora gerada pela hidrólise do fosfolipídio de membrana plasmática fosfatidilinositol 4,5-bifosfato (PIP$_2$) mediada pela fosfolipase C (PLCγ1) durante a ativação antigênica de linfócitos e várias outras células do sistema imune. A principal função do DAG é ativar uma enzima chamada proteinoquinase C, que participa da geração de fatores de transcrição ativos.

Diversidade Existência de um grande número de linfócitos com diferentes especificidades antigênicas em qualquer indivíduo. A diversidade é uma propriedade fundamental do sistema imune adaptativo e o resultado da variabilidade nas estruturas dos sítios de ligação ao antígeno dos receptores antigênicos de linfócitos (anticorpos e TCRs).

Diversidade combinatória Diversidade das especificidades de Ig e de TCR geradas pelo uso de diferentes combinações entre diversos segmentos variáveis, de diversidade e juncional durante a recombinação somática do DNA no *loci* de Ig e de TCR nas células B e T em desenvolvimento. A diversidade combinatória é um mecanismo que trabalha conjuntamente com a diversidade juncional, para a geração de um grande número de diferentes genes de receptores antigênicos a partir de um número limitado de segmentos gênicos de DNA.

Diversidade juncional Diversidade nos repertórios de anticorpos e de TCR atribuída à adição ou remoção de sequências de nucleotídeos nas junções entre os segmentos gênicos *V, D* e *J* durante o desenvolvimento de células B e T.

Doença autoimune Doença causada pela quebra da autotolerância de tal forma que o sistema imune adaptativo responde aos autoantígenos, causando lesão celular e tecidual. As doenças autoimunes podem ser causadas pelo ataque imune contra um órgão ou tecido (p. ex., esclerose múltipla, tireoidite ou diabetes tipo 1) ou contra antígenos múltiplos e distribuídos sistemicamente (p. ex., lúpus eritematoso sistêmico).

Doença do enxerto *versus* hospedeiro Doença que ocorre nos receptores de transplantes de células-tronco hematopoéticas (CTH) causada por células T maduras presentes no inóculo de CTH e que reagem com aloantígenos nas células do hospedeiro. A doença afeta mais frequentemente a pele, o fígado e os intestinos.

Doença do imunocomplexo Doença inflamatória causada pela deposição de complexos antígeno-anticorpo nas paredes dos vasos sanguíneos, resultando na ativação local do complemento e inflamação. Os imunocomplexos podem se formar em decorrência da superprodução de anticorpos contra antígenos microbianos ou como resultado da produção de autoanticorpos no contexto de uma doença autoimune, tal como o lúpus eritematoso sistêmico. A deposição de imunocomplexos nas membranas basais de capilares especializados dos glomérulos renais podem causar glomerulonefrite e prejudicar a função renal. A deposição de imunocomplexos nas articulações pode causar artrite, e a deposição nas paredes arteriais pode causar vasculite, com trombose e lesão isquêmica em vários órgãos.

Doença do soro Doença causada pela injeção de altas doses de um antígeno proteico no sangue e caracterizada pela deposição de complexos antígeno-anticorpo (imunocomplexos) nas paredes dos vasos sanguíneos, especialmente nos rins e nas articulações. A deposição dos imunocomplexos leva à fixação do complemento, ao recrutamento de leucócitos e, subsequentemente, à glomerulonefrite e artrite. A doença do soro foi originalmente descrita como um distúrbio que ocorre em pacientes que receberam injeções de soro animal (cavalos ou cabras) contendo anticorpos antitoxina para prevenir a difteria.

Doença granulomatosa crônica (CGD, do inglês *chronic granulomatous disease*) Rara doença de imunodeficiência hereditária, causada por mutações nos genes que codificam componentes do complexo enzimático oxidase dos fagócitos, necessária para a morte de microrganismos por leucócitos polimorfonucleares. A doença é caracterizada por infecções intracelulares bacterianas e fúngicas recorrentes, frequentemente acompanhadas por respostas imunes crônicas mediadas por células e formação de granulomas.

Doenças de hipersensibilidade Distúrbios causados por respostas imunes. As doenças de hipersensibilidade incluem doenças autoimunes, nas quais as respostas imunes são direcionadas contra autoantígenos, e doenças que resultam de respostas descontroladas ou excessivas contra antígenos estranhos, como microrganismos e alergênios. O dano tecidual que ocorre nas doenças de hipersensibilidade é decorrente dos mesmos mecanismos efetores usados pelo sistema imune para proteção contra microrganismos.

Domínio de imunoglobulina Motivo estrutural globular tridimensional (também chamado dobra de Ig) encontrado em muitas proteínas no sistema imune, incluindo Igs, TCRs e moléculas do MHC. Os domínios de Ig têm cerca de 110 resíduos de aminoácidos em extensão, incluem uma ponte dissulfeto interna e contém duas camadas de folhas beta preguedas, cada camada composta de três a cinco fitas de cadeias polipeptídicas antiparalelas.

Domínio SRC de homologia 2 (SH2, do inglês *SRC homology 2*) Estrutura de domínio tridimensional com aproximadamente 100 resíduos de aminoácidos presente em diversas proteínas de sinalização, que permite interações não covalentes específicas com outras proteínas pela ligação a fosfotirosinas. Cada domínio SH2 possui uma especificidade de ligação única, determinada pelos resíduos de aminoácidos adjacentes à fosfotirosina na proteína-alvo. Várias proteínas envolvidas nos eventos iniciais de sinalização nos linfócitos T e B interagem umas com as outras por meio de domínios SH2.

Domínio SRC de homologia 3 (SH3, do inglês *SRC homology 3*) Estrutura de domínio tridimensional com aproximadamente 60 resíduos de aminoácidos presente em diversas proteínas de sinalização que medeia ligações proteína-proteína. Os domínios SH3 ligam-se a resíduos de prolina e atuam de maneira cooperativa com os domínios SH2 da mesma proteína. Por exemplo, SOS, o fator de troca do nucleotídeo guanina para RAS, contém tanto domínios SH2 quanto SH3, e ambos estão envolvidos na ligação de SOS à proteína adaptadora GRB-2.

E

Ectoparasitas Parasitas que vivem na superfície de um animal, tais como carrapatos e ácaros. Tanto o sistema imune inato quanto o adaptativo podem desempenhar um papel na proteção contra ectoparasitas, frequentemente pela destruição dos estágios larvais desses organismos.

Edição do receptor Processo pelo qual algumas células B imaturas que reconhecem autoantígenos na medula óssea podem ser induzidas a alterar suas especificidades de Ig. A edição do receptor envolve a reativação dos genes *RAG*, recombinações adicionais *VJ* de cadeia leve e produção de nova cadeia leve de Ig, que possibilita à célula expressar um receptor Ig diferente que não é autorreativo.

Encefalomielite autoimune experimental (EAE) Modelo animal de esclerose múltipla, uma doença autoimune desmielinizante do sistema nervoso central. A EAE é induzida em roedores pela imunização com componentes da bainha de mielina dos nervos (p. ex., proteína básica da mielina) misturados a um adjuvante. A doença é mediada em grande parte por células T CD4$^+$ secretoras de citocinas específicas para as proteínas da bainha de mielina.

Endossomo Vesícula intracelular ligada à membrana na qual proteínas extracelulares são internalizadas durante o processamento do antígeno. Os endossomos são formados pela invaginação da membrana plasmática e amadurecem em endossomos tardios e lisossomos, os quais apresentam um pH progressivamente mais baixo e mais enzimas hidrolíticas. As enzimas proteolíticas dos endossomos degradam proteínas internalizadas em peptídeos que se ligam às moléculas do MHC de classe II, enquanto os endossomos contendo esses peptídeos se fundem a vesículas derivadas do Golgi contendo moléculas do MHC de classe II (os endossomos são encontrados em todas as células e participam de eventos de internalização que não estão ligados à apresentação de antígenos).

Endotoxina Componente da parede celular de bactérias Gram-negativas, também chamado **lipopolissacarídeo** (LPS), que é liberado pelas bactérias em processo de morte e estimula as respostas inflamatórias imunes inatas pela ligação a TLR4 em diferentes tipos celulares, incluindo fagócitos, células endoteliais, células dendríticas e células da barreira epitelial. A endotoxina contém tanto componentes lipídicos quanto porções de carboidrato (polissacarídeo).

Engajadores biespecíficos de células T (BiTEs, do inglês *bi-specific T cell engagers*) Moléculas recombinantes derivadas de anticorpos que consistem em dois fragmentos variáveis de cadeia única de Ig (scFvs, do inglês *single-chain variable fragments*) fundidos, sendo um específico para a molécula CD3 das células T e o outro para um antígeno tumoral. Eles ligam simultaneamente células T e células tumorais e ativam a célula T para destruir a célula tumoral. Os BiTEs são usados clinicamente para tratar tumores de células B.

Ensaio imunossorvente ligado à enzima (ELISA, do inglês *enzyme-linked immunosorbent assay*) Método de quantificação de um antígeno imobilizado em uma superfície sólida pelo uso de um anticorpo específico acoplado covalentemente a uma enzima. A quantidade de anticorpo que se liga ao antígeno é proporcional à quantidade de antígeno presente e determinada espectofotometricamente pela avaliação da conversão de um substrato claro a um produto colorido pela enzima acoplada.

Enteropatia inflamatória (EI) Grupo de distúrbios, incluindo a colite ulcerativa e a doença de Crohn, caracterizados por inflamação crônica no trato gastrintestinal. Algumas evidências indicam que a EI é causada pela regulação inadequada das respostas de célula T e inatas, provavelmente contra bactérias comensais intestinais. A EI desenvolve-se em camundongos nocautes para os genes da IL-2 ou da IL-10.

Enxerto Tecido ou órgão removido de um local e colocado em outro local, normalmente em um indivíduo diferente.

Enxerto autólogo Enxerto de um tecido ou órgão no qual o doador e o receptor são o mesmo indivíduo. Enxertos autólogos de medula óssea e pele são realizados na clínica médica.

Enxerto singênico Enxerto de um doador geneticamente idêntico ao receptor. Os enxertos singênicos não são rejeitados.

Eosinófilo Granulócito derivado da medula óssea que é abundante nos infiltrados inflamatórios das reações de fase tardia da hipersensibilidade imediata e contribui para muitos dos processos patológicos nas doenças alérgicas. Os eosinófilos são reconhecíveis pelos seus grânulos citosólicos vermelho brilhantes em esfregaços corados com Wright-Giemsa e cortes de tecidos corados com hematoxilina e eosina. Os eosinófilos são importantes na defesa contra parasitas extracelulares, incluindo helmintos.

Epítopo Porção específica de um antígeno macromolecular no qual um anticorpo ou TCR se liga. No caso de um antígeno proteico reconhecido por uma célula T, um epítopo é a porção do peptídeo que se liga a uma molécula do MHC para o reconhecimento pelo TCR. Sinônimo de **determinante**.

Epítopo imunodominante Epítopo de um antígeno proteico que elicita a maioria das respostas em um indivíduo imunizado com a proteína nativa. Os epítopos imunodominantes correspondem aos peptídeos da proteína que são proteoliticamente gerados dentro das APCs, ligam-se mais avidamente às moléculas do MHC e são os mais prováveis estimuladores das células T.

Esclerose múltipla Doença autoimune progressiva crônica do sistema nervoso central caracterizada pelo dano inflamatório à bainha de mielina dos neurônios, mediado por células B, células T CD4$^+$ autorreativas e macrófagos, que leva ao prejuízo das funções sensoriais e motoras.

Espalhamento de epítopos Na autoimunidade, o desenvolvimento de respostas imunes a múltiplos epítopos como em uma doença autoimune originalmente dirigida a um único epítopo progride, provavelmente, em virtude de seguida quebra na tolerância e liberação de antígenos teciduais adicionais, devido ao processo inflamatório estimulado pela resposta inicial.

Espécies reativas de oxigênio (ROS, do inglês *reactive oxygen species*) Metabólitos do oxigênio altamente reativos, incluindo ânion superóxido, radical hidroxila e peróxido de hidrogênio, produzidos pelos fagócitos ativados, particularmente neutrófilos. As espécies reativas do oxigênio são usadas pelos fagócitos para formar oxiletos que danificam a bactéria ingerida. Também podem ser liberados das células e promover respostas inflamatórias ou causar dano tecidual.

Especificidade Característica cardinal do sistema imune adaptativo, isto é, as respostas imunes são direcionadas para e capazes de distinguir entre antígenos distintos ou pequenas porções de antígenos macromoleculares. Essa especificidade fina é atribuída aos receptores antigênicos dos linfócitos que podem ligar uma molécula, mas não outra, mesmo que sejam intimamente relacionadas.

Exclusão alélica Expressão exclusiva de somente um dos dois alelos herdados que codifica as cadeias pesada e leve de Ig e cadeias β do TCR. A exclusão alélica ocorre quando o produto proteico do *locus* de um receptor antigênico produtivamente recombinado em um cromossomo bloqueia o rearranjo e a expressão do *locus* correspondente no outro cromossomo. Essa propriedade garante que a maioria dos linfócitos expressará um único receptor antigênico e que todos os receptores antigênicos expressos por um clone de linfócito terão especificidade idêntica. Como o *locus* da cadeia α do TCR não apresenta exclusão alélica, algumas células T expressam dois tipos diferentes de TCR com cadeias α distintas.

Expansão clonal Aumento de aproximadamente 1.000 a 100.000 vezes no número de linfócitos específicos para um antígeno que resulta da estimulação antigênica e proliferação das células T e B *naive*. A expansão clonal ocorre nos tecidos linfoides e é necessária para gerar linfócitos T efetores e plasmócitos antígeno-específicos suficientes para erradicar infecções, a partir de raros precursores *naive*.

F

F(ab')₂ Porção de uma molécula de Ig (produzida inicialmente pela proteólise de IgG) que inclui duas cadeias leves completas, mas somente o domínio variável, o primeiro domínio constante e a região da dobradiça das duas cadeias pesadas. Os fragmentos F(ab')₂ retêm a região bivalente de ligação ao antígeno inteira de uma molécula intacta de Ig, mas não podem ligar o complemento ou os receptores Fc. São utilizadas em pesquisa quando a ligação ao antígeno é desejada sem a ativação das funções efetoras do anticorpo.

Fab (fragmento de ligação ao antígeno, do inglês *fragment, antigen-binding*) Porção de um anticorpo, produzida inicialmente pela proteólise de IgG, que inclui uma cadeia leve completa pareada com um fragmento de cadeia pesada contendo o domínio variável e somente o primeiro domínio constante. Os fragmentos Fab, os quais podem ser gerados a partir de todos os anticorpos, retêm a capacidade de se ligar monovalentemente a um antígeno, mas não podem interagir com receptores Fc para IgG presentes nas células ou com o complemento. Dessa maneira, as preparações de Fab são utilizadas em pesquisa e aplicações terapêuticas quando a ligação ao antígeno é desejada sem a ativação das funções efetoras. (O fragmento Fab' mantém a região da dobradiça da cadeia pesada.)

Fagócitos mononucleares Células de uma linhagem comum da medula óssea cuja função principal é a fagocitose. Essas células atuam como efetoras na imunidade inata e adaptativa. Os fagócitos mononucleares circulam no sangue em forma não completamente diferenciada denominadas monócitos e, uma vez que se estabelecem nos tecidos, amadurecem em macrófagos, que são também residentes dos tecidos.

Fagocitose Processo pelo qual certas células do sistema imune inato, incluindo macrófagos e neutrófilos, englobam grandes partículas (> 0,5 μm em diâmetro), tais como microrganismos intactos. A célula circunda a partícula com extensões de sua membrana plasmática por meio de um processo dependente de energia e do citoesqueleto; esse processo resulta na formação de uma vesícula intracelular denominada fagossomo, a qual contém a partícula ingerida. Os fagossomos se fundem com os lisossomos, que contêm enzimas geradoras de radicais livres e proteases, os quais medeiam a morte dos microrganismos ingeridos.

Fagossomo Vesícula intracelular ligada à membrana e que contém microrganismos ou material particulado ingeridos do ambiente extracelular. Os fagossomos são formados durante o processo de fagocitose. Eles se fundem com os lisossomos, formando os fagolisossomos, levando à degradação enzimática do material ingerido.

Família dos receptores acoplados à proteína G Família diversa de receptores para hormônios, mediadores lipídicos inflamatórios e quimiocinas que usam proteínas G triméricas associadas para a sinalização intracelular.

FAS (CD95) Receptor de morte da família do receptor de TNF que é expresso na superfície das células T e muitos outros tipos celulares, e inicia uma cascata de sinalização que leva à morte apoptótica da célula. A via de morte é iniciada quando FAS ligante expresso em células T ativadas se liga ao FAS nas mesmas células em outras células. A morte de linfócitos mediada por FAS é importante para a manutenção da autotolerância. Mutações no gene *FAS* causam a síndrome linfoproliferativa autoimune (ALPS, do inglês *autoimmune lymphoproliferative syndrome*). Ver também **receptores de morte**.

Fase efetora Fase de uma resposta imune na qual um antígeno estranho é destruído ou inativado. Em uma resposta imune humoral, a fase efetora pode ser caracterizada pela ativação do complemento dependente de anticorpo e fagocitose de bactérias opsonizadas por anticorpo ou complemento. Em uma resposta imune mediada por células, a fase efetora é caracterizada pela ativação de macrófagos e outros leucócitos por células T auxiliares e pela morte de células infectadas por CTLs.

Fator ativador de plaquetas (PAF, do inglês *platelet-activating factor*) Mediador lipídico derivado de fosfolipídios de membrana em vários tipos celulares, incluindo mastócitos e células endoteliais. O PAF pode causar broncoconstrição, vasodilatação e extravasamento vascular, e também pode ser um mediador na asma.

Fator autócrino Molécula que atua na mesma célula que produz o fator. Por exemplo, a IL-2 é um fator autócrino de crescimento de células T que estimula a atividade mitótica da célula T que a produz.

Fator estimulador de colônia de granulócitos (G-CSF, do inglês *granulocyte colony-stimulating factor*) Citocina produzida por células T ativadas, macrófagos e células endoteliais nos sítios de infecção que atua nos progenitores da medula óssea para aumentar a produção e mobilizar neutrófilos a fim de substituir aqueles consumidos nas reações inflamatórias.

Fator estimulador de colônia de granulócitos e monócitos (GM-CSF, do inglês *granulocyte-monocyte colony-stimulating factor*) Citocina produzida por células T ativadas, macrófagos, células endoteliais e fibroblastos estromais que atua na medula óssea para aumentar a produção de neutrófilos e monócitos. O GM-CSF também é um fator ativador de macrófagos e promove a maturação de células dendríticas.

Fator nuclear κB (NF-κB, do inglês *nuclear factor κB*) Família de fatores de transcrição composta de homodímeros ou heterodímeros de proteínas homólogas à proteína c-REL. As proteínas NF-κB são necessárias para a transcrição induzível de muitos genes importantes tanto nas respostas imunes inata quanto adaptativa.

Fator nuclear de células T ativadas (NFAT, do inglês *nuclear factor of activated cells*) Fator de transcrição necessário para a expressão dos genes de IL-2, IL-4 e de outras citocinas. Há quatro diferentes NFATs, cada qual codificado por um gene separado; NFATp e NFATc são encontrados nas células T. O NFAT citoplasmático é ativado por desfosforilação mediada por calcineurina, dependente de cálcio/calmodulina, que permite ao NFAT translocar para o núcleo e se ligar às sequências consenso de ligação nas regiões reguladoras dos genes de IL-2, IL-4 e de outras citocinas, normalmente em associação com outros fatores de transcrição tais como AP-1.

Fator parácrino Molécula que atua nas células em proximidade à célula que produz o fator. A maioria das citocinas atua de maneira parácrina.

Fatores associados ao receptor de TNF (TRAFs, do inglês *TNF receptor-associated factors*) Família de moléculas adaptadoras que interagem com os domínios citoplasmáticos de vários receptores da família do receptor de TNF, incluindo TNFRII, receptor de linfotoxina (LT)-β e CD40. Cada um desses receptores contém um motivo citoplasmático que liga diferentes TRAFs, que por sua vez engajam outras moléculas sinalizadoras, levando à ativação dos fatores de transcrição AP-1 e NF-κB.

Fatores estimuladores de colônias (CSFs, do inglês *colony-stimulating factors*) Citocinas que promovem a expansão e diferenciação de células progenitoras da medula óssea. Os CSFs são essenciais para a maturação de hemácias, granulócitos, monócitos e linfócitos. Exemplos de CSFs incluem o fator estimulador de colônia de granulócitos e monócitos (GM-CSF, do inglês *granulocyte-monocyte colony-stimulating factor*), o fator estimulador de colônia de granulócitos (G-CSF, do inglês *granulocyte colony-stimulating factor*) e a IL-3.

Fatores reguladores de interferon (IRFs, do inglês *interferon regulatory factors*) Família de fatores de transcrição que são ativados por sinais de vários receptores imunes inatos de DNA e RNA e estimulam a produção de interferons do tipo I, citocinas que inibem a replicação viral.

Fc (fragmento, cristalino, do inglês *fragment, crystalline*) Região de uma molécula de anticorpo que pode ser isolada por proteólise de IgG e contém somente as regiões carboxiterminais de duas cadeias pesadas ligadas por pontes dissulfeto. A região Fc das moléculas de Ig medeiam funções efetoras pela ligação a receptores de superfície celular ou a proteína C1q do complemento (fragmentos Fc são assim denominados porque tendem a cristalizar a partir de uma solução).

FcεRI Receptor de alta afinidade para a região constante carboxiterminal das moléculas de IgE que é expresso principalmente em mastócitos e basófilos. As moléculas FcεRI dos mastócitos normalmente são ocupadas pela IgE e ligações cruzadas antígenos-induzidas desses complexos IgE-FcεRI ativam os mastócitos e iniciam reações de hipersensibilidade imediata.

Feedback por anticorpo Regulação negativa da produção de anticorpo pelos anticorpos IgG secretados, que ocorre quando complexos antígeno-anticorpo ligam simultaneamente a Ig de membrana da célula B e um tipo de receptor Fcγ (FcγRIIb). Sob essas condições, a cauda citoplasmática do FcγRIIb transduz sinais inibitórios para dentro da célula B e finaliza a resposta de células B.

Fenda de ligação ao peptídeo Porção de uma molécula do MHC que liga peptídeos para a exibição a células T. A fenda é composta de α-hélices pareadas repousando em um assoalho composto de oito fitas de folhas beta-pregueadas. Os resíduos polimórficos, constituídos de aminoácidos que variam entre diferentes alelos do MHC, estão localizados na fenda e ao seu redor. Também chamado sulco de ligação ao peptídeo.

Ficolinas Proteínas plasmáticas hexaméricas do sistema imune inato, contendo domínios do tipo colágeno e domínios de reconhecimento de carboidratos do tipo fibrinogênio, os quais se ligam a componentes da parede celular de bactérias Gram-positivas, opsonizando-as e ativando o complemento.

Fito-hemaglutinina (PHA, do inglês *phytohemagglutinin*) Proteína ligante de carboidratos (ou lectina) produzida por plantas que fazem ligação cruzada das moléculas de superfície da célula T, incluindo o receptor de célula T, induzindo, dessa forma, a ativação policlonal e aglutinação das células T. A PHA era usada na imunologia experimental para estudar a ativação da célula T. Na medicina clínica, a PHA é utilizada para assessar o quanto as células T de um paciente são funcionais ou para induzir mitose das células T com a finalidade de gerar dados cariotípicos.

FK506 Ver **Tacrolimo**.

Folículo Ver **Folículo linfoide**.

Folículo linfoide Região do linfonodo ou do baço rica em células B que é local de proliferação e diferenciação antígeno-induzida de células B. Nas respostas de células B dependentes de células T aos antígenos proteicos, um centro germinativo se forma dentro dos folículos.

Fosfatase (fosfatase proteica) Enzima que remove grupos fosfato das cadeias laterais de certos resíduos de aminoácidos das proteínas. As fosfatases proteicas nos linfócitos, tais como SHP-1, SHP-2, CD45 e calcineurina, regulam a atividade de várias moléculas de transdução de sinal e fatores de transcrição. Algumas fosfatases proteicas podem ser específicas para resíduos de fosfotirosina e outras para resíduos de fosfosserina e fosfotreonina.

Fosfolipase Cγ (PLCγ, do inglês *phospholipase Cγ*) Enzima que catalisa a hidrólise do fosfolipídio da membrana plasmática PIP_2 para gerar duas moléculas sinalizadoras, inositol 1,4,5-trifosfato (IP_3) e diacilglicerol (DAG). A PLCγ torna-se ativada em linfócitos após a ligação do antígeno ao receptor antigênico.

FOXP3 Família de fatores de transcrição *forkhead* expressos pelas células T CD4[+] reguladoras e necessários para o desenvolvimento dessas células. Mutações no gene que codifica FOXP3 em camundongos e humanos resultam na ausência das células T reguladoras CD25$^+$ e em doença autoimune multissistêmica chamada IPEX.

Fragmento variável de cadeia simples (scFv, do inglês *single-chain variable fragmente*) Polipeptídeo geneticamente projetado que inclui domínios V de cadeia pesada e de cadeia leve de Ig que se dobram para formar um sítio de ligação do anticorpo de especificidade conhecida, usado como reagente de pesquisa ou na imunoterapia tumoral (p. ex., para reconhecer antígenos tumorais, como no caso dos engajadores biespecíficos de células T [BiTEs, do inglês *bi-specific T cell engagers*] e dos receptores antigênicos quiméricos [CARs, do inglês *chimeric antigen receptors*]).

G

GATA-3 Fator de transcrição que desempenha um papel essencial na diferenciação de células T auxiliares 2 (Th2) a partir de células T *naive* e ILCs do grupo 2.

Genes ativadores da recombinação 1 e 2 (*RAG1* e *RAG2*, do inglês *recombination-activating genes 1 and 2*) Genes que codificam as proteínas RAG-1 e RAG-2, as quais formam a recombinase V(D)J e são expressas nas células B e T em desenvolvimento. As proteínas RAG ligam-se a sequências sinais de recombinação e são críticas para os eventos de recombinação de DNA que formam os genes *Ig* e *TCR* funcionais. Dessa maneira, as proteínas RAG são necessárias para a expressão de receptores antigênicos e para a maturação de linfócitos B e T.

Genes de resposta imune (*Ir*, do inglês *immune response*) Originalmente definidos como genes de linhagens de roedores isogênicos que foram herdados de maneira mendeliana dominante e controlavam a capacidade dos animais em produzir anticorpos contra polipeptídeos sintéticos simples. Sabemos agora que os genes de *Ir* são genes polimórficos que codificam moléculas do MHC de classe II, as quais exibem peptídeos aos linfócitos T e são, portanto, necessárias para a ativação das células T e para respostas de células B (anticorpo) dependentes de células T auxiliares às proteínas antigênicas.

Glicoproteína de envelope (Env, do inglês *envelope glycoprotein*) Glicoproteína de membrana codificada por um retrovírus que é expressa na membrana plasmática de células infectadas e na membrana que recobre as partículas virais derivada da célula do hospedeiro. As proteínas Env são frequentemente necessárias para a infectividade viral. As proteínas Env do HIV incluem gp41 e gp120, as quais se ligam ao CD4 e aos receptores de quimiocinas, respectivamente, nas células T humanas e medeiam a fusão das membranas viral e da célula T.

Glomerulonefrite Inflamação dos glomérulos renais, frequentemente iniciada por mecanismos imunopatológicos tais como a deposição de complexos antígeno-anticorpo circulantes na membrana basal glomerular ou a ligação de anticorpos a antígenos expressos no glomérulo. Os anticorpos podem ativar o complemento e os fagócitos, e a resposta inflamatória resultante pode levar à falência renal.

GMP-AMP cíclico sintase Sensor citosólico de DNA do sistema imune inato que gera GMP-AMP cíclico como um segundo mensageiro e interage com o adaptador STING para induzir a síntese de interferon do tipo I.

Golpe letal Termo usado para descrever os eventos que resultam no dano irreversível a uma célula-alvo quando a CTL se liga a ela. O golpe letal inclui a exocitose dos grânulos do CTL e a liberação perforina-dependente das enzimas indutoras de apoptose (granzimas) no citoplasma da célula-alvo.

Granulisina Peptídeo catiônico ligante de lipídios encontrado em grânulos de CTLs e células NK, que pode danificar membranas pobres em colesterol típicas de bactérias, mas não células de mamíferos, sendo, portanto, capazes de destruir microrganismos intracelulares.

Granuloma Nódulo de tecido inflamatório composto de agregados de macrófagos e linfócitos T ativados, normalmente com fibrose associada. A inflamação granulomatosa é uma forma de hipersensibilidade do tipo tardio crônica, frequentemente em resposta a microrganismos persistentes, tais como *Mycobacterium tuberculosis* e alguns fungos, ou em resposta a antígenos particulados que não são prontamente fagocitados.

Granzima B Serina protease encontrada nos grânulos de CTLs e células NK que é liberada por exocitose, entra nas células-alvo, cliva proteoliticamente e ativa as caspases, as quais então clivam diversos substratos e induzem a apoptose da célula-alvo.

H

Haplótipo Grupo de alelos do complexo principal de histocompatibilidade fortemente ligados e conjuntamente herdados de um dos progenitores e presentes em um cromossomo.

Hapteno Pequena substância química que pode se ligar a um anticorpo, mas deve estar ligada a uma macromolécula (carreador) para estimular uma resposta imune adaptativa específica para aquela substância. Por exemplo, a imunização com dinitrofenol (DNP) sozinho não estimula uma resposta de anticorpo anti-DNP, mas a imunização com uma proteína contendo um hapteno DNP covalentemente ligado desencadeará a resposta.

Helminto Verme parasita. As infecções helmínticas frequentemente elicitam respostas imunes Th2-dependentes caracterizadas por infiltrados inflamatórios ricos em eosinófilos e produção de IgE.

Hematopoiese Desenvolvimento de células sanguíneas maduras, incluindo eritrócitos, leucócitos e plaquetas, a partir de células-tronco pluripotentes na medula óssea e no fígado fetal. A hematopoiese é regulada por vários fatores estimuladores de colônia diferentes, produzidos por células estromais da medula óssea, células T e outros tipos celulares.

Hibridoma Linhagem celular derivada pela fusão, ou hibridização celular somática, entre um linfócito normal e uma linhagem tumoral de linfócito imortalizada. Os hibridomas de célula B criados pela fusão de células B normais de especificidade antigênica definida com uma linhagem celular de mieloma são usados para produzir anticorpos monoclonais. Os hibridomas de células T criados por fusão de uma célula T normal de especificidade definida com uma linhagem tumoral de célula T são comumente usados na pesquisa.

Hipermutação somática Mutações pontuais de alta frequência nas cadeias pesada e leve de Ig que ocorrem nas células B do centro germinativo em resposta aos sinais das células T auxiliares foliculares (Tfh). As mutações que resultam no aumento da afinidade dos anticorpos pelo antígeno fornecem uma vantagem seletiva na sobrevivência das células B que produzem aqueles anticorpos e levam à maturação de afinidade de uma resposta imune humoral.

Hipersensibilidade do tipo tardio (DTH, do inglês *delayed-type hypersensitivity*) Reação imune na qual a ativação de macrófagos dependente de célula T e a inflamação causam lesão tecidual. Uma reação de DTH à injeção subcutânea de antígeno é frequentemente utilizada como um ensaio para a imunidade mediada por células (p. ex., teste cutâneo com derivado de proteína purificada [PPD, do inglês *purified protein derivative*] para triagem da imunidade a *Mycobacterium tuberculosis*).

Hipersensibilidade imediata Tipo de reação imune responsável pelas doenças alérgicas, a qual é dependente da ativação antígeno-mediada de mastócitos recobertos por IgE. Os mastócitos liberam mediadores que causam aumento da permeabilidade vascular, vasodilatação, contração da musculatura lisa brônquica e visceral e inflamação local.

Hipótese dos dois sinais Hipótese agora comprovada que afirma que a ativação dos linfócitos requer dois sinais distintos. O primeiro é o antígeno, e o segundo, produtos microbianos ou componentes das respostas imunes inatas aos microrganismos. A necessidade de antígenos (chamado sinal 1) garante que a resposta imune resultante seja específica. A necessidade de estímulos adicionais desencadeados pelos microrganismos ou pelas reações imunes inatas (sinal 2) garante que as respostas imunes sejam induzidas quando são necessárias, ou seja, contra microrganismos e outras substâncias nocivas e não contra substâncias inofensivas, incluindo os antígenos próprios. Nas células T, o sinal 2 é referido como coestimulação, sendo frequentemente mediado por moléculas de membrana presentes nas APCs profissionais, tais como proteínas B7.

Histamina Amina vasoativa armazenada nos grânulos dos mastócitos que é um dos importantes mediadores da hipersensibilidade imediata. A histamina liga-se a receptores específicos em vários tecidos e causa aumento na permeabilidade vascular e contração da musculatura lisa brônquica e intestinal.

HLA Ver **Antígenos leucocitários humanos**.

HLA-DM Molécula peptídica de troca que desempenha papel crucial na via de apresentação de antígeno pelo MHC de classe II. O HLA-DM é encontrado nos endossomos envolvidos na apresentação de antígeno associada à classe II, onde facilita a remoção do CLIP (peptídeo derivado da cadeia invariante) e a ligação de outros peptídeos às moléculas do MHC de classe II. O HLA-DM é codificado por um gene no MHC e estruturalmente semelhante às moléculas do MHC de classe II, mas não é polimórfico.

Homeostasia No sistema imune adaptativo, é a manutenção de um número constante e repertório diverso de linfócitos em repouso, apesar do surgimento de novos linfócitos e da tremenda expansão de clones individuais que podem ocorrer durante as respostas aos antígenos imunogênicos ou perda de linfócitos (p. ex., após irradiação ou depleção mediada por anticorpos).

***Homing* de linfócitos** Migração dirigida de subpopulações de linfócitos circulantes para sítios teciduais particulares. O *homing* de linfócitos é regulado pela expressão seletiva de moléculas de adesão endotelial e quimiocinas, em diferentes tecidos. Por exemplo, alguns linfócitos se dirigem preferencialmente para a mucosa intestinal, um processo regulado pela quimiocina CCL25 e pela molécula de adesão endotelial MadCAM, ambas expressas no intestino, as quais se ligam respectivamente ao receptor de quimiocina CCR9 e à integrina $\alpha_4\beta_7$ em linfócitos de *homing* intestinal.

I

Idiótipo Sequência exclusiva de sítio de ligação ao antígeno dos anticorpos ou dos TCRs produzida por um clone único de células B ou T que pode ser reconhecida por um anticorpo específico.

Igα e Igβ Proteínas necessárias para a expressão na superfície e funções de sinalização da Ig de membrana nas células B. Igα e Igβ estão ligadas uma à outra por pontes dissulfeto, associadas não covalentemente à cauda citoplasmática da Ig de membrana, formando o complexo BCR. Os domínios citoplasmáticos da Igα e da Igβ contêm ITAMs que estão envolvidos nos eventos de sinalização iniciais durante a ativação da célula B induzida pelo antígeno.

Ignorância clonal Forma de não responsividade do linfócito na qual autoantígenos são ignorados pelo sistema imune mesmo quando linfócitos específicos para aqueles antígenos permanecem viáveis e funcionais.

Imunidade Proteção contra doença, normalmente infecciosa, mediada pelas células e tecidos coletivamente chamados sistema imune. De maneira geral, imunidade refere-se à capacidade de responder às substâncias estranhas, incluindo microrganismos e moléculas não infecciosas.

Imunidade adaptativa Forma de imunidade mediada pelos linfócitos e estimulada pela exposição a antígenos estranhos. Em contraste à imunidade inata, a imunidade adaptativa é caracterizada por uma requintada especificidade para antígenos distintos, assim como por memória específica e de longa duração, que se manifesta como respostas mais vigorosas e rápidas a exposições repetidas ao mesmo microrganismo. A imunidade adaptativa é também chamada imunidade específica ou imunidade adquirida.

Imunidade ativa Forma de imunidade adaptativa induzida pela exposição a um antígeno estranho seguida pela ativação de linfócitos e na qual o indivíduo imunizado tem papel ativo na resposta ao antígeno. Esse tipo contrasta com a imunidade passiva, na qual um indivíduo recebe anticorpos ou linfócitos de outro indivíduo previamente imunizado de maneira ativa.

Imunidade humoral Tipo de resposta imune adaptativa mediada por anticorpos produzidos por plasmócitos derivados de linfócitos B. A imunidade humoral é o principal mecanismo de defesa imune adaptativa contra microrganismos extracelulares e suas toxinas.

Imunidade inata Proteção contra infecção que depende de mecanismos que existem antes da infecção, são capazes de uma rápida resposta aos microrganismos e reagem essencialmente da mesma maneira a repetidas infecções. O sistema imune inato inclui barreiras epiteliais, células fagocíticas (neutrófilos, macrófagos), ILCs e células NK, sistema complemento e citocinas, sendo a maior parte produzida por células dendríticas e fagócitos mononucleares. As reações imunes inatas também eliminam tecidos do hospedeiro danificados e necróticos.

Imunidade mediada por células Forma de imunidade adaptativa mediada por linfócitos T e que atua como mecanismo de defesa contra vários tipos de microrganismos que são adquiridos pelos fagócitos ou que infectam células não fagocíticas. As respostas imunes mediadas por células incluem ativação de fagócitos mediada por célula T $CD4^+$ e morte de células infectadas mediada por CTLs $CD8^+$.

Imunidade neonatal Imunidade humoral passiva às infecções em mamíferos nos primeiros meses de vida, antes do completo desenvolvimento do sistema imune. A imunidade neonatal é mediada por anticorpos produzidos pela mãe, transportados pela placenta para a circulação fetal antes do nascimento ou derivados do leite ingerido e transportados através do epitélio intestinal.

Imunidade passiva Forma de imunidade a um antígeno que é estabelecida em um indivíduo pela transferência de anticorpos ou de linfócitos de outro indivíduo imune àquele antígeno. O receptor de tal transferência pode se tornar imune ao antígeno sem nunca ter sido exposto ou ter respondido ao antígeno. A transferência transplacentária de IgG da mãe para o feto é uma forma fisiológica de imunidade passiva essencial para proteger bebês recém-nascidos das infecções. Um exemplo de imunidade passiva terapêutica é a transferência de soro humano contendo anticorpos específicos para toxinas microbianas, vírus ou veneno de cobra potencialmente letais, a indivíduos que foram expostos a esses agentes.

Imunidade tumoral Proteção contra o desenvolvimento ou a progressão de tumores pelo sistema imune. Embora as respostas imunes aos tumores de ocorrência natural possam ser frequentemente demonstradas, tumores frequentemente escapam delas. Novas terapias que têm como alvo moléculas inibitórias das células T, tais como PD-1, estão se mostrando efetivas no aumento da imunidade antitumoral mediada pelas células T.

Imunoblot Técnica analítica na qual anticorpos são usados para detectar a presença de um antígeno ligado a uma matriz sólida (*i. e.*, transferido para essa matriz), tais como um papel de filtro (também conhecida como *Western blot*).

Imunocomplexo Complexo multimolecular de moléculas de anticorpo ligadas ao antígeno. Como cada molécula de anticorpo tem 2 a 10 sítios de ligação ao antígeno e muitos antígenos são multivalentes, os imunocomplexos podem variar consideravelmente em tamanho. Os imunocomplexos ativam mecanismos efetores da imunidade humoral, tais como a via clássica do complemento e a fagocitose mediada por receptores Fc. A deposição de imunocomplexos circulantes nas paredes dos vasos sanguíneos ou no glomérulo renal pode levar à inflamação e a doença (vasculite e glomerulonefrite, respectivamente).

Imunodeficiência Ver **Imunodeficiência adquirida** e **Imunodeficiência primária**.

Imunodeficiência adquirida Deficiência no sistema imune que é adquirida após o nascimento, em decorrência de infecção (p. ex., síndrome da imunodeficiência adquirida [AIDS, do inglês *acquired immunodeficiency syndrome*]), desnutrição, envelhecimento e outras condições, e não relacionada a um defeito genético. Sinônimo de **imunodeficiência secundária**.

Imunodeficiência combinada grave (SCID, do inglês *severe combined immunodeficiency*) Doenças de imunodeficiência nas quais tanto os linfócitos B quanto os linfócitos T não se desenvolvem ou não funcionam apropriadamente e, dessa forma, tanto a imunidade humoral quanto a imunidade mediada por células são prejudicadas. Crianças com SCID normalmente têm infecções durante o primeiro ano de vida e sucumbem a essas infecções a menos que a imunodeficiência seja tratada. A SCID tem várias causas genéticas.

Imunodeficiência congênita Ver **Imunodeficiência primária**.

Imunodeficiência primária Defeito genético no qual uma deficiência herdada em algum aspecto do sistema imune inato ou adaptativo leva a um aumento da suscetibilidade a infecções. A imunodeficiência primária manifesta-se frequentemente no início da infância, mas algumas vezes é detectada clinicamente mais tarde na vida. Sinônimo de **Imunodeficiência congênita**.

Imunodeficiência secundária Ver **Imunodeficiência adquirida**.

Imunodeficiência variável comum (IDCV) Doença de um grupo de distúrbios caracterizados pela redução de anticorpos circulantes, prejuízo das respostas de anticorpos às infecções e vacinas, aumento da incidência de infecções (tipicamente por *Haemophilus influenzae* e *Streptococcus pneumoniae*), diversas manifestações autoimunes e alta incidência de linfomas. A maior parte dos casos é esporádica, mas até 25% dos pacientes têm um histórico familiar, alguns dos quais são o resultado de mutações monogênicas, como as mutações do gene *CTLA4*.

Imunofluorescência Técnica na qual uma molécula é detectada pelo uso de um anticorpo marcado com uma sonda fluorescente. Por exemplo, na microscopia de imunofluorescência, as células que expressam um antígeno de superfície em particular podem ser marcadas com um anticorpo específico para o antígeno, conjugado à fluoresceína, e então visualizado com um microscópio de fluorescência.

Imunógeno Antígeno que induz uma resposta imune. Nem todos os antígenos são imunógenos. Por exemplo, compostos de baixo peso molecular (haptenos) podem se ligar aos anticorpos (sendo, portanto, antígenos), mas não estimularão uma resposta imune a menos que estejam ligados a macromoléculas (carreadores), de modo que não são imunógenos.

Imunoglobulina (Ig) Sinônimo de anticorpo (ver **Anticorpo**).

Imuno-histoquímica Técnica para detectar a presença de um antígeno em seções histológicas de tecidos pelo uso de um anticorpo específico para o antígeno acoplado a uma enzima. A enzima converte um substrato incolor em uma substância insolúvel colorida que precipita no local onde o anticorpo, e consequentemente o antígeno, estão localizados. A posição do precipitado colorido e, portanto, do antígeno na seção do tecido, é observada por microscopia de luz. A imuno-histoquímica é comumente usada na patologia diagnóstica e em vários campos de pesquisa.

Imunoprecipitação Técnica para o isolamento de uma molécula a partir de uma solução pela sua ligação a um anticorpo e, então, tornando o complexo antígeno-anticorpo insolúvel, tanto pela precipitação com um segundo anticorpo quanto pelo acoplamento do primeiro anticorpo a uma partícula ou esfera insolúvel.

Imunossupressão Inibição de um ou mais componentes do sistema imune adaptativo ou inato como resultado de uma doença subjacente ou intencionalmente induzida por fármacos com o propósito de prevenir ou tratar a rejeição do enxerto ou a doença autoimune. Um fármaco imunossupressor comumente utilizado para tratar a rejeição ao enxerto é a ciclosporina, a qual inibe a produção de citocinas pelas células T.

Imunoterapia Tratamento de uma doença com agentes terapêuticos que promovem ou inibem as respostas imunes. Por exemplo, a imunoterapia do câncer envolve a estimulação de respostas imunes ativas aos antígenos tumorais ou a administração de anticorpos ou células T antitumorais para estabelecer a imunidade passiva.

Imunotoxinas Reagentes que podem ser usados no tratamento do câncer e consistem em conjugados covalentes de uma potente toxina celular, tais como ricina ou toxina diftérica, com anticorpos específicos para os antígenos expressos na superfície das células tumorais. Espera-se que tais reagentes possam atingir e matar especificamente as células tumorais sem danificar as células normais.

Inflamação Reação complexa de tecidos vascularizados à infecção ou lesão celular que envolve acúmulo extravascular de proteínas plasmáticas e leucócitos. A inflamação aguda é um resultado comum das respostas imunes inatas, e as respostas imunes adaptativas locais também podem promover inflamação. Embora a inflamação tenha função protetora no controle de infecções e promova reparo tecidual, ela também pode causar dano aos tecidos e doença.

Inflamassomas Complexos multiproteicos que se montam no citosol de fagócitos mononucleares, células dendríticas e outros tipos celulares que usa caspase-1 para gerar proteoliticamente as formas ativas das citocinas inflamatórias IL-1β e IL-18 a partir de precursores inativos. A formação do complexo inflamassoma é estimulada por uma variedade de produtos microbianos e moléculas associadas ao dano celular, e envolve a montagem de múltiplas cópias de uma proteína de reconhecimento inato com proteínas adaptadoras e moléculas de pró-caspase-1. Com a montagem do inflamassoma, a pró-caspase-1 sofre proteólise para gerar a caspase-1 ativa.

Inibidor de C1 (C1-INH, do inglês *C1 inhibitor*) Inibidor de proteases plasmáticas que bloqueia as funções esterase dos componentes C1r e C1 s do componente C1 do complemento, que inicia a via clássica de ativação do complemento. O C1-INH é um inibidor de serina protease (serpina) que também inibe outros mediadores da inflamação por meio do bloqueio de proteases das vias fibrinolítica, da coagulação e das cininas. Uma deficiência genética em C1-INH causa a doença chamada angioedema hereditário, caracterizada pela atividade desregulada da bradicinina. Uma doença com manifestações semelhantes, mas que ocorre mais tardiamente na vida, chamada angioedema adquirido, é normalmente causada por autoanticorpos específicos para C1-INH.

Integrinas Proteínas heterodiméricas de superfície celular cuja principal função é mediar a adesão de células a outras células ou a matriz extracelular. As integrinas são importantes para as interações de células T com APCs e para a migração de leucócitos do sangue para os tecidos. Os sinais induzidos por quimiocinas que se ligam aos seus receptores aumentam a afinidade das integrinas por seus ligantes. Dois exemplos de integrinas importantes no sistema imune são VLA-4 (antígeno tardio 4) e LFA-1 (antígeno associado à função leucocitária 1).

Intensificador Sequência nucleotídica reguladora em um gene que está localizada tanto a montante (*upstream*) quanto a jusante (*downstream*) do promotor, liga-se a fatores de transcrição e aumenta a atividade do promotor. Nas células do sistema imune, os intensificadores são responsáveis pela integração dos sinais da superfície celular que levam à indução da transcrição de genes que codificam muitas das proteínas efetoras de uma resposta imune, tais como as citocinas.

Interferons (IFNs) Citocinas originalmente nomeadas por sua capacidade de interferir nas infecções virais, mas que desempenham outras funções importantes no sistema imune. Os IFNs do tipo I incluem o IFN-α e IFN-β, cuja principal função é prevenir a replicação viral nas células. O IFN-γ, algumas vezes chamado interferon do tipo II, ativa macrófagos e vários outros tipos celulares. Os interferons do tipo III, incluindo três tipos de IFN-λ, apresentam funções antivirais semelhantes às dos interferons do tipo I (ver Apêndice 2).

Interleucinas Citocinas molecularmente definidas que são denominadas com um número mais ou menos sequencial de acordo com a ordem de descoberta ou caracterização molecular (p. ex., interleucina-1 [IL-1], IL-2). Algumas citocinas foram originalmente denominadas pelas suas atividades biológicas e não têm a designação de IL (ver Apêndice 2).

Isótipo Um de cinco tipos de anticorpo, determinado por qual das cinco diferentes formas de cadeia pesada está presente. Os isótipos de anticorpo (também conhecidos como **classes**) incluem IgM, IgD, IgA e IgE, e cada isótipo desempenha uma gama diferente de funções efetoras. Variações estruturais adicionais caracterizam quatro subclasses distintas de IgG e duas de IgA.

J

Janus quinases (JAKs, do inglês *Janus kinases*) Família de quatro tirosinoquinases que se associam às caudas citoplasmáticas de diversos receptores de citocinas, incluindo receptores para IL-2, IL-3, IL-4, IFN-γ, IL-12 e outras. Em resposta à ligação da citocina e dimerização do receptor, as JAKs fosforilam os receptores de citocinas para permitir a ligação de STATs e, então, as JAKs fosforilam e desse modo ativam as STATs. Diferentes JAK quinases se associam a diferentes receptores de citocinas.

L

Lâmina própria Camada de tecido conectivo frouxo subjacente ao epitélio em tecidos de mucosa, tais como intestinos e vias respiratórias, onde células dendríticas, mastócitos, linfócitos e macrófagos medeiam respostas imunes aos patógenos invasores.

LCK Membro da família de tirosinoquinases SRC não receptoras, que se associa não covalentemente às caudas citoplasmáticas de moléculas de CD4 e CD8 nas células T e está envolvida nos eventos iniciais de sinalização da ativação de células T induzida pelo antígeno. A LCK medeia a fosforilação da tirosina das caudas citoplasmáticas das proteínas CD3 e ζ do complexo TCR.

Lectina ligante de manose (MBL, do inglês *mannose-binding lectin*) Proteína plasmática, também chamada proteína ligante de manose (MBP, do inglês *mannose binding protein*) que se liga a resíduos de manose nas superfícies microbianas, iniciando, assim, a ativação do complemento pela via das lectinas. Os macrófagos expressam um receptor de superfície para C1q que também se liga à MBL e medeia a captura de organismos opsonizados pela MBL.

Lectina tipo C Membro de uma grande família de proteínas ligantes de carboidratos cálcio-dependentes, muitas das quais desempenham papel importante na imunidade inata e adaptativa. Por exemplo, lectinas tipo C solúveis ligam-se às estruturas de carboidratos microbianos e medeiam a fagocitose ou a ativação do complemento (p. ex., lectina ligante de manose, dectinas, colectinas, ficolinas).

Leishmania Protozoário parasita intracelular obrigatório que infecta macrófagos e pode causar uma doença inflamatória crônica envolvendo muitos tecidos. A infecção por *Leishmania* em camundongos tem servido como um modelo de sistema para o estudo das funções efetoras de diversas citocinas e subpopulações de células T auxiliares que as produzem.

Leucemia Doença maligna de precursores de células sanguíneas da medula óssea na qual grandes números de células neoplásicas normalmente ocupam a medula óssea e frequentemente circulam na corrente sanguínea. Leucemias linfocíticas são derivadas de precursores de células B ou T, leucemias mieloides são derivadas de precursores de granulócitos ou monócitos e leucemias eritroides são derivadas de precursores de hemácias.

Leucotrienos Classe de mediadores inflamatórios lipídicos derivados do ácido araquidônico produzidos pela via das lipo-oxigenases em muitos tipos celulares. Mastócitos produzem leucotrieno C_4 (LTC_4) e seus produtos de degradação LTD_4 e LTE_4 de maneira abundante, os quais se ligam a receptores específicos nas células musculares lisas e causam broncoconstrição prolongada. Os leucotrienos contribuem para os processos patológicos da asma.

Ligante de c-Kit (fator de célula-tronco) Proteína necessária para a hematopoiese, fases iniciais no desenvolvimento da célula T no timo e desenvolvimento de mastócitos. O ligante de c-Kit é produzido em formas ligadas à membrana e solúveis pelas células estromais na medula óssea e no timo e liga-se à tirosinoquinase receptora de membrana c-Kit das células-tronco multipotentes.

Ligante de FAS (ligante de CD95) Proteína de membrana que é membro da família de proteínas do TNF, expressa em células T ativadas. O ligante de FAS liga-se ao receptor de morte FAS e, desse modo, ativa uma via de sinalização que leva à morte celular apoptótica da célula que expressa FAS. Mutações no gene do ligante de FAS causam doenças autoimunes sistêmicas em camundongos. Também chamado **FAS-ligante**.

Linfa Líquido intersticial derivado do sangue drenado pelos vasos linfáticos e que eventualmente retorna para a circulação sanguínea. A linfa carrega antígenos solúveis e célula dendríticas da maior parte dos tecidos e órgãos do corpo em direção aos linfonodos, para reconhecimento por linfócitos específicos que iniciam as respostas imunes adaptativas. A linfa também carrega os linfócitos para dentro e para fora dos linfonodos, e de volta para a circulação sanguínea.

Linfocina Nome antigo para uma citocina (mediador proteico solúvel das respostas imunes) produzida pelos linfócitos.

Linfócito B Único tipo celular (incluindo plasmócitos derivados de linfócitos B) capaz de produzir moléculas de anticorpos e, portanto, o mediador das respostas imunes humorais. Os linfócitos B (ou células B) desenvolvem-se na medula óssea, e células B maduras são encontradas principalmente nos folículos linfoides em tecidos linfoides secundários, na medula óssea e na circulação.

Linfócito B imaturo Célula B com IgM^+ e IgD^- de membrana, recentemente derivada de precursores da medula, que não prolifera ou se diferencia em resposta aos antígenos, mas, em vez disso, pode sofrer edição do receptor, morte apoptótica ou se tornar funcionalmente não responsiva. Essa propriedade é importante para a seleção negativa das células B que são específicas para autoantígenos presentes na medula óssea.

Linfócito grande granular Outro nome para a célula NK, baseado na aparência morfológica desse tipo celular em esfregaços sanguíneos.

Linfócito *naive* (inexperenciados) Linfócito B ou T maduro que não encontrou previamente o antígeno. Quando os linfócitos *naive* são estimulados pelo antígeno, eles se diferenciam em linfócitos efetores, tais como células B secretoras de anticorpo, células T auxiliares produtoras de citocinas e CTLs capazes de matar células-alvo. Os linfócitos *naive* possuem marcadores de superfície e padrões de recirculação distintos daqueles de linfócitos previamente ativados (o termo "*naive*" também se refere a um indivíduo não imunizado).

Linfócito T Componente-chave das respostas imunes mediadas por células no sistema imune adaptativo. Os linfócitos T amadurecem no timo, circulam no sangue, populam os tecidos linfoides secundários e são recrutados para sítios periféricos de exposição ao antígeno. Eles expressam receptores antigênicos (TCRs) que reconhecem fragmentos peptídicos de proteínas estranhas ligados às moléculas do MHC próprias. Subpopulações funcionais de linfócitos incluem células T auxiliares CD4$^+$ e CTLs CD8$^+$.

Linfócito T citotóxico (ou citolítico) (CTL, do inglês *cytotoxic (or cytolytic) T lymphocyte*) Tipo de linfócito T cuja principal função efetora é reconhecer e matar células do hospedeiro infectadas por vírus ou outros microrganismos intracelulares, assim como células tumorais. Os CTLs normalmente expressam CD8 e reconhecem peptídeos derivados de antígenos citosólicos microbianos e tumorais exibidos pelas moléculas do MHC de classe I. A morte de células infectadas ou tumorais pelos CTLs envolve a liberação dos conteúdos de grânulos citoplasmáticos para o citosol das células, levando à morte apoptótica.

Linfócitos B da zona marginal Subpopulação de linfócitos B, encontrada exclusivamente na zona marginal do baço, que responde rapidamente a antígenos microbianos oriundos do sangue produzindo anticorpos IgM com diversidade limitada.

Linfócitos B-1 Subpopulação de linfócitos B que se desenvolvem mais cedo durante a ontogenia do que as células B convencionais (foliculares), expressam um repertório limitado de genes V com pouca diversidade juncional e secretam anticorpos IgM que se ligam aos antígenos T-independentes. Muitas células B-1 expressam a molécula CD5.

Linfócitos de memória Células B e T de memória são produzidas pela estimulação antigênica de linfócitos *naive* e sobrevivem em um estado funcionalmente quiescente por muitos anos após a eliminação do antígeno. Os linfócitos de memória mediam respostas rápidas e aumentadas (*i. e.*, de memória ou de reencontro) a segundas e subsequentes exposições aos antígenos.

Linfócitos infiltrantes de tumores (TILs, do inglês *tumor-infiltrating lymphocytes*) Linfócitos isolados de infiltrados inflamatórios presentes dentro e ao redor de amostras de ressecção cirúrgica de tumores sólidos que são enriquecidas com CTLs e células NK tumor-específicos. Em um modelo experimental de tratamento do câncer, os TILs são cultivados *in vitro* na presença de altas doses de IL-2 e são então transferidos de volta para os pacientes com o tumor.

Linfócitos intraepiteliais Linfócitos T presentes na epiderme da pele e no epitélio da mucosa que tipicamente expressam uma diversidade limitada de receptores antigênicos. Alguns desses linfócitos, chamados células NKT invariantes, podem reconhecer produtos microbianos, tais como glicolipídios, associados a moléculas não polimórficas do tipo MHC de classe I. Outros, denominados células T γδ, reconhecem diversos antígenos não peptídicos, não apresentados moléculas de MHC. Os linfócitos T intraepiteliais podem ser considerados células efetoras da imunidade inata.

Linfoma Tumor maligno de linfócitos B ou T geralmente originado em tecidos linfoides e que se espalha nesses tecidos, mas que se dissemina para outros tecidos. Os linfomas frequentemente expressam características fenotípicas de linfócitos normais dos quais foram derivados.

Linfoma de Burkitt Tumor maligno de célula B que é diagnosticado por características histológicas, mas quase sempre carrega uma translocação cromossômica recíproca envolvendo o *loci* do gene *Ig* e o gene celular *MYC* no cromossomo 8. Muitos casos de linfoma de Burkitt na África estão associados a infecções pelo vírus Epstein-Barr.

Linfonodo Pequenos órgãos nodulares, encapsulados e ricos em linfócitos, situados ao longo dos canais linfáticos distribuídos por todo o corpo, onde as respostas imunes adaptativas aos antígenos oriundos da linfa são iniciadas. Os linfonodos, os quais são órgãos linfoides secundários ou periféricos, possuem uma arquitetura anatômica especializada que regula as interações das células B, células T, células dendríticas, macrófagos e antígenos, para maximizar a indução das respostas imunes protetoras. Os linfonodos também realizam uma função de filtragem, retendo microrganismos e outros constituintes potencialmente prejudiciais em líquidos teciduais, prevenindo assim sua drenagem para o sangue a partir da linfa.

Linfotoxina α (LTα, previamente chamada TNF-β) Citocina produzida por células T e B que é homóloga ao TNF e se liga aos mesmos receptores. Assim como o TNF, a LTα tem efeitos pró-inflamatórios, incluindo ativação endotelial e de neutrófilos. A LTα também é crítica para o desenvolvimento normal dos órgãos linfoides.

Linhagem de camundongos isogênicos Linhagem de camundongos criada pelo cruzamento repetitivo entre irmãos que é caracterizada pela homozigosidade em todos os *loci* gênicos. Cada camundongo de uma linhagem isogênica é dito singênico a todos os outros camundongos da mesma linhagem.

Linhagens de camundongo congênicas Linhagens isogênicas de camundongos que são idênticos uns aos outros em cada *locus* gênico, exceto naquele para o qual eles foram selecionados para diferirem; tais linhagens são criadas por repetidos cruzamentos e seleções para um traço em particular. Linhagens congênicas/isogênicas que diferem umas das outras em um alelo do MHC em particular têm sido úteis para definir a função das moléculas do MHC.

Lipopolissacarídeo Sinônimo de **endotoxina**.

Lisossomo Organela acídica, ligada à membrana e abundante em células fagocíticas, que contém enzimas proteolíticas que degradam proteínas derivadas tanto de ambientes extracelulares quando de dentro da célula. Os lisossomos estão envolvidos na via de processamento antigênico do MHC de classe II.

Lúpus eritematoso sistêmico (LES) Doença autoimune sistêmica crônica que afeta predominantemente mulheres e é caracterizada por erupções cutâneas, artrite, glomerulonefrite, anemia hemolítica, trombocitopenia e envolvimento do sistema nervoso central. Muitos autoanticorpos diferentes são encontrados em pacientes com LES, particularmente anticorpos anti-DNA. Muitas das manifestações do LES são decorrentes da formação de imunocomplexos compostos de autoanticorpos e seus antígenos específicos, com deposição destes complexos nos pequenos vasos sanguíneos em vários tecidos. O mecanismo subjacente para a quebra da autotolerância no LES não é compreendido.

M

Macrófago Célula fagocítica hematopoieticamente derivada que desempenha importantes papéis nas respostas imunes inata e adaptativa. Os macrófagos são ativados por produtos microbianos tais como endotoxina e por citocinas da célula T tais como o IFN-γ. Macrófagos ativados fagocitam e matam microrganismos, secretam citocinas pró-inflamatórias e apresentam antígenos às células T auxiliares. Os macrófagos compreendem células derivadas de monócitos sanguíneos recentemente recrutados nos sítios de inflamação e células de longa vida residentes do tecido derivadas principalmente de órgãos hematopoéticos fetais. Os macrófagos tecido-residentes recebem diferentes nomes e podem realizar funções especiais, incluindo: a micróglia do sistema nervoso central; as células de Kupffer no fígado; macrófagos alveolares nos pulmões e osteoclastos nos ossos.

Macrófagos M1 Ver **Ativação clássica de macrófagos**.

Macrófagos M2 Ver **Ativação alternativa de macrófagos**.

Mastócito Principal célula efetora nas reações de hipersensibilidade imediata (alérgica). Os mastócitos são derivados de células-tronco hematopoéticas, residem na maioria dos tecidos adjacentes aos vasos sanguíneos, expressam um receptor Fc de alta afinidade para IgE (FcεRI) e contêm numerosos grânulos preenchidos por mediadores. A ligação cruzada de IgE induzida pelo antígeno aos receptores FcεRI dos mastócitos causa a liberação do conteúdo de seus grânulos, além da síntese e secreção de outros mediadores neoformados, levando a uma reação de hipersensibilidade imediata.

Maturação de afinidade Processo que leva ao aumento da afinidade dos anticorpos por um antígeno em particular à medida que a resposta ao anticorpo dependente de células T progride. A maturação de afinidade ocorre nos centros germinativos dos tecidos linfoides e é o resultado da mutação somática dos genes de imunoglobulina, seguida pela sobrevivência seletiva das células B produtoras dos anticorpos de maior afinidade.

Maturação de linfócitos Processo pelo qual células-tronco hematopoéticas pluripotentes se desenvolvem em linfócitos B ou T *naive*, maduros e expressando receptor antigênico, que povoam os tecidos linfoides periféricos. Esse processo ocorre em ambientes especializados da medula óssea (para células B) e do timo (para células T). Sinônimo de **desenvolvimento de linfócitos**.

Medula óssea Tecido no interior da cavidade central do osso que é o sítio de geração de todas as células sanguíneas circulantes após o nascimento. Os linfócitos B sofrem a maior parte das etapas de seu desenvolvimento na medula óssea, enquanto os progenitores de células T originados na medula migram para o timo, onde se desenvolvem em células T maduras.

Memória Propriedade do sistema imune adaptativo em responder mais prontamente, com maior magnitude e mais efetivamente à exposição repetida a um antígeno, quando comparado com a resposta à primeira exposição.

Mieloma múltiplo Tumor maligno de plasmócitos produtores de anticorpo que frequentemente secretam anticorpos intactos ou partes de moléculas de anticorpos. Os anticorpos monoclonais produzidos pelos mielomas múltiplos foram críticos para as análises bioquímicas iniciais sobre a estrutura do anticorpo.

Migração de linfócitos Movimento dos linfócitos a partir da circulação para os tecidos periféricos.

Mimetismo molecular Mecanismo proposto de autoimunidade desencadeada por infecção com um microrganismo contendo antígenos que são estruturalmente homólogos aos autoantígenos e, portanto, reagem de forma cruzada. Postula-se que as respostas imunes ao microrganismo resultam em reações contra os próprios tecidos.

Molécula de adesão Molécula de superfície celular cuja função é promover as interações de adesão com outras células ou com a matriz extracelular. Leucócitos e células endoteliais expressam vários tipos de moléculas de adesão, como selectinas, integrinas e membros da superfamília de imunoglobulinas. Essas moléculas têm papel crucial na migração celular e ativação celular nas respostas imunes inata e adaptativa.

Molécula do complexo principal de histocompatibilidade (MHC, do inglês *major histocompatibility complex*) Proteína heterodimérica de membrana codificada no *locus* do MHC que exibe peptídeos para o reconhecimento pelos linfócitos T. Existem dois tipos de moléculas de MHC estruturalmente distintos. As moléculas do MHC de classe I (algumas vezes chamadas MHC I) estão presentes na maioria das células nucleadas, ligam peptídeos derivados de proteínas citosólicas e são reconhecidas pelas células T CD8$^+$. As moléculas do MHC de classe II (algumas vezes chamadas MHC II) estão amplamente restritas às células dendríticas, a macrófagos e linfócitos B, ligam peptídeos derivados de proteínas endocitadas e são reconhecidas pelas células T CD4+.

Molécula do complexo principal de histocompatibilidade (MHC) de classe II Uma entre duas formas de proteínas heterodiméricas polimórficas de membrana que se liga e expõe fragmentos peptídicos de antígenos proteicos na superfície das APCs, para reconhecimento pelos linfócitos T. As moléculas do MHC de classe II normalmente exibem peptídeos derivados de proteínas extracelulares que são internalizadas em vesículas endocíticas ou fagocíticas, para reconhecimento pelas células T CD4+.

Molécula H-2 Molécula do complexo principal de histocompatibilidade (MHC, do inglês *major histocompatibility complex*) no camundongo. O MHC do camundongo foi originalmente denominado *locus* H-2.

Moléculas CD Moléculas da superfície celular expressas em vários tipos celulares no sistema imune, designadas pelo número do "grupamento de diferenciação" ou número do CD (do inglês *cluster of differentiation*). Ver Apêndice 1 para uma lista das moléculas CD.

Monócito Tipo de célula sanguínea circulante derivada da medula óssea que é recrutada para os sítios de infecção ou dano tecidual. Uma vez no tecido, os monócitos se diferenciam em macrófagos que atuam para destruir microrganismos e reparar o dano tecidual.

Morte celular induzida por ativação (AICD, do inglês *activation-induced cell death*) Apoptose de linfócitos ativados; termo geralmente usado para células T.

Morte celular programada Ver **Apoptose**.

Motivo de ativação do imunorreceptor baseado em tirosina (ITAM, do inglês *immunoreceptor tyrosine-based activation motif*) Motivo proteico conservado composto de duas cópias da sequência tirosina-x-x-leucina (onde × é um aminoácido inespecífico) encontrado nas caudas citoplasmáticas de várias proteínas de membrana no sistema imune que estão envolvidas na transdução de sinal. Os ITAMs estão presentes nas proteínas ζ e CD3 do complexo TCR, nas proteínas Igα e Igβ no complexo BCR e em vários receptores Fc de Ig. Quando esses receptores interagem com seus ligantes, os resíduos de tirosina dos ITAMs se tornam fosforilados e formam sítios de ancoragem para outras moléculas envolvidas na propagação das vias de transdução de sinal de ativação celular.

Motivo de inibição do imunorreceptor baseado em tirosina (ITIM, do inglês *immunoreceptor tyrosine-based inhibition motif*) Motivo de seis aminoácidos (isoleucina-x-tirosina-x-x-leucina) encontrado nas caudas citoplasmáticas de vários receptores inibitórios no sistema imune, incluindo FcγRIIB nas células B, receptores de morte do tipo Ig (KIRs, do inglês *killer cell Ig-like receptors*) nas células NK e alguns receptores coinibidores das células T. Quando esses receptores interagem com seus ligantes, os ITIMs se tornam fosforilados em seus resíduos de tirosina e formam um sítio de ancoragem para tirosinofosfatases proteicas, as quais atuam para inibir outras vias de transdução de sinal.

Motivo de troca do imunorreceptor baseado em tirosina (ITSM, do inglês *immunoreceptor tyrosine-based switch motif*) Motivo de seis aminoácidos (tirosina-x-tirosina-x-x-valina/isoleucina) encontrado nas caudas citoplasmáticas de alguns receptores, que podem algumas vezes atuar com um inibidor pela ligação a tirosinofosfatases, como ocorre com o ITSM na cauda citosólica de PD-1, enquanto em outros receptores (p. ex., na família SLAM), podem mudar de um ligante de tirosinofosfatase para ligante de tirosinoquinase, mediando, portanto, uma alteração de função de inibição para ativação.

Multivalência Ver **Polivalência**.

Mycobacterium Gênero de bactérias cujas diversas espécies podem sobreviver dentro de fagócitos e causar doença. A principal defesa do hospedeiro contra micobactérias, tais como *Mycobacterium tuberculosis*, é a imunidade mediada por células.

N

Neoantígeno Parte de uma macromolécula recém-alterada, tanto por modificação química quanto por mutação do gene que a codifica (no caso de proteínas), de tal maneira que a nova estrutura seja reconhecida por anticorpos ou células T; algumas vezes chamado **neoepítopo**. Os neoantígenos codificados por genes mutados são os principais indutores de respostas de células T contra muitos tumores.

Neutrófilo (também chamado leucócito polimorfonuclear [PMN]) Célula fagocítica caracterizada por um núcleo multilobado segmentado e grânulos citoplasmáticos preenchidos por enzimas degradativas. Os neutrófilos são os mais abundantes tipos de leucócitos sanguíneos circulantes e o tipo celular mais numeroso recrutado para os tecidos como parte das respostas inflamatórias agudas a infecções microbianas ou lesão tecidual.

***N*-formilmetionina** Aminoácido que inicia todas as proteínas bacterianas, mas não as de mamíferos (exceto aquelas sintetizadas no interior da mitocôndria) e serve como um sinal de infecção para o sistema imune inato. Receptores específicos para peptídeos contendo *N*-formilmetionina são expressos nos neutrófilos e mediam a ativação e quimiotaxia dessas células.

Notch 1 Receptor de sinalização da superfície celular que é proteoliticamente clivado após interação com o ligante, sendo que sua porção intracelular clivada transloca para o núcleo e regula a expressão gênica. A sinalização de Notch 1 é necessária para o comprometimento dos precursores de célula T em desenvolvimento para a linhagem de célula T αβ.

Nucleotídeos CpG Sequências de citidina-guanina que se repetem em certas sequências de DNA e regulam a expressão gênica dependente do estado de metilação. A maior parte dos oligonucleotídeos CpG humanos são metilados, enquanto os CPGs microbianos não são metilados e são reconhecidos pelo receptor do tipo *Toll* 9, estimulando respostas imunes inatas. Oligonucleotídeos CPG são usados como adjuvantes em vacinas.

Nucleotídeos N Nome dado aos nucleotídeos adicionados aleatoriamente às junções entre segmentos gênicos *V*, *D* e *J* nos genes *Ig* ou *TCR* durante o desenvolvimento dos linfócitos. A adição de até 20 desses nucleotídeos, a qual é mediada pela enzima deoxirribonucleotidil transferase terminal (TdT, do inglês *terminal deoxyribonucleotidyl transferase*), contribui para a diversidade dos repertórios de anticorpos e de TCR.

Nucleotídeos P Sequências curtas invertidas de nucleotídeos repetidos nas junções VDJ de genes *Ig* e *TCR* rearranjados que são geradas pela clivagem assimétrica de grampos intermediários de DNA mediada por RAG-1 e RAG-2 durante eventos de recombinação somática. Os nucleotídeos P contribuem para a diversidade juncional dos receptores de antígenos.

O

Opsonina Molécula que se torna ligada à superfície do microrganismo e pode ser reconhecida pelos receptores de superfície de neutrófilos e macrófagos, aumentando, dessa forma, a eficiência da fagocitose do microrganismo. As opsoninas incluem anticorpos IgG, os quais são reconhecidos pelo receptor Fcγ nos fagócitos, e fragmentos de proteínas C3 do complemento, os quais são reconhecidos pelo receptor do complemento CR1 (CD35) e pela integrina MAC-1 de leucócitos.

Opsonização Processo de ligação de opsoninas, tais como IgG ou fragmentos do complemento, às superfícies microbianas para marcarem os microrganismos para a fagocitose.

Organização de linhagem germinativa Arranjo herdado de segmentos gênicos de variabilidade, diversidade, juncionais e da região constante do *loci* do receptor antigênico em células não linfoides ou em linfócitos imaturos. Nos linfócitos B ou T em desenvolvimento, a organização da linhagem germinativa é modificada pela recombinação somática para formar genes *Ig* ou *TCR* funcionais.

Órgão linfoide gerador Órgão no qual os linfócitos se desenvolvem a partir de precursores imaturos. A medula óssea e o timo são os principais órgãos linfoides geradores nos quais se desenvolvem, respectivamente, as células B e as células T. Os órgãos linfoides geradores também são chamados **órgãos linfoides primários** ou **órgãos linfoides centrais**.

Órgão linfoide terciário Coleção de linfócitos e células apresentadoras de antígenos organizados como folículos de células B e zonas de células T, que se desenvolve em sítios de inflamação crônica imunomediada, tais como a sinóvia das articulações de pacientes com artrite reumatoide.

Órgãos e tecidos linfoides periféricos Ver **Órgãos e tecidos linfoides secundários**.

Órgãos linfoides secundários Coleções organizadas de linfócitos e células acessórias, incluindo baço, linfonodos e tecidos linfoides associados à mucosa, nas quais as respostas imunes adaptativas são iniciadas. Sinônimo de **Órgãos linfoides periféricos**.

Óxido nítrico Molécula com uma ampla variedade de atividades que em macrófagos atua como um potente agente microbicida para matar organismos ingeridos.

Óxido nítrico sintase Membro de uma família de enzimas que sintetizam o composto vasoativo e microbicida óxido nítrico a partir da L-arginina. Macrófagos expressam a forma induzível dessa enzima após ativação por vários estímulos microbianos ou citocinas.

P

Padrões moleculares associados ao dano (DAMPs, do inglês *damage-associated molecular patterns*) Moléculas endógenas que são produzidas ou liberadas por células lesadas e que estão morrendo, que se ligam a receptores de reconhecimento de padrão e estimulam as respostas imunes inatas. Exemplos incluem proteínas de alta mobilidade do grupo box 1 (HMGB1, do inglês *high-mobility group box 1*), ATP extracelular e cristais de ácido úrico.

Padrões moleculares associados aos patógenos (PAMPs, do inglês *pathogen-associated molecular patterns*) Estruturas produzidas por microrganismos, mas não por células de mamíferos (hospedeiro), as quais são reconhecidas pelo sistema imune inato, estimulando-o. Exemplos incluem lipopolissacarídeo bacteriano e RNA viral de fita dupla.

Patogenicidade Capacidade de um microrganismo em causar doença. Múltiplos mecanismos podem contribuir para a patogenicidade, incluindo produção de toxinas, estimulação de respostas inflamatórias do hospedeiro e perturbação do metabolismo celular do hospedeiro.

PD-1 Receptor inibitório homólogo ao CD28 que é expresso em células T ativadas e se liga a PD-L1 ou PD-L2, membros da família de proteínas B7 expressas em vários tipos celulares. O PD-1 é regulado positivamente nas células T em decorrência de estimulação repetida ou prolongada (p. ex., no contexto de infecções crônicas ou tumores), enquanto o bloqueio de PD-1 com anticorpos monoclonais aumenta as respostas imunes antitumorais.

Pentraxinas Família de proteínas plasmáticas que contém cinco subunidades globulares idênticas; inclui o reagente de fase aguda proteína C-reativa.

Peptídeo antimicrobiano Um dentre um grupo de peptídeos contendo resíduos de aminoácidos positivamente carregados e hidrofóbicos que se inserem na membrana externa de bactérias e alguns vírus, causando a disrupção de sua integridade. Os peptídeos antimicrobianos incluem as catelicidinas, defensinas e peptídeos RegIII. São produzidos por células da barreira epitelial e leucócitos, atuando como moléculas efetoras da imunidade inata.

Peptídeo de cadeia invariante associado à classe II (CLIP, do inglês *class II-associated invariant chain peptide*) Peptídeo remanescente da cadeia invariante que permanece na fenda de ligação ao peptídeo no MHC de classe II e é removido pela ação da molécula HLA-DM antes que a fenda se torne acessível aos peptídeos produzidos a partir de antígenos proteicos extracelulares que são internalizados em vesículas.

Perforina Proteína presente nos grânulos dos CTLs e células NK. Quando a perforina é liberada dos grânulos de CTLs ou células NK ativadas, ela se insere na membrana plasmática de células infectadas ou tumorais adjacentes e promove a entrada de granzimas para o citosol, levando à morte apoptótica da célula-alvo.

Piroptose Forma de morte celular programada de macrófagos e DCs induzida pela ativação do inflamassoma canônico de caspase-1 (e também vias de inflamassomas não canônicos que usam caspase-4 e caspase-5 humanas), caracterizada por aumento celular, perda da integridade de membrana plasmática e liberação de mediadores inflamatórios, tais como IL-1β. Na piroptose, as caspases proteoliticamente ativadas geram um fragmento da proteína gasdermina D, que se polimeriza para formar poros na membrana plasmática. A piroptose resulta na morte de certos microrganismos que ganham acesso ao citosol, aumenta a eliminação inflamatória de bactérias, mas também contribui para o choque séptico.

Placas de Peyer Tecido linfoide organizado na lâmina própria do intestino delgado na qual as respostas imunes aos patógenos intestinais e outros antígenos ingeridos podem ser iniciadas. As placas de Peyer são compostas principalmente de células B, com pequenos números de células T e outras células, todas organizadas nos folículos de maneira semelhante àquela encontrada nos linfonodos, frequentemente com centros germinativos.

Plasmablasto Células circulantes secretoras de anticorpos que são precursoras dos plasmócitos residentes na medula óssea e em outros tecidos.

Plasmócito Linfócito B secretor de anticorpo, terminalmente diferenciado, com uma aparência histológica característica, incluindo formato oval, núcleo excêntrico e halo perinuclear. Os plasmócitos são encontrados na medula óssea, nos tecidos da mucosa e em muitos sítios de inflamação crônica.

Polimorfismo Existência de duas ou mais formas alternativas, ou variantes, de um gene que estão presentes em frequências estáveis em uma população. Cada variante comum do gene polimórfico é denominada alelo, e um indivíduo pode carregar dois alelos diferentes de um gene, cada um herdado de um progenitor diferente. Os genes do MHC são os mais polimórficos no genoma de mamíferos, alguns dos quais têm milhares de alelos.

Polivalência Presença de múltiplos epítopos idênticos de uma única molécula de antígeno, superfície celular ou partícula. Antígenos polivalentes, tais como polissacarídeos bacterianos capsulares, são frequentemente capazes de ativar linfócitos B independentes de células T auxiliares. Termo usado como sinônimo de **multivalência**.

Polpa branca Parte do baço composta predominantemente de linfócitos, (organizados em bainhas linfoides periarteriolares e folículos) e outros leucócitos. O restante do baço contém sinusoides revestidos por células fagocíticas e preenchidos com sangue, denominados **polpa vermelha**.

Polpa vermelha Compartimento anatômico e funcional do baço composto de sinusoides vasculares e dispersos, dentre os quais há grande número de eritrócitos, macrófagos, células dendríticas, linfócitos esparsos e plasmócitos. Os macrófagos da polpa vermelha removem os microrganismos, outras partículas estranhas e hemácias danificadas do sangue.

Pré-Tα Proteína transmembrana invariável com um único domínio extracelular do tipo Ig que se associa à cadeia β do TCR nas células pré-T para formar o receptor da célula pré-T.

Processamento antigênico Conversão intracelular de antígenos proteicos derivados do espaço extracelular ou do citosol em peptídeos e carregamento desses peptídeos em moléculas de MHC para exposição aos linfócitos T.

Promotor Sequência de DNA imediatamente a 5' do local de início da transcrição de um gene, onde se ligam as proteínas que iniciam a transcrição. O termo *promotor* é frequentemente usado para descrever a região 5' reguladora inteira de um gene, incluindo os intensificadores, que são sequências adicionais que se ligam aos fatores de transcrição e interagem com o complexo basal de transcrição para aumentar a taxa de iniciação transcricional. Outros intensificadores podem estar localizados a uma distância significativa do promotor, tanto a 5' do gene, em íntrons, quanto a 3' do gene.

Prostaglandinas Classe de mediadores inflamatórios lipídicos que são derivados do ácido araquidônico em muitos tipos celulares por meio da via da ciclo-oxigenase e que possuem atividades vasodilatadora, broncoconstritora e quimiotática. As prostaglandinas produzidas pelos mastócitos são importantes mediadores das reações alérgicas. Muitos fármacos anti-inflamatórios normalmente usados são inibidores da ciclo-oxigenase que bloqueiam a síntese de prostaglandinas.

Proteassomo Grande complexo enzimático multiproteico que contém uma ampla variedade de atividades proteolíticas, encontrado no citoplasma da maioria das células e importante para a degradação de proteínas citosólicas maldobradas. As proteínas são marcadas para degradação proteassômica pela ligação covalente de moléculas de ubiquitina. Uma forma especializada de proteassomo presente nas células apresentadoras de antígenos, chamado imunoproteassomo, degrada proteínas citosólicas em peptídeos que são transportados para o retículo endoplasmático e se ligam a moléculas do MHC de classe I recém-sintetizadas.

Proteína adaptadora Proteína envolvida nas vias de transdução de sinal intracelulares que atua como molécula-ponte ou base para o recrutamento de outras moléculas sinalizadoras. Durante a sinalização do receptor antigênico de linfócitos ou de receptor de citocinas, as proteínas adaptadoras podem ser fosforiladas nos resíduos de tirosina para possibilitar que se liguem a outras proteínas contendo domínios SRC de homologia 2 (SH2, do inglês *SRC homology 2*). As proteínas adaptadoras envolvidas na ativação da célula T incluem LAT, SLP-76 e GRB-2.

Proteína amiloide A sérica (SAA, do inglês *serum amyloid A*) Proteína de fase aguda cujas concentrações séricas aumentam significativamente em quadros infecciosos e inflamatórios, principalmente por causa da síntese pelo fígado, induzida por citocinas. A SAA ativa a quimiotaxia de leucócitos e a fagocitose.

Proteína C reativa (PC-R) Membro da família das pentraxinas de proteínas plasmáticas envolvidas nas respostas imunes inatas às infecções bacterianas. A PCR se liga à cápsula de bactérias do tipo pneumococos. A PCR também se liga ao C1q e pode, assim, ativar o complemento ou agir como uma opsonina pela interação com receptores de C1q nos fagócitos. A PCR é uma proteína de fase aguda, e o aumento na concentração plasmática de PCR é um marcador clinicamente usado de inflamação.

Proteína de ativação 1 (AP-1, do inglês *activator protein 1*) Família de fatores de transcrição de ligação ao DNA composta de dímeros de duas proteínas que se ligam uma à outra por um motivo estrutural compartilhado, denominado zíper de leucina. O fator AP-1 mais bem caracterizado é composto das proteínas FOS e JUN. A AP-1 está envolvida na regulação transcricional de muitos genes diferentes que são importantes no sistema imune, tais como os genes das citocinas.

Proteína de 70 kDa associada à zeta (ZAP-70, do inglês *zeta-associated protein of 70 kD*) Tirosinoquinase proteica citoplasmática presente em células T, similar a SYK das células B, que é crucial para as etapas iniciais de sinalização na ativação da célula T induzida pelo antígeno. A ZAP-70 liga-se às tirosinas fosforiladas nas caudas citoplasmáticas da cadeia ζ e da cadeia CD3 do complexo TCR, que, por sua vez, fosforilam proteínas adaptadoras que recrutam outros componentes da cascata de sinalização.

Proteinoquinase C (PKC, do inglês *protein kinase C*) Qualquer uma dentre várias isoformas de uma enzima que medeia a fosforilação de resíduos de serina e treonina em muitos substratos proteicos diferentes e, desse modo, serve para propagar várias vias de transdução de sinal levando à ativação de fatores de transcrição. Nos linfócitos T e B, a PKC é ativada pelo diacilglicerol (DAG), o qual é gerado em resposta à ligação do receptor antigênico.

Proteínas da família BCL-2 Família de proteínas de membrana citoplasmáticas e mitocondriais estruturalmente homólogas que regulam a apoptose por influenciar a permeabilidade da membrana externa mitocondrial. Os membros dessa família podem ser pró-apoptóticos (tais como BAX, BAD e BAK) ou antiapoptóticos (p. ex., BCL-2 e BCL-X_L).

Proteínas de fase aguda Proteínas, a maioria sintetizada no fígado em resposta a citocinas inflamatórias, tais como IL-1, IL-6 e TNF, cujas concentrações plasmáticas aumentam logo após a infecção como parte da resposta de fase aguda. Exemplos incluem proteína C-reativa, proteínas do complemento, fibrinogênio e proteína amiloide sérica A. As proteínas de fase aguda desempenham vários papéis na resposta imune inata aos microrganismos. Também chamadas **reagentes de fase aguda.**

Proteínas G Proteínas que se ligam a nucleotídeos guanilil e atuam como moléculas trocadoras, catalisando a substituição de guanosina difosfato (GDP) ligada por guanosina trifosfato (GTP). As proteínas G com GTP ligado podem ativar uma variedade de enzimas celulares em diferentes cascatas de sinalização. As proteínas triméricas ligantes de GTP estão associadas às porções citoplasmáticas de muitos receptores de superfície celular, tais como os receptores de quimiocinas. Outras pequenas proteínas G solúveis, tais como RAS e RAC, são recrutadas para as vias de sinalização por proteínas adaptadoras.

Protozoários Organismos eucarióticos unicelulares, muitos dos quais são parasitas de humanos e causam doença. Exemplos de protozoários patogênicos incluem *Entamoeba histolytica*, que causa disenteria amebíaca; *Plasmodium*, que causa a malária; e *Leishmania*, que causa a leishmaniose. Os protozoários estimulam tanto respostas imunes inatas quanto adaptativas.

Prova cruzada Teste de triagem realizado para minimizar a chance de reações transfusionais adversas ou rejeição a enxertos, no qual um paciente que necessita de transfusão de sangue ou transplante de órgão é testado para a presença de anticorpos pré-formados contra antígenos de superfície celular do doador (normalmente antígenos de grupo sanguíneo ou moléculas do MHC). O teste envolve a mistura de soro do receptor com leucócitos ou hemácias do potencial doador e análise da aglutinação ou da lise celular dependente do complemento.

Provírus Cópia de DNA do genoma de um retrovírus que está integrado no genoma da célula do hospedeiro e a partir da qual os genes virais são transcritos e o genoma viral é reproduzido. Os provírus de HIV podem permanecer inativos por longos períodos e, desse modo, representam um tipo latente de infecção pelo HIV que não é acessível à defesa imune.

Q

Quimiocinas Grande família de citocinas de baixo peso molecular estruturalmente homólogas que estimulam a quimiotaxia de leucócitos, regulam a migração de leucócitos do sangue para os tecidos pela ativação de integrinas leucocitárias e mantêm a organização espacial de diferentes subpopulações de linfócitos e células apresentadoras de antígenos dentro dos órgãos linfoides.

Quimiotaxia Movimento de uma célula direcionada por um gradiente de concentração química. A quimiotaxia de leucócitos dentro dos tecidos é frequentemente direcionada por gradientes de quimiocinas, leucotrienos e peptídeos bacterianos N-formil-metionil-leucil-fenilalanina.

Quinases da família SRC Família de tirosinoquinases proteicas, homólogas à tirosinoquinase SRC, que iniciam a sinalização a jusante (*downstream*) dos receptores imunológicos pela fosforilação de resíduos de tirosina presentes nos motivos ITAM. LCK e LYN são proeminentes quinases da família SRC em células T e B, respectivamente.

R

Radioimunoensaio Método imunológico altamente sensível e específico de quantificação da concentração de um antígeno em uma solução que depende de um anticorpo marcado radioativamente e específico para o antígeno. Normalmente, dois anticorpos específicos para o antígeno são usados. O primeiro anticorpo não está marcado, mas ligado a um suporte sólido, onde ele liga e imobiliza o antígeno cuja concentração está sendo determinada. A quantidade do segundo anticorpo, marcado, que se liga ao antígeno imobilizado, como determinado pelos detectores de decaimento radioativo, é proporcional à concentração de antígeno na solução-teste. Os radioimunoensaios têm sido amplamente substituídos por imunoensaios de fase sólida não radioativos, como os imunoensaios ligados à enzima (ELISAs).

Rapamicina Droga imunossupressora (também chamada sirolimo) usada para tratar a rejeição a aloenxertos. A rapamicina inibe a ativação de uma proteína chamada alvo molecular da rapamicina (mTOR, do inglês *molecular target of rapamicin*), a qual é uma molécula-chave de sinalização em uma variedade de vias metabólicas e de crescimento celular, incluindo a via necessária para a proliferação de célula T mediada pela interleucina-2.

RAS Membro de uma família de proteínas G de 21 kDa ligantes do nucleotídeo guanina com atividade GTPásica intrínseca que estão envolvidas em muitas vias de transdução de sinal diferentes em diversos tipos celulares. Os genes *RAS* mutados estão associados à transformação neoplásica. Na ativação das células T, RAS é recrutada para a membrana plasmática por proteínas adaptadoras fosforiladas na tirosina, onde é ativada por fatores de troca GDP-GTP. GTP·RAS iniciam então a cascata da MAP quinase, a qual leva à expressão do gene *FOS* e montagem do fator de transcrição AP-1.

Reação de Arthus Forma localizada de vasculite cutânea experimental mediada por imunocomplexos induzida pela injeção subcutânea de um antígeno em um animal previamente imunizado ou que tenha recebido anticorpos específicos para o antígeno intravenosamente. Os anticorpos circulantes ligam-se ao antígeno injetado e formam imunocomplexos depositados nas paredes das pequenas artérias do sítio da injeção, dando origem a uma vasculite cutânea local e necrose tecidual.

Reação de fase tardia Componente da reação de hipersensibilidade imediata (tipo I) que se desenvolve 2 a 4 horas após a rápida desgranulação dos mastócitos que se segue ao desafio antigênico e que se caracteriza por um infiltrado inflamatório de eosinófilos, basófilos, neutrófilos e linfócitos. Crises repetidas de reações de fase tardia podem causar dano tecidual (como observado na asma). Não confundir reação de fase tardia com hipersensibilidade do tipo tardio (tipo IV).

Reação de pápula e eritema Inchaço e vermelhidão cutâneos locais no sítio de uma reação de hipersensibilidade imediata (tipo I). A pápula reflete aumento da permeabilidade vascular, enquanto o eritema resulta do fluxo sanguíneo local aumentado, ambas as alterações resultantes de mediadores como a histamina liberada de mastócitos dérmicos ativados.

Reação em cadeia da polimerase (PCR, do inglês *polymerase chain reaction*) Método rápido de copiar e amplificar sequências específicas de DNA com até 1 kb de comprimento que é amplamente usado como técnica preparativa e analítica em todos os ramos da biologia molecular. O método se baseia no uso de *primers* curtos de oligonucleotídeos complementares às sequências nas terminações do DNA a ser amplificado e envolve ciclos repetidos de fusão, anelamento e síntese de DNA.

Reação mista de leucócitos (MLR, do inglês *mixed leukocyte reaction*) Reação *in vitro* de células T aloreativas de um indivíduo contra antígenos do MHC nas células sanguíneas de outro indivíduo. A MLR envolve a proliferação e secreção de citocinas por ambas as células T CD4$^+$ e CD8$^+$.

Reações transfusionais Reação imunológica contra produtos sanguíneos transfundidos, normalmente mediada por anticorpos pré-formados no receptor que se ligam aos antígenos das células sanguíneas do doador, tais como antígenos do grupo sanguíneo ABO ou antígenos de histocompatibilidade. As reações transfusionais podem causar lise intravascular de hemácias e, em casos graves, dano renal, febre, choque e coagulação intravascular disseminada.

Regina Anticorpo IgE que media uma reação de hipersensibilidade imediata (tipo I).

Receptor αβ da célula T (TCR αβ, do inglês αβ *T cell receptor*) Forma mais comum de TCR, expressa tanto em células T CD4$^+$ quanto CD8$^+$. O TCR αβ reconhece antígenos peptídicos ligados a uma molécula do MHC. Ambas as cadeias, α e β, contêm regiões altamente variáveis (V), que juntas formam os sítios de ligação ao antígeno, assim como regiões constantes (C). As regiões V e C do TCR são estruturalmente homólogas às regiões V e C das moléculas de Ig.

Receptor γδ de células T (γδTCR, do inglês γδ *T cell receptor*) Forma de TCR que é distinta do TCR αβ (mais comum) e expressa em uma subpopulação de células T encontrada principalmente nos tecidos de barreiras epiteliais. Embora o TCR γδ seja estruturalmente semelhante ao TCR αβ, as formas de antígenos reconhecidas pelos TCRs γδ não são muito compreendidas; eles não reconhecem complexos peptídicos ligados às moléculas polimórficas do MHC.

Receptor antigênico quimérico (CAR, do inglês *chimeric antigen receptor*) Receptores geneticamente projetados com sítios de ligação específicos para antígenos tumorais codificados por genes recombinantes variáveis de Ig e por caudas citoplasmáticas contendo domínios de sinalização do complexo TCR e dos receptores coestimuladores da célula T. Quando as células T são projetadas para expressar receptores antigênicos quiméricos, essas células podem reconhecer e matar as células reconhecidas pelo domínio extracelular. A transferência adotiva de células T expressando CARs tem sido usada com sucesso no tratamento de certos tipos de câncer hematológicos.

Receptor da célula B (BCR, do inglês *B cell receptor*) Receptor antigênico da superfície celular nos linfócitos B, o qual é uma molécula de imunoglobulina ligada à membrana.

Receptor da célula pré-B Receptor expresso nos linfócitos B em desenvolvimento no estágio de célula pré-B, constituído por cadeias pesadas μ de Ig e cadeias leves substitutas invariáveis. O receptor da célula pré-B se associa a proteínas de transdução de sinal Igα e Igβ para formar o complexo receptor da célula pré-B. Os receptores da célula pré-B são necessários para a estimulação da proliferação e maturação continuada da célula B em desenvolvimento, atuando como um ponto de controle (*checkpoint*) que garante um rearranjo VDJ produtivo da cadeia pesada µ. Não é conhecido se o receptor da célula pré-B se liga a um ligante específico.

Receptor da célula pré-T Receptor expresso na superfície de células pré-T que é composto da cadeia β do TCR e da proteína invariante pré- Tα. Esse receptor se associa a moléculas CD3 e ζ para formar o complexo receptor da célula pré-T. A função desse complexo é semelhante àquela do receptor da célula pré-B na célula B em desenvolvimento, ou seja, a liberação de sinais que intensificam o estímulo à proliferação, à reorganização gênica do receptor antigênico e a outros eventos da maturação. O receptor da célula pré-T atua como um ponto de controle (*checkpoint*) que garante um rearranjo VDJ produtivo da cadeia pesada β do TCR. Não é conhecido se o receptor de célula pré-T se liga a um ligante específico.

Receptor de célula T (TCR, do inglês *T cell receptor*) Receptor de antígeno clonalmente distribuído nos linfócitos T. A forma mais comum de TCR é composta de um heterodímero de duas cadeias polipeptídicas transmembrana ligadas por pontes dissulfeto, designadas α e β, cada uma contendo um domínio N-terminal variável (V) do tipo Ig, um domínio constante (C) do tipo Ig, uma região transmembrana hidrofóbica e uma região citoplasmática curta. O TCR αβ é expresso em células T CD4$^+$ e CD8$^+$ e reconhece complexos de peptídeos estranhos ligados às moléculas do MHC próprias na superfície das APCs. Outro tipo menos comum de TCR, composto de cadeias γ e δ, é encontrado em uma pequena subpopulação de células T que reconhece diferentes tipos de antígenos.

Receptor de *homing* Moléculas de adesão expressas na superfície dos linfócitos que são responsáveis pelas diferentes vias de recirculação de linfócitos e *homing* tecidual. Os receptores de *homing* ligam-se a ligantes (adressinas) expressos nas células endoteliais em leitos vasculares particulares.

Receptor de manose Proteína ligante de carboidrato (lectina) expressa pelos macrófagos, que se liga a resíduos de manose e fucose nas paredes celulares microbianas e medeia a fagocitose dos organismos.

Receptor do complemento tipo 1 (CR1, do inglês *complement receptor type 1*) Receptor para os fragmentos C3b e C4b do complemento. Os fagócitos utilizam o CR1 para mediar a internalização das partículas recobertas por C3b ou por C4b. O CR1 presente nos eritrócitos atua na eliminação de imunocomplexos da circulação. O CR1 também é um regulador da ativação do complemento.

Receptor do complemento tipo 2 (CR2, do inglês *complement receptor type 2*) Receptor expresso nas células B e células dendríticas foliculares que se ligam aos fragmentos proteolíticos da proteína C3 do complemento, incluindo C3d, C3dg e iC3b. O CR2 (também conhecido como CD21) atua para estimular as respostas imunes humorais por meio do aumento na ativação da célula B pelo antígeno e promovendo sequestro dos complexos antígeno-anticorpo nos centros germinativos. O CR2 é também o receptor para o vírus Epstein-Barr.

Receptor do complemento tipo 3 (CR3, do inglês *complement receptor type 3*) Integrina expressa principalmente em neutrófilos e macrófagos que se liga a iC3b, um fragmento peptídico de C3, que se deposita em microrganismos como resultado da ativação das vias do complemento. O CR3 medeia a fagocitose de microrganismos recobertos por iC3b. O CR3 é também chamado CD11b/CD18.

Receptor Fc Receptor da superfície celular específico para a região constante carboxiterminal de uma molécula de Ig. Os receptores Fc são tipicamente complexos proteicos multicadeia que incluem componentes de sinalização e componentes ligantes de Ig. Existem diversos tipos de receptores Fc, incluindo aqueles específicos para diferentes isótipos de IgG, IgE e IgA. Os receptores Fc medeiam muitas das funções efetoras dos anticorpos dependentes de células, incluindo a fagocitose de antígenos ligados ao anticorpo, ativação antígeno-induzida de mastócitos, direcionamento e ativação de células NK.

Receptor Fc neonatal (FcRn, do inglês *neonatal Fc receptor*) Receptor Fc específico para IgG que medeia o transporte de IgG materna através da placenta e do epitélio intestinal neonatal e promove a longa meia-vida das moléculas de IgG no sangue, protegendo-as do catabolismo pelos fagócitos e células endoteliais.

Receptor Fcγ (FcγR, do inglês *Fcγ receptor*) Receptor específico da superfície celular para a região constante carboxiterminal das moléculas de IgG. Há diferentes tipos de receptores de Fcγ, incluindo um FcγRI de alta afinidade que medeia a fagocitose por macrófagos e neutrófilos, um FcγRIIB de baixa afinidade que transduz sinais inibitórios nas células B e células mieloides e um FcγRIIIA de baixa afinidade que medeia o reconhecimento de células opsonizadas pelas células NK e sua ativação.

Receptor poli-Ig Receptor Fc expresso pelas células da mucosa epitelial que medeiam o transporte de IgA e IgM, secretadas pelos plasmócitos na lâmina própria intestinal, através das células epiteliais para dentro do lúmen intestinal.

Receptores de célula *killer* do tipo Ig (KIRs, do inglês *killer cell Ig-like receptors*) Receptores da superfamília de Ig expressos pelas células NK que reconhecem diferentes alelos das moléculas de HLA-A, HLA-B e HLA-C. Alguns KIRs possuem componentes de sinalização com ITIMs em suas caudas citoplasmáticas, e estes transmitem sinais inibitórios que bloqueiam a ativação das células NK. Alguns membros da família dos KIRs possuem caudas citoplasmáticas curtas sem ITIMs, mas associadas a outros polipeptídeos contendo ITAMs e atuam como receptores de ativação.

Receptores de morte Receptores de membrana plasmática expressos em vários tipos celulares que, após interação com o ligante, transduzem sinais que levam ao recrutamento da proteína adaptadora chamada proteína associada ao FAS com domínio de morte (FADD, do inglês *Fas-associated protein with death domain*), a qual ativa a caspase-8, induzindo a morte celular apoptótica. Todos os receptores de morte, incluindo FAS, TRAIL e TNFR, pertencem à superfamília de receptor de TNF.

Receptores de quimiocina Receptores da superfície celular para quimiocinas que transduzem sinais que estimulam a migração de leucócitos. Há pelo menos 19 diferentes receptores de quimiocinas em mamíferos, cada qual ligando um grupo diferente de quimiocinas; todos são membros da família de receptores acoplados a proteínas G, com sete α-hélices transmembrana.

Receptores de reconhecimento de padrão (PRR, do inglês *pattern recognition receptors*) Receptores de sinalização do sistema imune inato que reconhecem padrões moleculares associados aos patógenos (PAMPs, do inglês *pathogen-associated molecular patterns*) e padrões moleculares associados ao dano (DAMPs, do inglês *damage-associated molecular patterns*) e, desse modo, ativam as respostas imunes inatas. Exemplos incluem receptores do tipo Toll (TLRs, do inglês *Toll-like receptors*) e receptores do tipo NOD (NLRs, do inglês *NOD-like receptors*).

Receptores do tipo NOD (NLRs, do inglês *NOD-like receptors*) Família de proteínas citosólicas multidomínio que são sensores de PAMPs e DAMPs citoplasmáticos e recrutam outras proteínas para formar complexos de sinalização que promovem a inflamação.

Receptores do tipo RIG (RLRs, do inglês *RIG-like receptors*) Receptores citosólicos do sistema imune inato que reconhecem o RNA viral e induzem a produção de interferons do tipo I. Os dois RLRs mais bem caracterizados são o RIG-I (gene I induzível pelo ácido retinoico) e o MDA5 (gene associado à diferenciação de melanoma 5).

Receptores do tipo *Toll* (TLR, do inglês *Toll-like receptors*) Família de receptores de reconhecimento de padrão do sistema imune inato que são expressos por muitos tipos celulares e que reconhecem estruturas microbianas, tais como flagelina, lipopolissacarídeo, peptidoglicana, dsRNA e CpG DNA. Os TLRs transduzem sinais que levam à expressão de genes inflamatórios e antivirais. Há dez TLRs humanos, sete dos quais são expressos na membrana plasmática das células e três estão localizados nas membranas endossômicas.

Receptores *scavenger* Família de receptores da superfície celular expressos em macrófagos, originalmente definidos como receptores que mediam a endocitose de partículas de lipoproteína de baixa densidade oxidadas ou acetiladas, mas que também se ligam a uma variedade de microrganismos e mediam sua fagocitose.

Recirculação de linfócitos Movimento contínuo de linfócitos *naive* e alguns linfócitos de memória a partir do sangue para os órgãos linfoides secundários e de volta para o sangue.

Recombinação de troca Mecanismo molecular subjacente à troca do isótipo de Ig no qual um semento gênico VDJ rearranjado em uma célula B produtora de anticorpo se recombina com um gene C a jusante (*downstream*) e o gene ou genes C intervenientes são deletados. Os eventos de recombinação de DNA na recombinação de troca são desencadeados por CD40 e por citocinas, os quais ativam uma enzima chamada citidina desaminase induzida por ativação (AID, do inglês *activation-induced cytidine deaminase*) e envolvem sequências de nucleotídeos denominadas regiões de troca, localizadas nos íntrons da extremidade 5' de cada *locus* C_H.

Recombinação somática Processo de recombinação do DNA pelo qual os genes funcionais que codificam as regiões variáveis dos receptores antigênicos são formados durante o desenvolvimento do linfócito. Um grupo relativamente limitado de sequências de DNA herdadas, ou da linhagem germinativa, que estão inicialmente separadas umas das outras, é unido por deleção enzimática das sequências intervenientes e religação dos segmentos. Esse processo ocorre somente nos linfócitos B ou linfócitos T em desenvolvimento e é mediado pelas proteínas RAG-1 e RAG-2. Ele é também chamado **recombinação V(D)J**.

Recombinase V(D)J Complexo de proteínas RAG-1 e RAG-2 que catalisa a recombinação gênica do receptor de antígeno do linfócito.

Região constante (C) Porção das cadeias polipeptídicas da Ig ou do TCR cuja sequência não varia entre diferentes clones e não está envolvida na ligação ao antígeno.

Região da dobradiça Região das cadeias pesadas de Ig entre os dois primeiros domínios constantes que podem assumir múltiplas conformações, conferindo, desse modo, flexibilidade na orientação dos dois sítios de ligação ao antígeno. Graças à região da dobradiça, uma molécula de anticorpo pode ligar simultaneamente dois epítopos que estão separados por distâncias variáveis um do outro.

Região hipervariável Segmentos curtos de cerca de 10 resíduos de aminoácidos dentro das regiões variáveis das proteínas do anticorpo ou do TCR que formam estruturas em alça que entram em contato com o antígeno. Três alças hipervariáveis estão presentes em cada cadeia pesada e cadeia leve do anticorpo e em cada cadeia α e β do TCR. A maior parte da variabilidade entre os diferentes anticorpos ou TCRs está localizada dentro dessas alças (também chamada região determinante de complementariedade [CDR, do inglês *complementarity determining region*]).

Região variável Região N-terminal extracelular de uma cadeia pesada ou uma cadeia leve de Ig ou uma cadeia α, β, γ ou δ do TCR que contém sequências variáveis de aminoácidos que diferem entre cada clone de linfócitos e que são responsáveis pela especificidade ao antígeno. As sequências variáveis de ligação ao antígeno estão localizadas em estruturas de alças estendidas ou segmentos hipervariáveis.

Regiões determinantes de complementariedade (CDRs, do inglês *complementarity-determining regions*) Segmentos curtos de proteínas de Ig e de TCR que contêm a maior parte das diferenças de sequência entre anticorpos ou TCRs expressos por diferentes clones de células B e células T, e fazem contato com o antígeno; também chamada regiões hipervariáveis. Três CDRs estão presentes no domínio variável de cada cadeia polipeptídica do receptor antigênico, e seis CDRs estão presentes em uma molécula de Ig ou TCR intacta. Esses segmentos hipervariáveis assumem estruturas em alça que juntas formam uma superfície complementar às estruturas tridimensionais do antígeno ligado.

Regulador autoimune (AIRE, do inglês *autoimune regulator*) Proteína que atua induzindo a expressão de antígenos proteicos de tecidos periféricos nas células epiteliais medulares tímicas. Mutações no gene codificador de AIRE em humanos e camundongos prejudicam a expressão de antígenos teciduais no timo e causam uma doença autoimune (síndrome poliglandular autoimune tipo 1) que afeta múltiplos órgãos em decorrência de uma falha em deletar as células T ou em gerar células T reguladoras específicas para esses antígenos.

Rejeição aguda Forma de rejeição ao enxerto envolvendo lesão vascular e parenquimatosa mediada por células T, macrófagos e anticorpos, que normalmente ocorre dias ou semanas após o transplante, mas que pode ocorrer tardiamente se a imunossupressão farmacológica se tornar inadequada.

Rejeição crônica Forma de rejeição do aloenxerto caracterizada por fibrose com perda das estruturas normais do órgão que ocorre durante um período prolongado. Em muitos casos, o principal evento patológico na rejeição crônica é a oclusão arterial do enxerto causada pela proliferação das células musculares lisas da íntima, a qual é chamada arteriosclerose do enxerto.

Rejeição de primeira fase Rejeição do aloenxerto em um indivíduo que não havia recebido previamente um enxerto ou, de outro modo, que não tenha sido exposto a aloantígenos teciduais do mesmo doador. A rejeição de primeira fase, em geral, demora aproximadamente 7 a 14 dias.

Rejeição do enxerto Resposta imune específica a um enxerto de órgão ou tecido que leva a inflamação, dano e, possivelmente, falência do enxerto.

Rejeição hiperaguda Forma de rejeição do aloenxerto ou do xenoenxerto que se inicia dentro de minutos a horas após o transplante e é caracterizada por oclusão trombótica dos vasos do enxerto. A rejeição hiperaguda é mediada por anticorpos preexistentes na circulação do hospedeiro que se ligam aos aloantígenos endoteliais do doador, tais como antígenos de grupo sanguíneo ou moléculas do MHC e ativam o sistema complemento.

Repertório de anticorpos Coleção das diferentes especificidades dos anticorpos expressos em um indivíduo.

Repertório de linfócitos Coleção completa de receptores antigênicos e, portanto, de especificidades antigênicas expressas por todos os clones de linfócitos B e T de um indivíduo. Os repertórios de células B e T são estimados em cerca de 10^7 receptores para cada.

Resíduos de ancoramento Resíduos de aminoácidos de um peptídeo cujas cadeias laterais cabem dentro dos bolsos presentes no assoalho da fenda de ligação ao peptídeo de uma molécula do MHC. As cadeias laterais ligam-se aos aminoácidos complementares na molécula do MHC, servindo, desse modo, para ancorar o peptídeo à fenda da molécula do MHC.

Resposta de fase aguda Aumento nas concentrações plasmáticas de diversas proteínas, denominadas proteínas (reagentes) de fase aguda, que geralmente ocorre como parte da resposta imune inata inicial às infecções.

Resposta imune Resposta coletiva e coordenada à introdução de substâncias estranhas, mediada pelas células e moléculas do sistema imune.

Resposta imune primária Resposta imune adaptativa que ocorre após a primeira exposição de um indivíduo a um antígeno estranho. As respostas primárias são caracterizadas por uma cinética relativamente lenta e de pequena magnitude quando comparadas às respostas secundárias (memória) após uma segunda ou subsequente exposição.

Resposta imune secundária Resposta imune adaptativa que ocorre na segunda exposição ou exposições subsequentes a um antígeno. Uma resposta secundária é caracterizada por uma cinética mais rápida e de maior magnitude em relação à resposta imune primária, a qual ocorre na primeira exposição.

Restrição ao MHC próprio Limitação (ou restrição) das células T em reconhecer antígenos exibidos pelas moléculas do MHC que a célula T encontra durante sua maturação no timo (e assim as reconhece como MHC próprio).

Restrição do MHC Característica dos linfócitos T em reconhecerem antígeno peptídico estranho apenas quando este está ligado a uma forma alélica particular de uma molécula do MHC.

RORγT (receptor órfão γ T relacionado ao ácido retinoico, do inglês *retinoid-related orphan receptor γ T*) Fator de transcrição expresso nas células Th17 e necessário para a diferenciação dessas células e das células linfoides inatas do tipo 3 (ILC3), codificado pelo gene *RORC*.

S

Sarcoma de Kaposi Tumor de células vasculares que frequentemente surge em pacientes com AIDS, particularmente naqueles não tratados com a terapia antirretroviral. O sarcoma de Kaposi que afeta pacientes imunocomprometidos está associado a infecção pelo herpes-vírus associado ao sarcoma de Kaposi (herpes-vírus humano 8).

SARS-CoV-2 Ver covid-19.

SCID Ver Imunodeficiência combinada grave.

Segmentos de diversidade (D) Sequências codificadoras curtas entre os segmentos gênicos variável (V) e constante (C) nos *loci* de cadeia pesada de Ig e cadeias β e γ do TCR, que juntos com os segmentos J, são recombinados somaticamente com os segmentos V durante o desenvolvimento dos linfócitos. O DNA *VDJ* recombinado resultante codifica as extremidades carboxiterminais das regiões V do receptor antigênico, incluindo as terceiras regiões hipervariáveis (CDR, do inglês *complementarity-determining region*). O uso aleatório dos segmentos D contribui para a diversidade do repertório do receptor antigênico.

Segmentos gênicos C (região constante) Sequências de DNA nos *loci* gênicos de Ig e TCR que codificam as porções não variáveis das cadeias pesada e leve da Ig e das cadeias α, β, γ e δ do TCR.

Segmentos gênicos V Sequência de DNA que codifica a maior parte do domínio variável das cadeias leve ou pesada de uma Ig, ou de uma cadeia α, β, γ ou δ de um TCR. Cada *locus* do receptor antigênico contém muitos segmentos gênicos *V* diferentes, qualquer um deles podendo recombinar com segmentos *D* ou *J* a jusante (*downstream*) durante a maturação do linfócito para formar genes *V* funcionais do receptor antigênico.

Segmentos juncionais (J) Sequências codificadoras curtas entre os segmentos gênicos variável (*V*) e constante (*C*) em todos os *loci* de Ig e de *TCR*, os quais, juntos com os segmentos *D*, são recombinados somaticamente com os segmentos *V* durante o desenvolvimento dos linfócitos. O DNA *VDJ* recombinado resultante codifica as extremidades carboxiterminais das regiões V do receptor antigênico, incluindo as terceiras regiões hipervariáveis (CDR3). O uso aleatório dos segmentos *J* contribui para a diversidade do repertório do receptor antigênico.

Seleção clonal Princípio fundamental do sistema imune estabelecendo que cada indivíduo possui numerosos linfócitos clonalmente derivados, cada clone tendo surgido a partir de um precursor único, que expressa um receptor antigênico e é capaz de reconhecer e responder a determinante antigênico distinto. Quando um antígeno entra no corpo, seleciona um clone preexistente específico e o ativa.

Seleção negativa Processo pelo qual os linfócitos em desenvolvimento que expressam receptores antigênicos autorreativos são eliminados, contribuindo, desse modo, para a manutenção da autotolerância. A seleção negativa dos linfócitos T em desenvolvimento (timócitos) é mais bem entendida e envolve ligação de alta avidez de um timócito às moléculas do MHC próprias com peptídeos ligados nas APCs tímicas, levando à morte apoptótica do timócito.

Seleção positiva Processo pelo qual células T em desenvolvimento no timo (timócitos) cujos TCRs se ligam às moléculas do MHC próprias são resgatadas da morte celular programada, enquanto os timócitos cujos receptores não reconhecem as moléculas do MHC próprias morrem por negligência. A seleção positiva garante que as células T maduras sejam restritas ao MHC próprio e que as células T CD8$^+$ sejam específicas para complexos de peptídeos com moléculas do MHC de classe I e as células T CD4$^+$, para complexos de peptídeos com moléculas do MHC de classe II.

Selectina Qualquer uma de três proteínas ligantes de carboidrados independentes, mas proximamente relacionadas, que medeiam a adesão de baixa afinidade dos leucócitos às células endoteliais das vênulas pós-capilares, levando ao rolamento dos leucócitos nas superfícies endoteliais das vênulas. Cada uma das moléculas de selectina é uma glicoproteína transmembrana de cadeia única com uma estrutura modular semelhante, incluindo um domínio lectina extracelular dependente de cálcio. As selectinas incluem a L-selectina (CD62L), expressa nos leucócitos; a P-selectina (CD62 P), expressa nas plaquetas e no endotélio ativado; e a E-selectina (CD62E), expressa no endotélio ativado.

Sensibilidade de contato Estado de responsividade imune a certos agentes químicos que leva a reações de hipersensibilidade do tipo tardio mediadas por células T após contato com a pele. As substâncias que elicitam sensibilidade de contato, incluindo íons de níquel, urushiols de hera venenosa e muitas drogas terapêuticas, ligam-se às proteínas próprias nas superfícies das APCs e as modificam, as quais são então reconhecidas pelas células CD4$^+$ ou CD8$^+$.

Sensores de DNA citosólico (CDSs, do inglês *cytosolic DNA sensors*) Moléculas que detectam DNA microbiano de dupla fita no citosol e ativam vias de sinalização que iniciam respostas antimicrobianas, incluindo a produção de interferon do tipo I e autofagia.

Separação celular ativada por fluorescência (FACS, do inglês *fluorescence-activated cell sorter*) Adaptação do citômetro de fluxo que é utilizada para a purificação de células a partir de uma população mista, de acordo com qual sonda fluorescente e com quanto da sonda se liga à célula. As células são primeiramente marcadas com uma sonda fluorescente, tal como um anticorpo específico para um antígeno de superfície de uma população celular. As células são então adquiridas individualmente por um fluorímetro com um feixe de *laser* incidente e desviadas para diferentes tubos de coleta por meio de campos eletromagnéticos cuja força e direção variam de acordo com a intensidade do sinal de fluorescência medido.

Sequências sinal de recombinação Sequências específicas de DNA encontradas adjacentes aos segmentos *V*, *D* e *J* nos *loci* do receptor antigênico e reconhecidas pelo complexo RAG-1/RAG-2 durante a recombinação *V(D)J*. As sequências de reconhecimento consistem em uma extensão de 7 nucleotídeos conservados, chamado heptâmero, localizado adjacente à sequência codificadora *V*, *D*, ou *J*, seguida por um espaçador de 12 ou 23 nucleotídeos não conservados e uma extensão de 9 nucleotídeos conservados, chamada nonâmero.

Sinapse imunológica (também chamada sinapse imune) Justaposição firme das membranas de uma célula T e uma célula apresentadora de antígeno (APC, do inglês *antigen presenting cell*). Proteínas de membrana de ambas as células se organizam no ponto de justaposição, incluindo o completo TCR, CD4 ou CD8, receptores coestimuladores e integrinas da célula T, os quais se ligam aos complexos peptídeo-MHC, coestimuladores e ligantes de integrinas da célula apresentadora de antígeno. A sinapse imunológica é necessária para as interações funcionais bidirecionais entre a célula T e a APC e aumenta a transmissão de produtos secretados da célula T para a célula apresentadora de antígeno, como conteúdos dos grânulos de um CTL para sua célula-alvo.

Síndrome da imunodeficiência adquirida (AIDS, do inglês *acquired immunodeficiency syndrome*) Doença causada pela infecção com o vírus da imunodeficiência humana (HIV, do inglês *human immunodeficiency virus*) caracterizada pela depleção de células T CD4+, levando a um profundo defeito na imunidade. Clinicamente, a AIDS inclui infecções oportunistas, tumores malignos, fraqueza e distúrbios neurocognitivos.

Síndrome da resposta inflamatória sistêmica (SIRS, do inglês *systemic inflammatory response syndrome*) Alterações sistêmicas observadas em pacientes que têm infecções bacterianas disseminadas e outras condições que induzem inflamação generalizada, como em queimaduras. Em sua forma branda, a SIRS consiste em neutrofilia, febre e aumento nos reagentes de fase aguda no plasma. Essas alterações são estimuladas por produtos bacterianos tais como o LPS e são mediadas por citocinas do sistema imune inato. Em casos graves, a SIRS pode incluir coagulação intravascular disseminada, síndrome do desconforto respiratório do adulto e choque.

Síndrome de Chédiak-Higashi Rara doença de imunodeficiência autossômica recessiva causada por um defeito no tráfego dos grânulos citoplasmáticos de vários tipos celulares que afetam os lisossomos de neutrófilos e macrófagos, assim como os grânulos de CTLs e células NK. Os pacientes mostram resistência reduzida à infecção por bactérias piogênicas.

Síndrome de desregulação imune, poliendocrinopatia e enteropatia ligada ao X (IPEX, do inglês *immune dysregulation polyendocrinopathy enteropathy X-linked syndrome*) Doença autoimune rara causada por mutações do fator de transcrição FOXP3, resultando em uma falha na produção de células T reguladoras. Pacientes com IPEX sofrem de destruição imunomediada de múltiplos órgãos endócrinos, bem como alergias e inflamação cutânea e gastrintestinal.

Síndrome de DiGeorge Deficiência seletiva de células T causada por malformação congênita que resulta em defeito no desenvolvimento do timo, das glândulas paratireoides e de outras estruturas que emergem da terceira e quarta bolsas faríngeas.

Síndrome de hiper-IgM Distúrbio de imunodeficiência primária causada por defeitos das funções CD40-dependentes em linfócitos B, com recombinação de troca de classe e hipermutação somática defeituosas. Essa síndrome causa fraca imunidade mediada por anticorpos contra patógenos extracelulares e defesa comprometida contra infecções intracelulares devido à ativação defeituosa de macrófagos dependente de CD40. A causa mais comum são mutações no gene do ligante de CD40 no cromossomo X, porém mutações em CD40 e moléculas sinalizadoras a jusante causam distúrbios semelhantes. Mutações em genes que codificam a cititina desaminase induzida por ativação ou a uracila glicosilase de DNA resultam em defeitos de células B observados na deficiência de CD40 ligante, embora não afetem macrófagos. Os pacientes sofrem tanto de infecções bacterianas piogênicas quanto por protozoários.

Síndrome de hiper-IgM ligada ao X Doença de imunodeficiência rara causada por mutações no gene que codifica o ligante de CD40 (ou CD40 ligante), caracterizada pela falha na troca de isótipo de cadeia pesada nas células B e defeitos na imunidade mediada por células. Os pacientes sofrem de infecções bacterianas piogênicas e intracelulares.

Síndrome de Wiskott-Aldrich Doença ligada ao X caracterizada por eczema, trombocitopenia (plaquetas sanguíneas reduzidas) e imunodeficiência, manifestada pela suscetibilidade a infecções bacterianas. O gene defeituoso codifica uma proteína citosólica envolvida em cascatas de sinalização e regulação do citoesqueleto de actina.

Síndrome do choque tóxico Doença aguda caracterizada por choque, esfoliação cutânea, conjuntivite e diarreia que está associada ao uso de tampão (absorvente interno) e é causada por um superantígeno de *Staphylococcus aureus*, um ativador policlonal de todas as células T que expressam TCRs que usam um subgrupo particular de genes $V\beta$.

Síndrome do linfócito nu Doença de imunodeficiência caracterizada pela perda da expressão das moléculas do MHC de classe II que leva a defeitos na maturação e ativação de células T CD4+ e na imunidade mediada por células. A doença é causada por mutações nos genes que codificam fatores reguladores da transcrição dos genes do MHC de classe II.

Síndrome linfoproliferativa autoimune (ALPS, do inglês *autoimmune lymphoproliferative syndrome*) Síndrome causada por mutações genéticas que prejudicam a regulação da apoptose de linfócitos, caracterizada por linfadenopatia, hepatomegalia, esplenomegalia, alto risco de desenvolvimento de linfoma e autoimunidade que afeta células hematopoéticas. A maioria dos casos de ALPS é causada por mutações no gene codificador de FAS, mas alguns casos são decorrentes de mutações nos genes codificadores de FAS-ligante ou CASPASE-10.

Síndrome poliglandular autoimune tipo 1 (APS-1, do inglês *autoimmune polyglandular syndrome type 1*) Também conhecida como poliendocrinopatia autoimune-candidíase-distrofia/displasia ectodérmica (APECED, do inglês *autoimmune polyendocrinophaty-candidiasis-ectodermal dystrophy/dysplasia*). É uma doença autoimune rara causada pela deficiência genética do regulador autoimune proteico AIRE, necessário para a tolerância central de células T a muitos antígenos teciduais diferentes. Pacientes com APS-1 sofrem de lesões imunológicas na pele e em múltiplos órgãos endócrinos.

Singênico Geneticamente idêntico. Todos os animais de uma linhagem isogênica e gêmeos monozigóticos são singênicos.

Sistema imune Moléculas, células, tecidos e órgãos que atuam coletivamente para prover imunidade ou proteção contra patógenos estranhos e cânceres.

Sistema imune cutâneo Componentes do sistema imune inato e adaptativo encontrados na pele e que atuam juntos de forma especializada para detectar e responder aos patógenos que se encontram sobre a pele e dentro dela, bem como para manter a homeostasia com os microrganismos comensais. Componentes do sistema imune cutâneo incluem queratinócitos, células de Langerhans, células dendríticas dérmicas, linfócitos intraepiteliais e linfócitos dérmicos.

Sistema imune da mucosa Parte do sistema imune que responde e protege contra microrganismos que entram no corpo pelas superfícies mucosas, tais como os tratos gastrintestinal e respiratório, mas que também mantém a tolerância aos organismos comensais que vivem no lado externo do epitélio de mucosa. O sistema imune de mucosa é constituído por tecidos linfoides associados à mucosa organizados, tais como as placas de Peyer, assim como as células difusamente distribuídas dentro da lâmina própria.

Sistema linfático Sistema de vasos ao longo do corpo e que coleta o líquido tecidual conhecido como linfa, originalmente derivado do sangue, retornando-o para a circulação através do ducto torácico e do ducto linfático direito. Os linfonodos estão intercalados ao longo desses vasos prendendo e retendo antígenos presentes na linfa.

Sítio imunologicamente privilegiado Região no corpo que é inacessível às respostas imunes ou que suprime constitutivamente essas respostas. A câmara anterior do olho, os testículos e o cérebro são exemplos de sítios imunologicamente privilegiados.

Soro Fluido livre de células que permanece quando o sangue ou o plasma formam um coágulo. Os anticorpos sanguíneos são encontrados na fração sérica.

Soroconversão Produção de anticorpos detectáveis no soro e específicos para um microrganismo durante o curso de uma infecção ou em resposta à imunização.

Sorologia Estudo dos anticorpos sanguíneos (séricos) e suas reações com antígenos. O termo *sorologia* é frequentemente utilizado para se referir ao diagnóstico de doenças infecciosas pela detecção de anticorpos específicos para microrganismos presentes no soro.

Sorotipo Subgrupo antigenicamente distinto de uma espécie de organismo infeccioso que é distinguível de outros subgrupos por testes sorológicos (*i. e.*, anticorpo sérico). As respostas imunes humorais a um sorotipo de microrganismo (p. ex., vírus da influenza) podem não ser protetoras contra outro sorotipo.

STING (estimulador de genes IFN, do inglês *stimulator of IFN genes*) Proteína adaptadora localizada na membrana do retículo endoplasmático, a qual é utilizada por diversas moléculas sensoras de DNA para transduzir sinais que ativam o fator de transcrição IRF3, levando à expressão do gene de IFN do tipo I.

Superantígenos Proteínas microbianas que se ligam e ativam todas as células T em um indivíduo que expressam um grupo ou família particular de genes *TCR Vβ*. Os superantígenos são apresentados às células T pela ligação a regiões não polimórficas das moléculas do MHC de classe II nas APCs e interagem com regiões conservadas dos domínios Vβ do TCR. Diversas enterotoxinas estafilocócicas são superantígenos. Sua importância reside na capacidade de ativar muitas células T, o que resulta na produção de grandes quantidades de citocinas e em uma síndrome clínica similar ao choque séptico.

Superfamília de imunoglobulinas (Ig) Grande família de proteínas que contém um motivo estrutural globular denominado domínio de Ig, ou dobra de Ig, originalmente descrito em anticorpos. Muitas proteínas de importância no sistema imune, incluindo anticorpos, TCRs, moléculas do MHC, CD4 e CD8, são membros dessa superfamília.

Superfamília do fator de necrose tumoral (TNFSF, do inglês *tumor necrosis fator superfamily*) Grande família de proteínas transmembrana estruturalmente homólogas que regulam diversas funções nas células respondedoras, incluindo proliferação, diferenciação, apoptose e expressão de genes inflamatórios. Os membros da TNFSF tipicamente formam homotrímeros, no interior da membrana plasmática ou após a liberação proteolítica a partir da membrana e se ligam a moléculas homotriméricas da superfamília do receptor de TNF (TNFRSF), as quais então iniciam uma variedade de vias de sinalização (ver Apêndice 2).

Superfamília do receptor do fator de necrose tumoral (TNFRSF, do inglês *tumor necrosis factor receptor superfamily*) Grande família de proteínas transmembrana estruturalmente homólogas que ligam proteínas da superfamília do TNF e geram sinais que regulam a proliferação, diferenciação, apoptose e expressão de genes inflamatórios (ver Apêndice 2).

SYK Tirosinoquinase proteica citoplasmática presente em células B, semelhante a ZAP-70 das células T, que é crucial para as etapas iniciais de sinalização na ativação da célula B induzida pelo antígeno. SYK liga-se às tirosinas fosforiladas nas caudas citoplasmáticas das cadeias Igα e Igβ do complexo BCR e, por sua vez, fosforila proteínas adaptadoras que recrutam outros componentes da cascata de sinalização.

T

Tacrolimo Fármaco imunossupressor (também conhecido como FK506), da classe dos inibidores de calcineurina, usado para tratar a rejeição do aloenxerto e que atua bloqueando a transcrição gênica de citocinas pelas células T, de maneira semelhante à ciclosporina. O tacrolimo liga-se a uma proteína citosólica chamada proteína ligante de FK506, e o complexo resultante bloqueia a fosfatase calcineurina, inibindo, dessa maneira, a ativação e translocação nuclear do fator de transcrição NFAT.

T-BET Fator de transcrição da família T-box que promove a diferenciação das células Th1 e células linfoides inatas do tipo 1 (ILC1).

Tecido linfoide associado à mucosa (MALT, do inglês *mucosa-associated lymphoid tissue*) Coleção de linfócitos, células dendríticas e outros tipos celulares dentro da mucosa dos tratos gastrintestinal e respiratório que são sítios das respostas imunes adaptativas aos antígenos. Os MALTs não são encapsulados, mas coleções organizadas de linfócitos, com zonas de células T e B semelhantes aos linfonodos, localizadas sob os epitélios de mucosa, tais como as placas de Peyer no intestino ou as tonsilas faríngeas.

Tecido linfoide associado ao intestino (GALT, do inglês *gut-associated lymphoid tissue*) Coleções de linfócitos e APCs dentro da mucosa do trato gastrintestinal onde são iniciadas as respostas imunes adaptativas à flora microbiana intestinal e aos antígenos ingeridos (ver também **Tecido linfoide associado à mucosa**).

Técnica de imunoperoxidase Técnica comum de imuno-histoquímica na qual um anticorpo acoplado a peroxidase de raiz forte é usado para identificar a presença de um antígeno em um corte de tecido. A enzima peroxidase converte um substrato incolor a um produto marrom insolúvel que é observável em microscópio de luz.

Tempestade de citocinas Reação inflamatória muito potente e potencialmente fatal causada pela rápida liberação de grandes quantidades de citocinas inflamatórias a partir de células T e macrófagos ativados no contexto de infecções, doença autoimune ou imunoterapias contra o câncer. As características clínicas incluem febre, calafrios, baixa contagem de hemáticas e plaquetas, edema, insuficiência respiratória e choque.

Terapia antirretroviral (TAR) Quimioterapia combinada para infecção pelo HIV, normalmente consistindo em dois nucleosídeos inibidores da transcriptase reversa e um inibidor da protease viral ou um inibidor não nucleosídeo da transcriptase reversa. A TAR pode reduzir os títulos virais plasmáticos a níveis abaixo dos detectáveis por mais de 1 ano e retarda a progressão do HIV doença. Também chamada **terapia antirretroviral altamente ativa (TARAA)**.

Tetrâmero de MHC Reagente utilizado para identificar e enumerar células T que reconhecem especificamente um complexo MHC-peptídeo particular. O reagente consiste em quatro moléculas de MHC recombinantes e biotiniladas (normalmente de classe I) carregadas com um peptídeo e ligadas a uma molécula de avidina marcada com um fluorocromo. As células T que se ligam ao tetrâmero de MHC podem ser detectadas por citometria de fluxo.

Timo Órgão bilobado, situado no mediastino anterior, que é o local de maturação dos linfócitos T oriundos de precursores derivados da medula óssea. O tecido tímico é dividido em um córtex externo e uma medula interna e contém células epiteliais estromais tímicas, macrófagos, células dendríticas e numerosos precursores de células T (timócitos) em vários estágios de maturação.

Timócito Precursor de um linfócito T maduro presente no timo.

Timócito duplo-negativo Subpopulação de células T em desenvolvimento no timo (timócitos) que não expressa CD4 ou CD8. A maioria dos timócitos duplo-negativos está em um estágio inicial de desenvolvimento e não expressa receptores antigênicos. Eles expressarão posteriormente tanto CD4 quanto CD8 durante o estágio intermediário duplo-positivo antes da maturação adicional a células T simples-positivas que expressam somente CD4 ou CD8.

Timócito duplo-positivo Subpopulação de células T em desenvolvimento no timo (timócitos) que expressa tanto CD4 quanto CD8 e está em um estágio intermediário de desenvolvimento. Os timócitos duplo-positivos também expressam TCRs e estão sujeitos aos processos de seleção, maturando em células T simples-positivas que expressam somente CD4 ou CD8.

Timócito simples-positivo Precursor de célula T em maturação no timo que expressa moléculas CD4 ou CD8, mas não ambas. Os timócitos simples-positivos são encontrados principalmente na medula e maturaram a partir do estágio duplo-positivo, durante o qual os timócitos expressam ambas as moléculas CD4 e CD8.

Tipagem tecidual Determinação de alelos particulares do MHC expressos por um indivíduo para fins de compatibilidade entre doadores e receptores de aloenxertos. A tipagem tecidual, também chamada tipagem de HLA, é normalmente realizada por sequenciamento molecular (com base em PCR) dos alelos de HLA ou por métodos sorológicos (lise de células de um indivíduo por painéis de anticorpos anti-HLA).

Tirosinoquinase de Bruton (BTK, do inglês *Bruton tyrosine kinase*) Tirosinoquinase da família TEC essencial para a maturação da célula B. Mutações no gene que codifica a BTK causam agamaglobulinemia ligada ao X, uma doença caracterizada pela falha das células B em maturar além do estágio de célula pré-B.

Tirosinoquinases proteicas (PTKs, do inglês *protein tyrosine kinases*) Enzimas que medeiam a fosforilação de resíduos de tirosina presentes em proteínas e, desse modo, promovem interações proteína-proteína dependentes de fosfotirosinas. As PTKs estão envolvidas em numerosas vias de tradução de sinal em células do sistema imune.

Tolerância Não responsividade do sistema imune adaptativo aos antígenos, como resultado da inativação ou morte de linfócitos antígeno-específicos, induzida pela exposição aos antígenos. A tolerância aos antígenos próprios é uma característica normal do sistema imune adaptativo, embora tolerância aos antígenos estranhos possa ser induzida sob certas condições de exposição ao antígeno.

Tolerância central Forma de autotolerância induzida nos órgãos linfoides geradores (centrais) como uma consequência do reconhecimento dos antígenos próprios pelos linfócitos imaturos autorreativos, que provoca subsequentemente a sua morte ou inativação. A tolerância central previne a emergência dos linfócitos com receptores de alta afinidade para os antígenos próprios que são expressos na medula óssea ou no timo.

Tolerância imunológica Ver Tolerância.

Tolerância oral Supressão das respostas imunes sistêmicas humoral e mediada por células a um antígeno após a administração oral daquele antígeno, que pode ocorrer como resultado da anergia de células T antígeno-específicas ou da produção de citocinas imunossupressoras, tais como o fator de transformação do crescimento-β. A tolerância oral é um possível mecanismo para a prevenção das respostas imunes aos antígenos alimentares e a bactérias que normalmente residem como comensais na luz intestinal.

Tolerância periférica Ausência de responsividade aos antígenos próprios que estão presentes nos tecidos periféricos e não devem ser abundantes nos órgãos linfoides geradores. A tolerância periférica é induzida por vários mecanismos, incluindo o reconhecimento de antígenos sem os níveis adequados de coestimuladores necessários para a ativação do linfócito ou pela supressão mediada por células T reguladoras.

Tolerógeno Antígeno que induz tolerância imunológica, em contraste a um imunógeno, o qual induz uma resposta imune. Muitos antígenos podem ser tanto tolerógenos quanto imunógenos, dependendo de como são administrados. Todos os autoantígenos são tolerogênicos. As formas tolerogênicas dos antígenos estranhos incluem grandes doses de proteínas administradas na ausência de adjuvantes e antígenos administrados oralmente.

Tonsilas Tecidos linfoides secundários parcialmente encapsulados localizados sob a barreira epitelial na nasofaringe e orofaringe, incluindo as adenoides (tonsilas faríngeas), as tonsilas palatinas e as tonsilas linguais. Tonsilas são sítios de iniciação das respostas imunes adaptativas aos microrganismos no trato respiratório superior.

Transcriptase reversa Enzima codificada por retrovírus, tais como o HIV, que sintetiza uma cópia de DNA do genoma viral a partir de um molde genômico de RNA. O processo é essencial para a replicação de vírus de RNA, e inibidores da transcriptase reversa são usados como fármacos para tratar a infecção pelo HIV-1. A transcriptase reversa purificada era amplamente utilizada em pesquisas de biologia molecular para fins de clonagem de DNAs complementares que codificam um gene de interesse a partir do RNA mensageiro.

Transdutor de sinal e ativador da transcrição (STAT, do inglês *signal transducer and activator of transcription*) Membro de uma família contendo sete proteínas em mamíferos que atuam como fatores de transcrição em resposta à ligação de citocinas aos receptores de citocinas do tipo I e do tipo II. Os STATs estão presentes como monômeros inativos no citosol das células e são recrutados para as caudas citoplasmáticas dos receptores de citocina que sofrem ligação cruzada, onde são fosforilados em suas tirosinas pelas JAKs. As proteínas STAT fosforiladas dimerizam e movem-se para o núcleo, onde se ligam a sequências específicas nas regiões promotoras de vários genes e estimulam sua transcrição. Diferentes STATs são ativados por citocinas distintas.

Transferência adotiva Processo de transferência de células de um indivíduo para outro ou de volta para o mesmo indivíduo após expansão e ativação *in vitro*. A transferência adotiva é usada na pesquisa para definir o papel de uma população celular em particular (p. ex., células T) em uma resposta imune. Clinicamente, a transferência adotiva de linfócitos T tumor-específicos é usada na terapia do câncer.

Transfusão Transplante de células sanguíneas circulantes, plaquetas ou plasma de um indivíduo para outro. As transfusões são realizadas para tratar a perda sanguínea ocorrida por hemorragia ou para tratar a deficiência de um ou mais tipos celulares sanguíneos (tais como hemácias e plaquetas) resultante de produção inadequada ou destruição excessiva.

Translocação cromossômica Anormalidade cromossômica na qual um segmento de um cromossomo é transferido para outro. Muitas doenças malignas de linfócitos estão associadas a translocações cromossômicas envolvendo um *locus* de Ig ou de TCR e um segmento cromossômico contendo um oncogene celular.

Transplante Processo de transferência de células, tecidos ou órgãos (*i. e.*, enxertos) de um indivíduo para outro ou de um local para outro no mesmo indivíduo. O transplante é utilizado para o tratamento de uma variedade de doenças nas quais existe um distúrbio funcional de um tecido ou órgão. A principal barreira para um transplante bem-sucedido entre indivíduos é a reação imunológica (rejeição) ao enxerto transplantado.

Transplante de células-tronco hematopoéticas O transplante de células-tronco hematopoéticas coletadas do sangue ou da medula óssea é realizado clinicamente para tratar defeitos hereditários em células sanguíneas e cânceres do sangue e também utilizado em vários experimentos imunológicos em animais. É também chamado transplante de medula óssea porque no passado, as CTHs eram coletadas da medula óssea.

Transplante de medula óssea Ver **Transplante de células-tronco hematopoéticas**.

Transportador associado ao processamento antigênico (TAP, do inglês *transporter associated with antigen processing*) Transportador de peptídeos ATP-dependente que medeia o transporte ativo de peptídeos do citosol para o local de montagem das moléculas do MHC de classe I dentro do retículo endoplasmático. O TAP é uma molécula heterodimérica composta dos polipeptídeos TAP-1 e TAP-2, ambos codificados por genes no MHC. Como peptídeos antigênicos são necessários para a montagem estável das moléculas do MHC de classe I, os animais deficientes em TAP expressam poucas moléculas do MHC de classe I na superfície celular, o que resulta em redução do desenvolvimento e ativação de células T CD8+.

Troca de classe (isótipo) de cadeia pesada Processo pelo qual um linfócito B altera a classe, ou isótipo, dos anticorpos que produz, de IgM para IgG, IgE ou IgA, sem mudar a especificidade antigênica do anticorpo. A troca de classe de cadeia pesada é estimulada por citocinas e ligante de CD40 expressos pelas células T auxiliares e envolve a recombinação de segmentos *VDJ* das células B com segmentos gênicos de cadeia pesada a jusante.

U

Ubiquitinação Ligação covalente de uma ou várias cópias de um pequeno polipeptídeo denominado ubiquitina a uma proteína. A ubiquitinação frequentemente serve para marcar proteínas para a degradação proteolítica pelos proteassomos, um passo crucial na via de processamento e apresentação de antígenos pelo MHC de classe I.

Uracila N-glicosilase (UNG) Enzima que remove resíduos de uracila do DNA, criando um sítio não básico. A UNG é um participante-chave da troca de isótipo, e mutações da UNG em homozigose resultam em síndrome de hiper-IgM.

Urticária Inchaço transitório e localizado com prurido e vermelhidão da pele, causados pelo extravasamento de líquido e proteínas plasmáticas de pequenos vasos para a derme superior durante uma reação de hipersensibilidade imediata (tipo I).

V

Vacina Preparação de antígeno microbiano, frequentemente combinada a adjuvantes, administrada aos indivíduos para induzir imunidade protetora contra infecções microbianas. As vacinas podem ser preparadas a partir de formas vivas (porém avirulentas) de microrganismos, microrganismos mortos, componentes macromoleculares purificados de um microrganismo, um vírus não patogênico que carrega genes codificadores de antígenos de patógenos microbianos, ou nanopartículas lipídicas que carregam o RNA codificador de antígenos virais. Vacinas contendo antígenos tumorais (vacinas contra o câncer) estão sendo desenvolvidas para tratar cânceres.

Vacina de DNA Vacina composta de um plasmídeo bacteriano contendo um DNA complementar que codifica um antígeno proteico. As vacinas de DNA presumivelmente funcionam porque as APCs são transfectadas *in vivo* pelo plasmídeo e expressam peptídeos imunogênicos que elicitam respostas específicas. Além disso, o DNA plasmidial contém nucleotídeos CpG que atuam como adjuvantes.

Vacina de RNA Ver **Vacina de mRNA**.

Vacina de mRNA Vacina constituída de RNA mensageiro (mRNA) que codifica antígenos microbianos. As vacinas de mRNA atualmente em uso são vacinas antivirais na qual o mRNA viral é modificado para aumentar tanto a tradução quanto a estabilidade e, ao mesmo tempo, reduzir a capacidade de ativar as respostas imunes inatas de maneira muito forte. O mRNA é encapsulado em nanopartículas lipídicas que protegem o RNA de degradação e facilita sua captura por células dendríticas. As vacinas de mRNA para SARS-CoV-2 têm sido usadas para imunizar milhões de pessoas e se provaram capazes de oferecer proteção robusta contra a doença grave após infecção por diversas variantes do vírus.

Vacina de subunidade Vacina composta de antígenos purificados ou porções

Vacina de vetor viral Vacina que consiste em um vírus vivo não patogênico que foi projetado para não replicar e incorpora genes que codificam antígenos de um vírus patogênico. A vacinação resulta na infecção de curta duração pelo vírus híbrido e expressão dos antígenos do patógeno, que induz uma resposta imune protetora contra o patógeno. As vacinas de vetores virais mais amplamente utilizadas são usadas para proteger contra a covid-19 e são compostas por vetores de adenovírus que carregam genes da proteína da espícula (*spike*) do SARS-CoV-2. As vacinas de vetores virais anti-SARS-CoV-2 têm sido utilizadas para imunizar milhões de pessoas e se provaram capazes de oferecer proteção robusta contra a doença grave após infecção por diversas variantes do vírus.

Vacina de vírus vivos Vacina composta de uma preparação de vírus vivos, originalmente patogênicos, mas em uma forma não patogênica (atenuada). Os vírus atenuados carregam mutações que interferem no ciclo de vida viral ou em sua virulência. Como as vacinas de vírus vivos na verdade infectam as células receptoras, elas podem estimular efetivamente as respostas imunes que são adequadas para proteção contra a infecção viral selvagem. Vacinas de vírus vivos comumente utilizadas incluem as vacinas para sarampo, caxumba, rubéola, influenza, varicela e febre amarela.

Vacina sintética Vacinas compostas de antígenos derivados de DNA recombinante. As vacinas sintéticas para vírus da hepatite B e para herpes-vírus simples estão atualmente em uso.

Variação antigênica Processo pelo qual antígenos expressos pelos microrganismos podem se alterar por meio de diversos mecanismos genéticos e, dessa maneira, permitir que os microrganismos evadam as respostas imunes. Exemplos de variação antigênica incluem a mudança nas proteínas hemaglutinina e neuraminidase de superfície do vírus da influenza, as quais requerem o uso de novas vacinas a cada ano, e a emergência de novas variantes do SARS-CoV-2, que geralmente evadem a imunidade induzida por cepas virais anteriores.

Varíola Doença causada pelo vírus da varíola. A varíola foi a primeira doença infecciosa demonstrada com sendo prevenível pela vacinação e a primeira doença a ser completamente erradicada por um programa global de vacinação.

Vênulas de endotélio alto (HEVs, do inglês *high endothelial venules*) Vênulas especializadas que são os locais da migração de linfócitos do sangue para o estroma de tecidos linfoides secundários. As HEVs são revestidas por células endoteliais arredondadas que emitem protrusões para dentro da luz do vaso e expressam moléculas de adesão únicas envolvidas na ligação de células B e T *naive* e de memória central.

Via alternativa de ativação do complemento Via de ativação do sistema complemento independente de anticorpo que ocorre quando o fragmento C3b gerado espontaneamente a partir da proteína C3 se liga às superfícies celulares microbianas. A via alternativa é um componente do sistema imune inato e medeia as respostas inflamatórias à infecção, bem como a lise direta de microrganismos. A via alternativa, além das vias clássica e das lectinas, terminam com a formação do complexo de ataque à membrana.

Via clássica de ativação do complemento Via do complemento que é um braço efetor da imunidade humoral, gerando mediadores inflamatórios, opsoninas para fagocitose de antígenos e complexos líticos que destroem as células. A via clássica é iniciada pela ligação da molécula C1 às porções Fc de anticorpos IgG ou IgM em complexos antígeno-anticorpo, levando a clivagem proteolítica das proteínas C4 e C2 para gerar a C3 convertase da via clássica. A via clássica, assim como as vias alternativa e das lectinas, culmina na formação do complexo de ataque à membrana.

Via coinibitória Mecanismo fisiológico de regulação da ativação de células T que envolve a ligação de moléculas presentes em uma APC aos receptores presentes em uma célula T, resultando em inibição da ativação das células T pelo antígeno e coestimuladores. Um exemplo é a ligação de PD-L1 das APCs ao PD-1 das células T, que gera sinais inibidores que bloqueiam os sinais do TCR e coestimuladores na célula T. Outro exemplo é a ligação de CTLA-4 de uma célula T ao B7-1 (CD80) e B7-2 (CD86) de uma APC, que previne a coestimulação de B7-1 ou B7-2 pela ligação ao CD28 da célula T. O bloqueio de vias coinibitórias é amplamente utilizado como uma estratégia terapêutica para aumentar a imunidade antitumoral (bloqueio de ponto de controle).

Via das lectinas de ativação do complemento Via de ativação do complemento desencadeada pela ligação de polissacarídeos microbianos à proteína circulante lectina ligadora de manose (MBL, do inglês *mannose binding lectin*). A MBL é estruturalmente similar ao C1q e ativa o complexo enzimático C1r-C1s (como o C1q) ou ativa outra serina esterase, denominada serina esterase associada à proteína de ligação à manose (MASP, do inglês *mannose-binding protein-associated serine esterase*). Os passos restantes da via das lectinas, iniciando-se com a clivagem de C4, são os mesmos da via clássica.

Via de sinalização JAK-STAT Via de sinalização iniciada pela ligação de citocinas aos receptores de citocinas do tipo I e do tipo II. Essa via envolve sequencialmente a ativação de tirosinoquinases Janus quinase (JAK) associadas ao receptor, fosforilação da tirosina mediada por JAK das caudas citoplasmáticas dos receptores de citocina, acoplamento de transdutores de sinal e ativadores da transcrição (STATs, do inglês *signal transducers and activators of transcription*) às cadeias fosforiladas do receptor, fosforilação de tirosinas mediada por JAK das STATs associadas, dimerização e translocação nuclear das STATs, bem como ligação da STAT às regiões reguladoras de genes-alvo, causando ativação transcricional daqueles genes.

Vigilância imunológica Conceito de que uma função fisiológica do sistema imune é reconhecer e destruir clones de células transformadas antes que elas se desenvolvam em tumores e matar tumores após eles se formarem. O termo *vigilância imunológica* é algumas vezes utilizado de modo genérico para descrever a função de linfócitos T em detectar e destruir qualquer célula, não necessariamente uma célula tumoral, que está expressando antígenos estranhos (p. ex., microbianos).

Vírus Microrganismo intracelular obrigatório ou partícula infecciosa que consiste em um genoma de ácido nucleico simples empacotado em um capsídeo proteico, algumas vezes circundado por um envelope de membrana. Muitos vírus patogênicos de animais causam uma grande variedade de doenças. As respostas imunes humorais aos vírus podem ser efetivas no bloqueio da infecção das células, enquanto as células NK e CTLs são necessários para matar as células já infectadas.

Vírus da imunodeficiência humana (HIV, do inglês *human immunodeficiency virus*) Agente etiológico da AIDS. O HIV é um retrovírus que infecta uma variedade de tipos celulares, incluindo células T auxiliares $CD4^+$, macrófagos e células dendríticas, e causa destruição crônica e progressiva do sistema imune.

Vírus Epstein-Barr (EBV, do inglês *Epstein-Barr virus*) Vírus de DNA dupla fita da família dos herpesvírus que é o agente etiológico da mononucleose infecciosa e está associado a alguns tumores malignos de células B e ao carcinoma nasofaríngeo. O EBV infecta linfócitos B e algumas células epiteliais por ligação específica ao receptor do complemento tipo 2 (CR2, CD21).

W

Western blot Técnica imunológica usada para determinar a presença de uma proteína em uma amostra biológica. O método envolve a separação de proteínas na amostra por eletroforese, transferência da matriz proteica do gel de eletroforese para uma membrana de suporte por meio de ação capilar (*blotting*) e, finalmente, a detecção da proteína pela ligação de um anticorpo específico para aquela proteína marcado enzimática ou radioativamente.

X

Xenoantígeno Antígeno em um enxerto de outra espécie.

Xenoenxerto (enxerto xenogênico) Enxerto de órgão ou tecido derivado de uma espécie diferente daquela do receptor. O transplante de enxertos xenogênicos (p. ex., de um porco) para humanos não é ainda exequível devido a problemas especiais relacionados com a rejeição imunológica.

Xenorreativo Descrição de uma célula T ou anticorpo que reconhece e responde a um antígeno em um enxerto de outra espécie (um xenoantígeno). A célula T pode reconhecer uma molécula do MHC xenogênica intacta ou um peptídeo derivado de uma proteína xenogênica ligada à molécula do MHC próprio.

Z

Zona marginal Região periférica dos folículos linfoides esplênicos contendo macrófagos particularmente eficientes na retenção de antígenos polissacarídicos. Tais antígenos podem persistir por períodos prolongados nas superfícies dos macrófagos da zona marginal, onde são reconhecidos por células B específicas, ou podem ser transportados para os folículos.

APÊNDICE 1

Principais Características de Moléculas CD Selecionadas

A lista a seguir inclui moléculas CD (do inglês, *cluster of differentiation*) selecionadas que são mencionadas ao longo do texto. Muitas citocinas e muitos receptores de citocinas receberam números CD, mas nos referimos a eles pela designação mais descritiva de citocinas, os quais estão listados no Apêndice II. Uma lista completa e atualizada de moléculas CD pode ser encontrada em http://www.hcdm.org.

Número CD (outros nomes)	Estrutura molecular, família	Expressão celular principal	Função(ões) conhecida(s) ou proposta(s)
CD1a-e	35 a 44 kDa; MHC de classe I-símile da superfamília de Ig; associada à β2-microglobulina	Timócitos, células dendríticas (incluindo células de Langerhans)	Apresentação de antígenos não peptídicos (lipídios e glicolipídios) a algumas células iNKT
CD2 (LFA-2)	50 kDa; superfamília de Ig	Células T, células NK	Molécula de adesão (liga-se ao CD58); ativação de células T; lise mediada por linfócitos T citotóxicos (CTL) e células *natural killer* (NK)
CD3γ (CD3g)	25 a 28 kDa; associada a CD3δ e CD3ε no complexo TCR; superfamília de Ig; ITAM na cauda citoplasmática	Células T	Expressão na superfície celular e transdução de sinal pelo receptor antigênico da célula T
CD3δ (CD3d)	20 kDa; associada a CD3γ e CD3ε no complexo TCR; superfamília de Ig; ITAM na cauda citoplasmática	Células T	Expressão na superfície celular e transdução de sinal pelo receptor antigênico da célula T
CD3ε (CD3e)	23 kDa; associada a CD3δ e CD3γ no complexo TCR; superfamília de Ig; ITAM na cauda citoplasmática	Células T	Expressão na superfície celular e transdução de sinal pelo receptor antigênico da célula T
CD4	55 kDa; superfamília de Ig	Células T restritas ao MHC de classe II; alguns macrófagos	Correceptor na ativação antígeno-induzida de células T restritas ao MHC de classe II (liga-se a moléculas do MHC de classe II); desenvolvimento de timócitos; receptor para o HIV

(continua)

Número CD (outros nomes)	Estrutura molecular, família	Expressão celular principal	Função(ões) conhecida(s) ou proposta(s)
CD5	67 kDa; família de receptores *scavenger*	Células T; subpopulação B1 de células B	Molécula de sinalização; liga-se ao CD72
CD8α (CD8a)	34 kDa; expresso como um homodímero ou heterodímero com a cadeia CD8β	Células T restritas ao MHC de classe I; subpopulação de células dendríticas	Correceptor na ativação antígeno-induzida de células T restritas ao MHC de classe I (liga-se a moléculas do MHC de classe I); desenvolvimento de timócitos
CD8β (CD8b)	34 kDa; expresso como um heterodímero com a cadeia CD8α da superfamília de Ig	Células T restritas ao MHC de classe I	As mesmas de CD8α
CD10	100 kDa; proteína de membrana do tipo II	Células B imaturas e algumas maduras; progenitores linfoides, granulócitos	Metaloproteinase; função desconhecida no sistema imune
CD11α (cadeia LFA-1α)	180 kDa; ligado não covalentemente ao CD18 para formar a integrina LFA-1	Leucócitos	Adesão célula-célula; liga-se a ICAM-1 (CD54), ICAM-2 (CD102) e ICAM-3 (CD50)
CD11β (MAC-1; CR3)	165 kDa; ligado de forma não covalente ao CD18 para formar a integrina MAC-1	Granulócitos, monócitos, macrófagos, células dendríticas, células NK	Fagocitose de partículas recobertas com iC3b; adesão de neutrófilos e monócitos ao endotélio (liga-se ao CD54) e a proteínas da matriz extracelular
CD11c (p150,95; cadeia CR4α; integrina αX)	145 kDa; ligado não covalentemente ao CD18 para formar a integrina p150,95	Células dendríticas, monócitos, macrófagos, granulócitos, células NK	Funções similares às de CD11b
CD14	53 kDa; ligado à GPI	Células dendríticas, monócitos, macrófagos, granulócitos	Liga-se ao complexo LPS e à proteína ligante de LPS e exibe o LPS ao TLR4; necessário para a ativação de macrófagos induzida por LPS
CD16a (FcγRIIIA)	50 a 70 kDa; proteína transmembrana; superfamília de Ig	Células NK, macrófagos	Liga-se à região Fc da IgG; fagocitose e citotoxicidade celular dependente de anticorpo
CD16b (FcγRIIIB)	50 a 70 kDa; ligado à GPI; superfamília de Ig	Neutrófilos	Liga-se à região Fc da IgG; sinergismo com FcγRII na ativação de neutrófilos mediada por imunocomplexos
CD18	95 kDa; ligado de forma não covalente ao CD11a, CD11b ou CD11c para formar as β2-integrinas	Leucócitos	Ver CD11a, CD11b, CD11c

Apêndice 1 Principais Características de Moléculas CD Selecionadas

Número CD (outros nomes)	Estrutura molecular, família	Expressão celular principal	Função(ões) conhecida(s) ou proposta(s)
CD19	95 kDa; superfamília de Ig	Maioria das células B	Ativação de células B; forma um complexo correceptor com CD21 e CD81 que transmite sinais de ativação em células B
CD20	35 a 37 kDa; família MS4A	Células B	Possível papel na ativação ou regulação de células B; canal iônico de cálcio
CD21 (CR2; receptor de C3d)	145 kDa; família de reguladores de ativação do complemento (RCA)	Células B maduras, células dendríticas foliculares	Receptor para o fragmento C3d do complemento; forma um complexo correceptor com CD19 e CD81, que transmite sinais de ativação em células B; receptor para o vírus Epstein-Barr
CD22 (Siglec-2)	130 a 140 kDa; superfamília de Ig; família Siglec; ITIM na cauda citoplasmática	Células B	Inibe a ativação de células B
CD23 (FcεRIIB)	45 kDa; lectina tipo C	Células B ativadas, monócitos, macrófagos	Receptor Fcε de baixa afinidade, induzido por IL-4; função desconhecida
CD25 (cadeia α do receptor de IL-2)	55 kDa; associado de forma não covalente com as cadeias IL-2Rβ (CD122) e IL-2Rγ (CD132) para formar o receptor de IL-2 de alta afinidade	Células T e B ativadas, células T reguladoras (Treg)	Juntamente com CD122 e CD132, liga-se à IL-2 e promove respostas a baixas concentrações de IL-2; transmite sinais necessários para diferenciação e sobrevivência de Treg
CD28	Homodímero de cadeias de 44 kDa; superfamília de Ig	Células T (todas as células CD4+ e > 50% das células CD8+ em humanos; todas as células T maduras em camundongos)	Receptor para as moléculas coestimuladoras CD80 (B7-1) e CD86 (B7-2) em células T
CD29	130 kDa; ligado de forma não covalente às cadeias CD49a-d para formar as integrinas VLA (β1)	Células T, células B, monócitos, granulócitos	Adesão de leucócitos a proteínas da matriz extracelular e endotélio (ver CD49)
CD30 (TNFRSF8)	120 kDa; superfamília TNFR	Células T e B ativadas; células NK, monócitos, células de Reed-Sternberg na doença de Hodgkin	Não estabelecida
CD31 (molécula 1 de adesão celular endotelial/plaquetária [PECAM-1])	130 a 140 kDa; superfamília de Ig	Plaquetas, monócitos, granulócitos, células B, células endoteliais	Molécula de adesão envolvida na transmigração de leucócito através do endotélio

(continua)

Número CD (outros nomes)	Estrutura molecular, família	Expressão celular principal	Função(ões) conhecida(s) ou proposta(s)
CD32 (FcγRII)	40 kDa; superfamília de Ig; as formas A, B e C são produtos de genes diferentes, mas homólogos; ITAM na cauda citoplasmática da forma A; ITIM na cauda citoplasmática da forma B	Células B, macrófagos, células dendríticas, granulócitos	Receptor Fc para IgG complexada ao antígeno; a forma B atua como receptor inibitório que bloqueia sinais de ativação em células B e outras células
CD34	105 a 120 kDa; sialomucina	Células-tronco e progenitoras hematopoéticas; células endoteliais nas vênulas de endotélio alto	Marcador para células-tronco hematopoéticas; função não estabelecida
CD35 (receptor de complemento do tipo I [CR1])	190 a 285 kDa (quatro produtos de alelos polimórficos); família de reguladores da ativação do complemento (RCA)	Granulócitos, monócitos, eritrócitos, células B, células dendríticas foliculares, algumas células T	Liga-se ao C3b e C4b; promove fagocitose de partículas recobertas com C3b ou C4b e imunocomplexos; regula a ativação do complemento
CD36	85 a 90 kDa	Plaquetas, monócitos, macrófagos, células endoteliais	Receptor *scavenger* para lipoproteína oxidada de baixa densidade; adesão de plaquetas; fagocitose de células apoptóticas
CD40	Homodímero de cadeias de 44 a 48 kDa; superfamília do TNFR	Células B, macrófagos, células dendríticas, células endoteliais	Liga-se ao CD154 (CD40L); papel na ativação de células B, macrófagos e células dendríticas mediada por células T
CD44	80 a > 100 kDa, altamente glicosilada	Leucócitos, eritrócitos	Liga-se ao ácido hialurônico; envolvido na adesão de leucócitos a células endoteliais e matriz extracelular
CD45 (antígeno leucocitário comum [LCA], B220)	Múltiplas isoformas, 180 a 220 kDa (ver CD45R); família dos receptores de tirosina fosfatase proteica; família da fibronectina tipo III	Células hematopoéticas	Tirosina fosfatase que regula a ativação de células T e B
CD45R	CD45RO: 180 kDa; CD45RA: 220 kDa; CD45RB: isoformas de 190, 205 e 220 kDa	CD45RO: células T de memória, subpopulações de células B, monócitos, macrófagos CD45RA: células T *naive*, células B, monócitos CD45RB: células B, subpopulações de células T	Ver CD45

Apêndice 1 Principais Características de Moléculas CD Selecionadas

Número CD (outros nomes)	Estrutura molecular, família	Expressão celular principal	Função(ões) conhecida(s) ou proposta(s)
CD46 (proteína cofator de membrana [MCP])	52 a 58 kDa; família de reguladores da ativação do complemento (RCA)	Leucócitos, células epiteliais, fibroblastos	Regulação da ativação do complemento
CD47	47 a 52 kDa; superfamília de Ig	Todas as células hematopoéticas, células epiteliais, células endoteliais, fibroblastos	Adesão, migração e ativação leucocitária; ligante para a proteína reguladora de sinal α (SIRPα); sinal "não me coma" para fagócitos
CD49d	150 kDa; ligado de forma não covalente ao CD29 para formar VLA-4 (integrina $\alpha_4\beta_1$)	Células T, monócitos, células B, células NK, eosinófilos, células dendríticas, timócitos	Adesão de leucócitos ao endotélio e à matriz extracelular; liga-se a VCAM-1 e MadCAM-1; liga-se à fibronectina e aos colágenos
CD54 (ICAM-1)	75 a 114 kDa; superfamília de Ig	Células T, células B, monócitos, células endoteliais (induzíveis por citocina)	Adesão célula-célula; ligante para CD11aCD18 (LFA-1) e CD11bCD18 (MAC-1); receptor para rinovírus
CD55 (fator acelerador de decaimento [DAF])	55 a 70 kDa; ligado à GPI; família de reguladores da ativação do complemento (RCA)	Ampla	Regulação da ativação do complemento
CD58 (LFA-3)	55 a 70 kDa; ligado à GPI ou à proteína integral de membrana	Ampla	Adesão leucocitária; liga-se ao CD2
CD59	18 a 20 kDa; ligado à GPI	Ampla	Liga-se à C9; inibe a formação do complexo de ataque à membrana do complemento
CD62E (E-selectina)	115 kDa; família das selectinas	Células endoteliais	Adesão leucócito-endotélio
CD62L (L-selectina)	74 a 95 kDa; família das selectinas	Células B, células T, monócitos, granulócitos, algumas células NK	Adesão leucócito-endotélio; *homing* de células T e B *naive* para os linfonodos
CD62P (P-selectina)	140 kDa; família das selectinas	Plaquetas, células endoteliais (presentes em grânulos, translocados para a superfície celular na ativação)	Adesão de leucócitos ao endotélio e plaquetas; liga-se ao CD162 (PSGL-1)
CD64 (FcγRI)	72 kDa; superfamília de Ig; associado de forma não covalente à cadeia γ comum do FcR	Monócitos, macrófagos, neutrófilos ativados	Receptor Fcγ de alta afinidade; papel na fagocitose, ADCC, ativação de macrófagos
CD66e (antígeno carcinoembriônico [CEA])	180 a 220 kDa; superfamília de Ig; CEA	Células colônicas e outras células epiteliais	? Adesão, marcador clínico da carga do carcinoma

(continua)

Número CD (outros nomes)	Estrutura molecular, família	Expressão celular principal	Função(ões) conhecida(s) ou proposta(s)
CD69	23 kDa; lectina tipo C	Células B ativadas, células T, células NK, neutrófilos	Liga-se a S1PR1 e diminui sua expressão na superfície, promovendo, desse modo, a retenção de linfócitos recém-ativados nos órgãos linfoides
CD74 (cadeia invariante do MHC de classe II [I$_i$])	Isoformas de 33, 35 e 41 kDa	Células B, células dendríticas, monócitos, macrófagos; outras células que expressam MHC de classe II	Liga-se a moléculas do MHC de classe II recém-sintetizadas e direciona sua segregação intracelular
CD79a (Igα)	33 e 45 kDa; forma dímeros com CD79b; superfamília de Ig; ITAM na cauda citoplasmática	Células B maduras	Necessário para a expressão na superfície celular e transdução de sinal pelo complexo receptor antigênico das células B
CD79b (Igβ)	37 a 39 kDa; forma dímeros com CD79α; superfamília de Ig; ITAM na cauda citoplasmática	Células B maduras	Necessário para a expressão na superfície celular e transdução de sinal pelo complexo receptor antigênico das células B
CD80 (B7-1)	60 kDa; superfamília de Ig	Células dendríticas, células B e macrófagos ativados	Coestimulador para ativação de linfócitos T; ligante para CD28 e CD152 (CTLA-4)
CD81 (alvo para antígeno antiproliferativo 1 [TAPA-1], TSPAN-28)	26 kDa; família das tetraspaninas (TM4SF)	Células T, células B, células NK, células dendríticas, timócitos, células endoteliais	Ativação de células B; forma um complexo correceptor com CD19 e CD21, que transmite sinais de ativação em células B
CD86 (B7-2)	80 kDa; superfamília de Ig	Células B, monócitos; células dendríticas; algumas células T	Coestimulador para ativação de linfócitos T; ligante para CD28 e CD152 (CTLA-4)
CD88 (receptor de C5a)	43 kDa; família de receptores de sete domínios transmembrana acoplados à proteína G	Granulócitos, monócitos, células dendríticas, mastócitos	Receptor para o fragmento C5a do complemento; papel na inflamação induzida pelo complemento
CD89 (receptor de Fcα)	55 a 75 kDa; superfamília de Ig; associado de forma não covalente à cadeia FcRγ comum	Granulócitos, monócitos, macrófagos, subpopulação de células T, subpopulação de células B	Liga-se à IgA; medeia a citoxicidade celular dependente de IgA
CD90 (Thy-1)	25 a 35 kDa; ligado à GPI; superfamília de Ig	Timócitos, células T maduras (camundongos), células progenitoras hematopoéticas CD34+, neurônios	Marcador para células T; função desconhecida

Apêndice 1 Principais Características de Moléculas CD Selecionadas

Número CD (outros nomes)	Estrutura molecular, família	Expressão celular principal	Função(ões) conhecida(s) ou proposta(s)
CD94	43 kDa; lectina tipo C; nas células NK, associa-se de forma covalente a outras moléculas de lectina tipo C (NKG2)	Células NK; subpopulação de células T CD8+	Complexo CD94/NKG2 atua como um receptor inibidor das células NK; liga-se às moléculas do MHC de classe I de antígeno leucocitário humano E (HLA-E)
CD95 (FAS)	Homotrímero com cadeias de 45 kDa; superfamília do TNFR	Ampla	Liga-se ao FAS-ligante; libera sinais que induzem morte apoptótica
CD102 (ICAM-2)	55 a 65 kDa; superfamília de Ig	Células endoteliais, linfócitos, monócitos, plaquetas	Ligante para CD11aCD18 (LFA-1); adesão célula-célula
CD103 (subunidade de integrina α_E)	Dímero com subunidades de 150 e 25 kDa; ligado de forma não covalente à subunidade de integrina β_7 para formar a integrina $\alpha_E\beta_7$	Linfócitos intraepiteliais, outros tipos celulares	Papel no *homing* de células T e sua retenção na mucosa; liga-se à E-caderina
CD106 (VCAM-1)	100 a 110 kDa; superfamília de Ig	Células endoteliais, macrófagos, células dendríticas foliculares, células estromais da medula	Adesão das células ao endotélio; receptor para integrina CD49dCD29 (VLA-4); papel no tráfego de linfócitos
CD134 (OX40, TNFRSF4)	29 kDa; superfamília do TNFR	Células T ativadas	Receptor para CD252 de células T; coestimulação de células T
CD141 (BDCA-3, trombomodulina)	60 kDa, domínios do tipo EGF	Apresentação cruzada por células dendríticas, monócitos, células endoteliais	Liga-se à trombina e impede a coagulação sanguínea
CD150 (molécula sinalizadora da ativação de linfócitos [SLAM])	37 kDa; superfamília de Ig	Timócitos, linfócitos ativados, células dendríticas, células endoteliais	Regulação das interações célula B-célula T e ativação de linfócitos
CD152 (antígeno 4 associado ao linfócito T citotóxico [CTLA-4])	33 e 50 kDa; superfamília de Ig	Linfócitos T ativados; células T reguladoras	Medeia a função supressora de células T reguladoras; inibe as respostas das células T; liga e internaliza CD80 (B7-1) e CD86 (B7-2) nas células apresentadoras de antígenos
CD154 (CD40-ligante [CD40L])	Homotrímeros com cadeias de 32 a 39 kDa; superfamília do TNF	Células T CD4+ ativadas	Ativação de células B, macrófagos e células endoteliais; liga-se ao CD40
CD158 (receptor *killer* do tipo Ig [KIR])	50 e 58 kDa; superfamília de Ig; família KIR; ITIMs ou ITAMs na cauda citoplasmática	Células NK, subpopulação de células T	Inibição ou ativação de células NK durante interação com moléculas do HLA de classe I apropriadas

(*continua*)

Número CD (outros nomes)	Estrutura molecular, família	Expressão celular principal	Função(ões) conhecida(s) ou proposta(s)
CD159a (NKG2A)	43 kDa; lectina tipo C; ITIM na cauda citoplasmática; forma heterodímero com CD94	Células NK, subpopulação de células T	Inibição ou ativação de células NK durante interação com moléculas do HLA de classe I
CD159c (NKG2C)	40 kDa; lectina tipo C; forma heterodímero com CD94	Células NK	Ativação de células NK durante interação com moléculas do HLA de classe I apropriadas
CD162 (glicoproteína 1 ligante P-selectina [PSGL-1])	Homodímero com cadeias de 120 kDa; sialomucina	Células T, monócitos, granulócitos, algumas células B	Ligante para selectinas (CD62P, CD62L); adesão de leucócitos ao endotélio
CD178 (FAS-ligante [FASL])	Homotrímero com subunidades de 31 kDa; superfamília do TNF	Células T ativadas	Ligante para CD95 (FAS); desencadeia morte apoptótica
CD206 (receptor de manose)	166 kDa; lectina tipo C	Macrófagos	Liga-se a glicoproteínas contendo altas quantidades de manose em patógenos; medeia endocitose de glicoproteínas e fagocitose de bactérias, fungos e outros patógenos pelos macrófagos
CD223 (gene de ativação linfocitária 3 [LAG3])	57,4 kDa; superfamília de Ig	Células T, células NK, células B, células dendríticas plasmocitoides	Liga-se ao MHC de classe II; inibe a ativação de células T
CD244 (2B4)	41 kDa; superfamília de Ig; família CD2/CD48/CD58; família SLAM	Células NK, Células T CD8+, células T γδ	Receptor de CD148; modula a atividade citotóxica de células NK
CD247 (cadeia ζ do TCR	18 kDa; ITAMs na cauda citoplasma	Células T; células NK	Cadeia de sinalização do complexo TCR e dos receptores de ativação de células NK
CD252 (OX40-ligante)	21 kDa; superfamília do TNF	Células dendríticas, macrófagos e células B	Ligante para CD134 (OX40, TNFRSF4); coestimulação de células T
CD267 (TACI)	31 kDa; superfamília do TNFR	Células B	Receptor das citocinas BAFF e APRIL; promove respostas T-independentes de células B e a sobrevivência de células B
CD268 (receptor de BAFF)	19 kDa; superfamília do TNFR	Células B	Receptor de BAFF; promove a sobrevivência de células B
CD269 (antígeno de maturação de células B [BCMA])	20 kDa; superfamília do TNFR	Células B	Receptor de BAFF e APRIL, promove a sobrevivência de plasmócitos
CD273 (PD-L2)	25 kDa; superfamília de Ig; estruturalmente homólogo ao B7	Células dendríticas, monócitos, macrófagos	Ligante de PD-1; inibe a ativação de células T

Apêndice 1 Principais Características de Moléculas CD Selecionadas

Número CD (outros nomes)	Estrutura molecular, família	Expressão celular principal	Função(ões) conhecida(s) ou proposta(s)
CD274 (PD-L1)	33 kDa; superfamília de Ig; estruturalmente homólogo ao B7	Leucócitos, outras células	Ligante de PD-1; inibe a ativação de células T
CD275 (ICOS-ligante)	60 kDa; superfamília de Ig; estruturalmente homólogo ao B7	Células B, células dendríticas, monócitos	Liga-se a ICOS (CD278); coestimulação de células T
CD278 (coestimulador induzível [ICOS])	55 a 60 kDa; superfamília de Ig; estruturalmente homólogo ao CD28	Células T ativadas	Liga-se a ICOS-L (CD275); coestimulação de células T e diferenciação de células T auxiliares foliculares
CD279 (PD-1)	55 kDa; superfamília de Ig; estruturalmente homólogo ao CD28; ITIM e ITSM na cauda citoplasmática	Células T e B ativadas	Liga-se a PD-L1 e PD-L2; inibe a ativação de células T
CD303 (BDCA2, membro C da família 4 do domínio de lectina tipo C [CLEC4C])	25 kDa; superfamília de lectinas tipo C	Células dendríticas plasmocitoides	Liga-se a carboidratos microbianos; inibe a ativação de células dendríticas
CD304 (BDCA4, Neuropilina)	103 kDa; ligação ao complemento, fator V/VIII de coagulação e domínios de meprina	Células dendríticas plasmocitoides, muitos outros tipos celulares	Receptor do fator A de crescimento do endotélio vascular
CD314 (NKG2D)	42 kDa; lectina tipo C	Células NK, células T CD8+ ativadas; células NKT, algumas células mieloides	Liga-se ao MHC de classe I e às moléculas classe I-símiles MIC-A, MIC-B, Rae1 e ULBP4; papel na ativação de células NK e CTL
CD357 (GITR, TNFRSF18)	26 kDa; superfamília do TNFR	Células T CD4+ e CD8+, Treg	? Papel na função de células T/Treg
CD363 (receptor tipo 1 de esfingosina 1-fosfato [S1 PR1])	42,8 kDa; família de receptores de sete passagens na membrana acoplados à proteína G	Linfócitos, células endoteliais	Liga-se à esfingosina 1-fosfato e medeia a quimiotaxia de linfócitos para fora dos órgãos linfoides
CD365 (receptor celular 1 do vírus da hepatite A [HAVCR1], TIM-1)	38,7 kDa; superfamília de Ig, transmembrana nas células T, Ig e família de mucinas	Células T, rins e testículos	Receptor para diversos vírus
CD366 (receptor celular 2 do vírus da hepatite A [HAVCR2], TIM-3)	33,4 kDa; superfamília de Ig, transmembrana nas células T, Ig e família das mucinas	Células T, macrófagos, células dendríticas e células NK	Receptor para diversos vírus; liga-se à fosfatidilserina nas células apoptóticas; inibe a resposta de células T

(continua)

Número CD (outros nomes)	Estrutura molecular, família	Expressão celular principal	Função(ões) conhecida(s) ou proposta(s)
CD369 (CLEC7A, DECTINA 1)	27,6 kDa; família da lectina tipo C	Células dendríticas, monócitos, macrófagos, células B	Receptor de reconhecimento de padrão específico para glicanas da parede celular fúngica e bacteriana

As letras minúsculas, associadas a alguns números de CD, referem-se a moléculas CD que são codificadas por múltiplos genes ou pertencem a famílias de proteínas estruturalmente relacionadas. *ADCC*, citoxicidade celular dependente de anticorpo; *APRIL*, ligante indutor de proliferação; *BAFF*, fator ativador de célula B pertencente à família do TNF; *células iNKT*, células T *natural killer* invariantes; *células NKT*, células T *natural killer*; *células Treg*, células T reguladoras; *CR*, receptor do complemento; *CTL*, linfócito T citotóxico; *GITR*, induzido por glicorticoide relacionado ao TNFR; *gp*, glicoproteína; *GPI*, glicosilfosfatidilinositol; *ICAM*, molécula de adesão intercelular; *Ig*, imunoglobulina; *IL*, interleucina; *ITAM*, motivo de ativação do imunorreceptor baseado em tirosina; *ITIM*, motivo de inibição do imunorreceptor baseado em tirosina; *ITSM*, motivo de troca do imunorreceptor baseado em tirosina; *LFA*, antígeno associado à função linfocitária; *LPS*, lipopolissacarídeo; *MadCAM*, molécula de adesão celular adressina de mucosa; *MHC*, complexo principal de histocompatibilidade; *NK*, *natural killer*; *TACI*, ativador transmembrana que interage com CAML; *TCR*, receptor de células T; *TLR*, receptor do tipo *Toll*; *TNF*, fator de necrose tumoral; *TNFR*, receptor de TNF; *VCAM*, molécula de adesão de células vasculares; *VLA*, ativação muito tardia.

APÊNDICE 2

Citocinas

Citocina e subunidades	Principais fontes celulares	Receptor de citocina e subunidades*	Principais alvos celulares e efeitos biológicos
Membros da família de citocinas tipo I			
Interleucina-2 (IL-2)	Células T	CD25 (IL-2Rα) CD122 (IL-2Rβ) CD132(γc)	*Células T*: proliferação e diferenciação em células efetoras e de memória; desenvolvimento, sobrevivência e função de células T reguladoras *Células NK*: proliferação, ativação
Interleucina-3 (IL-3)	Células T	CD123 (IL-3Rα) CD131 (βc)	*Progenitores hematopoéticos imaturos*: maturação de todas as linhagens hematopoéticas
Interleucina-4 (IL-4)	Células T CD4+ (Th2, Tfh), mastócitos	CD124 (IL-4Rα) CD132(γc)	*Células B*: troca de isótipo para IgE, IgG4 (em seres humanos; IgG1 em camundongos) *Células T*: diferenciação em Th2, proliferação *Macrófagos*: ativação alternativa e inibição da ativação clássica mediada por IFN-γ
Interleucina-5 (IL-5)	Células T CD4+ (Th2), ILCs grupo 2	CD125 (IL-5Rα) CD131 (βc)	*Eosinófilos*: ativação, geração aumentada
Interleucina-6 (IL-6)	Macrófagos, células endoteliais, células T, fibroblastos	CD126 (IL-6Rα) CD130 (gp130)	*Fígado*: síntese de proteínas de fase aguda *Células B*: proliferação de células produtoras de anticorpo *Células T*: diferenciação em Th17
Interleucina-7 (IL-7)	Fibroblastos, células estromais da medula óssea	CD127 (IL-7R) CD132(γc)	*Progenitores linfoides imaturos*: proliferação dos progenitores iniciais de células T e B *Linfócitos T*: sobrevivência de células naive e de memória
Interleucina-9 (IL-9)	Células T CD4+	CD129 (IL-9R) CD132 (γc)	*Mastócitos, células B, células T e células teciduais*: sobrevivência e ativação
Interleucina-11 (IL-11)	Células estromais da medula óssea	IL-11Rα CD130 (gp130)	Produção de plaquetas

(*continua*)

Citocina e subunidades	Principais fontes celulares	Receptor de citocina e subunidades*	Principais alvos celulares e efeitos biológicos
Interleucina-12 (IL-12) IL-12A (p35) IL-12B (p40)	Macrófagos, células dendríticas	CD212 (IL-12Rβ1) IL-12Rβ2	*Células T:* diferenciação em Th1 *Células NK e células T:* síntese de IFN-γ, atividade citotóxica aumentada
Interleucina-13 (IL-13)	Células T CD4+ (Th2), células NKT, ILCs grupo 2, mastócitos	CD213a1 (IL-13Rα1) CD213a2 (IL-13Rα2) CD132 (γc)	*Células B:* troca de isótipo para IgE *Células epiteliais:* produção aumentada de muco *Macrófagos:* ativação alternativa
Interleucina-15 (IL-15)	Macrófagos, outros tipos celulares	IL-15Rα CD122 (IL-2Rβ) CD132 (γc)	*Células NK:* proliferação *Células T:* sobrevivência e proliferação de células CD8+ de memória
Interleucina-17A (IL-17A) Interleucina-17F (IL-17F)	Células T CD4+ (Th17), ILCs grupo 3	CD217 (IL-17RA) IL-17RC	*Células epiteliais, macrófagos e outros tipos celulares:* produção aumentada de quimiocinas e citocinas; produção de GM-CSF e G-CSF
Interleucina-21 (IL-21)	Células Tfh	CD360 (IL-21R) CD132 (γc)	*Células B:* ativação, proliferação, diferenciação
Interleucina-23 (IL-23): IL-23A (p19) IL-12B (p40)	Macrófagos, células dendríticas	IL-23R CD212 (IL-12Rβ1)	*Células T:* diferenciação e proliferação de células Th17
Interleucina-25 (IL-25; IL-17E)	Células T, células dendríticas, macrófagos, células epiteliais, mastócitos, eosinófilos	IL-17RB	*Células T:* diferenciação em Th2 *ILCs:* ativação de ILC2
Interleucina-27 (IL-27): IL-27 (p28), EBI-3	Macrófagos, células dendríticas	IL-27Rα CD130 (gp130)	*Células T:* intensificação da diferenciação em Th1; inibição da diferenciação em Th17 *Células NK:* síntese de IFN-γ?
Fator da célula-tronco (ligante de c-Kit)	Células estromais da medula óssea	CD117 (KIT)	*Células-tronco hematopoéticas pluripotentes:* maturação de todas as linhagens hematopoéticas
CSF de granulócitos e monócitos (GM-CSF)	Células T, macrófagos, células endoteliais, fibroblastos	CD116 (GM-CSFRα) CD131 (βc)	*Progenitores imaturos e comprometidos, macrófagos maduros:* maturação de granulócitos e monócitos, ativação de macrófagos
CSF de monócitos (M-CSF, CSF1)	Macrófagos, células endoteliais, células da medula óssea, fibroblastos	CD115 (CSF1R)	*Progenitores hematopoéticos comprometidos:* maturação de monócitos
CSF de granulócitos (G-CSF, CSF3)	Macrófagos, fibroblastos, células endoteliais	CD114 (CSF3R)	*Progenitores hematopoéticos comprometidos:* maturação de granulócitos

Citocina e subunidades	Principais fontes celulares	Receptor de citocina e subunidades*	Principais alvos celulares e efeitos biológicos
Linfopoietina estromal tímica (TSLP)	Queratinócitos, células epiteliais brônquicas, fibroblastos, células musculares lisas, células endoteliais, mastócitos, macrófagos, granulócitos e células dendríticas	Receptor de TSLP CD127 (IL-7R)	*Células T:* diferenciação em Th2 *ILCs:* ativação de ILC2 *Células dendríticas:* ativação *Eosinófilos:* ativação *Mastócitos:* produção de citocinas
Membros da família de citocinas tipo II			
Interferona-α (IFN-α, IFN tipo I) (múltiplas proteínas)	Células dendríticas plasmocitoides, macrófagos	IFNAR1 CD118 (IFNAR2)	*Todas as células:* estado antiviral, expressão aumentada do MHC de classe I *Células NK:* ativação
Interferona-β (IFN-β, IFN tipo I)	Fibroblastos, células dendríticas plasmocitoides	IFNAR1 CD118 (IFNAR2)	*Todas as células:* estado antiviral, expressão aumentada do MHC de classe I *Células NK:* ativação
Interferona-γ (IFN-γ, IFN tipo II)	Células T (Th1, células T CD8+), células NK, ILCs grupo 1	CD119 (IFNGR1) IFNGR2	*Macrófagos:* ativação clássica (funções microbicidas aumentadas) *Células B:* troca de isótipo para subclasses de IgG opsonizadoras e fixadoras de complemento (estabelecido em camundongos, não em seres humanos) *Células T:* diferenciação em Th1 *Várias células:* expressão aumentada de moléculas do MHC de classes I e II, aumento do processamento e apresentação antigênica para células T
Interleucina-10 (IL-10)	Macrófagos, células T (principalmente células T reguladoras)	CD210 (IL-10Rα) IL-10Rβ	*Macrófagos, células dendríticas:* inibição da expressão de IL-12, coestimuladores e MHC de classe II
Interleucina-22 (IL-22)	Células Th17, ILCs grupo 3	IL-22Rα1 ou IL-22Rα2 IL-10Rα2	*Células epiteliais:* produção de defensinas, função de barreira aumentada *Hepatócitos:* sobrevivência
Interferona-λs (IFN-λa; IFNs tipo III)	Células dendríticas	IFNLR1 (IL-28Rα) CD210B (IL-10Rβ2)	*Células epiteliais:* estado antiviral
Fator inibidor de leucemia (LIF)	Trofoectoderme embrionária, células estromais da medula óssea	CD118 (LIFR) CD130 (gp130)	*Células-tronco:* bloqueio na diferenciação

(continua)

Citocina e subunidades	Principais fontes celulares	Receptor de citocina e subunidades*	Principais alvos celulares e efeitos biológicos
Oncostatina M	Células estromais da medula óssea	OSMR CD130 (gp130)	*Células endoteliais:* regulação positiva da expressão de citocinas e moléculas de adesão *Células estromais intestinais:* produção de citocinas e quimiocinas inflamatórias
Citocinas da superfamília do TNF†			
APRIL (CD256, TNFSF13)	Células T, células dendríticas, monócitos, células dendríticas foliculares	TACI (TNFRSF13B) *ou* BCMA (TNFRSF17)	*Células B:* sobrevivência, proliferação
BAFF (CD257, TNFSF13B)	Células dendríticas, monócitos, células dendríticas foliculares, células B	BAFF-R (TNFRSF13C) *ou* TACI (TNFRSF13B) *ou* BCMA (TNFRSF17)	*Células B:* sobrevivência, proliferação
Linfotoxina-α (LTα, TNFβ, TNFSF1)	Células T, células B	CD120a (TNFRSF1) *ou* CD120b (TNFRSF2)	Idem ao TNF
Linfotoxina-αβ (LTαβ)	Células T, células NK, células B foliculares, células indutoras de tecido linfoide	LTβR	*Células estromais do tecido linfoide e células dendríticas foliculares:* expressão de quimiocinas e organogênese linfoide
Fator de necrose tumoral (TNF, TNFα, TNFSF2)	Macrófagos, células NK, células T	CD120a (TNFRSF1) *ou* CD120b (TNFRSF2)	*Endotélio vascular:* ativação (inflamação, coagulação), aumento da permeabilidade *Neutrófilos:* ativação *Hipotálamo:* febre *Músculo, gordura:* catabolismo (caquexia) *Coração:* redução do débito cardíaco
Osteoprotegerina (OPG, TNFRSF11B)	Osteoblastos	RANKL	*Células precursoras de osteoclasto:* inibe a diferenciação do osteoclasto
Citocinas da família da IL-1			
Interleucina-1α (IL-1α)	Macrófagos, células dendríticas, fibroblastos, células endoteliais, queratinócitos, hepatócitos	CD121a (IL-1R1) IL-1RAP *ou* CD121b (IL-1R2)	*Células endoteliais:* ativação (inflamação, coagulação) *Hipotálamo:* febre
Interleucina-1β (IL-1β)	Macrófagos, células dendríticas, fibroblastos, células endoteliais, queratinócitos; principal tipo de IL-1 biologicamente ativa	CD121a (IL-1R1) IL-1RAP *ou* CD121b (IL-1R2)	*Células endoteliais:* ativação (inflamação, coagulação) *Hipotálamo:* febre *Fígado:* síntese de proteínas de fase aguda *Células T:* diferenciação em Th17

Citocina e subunidades	Principais fontes celulares	Receptor de citocina e subunidades*	Principais alvos celulares e efeitos biológicos
Antagonista do receptor de interleucina-1 (IL-1RA)	Macrófagos	CD121a (IL-1R1) IL-1RAP	*Várias células:* antagonista competitivo de IL-1
Interleucina-18 (IL-18)	Monócitos, macrófagos, células dendríticas, células de Kupffer, queratinócitos, condrócitos, fibroblastos sinoviais, osteoblastos	CD218a (IL-18Rα) CD218b (IL-18Rβ)	*Células NK e células T:* síntese de IFN-γ *Monócitos:* expressão de GM-CSF, TNF, IL-1β *Neutrófilos:* ativação, liberação de citocinas
Interleucina-33 (IL-33)	Células epiteliais, células endoteliais, células dendríticas, células musculares lisas, fibroblastos	ST2 (IL1RL1) proteína acessória do receptor de IL-1 (IL1RAP)	*Células T:* diferenciação em Th2 *ILCs:* ativação de ILC2
Outras citocinas			
Fator transformador de crescimento β (TGF-β)	Células T (principalmente Tregs), macrófagos, outros tipos celulares	TGF-β R1 TGF-β R2 TGF-β R3	*Células T:* inibição da proliferação e de funções efetoras; diferenciação em Th17 e Treg *Células B:* inibição da proliferação; produção de IgA *Macrófagos:* inibição da ativação; estimulação de fatores angiogênicos *Fibroblastos:* síntese aumentada de colágeno

*A maioria dos receptores de citocinas são dímeros ou trímeros compostos por diferentes cadeias polipeptídicas, algumas das quais são compartilhadas entre receptores para diferentes citocinas. O conjunto de polipeptídeos que compõe um receptor funcional (ligação da citocina somada à sinalização) para cada citocina é listado. As funções de cada subunidade polipeptídica não foram listadas. †Todos os membros da superfamília do TNF (TNFSF) são expressos como proteínas transmembrana de superfície celular, mas apenas as subpopulações predominantemente ativas como citocinas solúveis proteoliticamente liberadas são listadas na tabela. Não são listados na tabela outros membros da TNFSF que atuam sobretudo na forma ligada à membrana e não são (no sentido estrito) considerados citocinas. Essas proteínas ligadas à membrana e os receptores da TNFRSF aos quais se ligam incluem OX40L (CD252, TNFSF4):OX40 (CD134, TNFRSF4); CD40L (CD154, TNFSF5):CD40 (TNFRSF5); FasL (CD178, TNFSF6):Fas (CD95, TNFRSF6); CD70 (TNFSF7):CD27 (TNFRSF27); CD153 (TNFSF8):CD30 (TNFRSF8); TRAIL (CD253, TNFSF10):TRAIL-R (TNFRSF10A-D); RANKL (TNFSF11):RANK (TNFRSF11); TWEAK (CD257, TNFSF12):TWEAKR (CD266, TNFRSF12); LIGHT (CD258, TNFSF14):HVEM (TNFRSF14); GITRL (TNFSF18):GITR (CD357, TNFRSF18) e 4-1BBL:4-1BB (CD137). *APRIL,* ligante indutor de proliferação; *BAFF,* fator ativador de células B pertencente à família do TNF; *BCMA,* proteína de maturação da célula B; *célula NK,* célula *natural killer; célula NKT,* célula T *natural killer; CSF,* fator estimulador de colônia; *gp,* glicoproteína; *IFN,* interferon; *Ig,* imunoglobulina; *ILCs,* células linfoides inatas; *MHC,* complexo principal de histocompatibilidade; *OSMR,* receptor da oncostatina M; *RANK,* receptor ativador para o ligante do fator nuclear κB; *RANKL,* ligante de RANK; *TACI,* ativador transmembrana e modulador de cálcio que interage com o ligante de ciclofilina; *Th,* T auxiliar; *Tfh,* T folicular auxiliar; *TNF,* fator de necrose tumoral; *TNFSF,* superfamília do TNF; *TNFRSF,* superfamília do receptor do TNF; *Treg,* célula T reguladora.

3 APÊNDICE

Casos Clínicos

Este apêndice apresenta seis casos clínicos que ilustram várias doenças envolvendo o sistema imune. Eles não se destinam a ensinar habilidades clínicas, mas mostram como a ciência básica da imunologia contribui para o nosso conhecimento sobre as doenças humanas. Cada caso ilustra as formas de manifestação típicas de uma doença, os testes usados no diagnóstico e os modos de tratamento comuns. O Apêndice foi compilado com o auxílio dos seguintes colaboradores: Dr. Richard Mitchell e Dr. Jon Aster, Department of Pathology, Brigham and Women's Hospital, Boston; Dr. Robin Colgrove, Harvard Medical School, Boston; Dr. George Tsokos, Department of Medicine, Beth Israel-Deaconess Hospital, Boston; Dr. David Erle e Dr. Laurence Cheng, Department of Medicine, University of California San Francisco; Dra. Caroline Sokol, Dr. Zachary Wallace, Dr. Seth Bloom e Dr. Jonathan Hermann, Massachusetts General Hospital, Boston.

CASO 1: LINFOMA

E.B. era um engenheiro químico de 58 anos que sempre viveu bem. Certa manhã, durante o banho, ele notou um caroço em sua virilha esquerda. O local não estava sensível e a pele sobrejacente parecia normal. Algumas semanas depois, ele começou a se preocupar com o caroço que não desaparecia e, após 2 meses, acabou agendando uma consulta médica. Durante o exame físico, o médico notou um nódulo subcutâneo firme e móvel, medindo aproximadamente 3 cm de diâmetro, localizado na região inguinal esquerda. O médico perguntou a E.B. se ele tinha percebido recentemente alguma infecção no pé ou na perna esquerda; E.B. disse que não. Ele relatou que, frequentemente, acordava durante a noite encharcado de suor. O médico também notou que alguns linfonodos estavam discretamente aumentados no lado direito do pescoço de E.B. Os demais achados do exame físico foram normais. O médico explicou que a massa inguinal provavelmente era um linfonodo, que estava aumentado devido a uma reação a alguma infecção. Entretanto, ele coletou amostras de sangue para exames e encaminhou E.B. a uma clínica, onde uma aspiração de células do linfonodo com agulha fina foi realizada. O exame dos esfregaços preparados com as células aspiradas revelou principalmente pequenos linfócitos. A avaliação destas células por citometria de fluxo mostrou que havia dez vezes mais células B expressando cadeia leve λ de imunoglobulina (Ig), em comparação ao número de células B expressando cadeia leve κ de Ig.

Devido à suspeita de linfoma de célula B, um tumor maligno de células da linhagem de linfócitos B, o cirurgião optou pela remoção total do linfonodo. O exame histológico revelou uma expansão do linfonodo por estruturas foliculares compostas principalmente por linfócitos de tamanhos pequeno a intermediário, apresentando contornos nucleares irregulares ou "clivados", misturados com um menor número de linfócitos grandes contendo nucléolos proeminentes (Figura A.1). A análise dessas células por citometria de fluxo revelou uma população predominante de células B expressando IgM, cadeia leve λ, CD10 e CD20, enquanto as colorações imuno-histoquímicas das lâminas mostraram uma forte coloração citoplasmática para BCL-2. Com base nesses achados, foi estabelecido o diagnóstico de linfoma folicular de baixo grau histológico.

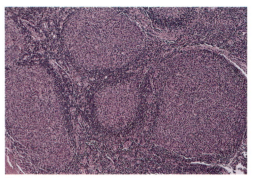

Figura A.1 Biopsia de linfonodo com linfoma folicular. É apresentado o aspecto microscópico do linfonodo inguinal do paciente. As estruturas foliculares estão anormais, compostas por uma coleção homogênea de células neoplásicas. Em contraste, um linfonodo com hiperplasia reativa teria folículos com formação de centro germinativo, contendo uma mistura heterogênea de células.

1. Por que a presença de uma população de células B em que a grande maioria delas expressa cadeia leve λ indica uma neoplasia, em vez de uma resposta a uma infecção?
2. Se as células do linfonodo fossem analisadas por reação em cadeia da polimerase (PCR, do inglês *polymerase chain reaction*) para avaliar os rearranjos da cadeia pesada de Ig, qual achado anormal você esperaria encontrar?
3. As células B foliculares normais falham em expressar a proteína BCL-2. Por que as células tumorais poderiam expressar BCL-2?

Os resultados dos exames de sangue de E.B. indicaram que ele estava anêmico (baixa contagem de eritrócitos). Ele foi submetido a testes de estadiamento para determinar a extensão do seu linfoma. Os exames de tomografia por emissão de pósitrons (PET, do inglês *positron emission tomography*) e tomografia computadorizada (TC) mostraram linfonodos hilares e mediastinais aumentados, baço aumentado e lesões no fígado. Uma biopsia de medula óssea também apontou a presença de linfoma. E.B. foi tratado com injeções de um anticorpo IgG monoclonal quimérico (murino/humano) chamado rituximabe, que é específico para o CD20 humano. Exames de imagem, realizados 6 meses após o início do tratamento com rituximabe, mostraram regressão do tamanho das lesões, e E.B. sentia-se suficientemente bem para continuar trabalhando.

4. Quais são mecanismos pelos quais o anticorpo anti-CD20 ajuda esse paciente?
5. Quais são as vantagens de usar anticorpos "humanizados", como o rituximabe, como tratamento em vez de um anticorpo murino?

Respostas às questões do caso 1

1. Durante a maturação das células B, as células primeiro expressam um gene de cadeia pesada μ rearranjado, que se associa à cadeia leve substituta para produzir o receptor da célula pré-B (ver Capítulo 4). As células então rearranjam um gene de cadeia leve: primeiro κ e, em seguida, λ. Se a proteína κ for produzida em uma célula B qualquer, o gene λ não é rearranjado; o rearranjo λ ocorre apenas se o rearranjo κ for malsucedido ou se a molécula de Ig montada for fortemente autorreativa. Assim, qualquer célula B é capaz de produzir somente uma das duas cadeias leves. Em seres humanos, cerca de 50 a 60% das células B maduras expressam κ, e 40 a 50% expressam λ. Em uma resposta policlonal a uma infecção ou a outro estímulo, muitas células B respondem e essa proporção é mantida. Entretanto, se há representação evidentemente exacerbada de uma cadeia leve (nesse caso, a λ), isso geralmente indica que um clone de célula B produtora de λ sofreu proliferação. Esse quadro é característico de um tumor de células B (linfoma), que surge a partir de uma única célula B.
2. Cada clone de células B apresenta um rearranjo exclusivo dos segmentos gênicos V, (D) e J, formando o gene que codifica as regiões V das cadeias pesada e leve. Os linfomas de célula B são monoclonais, sendo compostos por células que contêm, todas, os mesmos rearranjos gênicos de cadeias pesada e leve de Ig. É possível distinguir esses tumores, de modo confiável, através da amplificação dos segmentos gênicos rearranjados da cadeia pesada de Ig (IgH), por meio de PCR. Esse método usa *primers* de consenso para PCR que se hibridizam com virtualmente todos

os segmentos gênicos de variabilidade (V) e segmentos gênicos juncionais (J) de IgH, possibilitando que estes *primers* amplifiquem essencialmente todos os rearranjos gênicos de cadeia pesada em uma amostra (p. ex., DNA preparado a partir de um linfonodo aumentado). O tamanho dos produtos amplificados é então analisado por eletroforese capilar, que pode separar produtos de PCR que diferem em tamanho apenas por um único nucleotídeo. Quando os segmentos V, D e J dos genes de IgH (bem como outros genes de receptor antigênico) são unidos durante o rearranjo nas células pré-B, os segmentos rearranjados apresentam comprimentos diferentes em cada célula devido à ação de enzimas que removem nucleotídeos (nucleases) e adicionam bases (uma DNA polimerase especializada chamada desoxirribonucleotídeo transferase terminal [TdT, do inglês *terminal deoxyribonucleotide transferase*]). Em uma população normal de células B, fragmentos de tamanhos diversos são gerados por PCR com *primers* IgH de consenso. Em contrapartida, no caso de um linfoma de célula B, todas as células B têm o mesmo rearranjo VDJ e um ou dois produtos de PCR (se ambos os alelos IgH estiverem rearranjados) são preferencialmente amplificados, cada um aparecendo como um pico acentuado de um tamanho específico.

3. Muitos linfomas apresentam translocações ou mutações cromossômicas adquiridas, características subjacentes que desregulam oncogenes específicos. Mais de 90% dos linfomas foliculares têm uma translocação cromossômica 14;18 adquirida. Esta, por sua vez, coloca a sequência codificadora de *BCL2*, um gene localizado no cromossomo 18 que codifica uma proteína inibidora da morte celular programada (apoptose), adjacente a um intensificador transcricional no *locus* gênico de cadeia pesada de Ig, localizado no cromossomo 14. Como resultado, BCL-2 é superexpressa nas células de linfoma folicular. Na maioria dos casos, o ponto de quebra cromossômico no gene IgH envolvido na translocação está localizado precisamente no ponto onde as proteínas RAG normalmente cortam o DNA das células pré-B que estão sofrendo rearranjo do gene de Ig, sugerindo que a translocação advenha de um erro que ocorre durante o rearranjo gênico normal do receptor antigênico. Do ponto de vista clínico, a presença de um gene de fusão *BCL2/IgH*, resultante de t(14;18), pode ser determinada por hibridização *in situ* fluorescente usando sondas de cores diferentes específicas para *IgH* e *BCL2*. Essas sondas são hibridizadas em cortes preparados de tecidos envolvidos por linfoma folicular, sendo que a sobreposição espacial das sondas junto aos núcleos das células tumorais indica a existência de um gene de fusão *IgH/BCL2*. Alternativamente, é possível realizar um ensaio de PCR com o DNA isolado do tumor usando pares de *primers* nos quais um *primer* é específico para *IgH* e o outro é específico para *BCL2*. Esses *primers* geram um produto somente quando os genes de *IgH* e *BCL2* estiverem unidos um ao outro, o que é tido como evidência indireta de t(14;18).

4. O CD20 é expresso na maioria das células B maduras e também é expresso de modo uniforme por todas as células tumorais nos linfomas foliculares. O rituximabe (Rituxan®) injetado, portanto, irá ligar-se às células do linfoma e facilitar sua destruição, provavelmente via mecanismos similares àqueles pelos quais os anticorpos normalmente destroem microrganismos. Esses mecanismos envolvem a ligação da porção Fc do rituximabe a diferentes proteínas no paciente, incluindo receptores Fc em células *natural killer*, levando à morte citotóxica das células do linfoma, e a proteínas do complemento, culminando na eliminação de células do linfoma mediada por complemento (ver Capítulo 8). Muitas células B normais também serão destruídas pelo rituximabe, embora os plasmócitos secretores de anticorpo, que não expressam CD20, não sejam afetados. Se necessário, a imunodeficiência decorrente da perda de células B normais pode ser corrigida com a administração de um *pool* de IgG de doadores saudáveis, uma forma de imunidade passiva.

5. Anticorpos monoclonais (mAbs, do inglês *monoclonal antibodies*) derivados de células B não humanas (p. ex., murinas) aparecem como estranhos para o sistema imune humano. Ao receberem esses mAbs múltiplas vezes, os seres humanos montam respostas imunes humorais e produzem anticorpos específicos para o mAb estranho injetado. Essas respostas "antianticorpo" promovem a eliminação do mAb na circulação e, portanto, reduzem os benefícios terapêuticos dele. Além disso, as regiões Fc da IgG humana ligam-se melhor do que a IgG murina aos receptores Fc e proteínas do complemento humanos, ambos importantes para a efetividade das terapias à base de mAb (ver Resposta 3). Por esses motivos, a maioria dos mAbs recém-desenvolvidos, usados como fármacos, foi manipulada por engenharia genética de modo a conter principal ou totalmente sequências de aminoácidos de Ig humana. Em geral, os pacientes não reagirão contra esses fármacos, do mesmo modo que não respondem aos seus próprios anticorpos. O rituximabe é um mAb quimérico, com regiões variáveis de ligação ao CD20 oriundas de IgG murina, e o restante do anticorpo, incluindo a região Fc, de IgG humana. A pequena quantidade de sequências murinas no rituximabe não parece induzir respostas antianticorpo nos pacientes, talvez porque as células B potencialmente responsivas sejam destruídas pelo fármaco.

CASO 2: TRANSPLANTE DE CORAÇÃO AGRAVADO POR REJEIÇÃO AO ALOENXERTO

C.M., um vendedor de *software* de computador, tinha 48 anos quando procurou seu médico da assistência primária por causa de fadiga e falta de ar. Antes dessa consulta, ele não havia consultado um médico regularmente e estava se sentindo bem até 1 ano antes, quando começou a sentir dificuldade para subir escadas ou jogar basquete com os filhos. Nos últimos 6 meses, apresentou dificuldade para respirar quando estava deitado. Ele não se lembra de ter sentido dor torácica significativa e não tinha histórico familiar de cardiopatia. Lembrava-se apenas de que, há cerca de 18 meses, teve de se ausentar 2 dias do trabalho por causa de uma enfermidade semelhante a uma gripe forte.

Ao exame, ele apresentou pulsação de 105 batimentos por minuto (bpm), frequência respiratória de 32 respirações por minuto, pressão arterial de 100/60 mmHg e ausência de febre. Seu médico ouviu estertores (evidência de acúmulo anormal de líquido) nas bases de ambos os pulmões. Seus pés e tornozelos estavam inchados. Uma radiografia torácica mostrou edema pulmonar e efusões pleurais, além de um ventrículo esquerdo significativamente aumentado. Esses achados foram compatíveis com um quadro de insuficiência cardíaca congestiva ventricular direita e esquerda, caracterizada pela diminuição da capacidade do coração de bombear volumes normais de sangue, resultando em acúmulo de líquido em diversos tecidos. C.M. foi internado no setor de cardiologia do Hospital Universitário. Com base em testes adicionais, incluindo a angiografia coronariana e a ecocardiografia, C.M. recebeu o diagnóstico de miocardiopatia dilatada, uma forma progressiva e fatal de insuficiência cardíaca em que as câmaras cardíacas se tornam dilatadas e ineficientes no bombeamento do sangue (fração de ejeção reduzida). Seus médicos lhe disseram que um tratamento clínico agressivo seria benéfico, incluindo medicamentos que aumentam a contração do miocárdio, diminuem a carga de trabalho do coração e aumentam a excreção de líquido acumulado; por outro lado, se sua cardiopatia subjacente continuasse evoluindo, a melhor opção a longo prazo seria receber um transplante cardíaco. Infelizmente, apesar do excelente tratamento médico, seus sintomas de insuficiência cardíaca congestiva continuaram piorando, até que ele já não conseguia administrar nem mesmo as atividades rotineiras do dia a dia, sendo então incluído na lista de espera para transplante de coração.

Um teste de painel de anticorpos reativos (PRA, do inglês *panel-reactive antibody*) foi realizado com o soro de C.M., para determinar se ele havia sido previamente sensibilizado a aloantígenos. Esse teste (realizado mensalmente) mostrou que o paciente não tinha anticorpos circulantes contra antígenos leucocitários humanos (HLAs), e nenhum outro teste imunológico adicional havia sido realizado até então. Passadas 2 semanas, em uma cidade próxima, o coração de um doador foi removido de uma vítima de acidente em um local de construção civil. O doador tinha o mesmo tipo de grupo sanguíneo ABO de C.M. A cirurgia de transplante, realizada quatro horas após a remoção do coração do doador, foi bem-sucedida, e o aloenxerto estava funcionando adequadamente no pós-operatório.

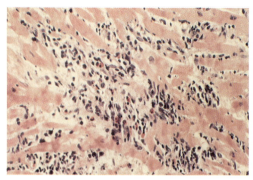

Figura A.2 Biopsia endomiocárdica mostrando rejeição celular aguda. O miocárdio se mostra infiltrado por linfócitos e há presença de fibras musculares necróticas. (Cortesia do Dr. Richard Mitchell, Department of Pathology, Brigham and Women's Hospital, Boston, Massachusetts.)

1. Quais problemas poderiam ter surgido, caso o receptor do transplante e o doador tivessem tipos sanguíneos diferentes ou se o receptor tivesse altos níveis de anticorpos anti-HLA?

C.M. foi colocado em terapia imunossupressora intensiva, iniciada no momento em que era transportado para a sala de cirurgia para o transplante. Essa terapia incluía doses diárias de tacrolimo, ácido micofenólico e prednisona. Uma biopsia endomiocárdica foi realizada 1 semana após a cirurgia e não mostrou evidência de lesão miocárdica ou de presença de células inflamatórias. Decorridos dez dias da cirurgia, ele voltou para casa e, 1 mês depois, já conseguia fazer exercícios leves sem nenhum problema. Biopsias endomiocárdicas rotineiramente programadas foram realizadas semanalmente no início e depois a cada 2 semanas, nos primeiros 3 meses após o transplante, todas as quais não mostraram evidência de rejeição. No entanto, uma biopsia realizada 14 semanas após a cirurgia mostrou a presença de numerosos linfócitos e macrófagos no miocárdio, com lesão de cardiomiócitos associada (Figura A.2). Os achados foram interpretados como evidência de rejeição aguda ao alotransplante.

2. Qual era o alvo da resposta imune do paciente e quais eram os mecanismos efetores envolvidos no episódio de rejeição celular aguda?

Os níveis séricos de creatinina de C.M., um indicativo da função renal, estavam altos (2,2 mg/dℓ; o normal é < 1,5 mg/dℓ). Seus médicos, portanto, não quiseram aumentar a dose de tacrolimo, uma vez que esse fármaco pode ser tóxico para os rins. Ele recebeu, então, três doses extras de metilprednisolona (um fármaco esteroide) durante 18 horas, e uma biopsia endomiocárdica foi novamente obtida após 1 semana, revelando apenas alguns macrófagos dispersos e um pequeno foco de tecido cicatricial. C.M. voltou para casa sentindo-se bem e conseguiu levar uma vida relativamente normal, tomando tacrolimo, ácido micofenólico e prednisona diariamente.

3. Qual é o objetivo da terapia farmacológica imunossupressora?

Os angiogramas coronários realizados anualmente desde o transplante mostraram um estreitamento gradual difuso dos lumens das artérias coronárias. No sexto ano após o transplante, C.M. começou a sentir falta de ar após realizar exercícios leves e apresentou dilatação ventricular esquerda ao exame radiográfico. Um exame de ultrassom intravascular mostrou espessamento difuso significativo das paredes das artérias coronárias com estreitamento luminal (Figura A.3). Uma biopsia endomiocárdica mostrou áreas de infarto subendocárdico microscópico, além de evidência de isquemia subletal (vacuolização de miócitos). C.M. e seus médicos agora consideram

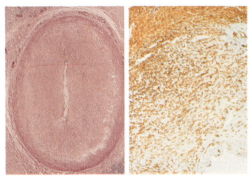

Figura A.3 Artéria coronária com arteriosclerose associada ao transplante. O corte histológico foi obtido de uma artéria coronária de um aloenxerto cardíaco removido de um paciente 5 anos após o transplante, devido à falência do enxerto. O lúmen apresenta significativo estreitamento devido à presença de células musculares lisas intimais. (Cortesia do Dr. Richard Mitchell, Department of Pathology, Brigham and Women's Hospital, Boston, Massachusetts.)

a possibilidade de um segundo transplante de coração.
4. Qual processo levou à falência do enxerto após 6 anos?

Respostas às questões do caso 2

1. Se o receptor e o doador do coração tivessem tipos sanguíneos diferentes ou se o receptor tivesse níveis altos de anticorpos anti-HLA, poderia haver rejeição hiperaguda após o transplante (ver Capítulo 10). Indivíduos com grupos sanguíneos A, B ou O têm anticorpos IgM circulantes pré-formados contra os antígenos que não possuem (B, A ou ambos, respectivamente). Indivíduos que receberam transfusões sanguíneas ou transplantes prévios, ou que já engravidaram, podem ter anticorpos anti-HLA circulantes. Os antígenos de grupo sanguíneo e HLA estão presentes nas células endoteliais. Anticorpos que já estiverem presentes no receptor no momento do transplante podem se ligar aos antígenos presentes nas células endoteliais do enxerto, causando ativação do complemento, recrutamento de leucócitos e trombose. Como resultado, o suprimento sanguíneo do enxerto é comprometido e o órgão pode entrar rapidamente em necrose isquêmica. O teste de PRA é tipicamente realizado para determinar se um paciente que necessita de transplante tem anticorpos preexistentes específicos para um amplo painel de antígenos HLA. O teste é realizado misturando-se o soro do paciente a uma coleção de microesferas revestidas com HLA; a ligação do anticorpo é detectada por citometria de fluxo das esferas, após a adição de anticorpos marcados com fluorescência contra Ig humana. Os resultados são expressos em percentual (0 a 100%) das esferas revestidas com HLA que se ligaram aos anticorpos do soro do paciente. Quanto maior for o valor de PRA obtido, maior será a probabilidade de o receptor ter algum anticorpo potencialmente reativo ao enxerto e capaz de causar rejeição hiperaguda. O teste, em geral, é realizado mensalmente, enquanto o paciente aguarda um coração. A justificativa é que muitos eventos podem induzir novos anticorpos anti-HLA, incluindo uma transfusão sanguínea ou novas exposições a microrganismos ou fármacos, o que potencialmente induz anticorpos capazes de fazer reação cruzada ao acaso com o HLA do doador.

2. No episódio de rejeição celular aguda, o sistema imune do paciente responde aos aloantígenos presentes no enxerto. Os principais antígenos são as moléculas do complexo principal de histocompatibilidade (MHC, do inglês *major histocompatibility complex*) do doador, codificadas por alelos não compartilhados pelo receptor; reações mais brandas também podem ocorrer contra variantes alélicas não compartilhadas de outras proteínas (antígenos de histocompatibilidade menor). Esses aloantígenos podem ser expressos nas células endoteliais, leucócitos e células parenquimatosas do doador presentes no coração doado. Os mecanismos efetores no episódio de rejeição aguda incluem reações mediadas por células e reações mediadas por anticorpos. Com a rejeição celular aguda, as células T $CD4^+$ aloreativas ativadas do receptor secretam citocinas que promovem a ativação de macrófagos e inflamação, podendo causar lesão e disfunção

em miócitos ou células endoteliais, enquanto os linfócitos T citotóxicos CD8⁺ alorreativos são capazes de matar diretamente as células do enxerto. A rejeição mediada por anticorpos pode ocorrer quando o receptor desenvolve novos anticorpos circulantes doador-específicos, predominantemente dirigidos contra moléculas do MHC do doador. Esses anticorpos do receptor podem se ligar às células do enxerto (sobretudo ao endotélio) levando à ativação do complemento e ao recrutamento de leucócitos.

3. O objetivo da terapia farmacológica imunossupressora é suprimir a resposta imune do receptor aos aloantígenos presentes no enxerto, prevenindo ou tratando a rejeição. Os fármacos atuam depletando as células T (globulina antitimócito) ou bloqueando a ativação ou proliferação de células T (tacrolimo, ciclosporina, rapamicina, ácido micofenólico) e/ou a produção de citocinas inflamatórias (prednisona). Uma combinação de medicamentos é administrada, uma vez que, dessa forma, cada fármaco pode ser administrado em doses mais baixas, reduzindo os riscos de efeitos secundários adversos em relação ao que é necessário em um regime de medicação única. É feito um esforço para preservar parte da função imune a fim de combater infecções.

4. Houve falência do enxerto devido ao espessamento das paredes e estreitamento dos lumens das artérias do enxerto (ver Capítulo 10). Essa alteração vascular, chamada arteriosclerose do enxerto ou arteriosclerose associada ao transplante, envolve difusamente a vasculatura coronariana e leva ao dano isquêmico a jusante do coração; essa é a causa mais frequente da falência do enxerto a longo prazo. Pode ser causada por uma reação inflamatória mediada por células T dirigida contra aloantígenos da parede vascular, que subsequentemente se reflete em uma lesão crônica mediada por macrófagos. Esta, por sua vez, resulta em migração de células musculares lisas estimulada por citocinas para dentro da íntima, seguida por sua proliferação e pelo aumento da síntese de matriz.

CASO 3: ASMA ALÉRGICA

I.E., de 10 anos, foi levada ao consultório de seu pediatra em novembro por apresentar tosse frequente nos últimos 2 dias, sibilos audíveis e sensação de aperto no peito. Seus sintomas tornavam-se especialmente intensos à noite. Além das checagens de rotina, ela havia ido ao médico anteriormente devido a infecções ocasionais no ouvido e no trato respiratório superior, mas até então não havia apresentado sibilos nem aperto no peito. Embora apresentasse eczema, seu estado geral de saúde era bom e seu desenvolvimento era normal. Suas imunizações estavam em dia. Ela morava em casa com a mãe, o pai, duas irmãs (de 12 e 4 anos) e um gato de estimação. Os pais eram fumantes e seu pai sofria de rinite alérgica.

No momento do exame físico, I.E. tinha uma temperatura corporal de 37°C, pressão arterial de 105/65 mmHg e frequência respiratória de 30 respirações por minuto. Ela não aparentava ter falta de ar, mas apresentava retrações subcostais leves. Não havia sinais de infecção no ouvido nem de faringite. A auscultação torácica revelou sibilos difusos em ambos os pulmões. Não havia evidência de pneumonia. O médico estabeleceu um diagnóstico provável de broncospasmo e encaminhou I.E. a um alergologista e imunologista pediátrico. Nesse ínterim, ela recebeu a prescrição de um broncodilatador agonista β2-adrenérgico inalatório com ação de curta duração e foi orientada a usar a medicação a cada quatro horas para aliviar os sintomas. Esse fármaco se liga a receptores β2-adrenérgicos existentes nas células musculares lisas brônquicas e promove seu relaxamento, resultando na dilatação dos bronquíolos. A família também recebeu prescrição de um espaçador, que é um dispositivo usado para otimizar a distribuição da medicação, e foi orientada a utilizar a medicação usando o espaçador.

1. A asma normalmente é uma doença atópica, sobretudo em pacientes com mais de 6 a 8 anos de idade. Quais são as diferentes formas de manifestação clínica da atopia?

Uma semana depois, I.E. foi examinada novamente pelo alergologista, que auscultou seus pulmões e confirmou a presença dos sibilos. I.E. foi orientada a soprar dentro de um espirômetro, e o médico determinou que seu volume expiratório forçado em um segundo (VEF1) correspondia a 65% do normal, indicando obstrução de vias áreas. O médico então administrou um broncodilatador nebulizado e, depois de dez minutos, repetiu o teste. A repetição do FEV1 correspondeu a 85% do normal, indicando a reversibilidade da obstrução das vias respiratórias. Uma amostra de sangue foi coletada e enviada para contagens total e diferencial de células sanguíneas, bem como para determinação dos níveis de IgE. Além disso, um teste cutâneo foi realizado para determinar a hipersensibilidade a diversos antígenos e mostrou resultado positivo para pelos de gato, ácaro da poeira doméstica e pólen de plantas (Figura A.4). A paciente foi orientada a iniciar o uso de um corticosteroide inalatório e a usar seu broncodilatador conforme necessário para aliviar os sintomas respiratórios. Os pais de I.E. foram orientados a comparecer em uma consulta de retorno dentro de 2 semanas, para reavaliação de I.E. e discussão dos resultados do exame de sangue.

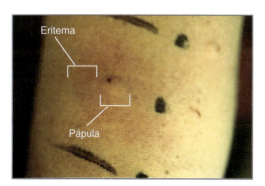

Figura A.4 Resultado positivo no teste cutâneo (*prick skin test*) para antígenos ambientais. Pequenas quantidades dos antígenos são aplicadas nas camadas superficiais da pele usando uma agulha fina para perfurar a pele. Se houver mastócitos contendo imunoglobulina E ligada específica para o antígeno testado, esse antígeno promoverá ligação cruzada dos receptores Fc associados a essa IgE ligada. Isso induz a desgranulação dos mastócitos e liberação de mediadores que levam à reação de pápula e eritema.

2. Qual é a base imunológica de um teste cutâneo positivo?

Na consulta de retorno de I.E. 2 semanas depois, os exames laboratoriais mostraram que ela tinha níveis séricos de IgE de 1.200 UI/mℓ (faixa normal = 0 a 180) e uma contagem de leucócitos sanguíneos de 7.000/mm^3 (normal = 4.300 a 10.800/mm^3), com uma contagem absoluta de eosinófilos de 700/mm^3 (normal < 500). Ao retornar ao consultório do alergologista, após 1 semana, sua condição respiratória ao exame físico tinha melhorado significativamente e não havia sibilos audíveis. O FEV1 de I.E. havia melhorado para 85% do normal. A família foi informada de que I.E. apresentava uma obstrução reversível de vias respiratórias, provavelmente desencadeada por alguma doença viral e, possivelmente, relacionada com as alergias ao gato e à poeira. A recomendação médica foi de que, embora o ideal fosse encontrar outro lar para o gato, o mínimo a fazer seria mantê-lo afastado do quarto de I.E. A mãe foi informada de que o hábito de fumar em casa provavelmente contribuíra para os sintomas de I.E. O médico recomendou que I.E. continuasse usando o medicamento inalatório de curta duração para os episódios de sibilos ou falta de ar. Foi solicitado outro retorno em 3 meses, ou antes, caso I.E. usasse a medicação mais de 2 dias por semana ou acordasse à noite com sintomas por mais de 1 vez ao mês.

3. Qual é o mecanismo relacionado ao aumento dos níveis de IgE observado em pacientes com sintomas alérgicos?

O gato da família foi doado a um vizinho e I.E. respondeu bem à terapia por cerca de 6 meses, apresentando apenas sibilos leves esporádicos. Na primavera seguinte, ela começou a apresentar episódios mais frequentes de tosse e sibilos. Em um sábado, durante um jogo de futebol, I.E sentiu intensa falta de ar e seus pais a levaram ao serviço de emergência do hospital local. Após confirmar que ela apresentava sibilos e sinais de utilização da musculatura respiratória acessória, o médico do serviço de emergência a tratou com um broncodilatador β2-agonista nebulizado e um corticosteroide oral. Após seis horas, os sintomas desapareceram, e a menina recebeu alta para ir para casa. Na semana seguinte, I.E. foi levada ao seu alergologista, que mudou a prescrição do medicamento inalatório para um corticosteroide combinado a um β-agonista de ação prolongada. Depois disso, ela tem estado bem e apresenta apenas leves crises ocasionais que são eliminadas com o uso do medicamento inalatório.

4. Quais são as abordagens terapêuticas para asma alérgica?

Respostas às questões do caso 3

1. As reações atópicas a antígenos ambientais (alergênios) são mediadas pela IgE e por mastócitos, podendo se manifestar de vários modos (ver Capítulo 11). Os sinais e sintomas geralmente refletem o local de entrada do alergênio. A febre do feno (rinite alérgica) e a asma costumam ser respostas a alergênios inalatórios, enquanto a urticária e o eczema ocorrem mais frequentemente quando há exposição da pele ou ingestão. Os alergênios alimentares também podem causar sintomas gastrintestinais ou respiratórios. A apresentação mais drástica das alergias a peçonhas de insetos, alimentos ou medicamentos é a anafilaxia, uma reação caracterizada por vasodilatação sistêmica, aumento da permeabilidade vascular e obstrução de vias respiratórias (edema de laringe ou broncoespasmo). Sem intervenção, os pacientes com anafilaxia podem progredir para asfixia e colapso cardiovascular.

2. Se um indivíduo com alergia for provocado com uma pequena dose do alergênio inoculado na pele, haverá imediata liberação de histamina pelos mastócitos acionados, com consequente produção de uma pápula edematosa central (devido ao extravasamento de plasma) e de eritema circunjacente derivado de congestão vascular (decorrente de vasodilatação). O alergênio injetado liga-se aos anticorpos IgE previamente produzidos que recobrem os mastócitos por meio da ligação aos receptores Fcε. O teste cutâneo de alergia não deve ser confundido com o teste cutâneo usado para avaliar sensibilização prévia a certos agentes infecciosos, como *Mycobacterium tuberculosis*. Um teste cutâneo de tuberculose positivo exemplifica uma reação de hipersensibilidade do tipo tardio (DTH, do inglês *delayed-type hypersensitivity*), mediada por células T auxiliares tipo 1 (Th1) estimuladas por antígeno, as quais liberam citocinas como interferon-γ (IFN-γ), levando à ativação de macrófagos e à inflamação (ver Capítulo 6). Os testes séricos de IgE específicos para alergênios também são realizados de modo rotineiro e fornecem informação complementar aos testes cutâneos de alergia tradicionais.

3. Por motivos desconhecidos, os pacientes com atopia montam respostas de células T auxiliares tipo 2 (Th2, do inglês *T helper 2*) a vários antígenos proteicos, essencialmente inócuos, nas quais as células Th2 produzem interleucina-4 (IL-4), IL-5 e IL-13, enquanto as células T auxiliares foliculares (Tfh, do inglês *follicular T helper*) produzem IL-4 e IL-13. A IL-4 e a IL-13 induzem a troca de classe para IgE em células B; a IL-5 ativa eosinófilos; e a IL-13 estimula a produção de muco (ver Capítulos 6 e 11). A atopia tende a ocorrer em famílias e há um claro envolvimento da suscetibilidade genética. Tem-se prestado atenção especialmente nos genes do braço longo do cromossomo 5 (5q) que codificam várias citocinas Th2; em 11q, onde o gene codificador da cadeia α do receptor de IgE está localizado; e em genes localizados nos cromossomos 2 e 9, que codificam o receptor de IL-33 (ST2) e a IL-33, respectivamente. A IL-33 é uma citocina secretada por células epiteliais que ativa as células linfoides inatas do grupo 2 (ILC2, do inglês *group 2 innate lymphoid cells*), as quais atuam na indução de fortes respostas Th2.

4. Uma das principais abordagens terapêuticas para alergias consiste na prevenção, evitando a exposição a alergênios precipitantes, identificados por testes cutâneos de alergia ou avaliação da IgE sérica. Embora a terapia farmacológica previamente enfocasse o tratamento dos sintomas de broncoespasmo por elevação dos níveis intracelulares de monofosfato de adenosina cíclico (cAMP, do inglês

cyclic adenosine monophosphate) usando agentes β2-adrenérgicos e inibidores da degradação de cAMP, o equilíbrio da terapia foi desviado para a utilização de agentes anti-inflamatórios. Estes incluem corticosteroides (que bloqueiam a liberação de citocinas) e antagonistas de receptores para mediadores lipídicos (p. ex., leucotrienos). Os tratamentos mais recentemente desenvolvidos para asma e outras alergias incluem mAbs dirigidos contra IgE e receptores de IL-4/IL-13, bem como citocinas IL-5, IL-33 e linfopoietina estromal tímica (TSLP, do inglês *thymic stromal lymphopoietin*). As terapias anticitocinas são comumente eficazes no tratamento de pacientes com asma grave, caracterizada por evidências de fortes respostas imunes do tipo 2, como contagens elevadas de eosinófilos e inflamação eosinofílica das vias respiratórias (chamada asma T2 alta). O tratamento mais eficaz para a anafilaxia é a administração de epinefrina por injeção intramuscular. A epinefrina causa constrição dos vasos sanguíneos, dilatação dos bronquíolos e aumento do débito cardíaco, revertendo assim a queda da pressão arterial e a obstrução das vias respiratórias.

CASO 4: LÚPUS ERITEMATOSO SISTÊMICO

N.Z., uma mulher de 25 anos, procurou seu médico de assistência primária queixando-se de dor articular envolvendo os punhos, dedos da mão e tornozelos. Ao ser examinada no consultório médico, N.Z. apresentava temperatura corporal, frequência cardíaca, pressão arterial e frequência respiratória normais. Havia uma erupção cutânea avermelhada perceptível nas bochechas, mais acentuadas ao redor do nariz, poupando a região das dobras nasolabiais. Ao ser questionada, a paciente afirmou que a vermelhidão havia piorado após uma exposição solar de uma a duas horas. As articulações de suas mãos e seus punhos estavam inchadas e sensíveis. Os outros achados do exame físico não foram significativos.

O médico fez a coleta de uma amostra de sangue para realizar vários testes. Seu hematócrito era de 35% (faixa normal = 37 a 48%). A contagem total de leucócitos sanguíneos foi 9.800/mm^3 (dentro da faixa normal), e a contagem diferencial estava normal. A velocidade de hemossedimentação (VHS) era de 40 mm/h (faixa normal = 1 a 20), refletindo uma inflamação sistêmica com produção de proteínas de fase aguda induzidas por citocinas. O teste de anticorpos antinucleares séricos (ANA, do inglês *antinuclear antibody*) foi positivo na diluição de 1:2560 (o normal é um resultado negativo na diluição 1:40) com um padrão homogêneo. Os demais testes laboratoriais não foram significativos. Com base nesses achados, foi estabelecido o diagnóstico de lúpus eritematoso sistêmico (LES). O médico de N.Z. prescreveu prednisona oral (um corticosteroide) e hidroxicloroquina; com esse tratamento, suas dores articulares diminuíram.

1. Qual é o significado do resultado positivo do teste ANA?

Após 3 meses, N.Z. começou a se sentir incomumente cansada e pensou que estava com gripe. Durante cerca de 1 semana, notou que seus tornozelos estavam inchados e tinha dificuldade para calçar os sapatos. Então, ela voltou ao médico da assistência primária. Seus tornozelos e os pés estavam gravemente edemaciados (inchados em consequência do fluido extra presente nos tecidos). Seu abdome parecia levemente distendido, com embotamento à percussão (sinal de uma quantidade anormalmente grande de líquido na cavidade peritoneal). O médico solicitou vários exames laboratoriais. O teste antidsDNA sérico estava em 25 UI/mℓ (faixa normal < 10 UI/mℓ), e a VHS, em 120 mm/h. A albumina sérica era de 0,8 g/dℓ (faixa normal = 3,5 a 5,0). A avaliação dos níveis séricos de proteínas do complemento revelou níveis de C3 da ordem de 42 mg/dℓ (faixa normal = 80 a 180) e níveis de C4 de 5 mg/dℓ (faixa normal = 15 a 45). A urinálise mostrou proteinúria 4+, presença de eritrócitos e leucócitos sanguíneos, bem como de numerosos cilindros hialinos e granulares. Uma amostra de urina de 24 horas continha 4 g de proteína.

2. Qual é a provável causa dos níveis diminuídos de complemento e das anormalidades de proteína no sangue e na urina?

Devido aos achados anômalos da urinálise, o médico recomendou uma biopsia renal, a qual foi realizada após 1 semana. A amostra de biopsia foi examinada por meio de métodos histológicos de rotina, imunofluorescência e microscopia eletrônica (Figura A.5).

3. Qual é a explicação para as alterações patológicas observadas no rim?

O médico estabeleceu o diagnóstico de glomerulonefrite lúpica proliferativa, prescreveu uma dose maior de prednisona e recomendou o tratamento com um fármaco citotóxico (micofenolato). A proteinúria e o edema apresentados por N.Z. desapareceram em um período de 2 semanas, enquanto os níveis séricos de C3 foram normalizados. Sua dose de corticosteroide foi reduzida. Ao longo dos dias que se seguiram, ela teve crises intermitentes da doença, com dor e edema articular, enquanto os exames laboratoriais indicaram diminuição dos níveis de C3 e proteinúria. Isso foi controlado de maneira efetiva com corticosteroides. Nos últimos 2 anos, ela recebeu um inibidor de calcineurina, chamado voclosporina, 2 vezes/dia via oral, sua função renal se estabilizou, e N.Z. tem sido capaz de levar uma vida ativa.

Respostas às questões do caso 4

1. Um teste de ANA positivo revela a presença de anticorpos séricos que se ligam a componentes dos núcleos celulares. O teste é realizado pela adição de diferentes diluições do soro do paciente no topo de uma monocamada de células humanas, sobre uma lâmina de vidro. Um segundo anticorpo anti-Ig marcado com fluorescência é adicionado, e as células são examinadas em microscópio de fluorescência para detectar se anticorpos séricos se ligam aos núcleos. O título de ANA é a diluição máxima do soro que ainda produz coloração nuclear detectável. Quase todos os pacientes com LES apresentam ANAs, os quais podem ser específicos para histonas, outras proteínas nucleares ou DNA de fita dupla (dsDNA, do inglês *double-stranded DNA*). Trata-se de autoanticorpos cuja produção é uma evidência de autoimunidade. Os ANAs não são específicos para LES, e esse teste é normalmente complementado por um mais específico para anticorpos contra dsDNA e antígenos Smith, ribonucleoproteína, antígenos SS-A e SS-B. Também podem ser produzidos autoanticorpos contra vários antígenos proteicos da membrana celular. O desenvolvimento de autoanticorpos geralmente precede a manifestação clínica inicial do LES em nove a dez anos,

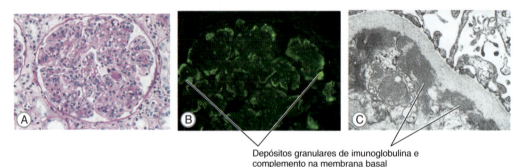

Depósitos granulares de imunoglobulina e complemento na membrana basal

Figura A.5 **Glomerulonefrite com deposição de imunocomplexos decorrente de lúpus eritematoso sistêmico. A.** Micrografia óptica de uma amostra de biopsia renal em que é possível notar infiltrado neutrofílico em um glomérulo. **B.** Micrografia de imunofluorescência mostrando depósitos granulares de imunoglobulina G (IgG) ao longo da membrana basal (nessa técnica, chamada microscopia de imunofluorescência, um corte congelado do rim é incubado com um anticorpo anti-IgG conjugado à fluoresceína, e o sítio de deposição da IgG é definido pela determinação da localização da fluorescência). **C.** Micrografia eletrônica do mesmo tecido revelando a deposição dos imunocomplexos. (Cortesia do Dr. Helmut Rennke, Department of Pathology, Brigham and Women's Hospital, Boston, Massachusetts.)

e títulos de anticorpos antidsDNA podem ser usados para avaliar a atividade da doença.
2. Alguns autoanticorpos formam imunocomplexos circulantes devido à ligação a antígenos presentes no sangue. Os antígenos nucleares podem estar aumentados na circulação de pacientes com LES devido ao aumento da apoptose de vários tipos celulares (p. ex., leucócitos sanguíneos, queratinócitos) e à remoção defeituosa das células apoptóticas. Quando esses imunocomplexos se depositam nas membranas basais das paredes vasculares, podem ativar a via clássica do complemento, levando à inflamação e à depleção de proteínas do complemento pelo seu consumo. A inflamação causada pelos imunocomplexos no rim leva ao extravasamento de proteína e eritrócitos para a urina. A perda de proteína na urina resulta em diminuição da albumina plasmática, diminuição da pressão osmótica do plasma e perda de fluido para os tecidos. Isso explica o edema dos pés e a distensão abdominal.
3. As alterações patológicas que ocorrem no rim resultam da deposição de imunocomplexos circulantes nas membranas basais dos glomérulos renais. Além disso, os autoanticorpos podem se ligar diretamente aos antígenos teciduais e formar imunocomplexos *in situ*. Esses depósitos podem ser observados por imunofluorescência (indicando o tipo de anticorpo depositado) e por microscopia eletrônica (mostrando a localização exata). Os imunocomplexos ativam o complemento, e leucócitos são recrutados pelos subprodutos do complemento (C3a, C5a), bem como pela ligação dos receptores Fc leucocitários às moléculas de IgG nos complexos. Esses leucócitos são ativados e produzem espécies reativas de oxigênio e enzimas lisossômicas que danificam a membrana basal glomerular. Tais achados são característicos da lesão tecidual mediada por imunocomplexos, e os complexos podem se depositar nas articulações e em pequenos vasos sanguíneos de qualquer parte do corpo, inclusive nos rins. O LES é um protótipo de uma doença mediada por imunocomplexos (ver Capítulo 11).

CASO 5: VÍRUS DA IMUNODEFICIÊNCIA HUMANA E SÍNDROME DA IMUNODEFICIÊNCIA ADQUIRIDA

J.C., 28 anos de idade, era um assistente de carpinteiro que consultou um clínico após apresentar febre baixa, dor de garganta e linfadenopatia por 3 semanas. O exame físico revelou "marcas em trilha" (típicas de punções venosas repetidas), e, quando indagado a respeito, o paciente afirmou que, há 2 meses, havia começado a usar heroína com agulhas compartilhadas, porque já não podia arcar com o custo das doses crescentes de oxicodona vendida nas ruas. Outros achados do exame físico incluíram linfadenopatia e uma erupção cutânea difusa e sutil. Testes rápidos para infecção pelo vírus Epstein-Barr (monoteste) e para infecção estreptocócica orofaríngea (teste rápido Strep A) apresentaram resultados negativos, assim como as hemoculturas para bactérias e fungos. J.C. foi liberado com um diagnóstico de provável síndrome viral.

1. Nesse contexto, qual é o significado de 3 semanas de febre baixa e linfadenopatia?

Na semana seguinte, J.C. foi examinado na clínica de doenças infecciosas, onde um ensaio de ELISA (do inglês *enzyme-linked immunosorbent assay*) de quarta geração foi realizado com amostras do seu soro, cujos resultados foram negativos para anticorpo contra o vírus da imunodeficiência humana (HIV, do inglês *human immunodeficiency virus*), mas positivos para o nucleocapsídio p24 do HIV. Um ensaio de acompanhamento para diferenciação HIV-1/HIV-2 não detectou anticorpos para HIV-1 ou HIV-2, sugerindo um quadro de antigenemia viral sem soropositividade. A concentração de genomas virais de HIV em seu sangue (carga viral) foi determinada como sendo de 700.000/mℓ e a contagem de células T CD4$^+$ no sangue estava em 300/mm^3, com uma inversão da razão normal CD4/CD8 (Figura A.6). Os ELISAs para o vírus da hepatite B (HBV, do inglês *hepatitis B virus*) foram negativos para anticorpos específicos contra antígenos da superfície e do nucleocapsídeo (*core*) de HBV. A genotipagem do HIV mostrou

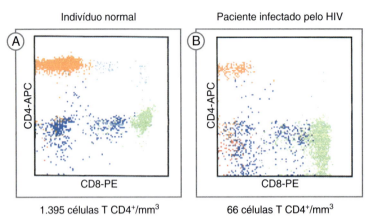

Figura A.6 Análise de citometria de fluxo de células T CD4+ e T CD8+ no sangue de um paciente com infecção pelo vírus da imunodeficiência humana (HIV). Uma suspensão de leucócitos sanguíneos do paciente foi incubada com anticorpos monoclonais específicos para CD4 e CD8. O anticorpo anti-CD4 foi marcado com o fluorocromo aloficocianina (APC, do inglês *allophycocyanin*), enquanto o anticorpo anti-CD8 foi marcado com fluorocromo ficoeritrina (PE, do inglês *phycoerythrin*). Esses dois fluorocromos emitem luz de cores diferentes ao serem excitados pelos comprimentos de onda apropriados. As suspensões celulares foram analisadas em um citômetro de fluxo, que é capaz de enumerar as células coradas por cada um dos anticorpos diferentemente marcados. Desse modo, o número de células T CD4+ e CD8+ pode ser determinado. Aqui, são mostrados gráficos em duas cores de uma amostra de sangue controle (**A**) e de uma amostra do paciente (**B**). As células T CD4+ são mostradas em *laranja* (*quadrante esquerdo superior*), enquanto as células T CD8+ são mostradas em *verde* (*quadrante direito inferior*). Note que estas não são as cores de luz emitidas pelos fluorocromos APC e PE.

uma mutação lisina-asparagina no códon 103 (K103N) do gene da transcriptase reversa do HIV. A terapia antirretroviral (TAR) foi recomendada, porém o acompanhamento e os cuidados clínicos não foram estabelecidos, e o tratamento nunca foi iniciado.

2. Qual era o principal fator de risco para aquisição de infecção pelo HIV por esse paciente? Quais são os outros fatores de risco de infecção pelo HIV?
3. Por que os testes de HIV incluem tanto a testagem da presença de anticorpos anti-HIV como da proteína p24?

Passados 6 meses, J.C. foi visto em um hospital comunitário devido a um abscesso em um sítio de injeção. Após a incisão e drenagem, ele não seguiu a recomendação dos médicos assistentes para realizar uma avaliação médica adicional. Uma contagem de células T CD4+ obtida naquele momento foi de 500/mm³, enquanto a carga viral era de 15.000/mℓ. Ele novamente recusou iniciar a TAR. Seis anos depois, J.C. foi admitido no hospital após apresentar febre e falta de ar por 1 semana. Uma radiografia torácica mostrou a presença de infiltrados difusos e sutis enquanto a saturação de oxigênio era de 90%. O exame microscópico inicial do escarro corado para fungos (corante de prata) não foi revelador, mas ele começou um tratamento com antibióticos (sulfametoxazol + trimetoprima) acrescido de prednisona. Os testes de PCR em amostras de escarro resultaram positivos para *Pneumocystis jirovecii*. A condição de J.C. a princípio piorou, contudo ele eventualmente se recuperou completamente. Uma repetição da contagem de células T CD4+ agora indicava 150/mm³, com uma carga viral de 50.000 cópias/mℓ. Nesse ponto, J.C. se mostrou receptivo a começar a TAR, que foi iniciada com dolutegravir (um inibidor de integrase do HIV) aliado a entricitabina/tenofovir, dois inibidores da transcriptase reversa do HIV análogos de nucleosídeos/nucleotídeos (ITRN). J.C. também continuou com a administração de sulfametoxazol + trimetoprima em baixas doses como medida profilática. Ele foi aconselhado a parar de fumar.

4. Por que a TAR para HIV tipicamente inclui dois ou três fármacos antivirais diferentes?
5. O que causou o declínio gradativo das contagens de células T CD4+ de J.C.?
6. Por que os antibióticos e a prednisona começaram a ser administrados ao paciente antes que a confirmação do diagnóstico de infecção por *P. jirovecii* fosse estabelecido por PCR?

Um ano depois, a contagem de CD4+ de J.C. era de 800/mm^3 e a carga viral era indetectável, entretanto ele desenvolveu uma infecção por *Staphylococcus aureus* resistente à meticilina (MRSA, do inglês *methicillin-resistant Staphylococcus aureus*) na valva mitral (endocardite infecciosa por estafilococos), que exigiu substituição cirúrgica por uma valva bioprotética. O cateterismo cardíaco pré-operatório mostrou uma doença arterial coronariana significativa. No pós-operatório, J.C. conseguiu descontinuar o uso de heroína com manutenção de metadona. Seus medicamentos antirretrovirais foram continuados, mas a administração de sulfametoxazol + trimetoprima foi suspensa. Desde então, ele permanece apresentando bom estado de saúde. Seu parceiro de longa data continua negativo para HIV.

7. Quais são os principais riscos à vida de J.C. neste momento?

Respostas às questões do caso 5

1. Esse padrão é referido como síndrome aguda do HIV. Embora um número muito grande de agentes infecciosos possa causar uma síndrome viral aguda durante alguns dias, a persistência neste caso é sugestiva de um número relativamente pequeno de causas em um indivíduo jovem e previamente saudável, entre as quais a infecção pelo HIV. Contudo, a infecção aguda pelo HIV também pode ser assintomática ou substancialmente menos sintomática do que aquela que o paciente experienciou.

2. O uso abusivo de drogas intravenosas com compartilhamento de seringas e agulhas constitui um dos principais fatores de risco de infecção pelo HIV nesse paciente. As agulhas compartilhadas entre usuários de drogas transmitem partículas virais disseminadas pelo sangue de um indivíduo infectado para os demais. Outros importantes fatores de risco de infecção pelo HIV incluem relações sexuais com um indivíduo infectado, transfusão de hemoderivados contaminados e o parto, no caso de uma mãe infectada (ver Capítulo 12). O uso abusivo de drogas intravenosas representa menos de 10% dos casos de infecção pelo HIV nos EUA. A maioria das infecções (70%) ocorre em homens que fazem sexo com outros homens e, no restante dos casos, é normalmente adquirida através de relações peniano-vaginais (cerca de 25%). Em âmbito global, mais de 90% dos novos casos de infecção ocorrem entre heterossexuais. A demografia da epidemia mudou ao longo das últimas décadas.

3. Em alguns pacientes que apresentam infecção aguda, geralmente não há tempo suficiente para o desenvolvimento de uma resposta de anticorpos, porém os níveis virais são altos, o que possibilita detectar prontamente as proteínas virais. Os chamados testes de quarta geração detectam tanto antígenos da proteína viral p24 quanto anticorpos anti-HIV e, portanto, podem ser usados para diagnosticar infecções pelo HIV no período de "janela imunológica", antes do desenvolvimento de anticorpos. Esses testes combinados foram aprovados para uso nos EUA em 2010 e, vários anos depois, em outros países. Se o teste de triagem for positivo, será possível dar prosseguimento com ensaios mais específicos para distinguir entre infecções pelo HIV-1 e HIV-2, além de testes de PCR para determinar os níveis de partículas virais circulantes o genótipo do ácido nucleico viral.

4. O HIV apresenta uma taxa de mutação muito alta. Mutações no gene da transcriptase reversa que tornam a enzima resistente aos inibidores nucleosídeos ocorrem com frequência nos pacientes que recebem esses fármacos. A resistência aos inibidores de protease pode vir à tona por mecanismos similares. A terapia farmacológica tripla, incluindo medicamentos de pelo menos duas classes diferentes de

agentes antirretrovirais (ou, mais recentemente, terapia medicamentosa dupla com um inibidor da integrase e um medicamento de outra classe em grupos selecionados de pacientes) diminui substancialmente a probabilidade de resistência farmacológica viral, mas a baixa adesão ao tratamento possibilita o aparecimento de cepas mutantes resistentes. Os inibidores de transcriptase reversa não análogos de nucleosídeos (ITRNN) também são fármacos anti-HIV efetivos; porém, a mutação lisina-asparagina no códon 103 (K103N) do gene da transcriptase reversa do HIV, descoberta no momento do diagnóstico, tornaria o vírus desse paciente resistente a muitos ITRNNs de primeira geração (notavelmente, ao contrário de muitas outras mutações de resistência, os vírus com a mutação K103N são com frequência transmitidos entre indivíduos porque essa mutação não impõe um custo de sobrevivência significativo ao vírus e, portanto, pode ser mantida mesmo na ausência de pressão seletiva da TAR). Os inibidores de integrase (especificamente inibidores de transferência da cadeia de integrase) constituem outra classe importante de fármacos anti-HIV usados na terapia combinada que, recentemente, tornaram-se um componente-chave dos regimes de TAR de primeira linha. Outras classes incluem inibidores da protease viral e inibidores da entrada e fusão do HIV com as células.

5. Após a infecção inicial, que costuma começar nos tecidos de mucosa, o HIV entra rapidamente em vários tipos de células no corpo, principalmente linfócitos T CD4$^+$, mas também células dendríticas e fagócitos mononucleares. O declínio gradativo das células T CD4$^+$ nesse paciente foi causado por ciclos repetidos de infecção de células T CD4$^+$ pelo HIV em órgãos linfoides, levando à morte dessas células. Os sintomas da síndrome da imunodeficiência adquirida (AIDS, do inglês *acquired immunodeficiency syndrome*), incluindo o desenvolvimento de infecções e cânceres característicos da AIDS, ocorrem com mais frequência após a contagem de células T CD4$^+$ sanguíneas cair abaixo de 200 células/mm^3, refletindo uma grave depleção de células T nos órgãos linfoides.

6. Essa apresentação em um indivíduo comprovadamente infectado pelo HIV é tão altamente sugestiva de pneumonia por *P. jirovecii* (PPJ) que o início do tratamento presuntivo para PPJ é apropriado, dependendo da avaliação diagnóstica adicional. As deficiências na imunidade mediada por células T em pacientes com AIDS levam ao comprometimento da imunidade a vírus, fungos e protozoários que, em pacientes saudáveis, seriam facilmente controlados pelo sistema imune normal, possibilitando o desenvolvimento de infecções oportunistas. O *P. jirovecii* é um fungo capaz de viver no interior de fagócitos, mas geralmente erradicado pela ação de células T CD4$^+$ ativadas. Nos primeiros dias de tratamento para PPJ, uma potente resposta inflamatória aos microrganismos que estão morrendo pode levar a uma perigosa piora clínica, por isso os anti-inflamatórios esteroidais são introduzidos imediatamente nos casos graves.

7. Com a infecção pelo HIV bem controlada, os pacientes podem ter uma expectativa de vida quase normal, e a maioria das mortes acontece por causas não diretamente relacionadas à infecção pelo HIV. Tanto a infecção pelo HIV em si como alguns fármacos antirretrovirais aceleram a doença arterial coronariana; portanto, pessoas infectadas que são tratadas eficientemente com antirretrovirais tendem, normalmente, a morrer devido a distúrbios não diretamente relacionados à infecção viral. O maior risco não relacionado ao HIV para esse paciente era o uso ativo de drogas intravenosas, o qual foi descontinuado. Além disso, indivíduos com infecção pelo HIV bem suprimida muito raramente transmitem o vírus para outras pessoas, de modo que o tratamento pode tanto controlar a infecção como prevenir as cadeias contínuas de transmissão ("tratamento como prevenção").

CASO 6: INFECÇÃO POR SARS-COV-2: COVID-19

CV. era um gerente de loja de conveniência de 63 anos com histórico de diabetes tipo 2 e hipertensão que desenvolveu dores musculares, tosse e dor de cabeça de início recente, as quais persistiram por 4 dias. Ele ainda tinha apetite e conseguia cheirar e saborear a comida e, portanto, achou improvável que tivesse covid-19. Ele recebeu uma dose de uma vacina de mRNA contra SARS-CoV-2 há 8 meses, mas, como a onda de infecções na comunidade começou a diminuir nos últimos meses, ele decidiu não fazer o acompanhamento para receber doses adicionais e raramente usava máscara na loja onde trabalhava. No quinto dia após o início dos sintomas, ele se sentiu muito pior e, temendo ser covid-19, ligou para o consultório do seu médico de cuidados primários. Ele foi aconselhado a fazer o teste de infecção por SARS-CoV-2 em um centro de testes *drive-through* em sua vizinhança e depois se isolar de sua companheira e demais pessoas até que os resultados do teste estivessem disponíveis. Depois de retornar do centro de testes, ele se sentiu cansado, com falta de ar ao subir as escadas de sua casa até o quarto, e teve dificuldade para respirar naquela noite. Na manhã seguinte, sua companheira o levou ao pronto-socorro do hospital comunitário, onde a avaliação inicial revelou febre de 37,5°C, frequência respiratória rápida e saturação sanguínea de O_2 em ar ambiente de 88% (normal > 95). A tomografia computadorizada de tórax mostrou opacificações bilaterais em vidro fosco (Figura A.7). Os resultados do teste de PCR para SARS-CoV-2 feito no dia anterior deram positivo. Ele foi internado na unidade de terapia intensiva, intubado e tratado com dexametasona (um corticosteroide) e remdesivir (um inibidor da RNA polimerase dependente de RNA viral).

1. O SARS-CoV-2, como muitos vírus, estimula respostas imunes inatas em hospedeiros infectados. Como isso ocorre e como o vírus evade a imunidade inata?

A companheira de C.V., W.V., uma mulher de 65 anos sem problemas crônicos de saúde

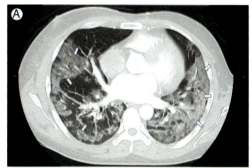

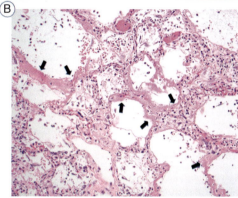

Figura A.7 Doença pulmonar na covid-19 grave. **A.** Tomografia computadorizada de tórax mostrando a aparência lesionada dos pulmões em um caso letal de doença grave causada pela infecção por SARS-CoV-2. *Áreas de aparência branca*, chamadas "opacidades em vidro fosco" (*setas*), representam espaços de ar preenchidos com infiltrados inflamatórios e fluidos, incapazes de troca gasosa. Esses espaços seriam escuros (radiolucentes) em pulmões normais. **B.** Corte histológico de tecido pulmonar, obtido em necropsia e corado com hematoxilina e eosina, mostrando membranas hialinas compostas de proteínas plasmáticas que extravasaram dos vasos sanguíneos danificados, revestindo as paredes alveolares (*setas*), típico de dano alveolar difuso que corresponde às opacidades em vidro fosco observado no painel **B**. Essa histopatologia corresponde a um diagnóstico clínico de síndrome do desconforto respiratório agudo (SDRA), observada na maioria dos casos letais de covid-19. (Cortesia do Dr. Robert Padera, Department of Pathology, Brigham and Women's Hospital, Boston, Massachusetts.)

significativos, recebeu duas doses de uma vacina de mRNA contra a covid-19 no ano anterior e uma dose de reforço há 3 meses. Ela desenvolveu uma leve dor de garganta e coriza no dia em que C.V. foi internado, sendo testada para SARS-CoV-2. Seus resultados também foram positivos,

mas os sintomas respiratórios superiores diminuíram em 2 dias.
2. Qual é a principal forma de proteção do sistema imune adaptativo contra SARS-CoV-2 e como a vacinação aumenta essa proteção?
O curso clínico de C.V. na UTI foi complicado por uma demanda persistente de ventilação mecânica, embolia pulmonar com necessidade de anticoagulantes e insuficiência cardíaca. Ele melhorou gradativamente, foi extubado depois de 4 semanas e recebeu alta hospitalar após 6 semanas. Ele foi vacinado 2 semanas depois. Desde então, ele sofre de fadiga persistente, dores no peito e confusão mental.
3. Quais são os principais desafios para o desenvolvimento de vacinas e implementação de estratégias vacinais, elucidados pela pandemia de covid-19?

Respostas às perguntas do caso 6

1. A principal forma de vírus como o SARS-CoV-2 ativar respostas imunes inatas é pela ligação de ácidos nucleicos virais a receptores de reconhecimento de padrões intracelulares, incluindo o receptor do tipo *Toll* 7 endossomal, que reconhece ssRNA, e os receptores citosólicos RIG-I e MDA5, que reconhecem características típicas de RNAs virais, mas não de mamíferos. Quando se ligam aos seus ligantes, esses receptores ativam vias de sinalização que resultam na produção de IFNs do tipo I pela célula hospedeira, os quais, por sua vez, se ligam a receptores nas células hospedeiras para induzir um estado antiviral. O SARS-CoV-2 é capaz de evadir a imunidade inata tanto por meio de características estruturais de seu RNA genômico que o protegem do reconhecimento imune inato, quanto bloqueando a sinalização que induz IFNs tipo I e sinalizando a jusante dos receptores de IFN tipo I.
2. Uma das principais formas de a imunidade adaptativa proteger contra a infecção por SARS-CoV-2 é por anticorpos neutralizantes de alta afinidade que reconhecem partes da proteína da espícula (*spike*) do vírus, as quais se ligam à enzima conversora de angiotensina-2 (ECA-2) do hospedeiro. Como o SARS-CoV-2 entra nas células hospedeiras ligando-se ao ECA-2, os anticorpos antiproteína *spike* são capazes de bloquear a infecção viral das células. Anticorpos não neutralizantes que reconhecem proteínas virais *spike* podem ativar o complemento, auxiliar na fagocitose do vírus livre ou desencadear outras atividades dirigidas ao receptor Fc. A produção de anticorpos eficazes depende da estimulação das células Tfh CD4$^+$, que reconhecem peptídeos derivados de proteínas virais, os quais são processados e ligados às moléculas do MHC de classe II do hospedeiro. As células Tfh colaboram com células B específicas para proteína *spike* na indução de reações de centro germinativo, produzindo plasmócitos de vida longa que produzem anticorpos antiproteína *spike* de alta afinidade e células B de memória. Os linfócitos T citotóxicos (CTL) CD8$^+$ específicos para peptídeos derivados de outras proteínas virais também desempenham um papel no combate à infecção por SARS-CoV-2, matando células infectadas.
3. Tal como ocorre com outros vírus de RNA, a replicação do RNA genômico do SARSCoV-2 é altamente propensa a erros, gerando, assim, muitas mutações. Durante o curso da pandemia de covid-19, várias ondas sucessivas de infecção espalharam-se rapidamente por todo o mundo, cada uma com uma variante principal do SARS-CoV-2 portadora de mutações que alteram a estrutura da proteína *spike* e são, portanto, pelo menos em parte, capazes de evitar a neutralização por anticorpos gerados em resposta à infecção por formas anteriores do vírus (as mutações provavelmente aumentam a capacidade do vírus de se espalhar e infectar). A predominância dessas variantes evoluiu sob as pressões seletivas das respostas imunes adaptativas à infecção viral, bem como às vacinas contra o SARS-CoV-2. Essa é a principal forma pela qual o SARS-CoV-2 evadiu a imunidade adaptativa e o maior desafio para o desenvolvimento de vacinas contra o SARS-CoV-2 daqui para a frente. No entanto, as vacinas utilizadas nos programas de vacinação em massa, que

se baseiam nas sequências da proteína *spike* encontradas na primeira onda de infecções em 2019 e 2020, continuam a ser altamente eficazes na prevenção de doenças graves e morte por variantes posteriores do SARS-CoV-2. O segundo grande desafio para os programas de vacinação é alcançar uma elevada taxa de vacinação em todo o mundo, o que é dificultado logisticamente pela pobreza, relutância e desinformação.

RESPOSTAS DAS QUESTÕES DE REVISÃO

CAPÍTULO 1

1. A imunidade inata responde imediatamente a infecções e lesões por meio de células e moléculas efetoras que estão sempre presentes e funcionais, enquanto as respostas imunes adaptativas requerem a ativação de clones de linfócitos para que expandam e se diferenciem em células efetoras capazes de combater infecções, um processo que leva vários dias. O sistema imune inato utiliza um número limitado de receptores, os quais reconhecem diferentes padrões moleculares comuns a muitas espécies de microrganismos, enquanto o sistema imune adaptativo utiliza dois tipos de receptores de antígenos altamente específicos, cada qual com milhões de variações e expressos por clones de linfócitos diferentes, que reconhecem distintas características moleculares dos antígenos. As respostas imunes inatas são, em sua maioria, idênticas em qualidade e magnitude após exposições repetidas ao mesmo tipo de microrganismo, enquanto o sistema imune adaptativo gera memória de longa duração que protege contra infecções subsequentes pela mesma espécie e responde mais rapidamente, de maneira especializada, para eliminar infecções repetidas.

2. Os dois tipos de imunidade adaptativa são a imunidade mediada por células e a imunidade humoral. A imunidade mediada por células, especificamente por células T, é essencial para proteção contra patógenos que infectam células teciduais ou fagócitos. A imunidade humoral, mediada por anticorpos, fornece proteção principalmente contra patógenos localizados fora das células. Muitos patógenos, a exemplo dos vírus, têm fases extracelulares e intracelulares em seus ciclos de vida e a defesa contra eles provém tanto da imunidade mediada por células quanto da imunidade humoral.

3. Os linfócitos B expressam imunoglobulina (Ig) de superfície, a qual atua como receptor antigênico e medeia a imunidade humoral. Após a ativação, os linfócitos B diferenciam-se em plasmócitos secretores de anticorpos. Os linfócitos T expressam o receptor de antígeno de células T (TCR, do inglês *T cell receptor*), bem como CD4 ou CD8, e medeiam respostas imunes mediadas por células. Após a ativação por antígenos peptídicos exibidos pelas moléculas do complexo principal de histocompatibilidade (MHC, do inglês *major histocompatibility complex*) da superfície celular, as células T CD4+ secretam citocinas e expressam ligantes ativadores ligados à membrana, que induzem inflamação, melhoram as funções dos fagócitos e promovem respostas de anticorpos de células B. Após a ativação por antígenos peptídicos exibidos pelas moléculas do MHC, as células T CD8+ liberam proteínas citotóxicas que matam células infectadas e células tumorais.

4. Os linfócitos *naive* são células B ou T maduras que ainda não encontraram um antígeno estranho. Após a ativação pelo antígeno, os linfócitos *naive* proliferam e se diferenciam em células que adquirem a capacidade de proteger contra patógenos ou eliminá-los. Esses linfócitos são conhecidos como células efetoras. A maioria delas efetoras morre após a eliminação do antígeno, mas uma subpopulação de linfócitos previamente ativados, conhecidos como células de memória, vive por longos períodos. Os linfócitos de memória não apenas sobrevivem por muito tempo, mas também respondem mais rápida e vigorosamente do que os linfócitos *naive* quando desafiados pelo antígeno.

5. Os linfócitos B residem em folículos nos órgãos linfoides secundários (periféricos). As células T residem no córtex parafolicular dos

linfonodos e nas bainhas linfoides periarteriolares do baço. As células B e T são mantidas nesses locais pela ação de citocinas específicas chamadas quimiocinas, que são secretadas pelas células estromais nas diferentes regiões do órgão linfoide e se ligam a diferentes receptores de quimiocinas expressos nas células B e T.
6. Os linfócitos *naive* saem do sangue para os órgãos linfoides secundários e, então, migram de volta para o sangue e recirculam através de outros órgãos linfoides secundários por meio dos vasos linfáticos que saem dos linfonodos ou dos vasos sanguíneos no baço. Os linfócitos efetores são gerados em órgãos linfoides secundários; a maioria migra para o sangue e depois se dirige para o local do tecido onde o antígeno ativador pode estar localizado.

CAPÍTULO 2

1. A imunidade inata é dirigida contra padrões moleculares comuns compartilhados por diferentes microrganismos e produtos de células danificadas, sendo mediada por receptores celulares localizados na membrana plasmática (onde reconhecem microrganismos extracelulares), em vesículas endossômicas (microrganismos ingeridos) e no citosol. Algumas proteínas secretadas, de diversidade limitada, também reconhecem microrganismos. Já a imunidade adaptativa utiliza um conjunto extremamente diversificado de receptores antigênicos (anticorpos secretados e de superfície celular, bem como TCRs de superfície celular) para reconhecer uma ampla gama de antígenos microbianos e não microbianos.
2. Exemplos de substâncias microbianas reconhecidas pelo sistema imune inato incluem lipopolissacarídeo, reconhecido pelo receptor do tipo *Toll* 4 (TLR-4); peptidoglicano, reconhecido por TLR-2; flagelina, reconhecida pelo TLR-5; DNA microbiano, reconhecido por TLR-9 e por sensores de DNA citoplasmático; RNAs virais, reconhecidos por TLR-3, TLR-7 e TLR-8 endossômicos e por receptores citosólicos do tipo RIG; peptidoglicanos bacterianos, reconhecidos por receptores citoplasmáticos do tipo NOD; e mananas, reconhecidas pelo receptor de manose da superfície celular e pela proteína de ligação à manose no sangue.
3. Os inflamassomas são complexos multiproteicos encontrados no citoplasma de fagócitos, células dendríticas (DCs) e outros tipos celulares que respondem a patógenos ou ao estresse celular mediante a secreção de citocinas inflamatórias ou da morte celular. Vários tipos de inflamassomas geram uma enzima que cliva proteoliticamente um precursor da citocina interleucina-1β (IL-1β), produzindo uma forma pró-inflamatória ativa de IL-1β que é liberada da célula. Um exemplo é o inflamassoma, que contém uma molécula da família NOD chamada NLRP3 e a enzima proteolítica caspase-1. O NLRP3 responde a muitos estímulos diferentes que indicam infecção ou lesão celular, levando à ativação da caspase-1, que então cliva o precursor da IL-1β. Os estímulos que ativam o inflamassoma NLRP3 incluem vários produtos microbianos, cristais como urato de sódio e colesterol, concentração reduzida de potássio e espécies reativas de oxigênio.
4. A pele fornece uma barreira epitelial física de múltiplas camadas, relativamente impermeável em virtude de uma camada superficial de queratina produzida pelas células epiteliais da pele chamadas queratinócitos e por zonas de oclusão (*tight junctions*) entre os queratinócitos. O trato intestinal é revestido por uma única camada de células epiteliais, também mantidas unidas por zonas de oclusão. Algumas das células epiteliais intestinais secretam uma camada de muco que serve como barreira microbiana. As células epiteliais da pele e do intestino secretam peptídeos antimicrobianos antibióticos, e ambas as barreiras epiteliais contêm ainda linfócitos intraepiteliais que podem auxiliar na defesa antimicrobiana.
5. Os fagócitos expressam uma variedade de receptores que reconhecem carboidratos microbianos, receptores Fc que ligam microrganismos revestidos (opsonizados) por anticorpos e receptores do complemento que ligam

microrganismos opsonizados por proteínas do complemento. Os microrganismos que se ligam a esses receptores são internalizados em fagossomos, que se fundem com os lisossomos, onde os microrganismos são destruídos por espécies reativas de oxigênio e nitrogênio, assim como por enzimas proteolíticas.

6. As células *natural killer* (NK) expressam receptores de inibição que reconhecem moléculas do MHC de classe I em células hospedeiras saudáveis e conseguem, assim, inibir a ativação das células NK. Em células infectadas por vírus, as moléculas do MHC de classe I podem estar reguladas negativamente e, portanto, não ser capazes de interagir com os receptores de inibição; ao mesmo tempo, essas células podem expressar ligantes para os receptores de ativação das células NK. Como resultado, as células NK são ativadas para matar as células infectadas.

7. O fator de necrose tumoral (TNF, do inglês *tumor necrosis factor*) e a IL-1 estimulam a inflamação, em parte, ativando as células endoteliais que revestem os vasos sanguíneos para expressar moléculas que recrutam neutrófilos e monócitos dos vasos sanguíneos para os sítios de infecção. A IL-12, produzida por macrófagos e células dendríticas, contribui para a ativação de células NK e células T. Os interferons (IFN) tipo I inibem a replicação viral, induzindo, assim, um estado antiviral em células infectadas e adjacentes, podendo também aumentar a exibição do antígeno viral pelas células infectadas para seu reconhecimento pelas células T.

8. As respostas imunes inatas induzem a expressão de coestimuladores nas células dendríticas capazes de fornecer sinais para a ativação das células T, os quais funcionam em conjunto com os sinais produzidos pelo reconhecimento do antígeno. As células da imunidade inata também produzem citocinas que promovem as respostas imunes adaptativas. A ativação do complemento como parte da resposta imune inata pode levar à geração de subprodutos do complemento que aumentam a ativação dos linfócitos B.

CAPÍTULO 3

1. Os antígenos que entram através de barreiras epiteliais, como a pele ou os intestinos, são capturados pelas células dendríticas que residem no epitélio ou sob ele. As células dendríticas transportam os antígenos para os linfonodos drenantes, onde são exibidos aos linfócitos. Os antígenos livres, não associados a células, também podem entrar nos órgãos linfoides secundários e ser capturados pelas células dendríticas residentes.

2. As moléculas do complexo principal de histocompatibilidade (MHC, do inglês *major histocompatibility complex*) são proteínas da superfície celular que se ligam a peptídeos derivados de antígenos proteicos e os exibem para reconhecimento pelas células T. As proteínas do MHC humano são denominadas moléculas de antígeno leucocitário humano (HLA, do inglês *human leukocyte antigen*). Sua função fisiológica é a apresentação de antígenos peptídicos às células T. Eles foram inicialmente descobertos como produtos de genes polimórficos que mediam a rejeição do transplante (daí o nome MHC) ou que induzem respostas de anticorpos antileucócitos em mulheres multíparas (daí o nome HLA).

3. As proteínas que são produzidas no citosol ou internalizadas a partir do meio externo da célula nos endossomos e então transportadas para o citosol, são digeridas por organelas citosólicas chamadas proteassomos e os peptídeos gerados pelos proteassomos, são apresentados por moléculas do MHC de classe I. Proteínas externas à célula que são internalizadas em vesículas endocíticas podem ser processadas por proteases lisossômicas, e os peptídeos gerados dessa forma são apresentados por moléculas do MHC de classe II.

4. Os antígenos proteicos no citosol são clivados em peptídeos pelos proteassomos, e esses peptídeos são transportados para o retículo endoplasmático (RE) pela molécula TAP. Uma vez dentro do RE, esses peptídeos se ligam às moléculas do MHC de classe I recém-produzidas. O complexo MHC de classe

I-peptídeo é então transportado e exibido na superfície celular. As cadeias α e β do MHC de classe II são produzidas no RE, onde se unem entre si e com uma cadeia invariante que oclui a fenda de ligação ao antígeno. O complexo MHC de classe II-cadeia invariante é transportado para um compartimento endossômico/lisossômico tardio, onde a cadeia invariante é degradada, deixando um peptídeo chamado CLIP na fenda. As proteínas internalizadas pela via endocítica podem ser degradadas em peptídeos por proteases em endossomos e lisossomos tardios. Muitos peptídeos gerados dessa maneira deslocam o CLIP e se ligam fortemente à fenda das moléculas do MHC de classe II, que são então transportadas e exibidas na superfície celular.

5. Células T CD4+ (tanto células *naive* quanto células T auxiliares [Th, do inglês *T helper*] derivadas de células *naive*) reconhecem antígenos peptídicos ligados a moléculas do MHC de classe II, enquanto os linfócitos T CD8+ (tanto células *naive* quanto linfócitos T citotóxicos derivados de células *naive*) reconhecem complexos MHC de classe I-peptídeo. O correceptor CD4 nas células T liga-se às moléculas do MHC de classe II nas células apresentadoras de antígenos, enquanto o correceptor CD8 nas células T liga-se às moléculas do MHC de classe I nas células apresentadoras de antígenos e nas células-alvo infectadas.

CAPÍTULO 4

1. As proteínas de anticorpos e TCR contêm domínios variáveis que estão envolvidos no reconhecimento de antígenos e domínios constantes que, no caso de anticorpos, medeiam funções efetoras. Os domínios variáveis contêm regiões hipervariáveis (sequências que diferem entre diferentes anticorpos ou TCRs) que formam os sítios de ligação dos antígenos.
2. Os anticorpos podem reconhecer muitos tipos de moléculas, incluindo pequenas substâncias químicas, proteínas, carboidratos, lipídios e ácidos nucleicos. Nas proteínas, os anticorpos podem reconhecer características conformacionais ou lineares, chamadas epítopos. Os TCRs podem reconhecer apenas peptídeos lineares variando de 8 a 20 resíduos de aminoácidos, gerados proteoliticamente a partir de proteínas e ligados às fendas das moléculas do MHC.
3. A diversidade de anticorpos e TCRs é gerada pela recombinação V-D-J, que é a junção de segmentos individuais V, D e J de DNA nos linfócitos em desenvolvimento, a partir de uma escolha de muitos desses segmentos que são espacialmente separados no DNA herdado do *loci* gênico de anticorpos e TCR. Variações nas sequências de nucleotídeos introduzidas pelo uso de diferentes combinações de segmentos V, D e J (diversidade combinatória) e perda ou introdução enzimática de variações de sequência não herdadas entre os segmentos durante a junção V-D-J (diversidade juncional) contribuem para a diversidade, sendo a maior contribuição proveniente de alterações juncionais.
4. Os pontos de controle (*checkpoints*) no desenvolvimento dos linfócitos são estágios que devem ser concluídos com sucesso para permitir a sobrevivência e posterior maturação dessas células. O primeiro ponto de controle na maturação das células B e T envolve a seleção de células pré-B e pré-T que rearranjaram produtivamente o gene da cadeia pesada μ (no caso de células da linhagem B) e o gene da cadeia β do TCR (no caso de células T em desenvolvimento). O segundo ponto de controle ocorre após a produção de receptores antigênicos completos e garante que apenas as células com a recombinação V-D-J adequada possam amadurecer. A seleção positiva é um processo no qual as células T capazes de reconhecer fracamente as próprias moléculas do MHC conseguem sobreviver e expressar o correceptor (CD4 ou CD8) que corresponde ao tipo de molécula do MHC reconhecida.
5. A seleção negativa resulta na eliminação ou edição de linfócitos fortemente autorreativos no timo (para células T) e na medula óssea (para células B). Esse processo elimina muitos linfócitos autorreativos a antígenos.

CAPÍTULO 5

1. O complexo TCR é composto por cadeias α e β do TCR, responsáveis pelo reconhecimento do antígeno, e pelas proteínas CD3 e ζ, necessárias para a transdução de sinal.
2. Outras moléculas além do TCR usadas pelas células T para responder aos antígenos incluem os correceptores CD4 e CD8, que se ligam às moléculas do MHC de classe II e classe I, respectivamente; receptores coestimulatórios como CD28, que se ligam a coestimuladores expressos em células apresentadoras de antígenos (APCs, do inglês *antigen-presenting cells*) ativadas; e moléculas de adesão, como a integrina LFA-1, que medeiam a adesão das células T às APCs (e também controlam a migração das células T).
3. Coestimulação refere-se a sinais fornecidos para um linfócito que são necessários para sua ativação, além da sinalização do receptor de antígeno, mas independente dela. Os sinais coestimulatórios são comumente chamados "segundo sinal" (sendo o antígeno o "sinal 1") e fornecem aos linfócitos a informação de que o antígeno que eles estão reconhecendo pode ser de origem microbiana. B7-1 (CD80) e B7-2 (CD86) são os principais coestimuladores nas APCs, os quais se ligam ao CD28 nas células T.
4. O reconhecimento do antígeno resulta na atividade dos correceptores CD4 ou CD8 nas células T, que trazem a tirosinoquinase LCK ligada às suas caudas citosólicas para mais próximo dos ITAMs de CD3 e da cadeia ζ. A fosforilação dos ITAMs pela LCK resulta no recrutamento e na ativação da tirosinoquinase ZAP-70 que, por sua vez, fosforila várias outras proteínas adaptadoras e enzimas, iniciando assim muitas vias de sinalização diferentes e ativando diferentes enzimas a jusante. Algumas dessas vias incluem a ativação da fosfolipase Cγ, resultando na sinalização do cálcio e na subsequente ativação do fator de transcrição NFAT; na ativação de PKCϕ, resultando na ativação do fator de transcrição fator nuclear-κB (NF-κB, do inglês *nuclear factor-κB*); e na ativação de MAP quinases, levando à produção do fator de transcrição AP-1. Esses fatores de transcrição entram no núcleo e promovem a expressão de muitos genes que codificam proteínas necessárias para a expansão clonal, diferenciação e funções efetoras das células T.
5. O principal fator de crescimento para células T é a interleucina-2 (IL-2). Ela é produzida pelas células T em resposta a sinais de receptores de antígenos e coestimulação. As células T que reconhecerem antígenos expressam níveis aumentados de receptores para IL-2 e, portanto, respondem preferencialmente a esse fator de crescimento durante as respostas imunes aos antígenos. As células T reguladoras (Tregs) também precisam de IL-2 para sua sobrevivência e função.
6. As células T auxiliares CD4$^+$ ativam outras células (linfócitos B, macrófagos) por meio da molécula de superfície CD40-ligante, que interage com o CD40 nas outras células, e pelas ações das citocinas secretadas.
7. As células de memória sobrevivem depois que o antígeno é eliminado, proliferam de modo mais lento para manter seus números por meses – e até anos – e respondem mais rápida e fortemente à exposição ao antígeno do que as células *naive*.
8. Duas proteínas da família CD28 que são expressas em células T e atuam para inibir as respostas delas são CTLA-4 e PD-1. CTLA-4 é expressa em células T convencionais ativadas e é sempre expressa em células T reguladoras. Ela se liga à B7-1 e B7-2 com maior afinidade do que o CD28 e, portanto, impede a coestimulação das células T pelas proteínas B7. PD-1 é expressa em células T ativadas e, ao se ligar à PD-L1 ou PD-L2 em células apresentadoras de antígeno, fornece sinais inibidores que bloqueiam os sinais de ativação gerados pelo TCR e CD28.
9. As células T *naive* expressam a molécula de adesão L-selectina e o receptor de quimiocina CCR7, que medeiam o direcionamento para órgãos linfoides secundários, como os linfonodos. As células efetoras diferenciadas perdem a expressão dessas moléculas e, em vez disso,

expressam moléculas de adesão que se ligam a moléculas no endotélio exposto a citocinas inflamatórias. As células efetoras também expressam receptores para quimiocinas produzidas nos sítios de inflamação, migrando então, preferencialmente, para esses locais.

CAPÍTULO 6

1. Os microrganismos intracelulares que residem nos fagossomos dos macrófagos, incluindo diversas espécies bacterianas e fúngicas, são eliminados pelas células Th, especialmente aquelas da subpopulação Th1, que ativam os fagócitos para destruir os microrganismos ingeridos. Microrganismos cujo ciclo de vida inclui a presença no citosol, como os vírus, podem ser eliminados pela morte das células infectadas mediada por células T CD8+, eliminando, assim, o reservatório de infecção.
2. As células Th1 secretam a citocina interferon-γ (IFN-γ), que ativa macrófagos para matar microrganismos fagocitados. As células Th2 secretam IL-4 e IL-13, que estimulam produção de muco e peristaltismo intestinal, e IL-5, que ativa os eosinófilos. IL-4 e IL-13 secretadas pelas células T auxiliares foliculares (Tfh, do inglês *follicular helper T cells*) induzem a produção de IgE pelas células B, o que contribui para a imunidade contra helmintos. As células Th2 estão envolvidas na defesa contra helmintos. As células Th17 secretam IL-17, que aumenta as respostas dos neutrófilos, que ingerem e destroem fungos e bactérias extracelulares, e IL-22, que promove o reparo de barreiras epiteliais danificadas por microrganismos.
3. Além de ativar macrófagos por meio da secreção de IFN-γ, as células Th1 também expressam o ligante de CD40, que ativa macrófagos por meio do engajamento de CD40. Macrófagos ativados por células Th1 aumentam a produção de óxido nítrico e espécies reativas de oxigênio. Esses radicais livres podem destruir microrganismos ingeridos. Macrófagos ativados também produzem quantidades aumentadas de enzimas lisossômicas, que ajudam a destruir microrganismos, e citocinas como IL-1, TNF, IL-6 e quimiocinas, que promovem inflamação e atraem mais leucócitos para a reação.
4. Linfócitos T citotóxicos (CTL, do inglês *cytotoxic T lymphocytes*) CD8+, que reconhecem o antígeno peptídico microbiano exibido pelo MHC de classe I em uma célula tecidual infectada, liberam grânulos que contêm perforina e granzimas, os quais entram nas células infectadas e induzem sua morte por apoptose.
5. Alguns microrganismos intracelulares evadem a imunidade impedindo a fusão fagolisossômica. Muitos vírus inibem a apresentação de antígenos e alguns podem inativar células T efetoras.

CAPÍTULO 7

1. Os sinais que induzem respostas de células B a antígenos proteicos incluem a ligação da proteína à imunoglobulina (Ig) de membrana na célula B e sinais subsequentes fornecidos pelas células Tfh, incluindo citocinas secretadas que se ligam a receptores de citocinas na célula B e CD40 ligante em células Th ativadas, que se ligam ao CD40 na célula B. Os sinais que induzem respostas de células B a um antígeno polissacarídico são gerados pela ligação do polissacarídeo, que é polivalente, a múltiplas moléculas de Ig de membrana na célula B, estimulando, assim, a ligação cruzada dos receptores de células B que ativam vias de transdução de sinal. Os fragmentos do complemento ligados aos antígenos interagem com o receptor do complemento CR2 (CD21) nas células B, gerando sinais que aumentam a ativação dessas células. Isso é especialmente importante para polissacarídeos e outros antígenos não proteicos, que não são capazes de ativar células T auxiliares. A ativação de receptores do tipo *Toll* nas células B por moléculas microbianas ao mesmo tempo que ocorre o reconhecimento do antígeno pelo receptor de células B (BCR, do inglês *B cell receptor*) também pode contribuir para a ativação dessas células.

2. As respostas secundárias de anticorpos desenvolvem-se mais rapidamente e são de maior magnitude do que as respostas imunes primárias. As respostas secundárias aos antígenos proteicos também diferem das respostas primárias porque os anticorpos produzidos são IgG, IgA ou IgE de maior afinidade, enquanto os anticorpos IgM de baixa afinidade são produzidos principalmente na resposta primária.

3. As células B expressam moléculas de Ig de membrana que se ligam a proteínas intactas e facilitam sua endocitose. As proteínas internalizadas são processadas em peptídeos, e eles são ligados a moléculas do MHC de classe II e exibidos na superfície das células B. Células Th específicas para complexos peptídeo-MHC apresentados por uma célula B levam à ativação da célula T. Assim, uma célula B e uma célula T reconhecem diferentes partes da mesma proteína em termos de sequência. O reconhecimento das células B ocorre primeiro e é independente das células T, enquanto o reconhecimento das células T ocorre depois e requer a apresentação de um fragmento peptídico do antígeno pelas células B. As interações B-T iniciais ocorrem na interface das zonas de células B e T dos linfonodos ou do baço, fora dos folículos. Essas interações direcionam a diferenciação de células T auxiliares em células Tfh e, então, tanto as células B ativadas quanto as células Tfh migram para o folículo, onde ocorre uma reação do centro germinativo. A apresentação do antígeno peptídeo-MHC pelas células B às células Tfh e a ativação das células B induzida pelas células Tfh por meio de citocinas e CD40L continuam no centro germinativo.

4. Os sinais fornecidos pelas células Th induzem a troca de isótipo (classe) de cadeia pesada nas células B. Esses sinais incluem o CD40 ligante, que se liga ao CD40 nas células B, e as citocinas secretadas pelas células Th, que se ligam aos receptores de citocinas nas células B. Os sinais desencadeados pelas citocinas determinam qual *locus* gênico de cadeia pesada se tornará acessível para a recombinação de troca, enquanto o sinal CD40 induz a expressão da enzima AID, responsável por iniciar as quebras de DNA necessárias para a recombinação de troca. A troca de isótipo de cadeia pesada é necessário porque permite que a resposta do anticorpo seja especializada para determinados locais e tipos de microrganismos. Por exemplo, a IgE é importante para erradicar infecções por helmintos; a IgA secretada no intestino é necessária para combater patógenos intestinais; e a IgG, por ser transportada através da placenta, é importante para proteger os recém-nascidos contra infecções. A mudança para alguns subtipos de IgG também aumenta a defesa contra microrganismos mediada pelo complemento e pelos fagócitos, pois esses subtipos se ligam mais avidamente aos receptores Fc dos fagócitos ou às proteínas do complemento.

5. A maturação de afinidade é o aumento na afinidade média dos anticorpos por um antígeno proteico, que ocorre à medida que uma resposta imune se desenvolve ao longo do tempo. O processo ocorre no centro germinativo e requer sinais das células Th, que induz a expressão da enzima AID nas células B, causando quebras no DNA e reparos propensos a erros. Assim, as células B em rápida divisão sofrem mutações pontuais nos genes da região variável dos *loci* da cadeia pesada e da cadeia leve. As células B nas quais essas mutações resultam em aumento da afinidade dos anticorpos produzidos têm uma vantagem seletiva para se ligarem ao antígeno exibido pelas células dendríticas foliculares e para apresentarem o antígeno às células Tfh. Essas células B recebem sinais que previnem a morte apoptótica, de modo que as células B de maior afinidade são selecionadas para sobreviverem e se desenvolverem em plasmócitos secretores de anticorpos.

6. Os anticorpos produzidos em resposta a antígenos polissacarídicos e lipídicos T-independentes são predominantemente anticorpos IgM de afinidade relativamente baixa. Esses antígenos são ineficientes na geração de plasmócitos de vida longa e células B de memória

devido à ausência de sinais de células Th, de modo que a resposta de IgM aos antígenos T-independentes diminui de forma relativamente rápida.

CAPÍTULO 8

1. As regiões N-terminais variáveis dos anticorpos estão envolvidas na ligação ao antígeno e na neutralização de microrganismos e toxinas. A porção Fc da região constante da cadeia pesada está envolvida na ligação e ativação do complemento e na ligação aos receptores Fc em várias células, o que é importante para fagocitose, citotoxicidade celular mediada por anticorpo pelas células NK, transporte através do epitélio de mucosa e da placenta, e manutenção da meia-vida prolongada no sangue.
2. A troca de classe possibilita não só que os anticorpos desempenhem diferentes funções efetoras que são particularmente adequadas a determinadas infecções como também que haja a entrega do anticorpo a determinados sítios de infecção. Por exemplo, algumas subclasses de IgG ligam-se bem aos receptores Fc nos fagócitos, permitindo a internalização e a morte de microrganismos extracelulares. Os anticorpos IgG também são transportados através da placenta até o feto e protegem o recém-nascido de infecções. Os anticorpos IgA são secretados no lúmen do intestino, onde podem se ligar a microrganismos patogênicos e impedir que eles invadam a barreira epitelial intestinal. A maturação da afinidade melhora a capacidade dos anticorpos de se ligarem fortemente aos patógenos e, portanto, neutralizarem os microrganismos de modo mais eficiente, além de direcioná-los para destruição pelo complemento ou por fagócitos.
3. A neutralização evita que microrganismos localizados nas secreções mucosas, no sangue ou no fluido extracelular do tecido se liguem aos receptores celulares, o que é etapa inicial da infecção celular. Por exemplo, a entrada de vírus nas células requer ligação a receptores específicos da superfície celular. A ligação dos anticorpos aos antígenos do envelope viral bloqueia a ligação do vírus aos seus receptores. A neutralização também inibe a propagação de microrganismos de uma célula infectada para outra célula.
4. Os domínios variáveis dos anticorpos IgG ligam-se especificamente aos antígenos nas superfícies microbianas, um processo chamado opsonização, e então os domínios constantes na região Fc dos anticorpos IgG ligam-se aos receptores Fc em macrófagos ou neutrófilos. A ligação do anticorpo ao receptor Fc estimula a internalização do microrganismo por fagocitose e ativa o fagócito, de modo que o microrganismo seja destruído por vários mecanismos dentro da célula.
5. A via clássica do complemento é ativada quando a proteína C1 se liga às regiões Fc das moléculas IgG ou IgM em complexos antígeno-anticorpo. Na via alternativa, a proteína C3 do complemento é hidrolisada espontaneamente para formar C3b, que então se liga covalentemente às superfícies de células microbianas. Na via das lectinas, o primeiro passo é a ligação da proteína lectina ligante de manose (MBL, do inglês *mannose-binding lectin*) aos resíduos de manose nas superfícies microbianas. Em todas as três vias, o primeiro passo é seguido pela ativação de uma cascata de proteases, gerando um complexo enzimático denominado C3 convertase, que se liga covalentemente à superfície microbiana. Essa enzima cliva C3 para produzir uma série de proteínas ativas e iniciar as etapas finais da ativação do complemento.
6. As células hospedeiras têm proteínas reguladoras nas suas superfícies, incluindo o fator acelerador de decaimento (DAF, do inglês *decay-accelerating factor*), o receptor 1 do complemento (CR1, do inglês *complement receptor 1*) e a proteína ligante de C4 (C4bp, do inglês *C4-binding protein*) que previnem a formação da C3 convertase em células hospedeiras saudáveis. Essas proteínas reguladoras não são expressas por microrganismos. As proteínas da via alternativa do complemento também tendem a não se ligar às células

hospedeiras normais. As proteínas reguladoras podem ser sobrecarregadas se grandes quantidades de anticorpos se ligarem às células hospedeiras, levando à ativação do complemento nessas células, como ocorre em algumas doenças autoimunes.
7. As principais funções do sistema complemento são promover inflamação, opsonizar microrganismos para sua eliminação por fagócitos e lisar microrganismos diretamente. A inflamação é promovida pelos fragmentos proteicos C5a e C3a do complemento. A opsonização é mediada principalmente por C3b. A lise é mediada pelo complexo de ataque à membrana (MAC, do inglês *membrane attack complex*), composto por C5b, C6, C7, C8 e C9 polimerizado.
8. Os anticorpos IgA e alguns IgM são transportados pelo receptor poli-Ig da lâmina própria (onde são produzidos), através das células epiteliais da mucosa, para o lúmen do intestino ou das vias respiratórias, onde neutralizam os patógenos.
9. A IgG materna é transportada via receptor Fc neonatal para a circulação fetal através da placenta, de modo que o bebê nasce com uma gama completa de anticorpos contra microrganismos aos quais a mãe foi exposta no passado. A IgA e a IgG maternas no leite materno são ingeridas pelo bebê em fase de lactação e protegem contra patógenos intestinais.

CAPÍTULO 9

1. O sistema imune adaptativo normalmente não monta respostas imunes eficazes às moléculas próprias. Esse estado de não responsividade é denominado tolerância e é importante porque as células T e B que expressam receptores antigênicos capazes de reconhecer autoantígenos surgem durante o desenvolvimento dos linfócitos e tais células devem ser controladas ou eliminadas para prevenir doenças autoimunes. Além disso, o sistema imune deve ser tolerante a antígenos estranhos (paternos) presentes no feto e a microrganismos comensais. Os mecanismos de indução de tolerância podem ser explorados terapeuticamente para inibir respostas imunes prejudiciais a alergênios, autoantígenos e transplantes.
2. A tolerância central é a eliminação ou inativação de células T e B autorreativas durante o seu desenvolvimento no timo ou na medula óssea, respectivamente. A tolerância central é induzida em células T imaturas no timo após expressarem TCRs. Se uma célula T em desenvolvimento reconhecer, com alta avidez, peptídeos derivados de proteínas próprias ligadas ao MHC próprio e apresentados pelas células apresentadoras de antígenos (APCs, do inglês *antigen-presenting cells*) tímicas, serão gerados sinais que levam à apoptose dessa célula T (processo denominado deleção clonal ou seleção negativa). As células T CD4$^+$ sobreviventes podem se transformar em Tregs protetoras. Além disso, algumas proteínas expressas principalmente por células em um determinado tipo de tecido periférico ou órgão também podem ser expressas por células epiteliais medulares tímicas (MTECs, do inglês *medullary thymic epithelial cells*) sob o controle da proteína AIRE. As células T em desenvolvimento que reconhecem peptídeos dessas proteínas próprias em complexos com o MHC próprio, são eliminadas. A tolerância central se desenvolve em células B imaturas depois que elas expressam um complexo receptor de células B de membrana funcional. O reconhecimento de autoantígenos por células B imaturas leva à apoptose ou à edição do receptor, por meio da qual uma nova rodada de recombinação V-J nos genes da cadeia leve gera novas especificidades que não sejam autorreativas.
3. A maioria das Tregs são células T CD4$^+$ que expressam CD25 (cadeia α do receptor de IL-2) e o fator de transcrição FOXP3. As Tregs se desenvolvem no timo a partir de timócitos imaturos como consequência do reconhecimento de antígenos próprios. As Tregs também podem se diferenciar de células T *naive* maduras em tecidos linfoides periféricos como resultado do reconhecimento de antígeno

juntamente com sinais de citocinas, como o fator de crescimento transformador β (TGF-β, do inglês *transforming growth factor* β). As Tregs protegem contra a autoimunidade suprimindo a ativação de células T autorreativas por APCs ou inibindo diretamente a ação das células T. Os principais mecanismos pelos quais as Tregs suprimem as respostas imunes incluem o bloqueio e a remoção de coestimuladores B7 nas APCs por CTLA-4 (que é expressa constitutivamente nas Tregs), a secreção de citocinas imunossupressoras (p. ex., TGF-β, IL-10) e o consumo do fator de crescimento IL-2.

4. A tolerância periférica pode ser induzida por vários mecanismos que levam a estados disfuncionais de células T autorreativas. Anergia é uma condição duradoura na qual uma célula T não responde à estimulação antigênica. A anergia é induzida em células T *naive* quando estas reconhecem o antígeno peptídeo-MHC sem coestimulação. Isso também pode ocorrer quando células dendríticas "imaturas", que não foram expostas a estímulos microbianos, processam e apresentam peptídeo-MHC próprio às células T. Tais DCs não expressarão níveis suficientes de B7-1, B7-2 ou outras moléculas para proporcionar coestimulação e, portanto, a célula T autorreativa se tornará anérgica. Alternativamente, a anergia pode ser induzida quando Tregs bloqueiam a coestimulação via CTLA-4. Ela pode falhar como mecanismo de tolerância periférica durante uma infecção se uma célula T reconhecer o peptídeo-MHC próprio em uma DC que foi ativada por respostas inatas ao microrganismo. Um fenômeno relacionado, denominado "exaustão", ocorre quando as células T são repetidamente estimuladas (p. ex., por tumores e infecções crônicas). Essas células T respondem inicialmente, mas começam a expressar receptores inibidores como o PD-1 e já não conseguem responder eficazmente ao antígeno. A exaustão pode proteger contra danos aos tecidos próprios causados por reações cruzadas de células T durante respostas exacerbadas ou prolongadas à infecção.

5. Os mecanismos que impedem as respostas imunes aos organismos comensais incluem a presença abundante de Tregs produtoras de IL-10 e a sinalização de inibição dos receptores do tipo *Toll* nas células dendríticas intestinais, além do muco e barreiras epiteliais, que mantêm os microrganismos afastados do sistema imune intestinal. A tolerância ao feto alogênico é mantida por Tregs, exclusão de células inflamatórias do útero gravídico, apresentação de antígenos comprometida e inibição de respostas Th1 na placenta.

6. Múltiplos genes provavelmente contribuem para o desenvolvimento de doenças autoimunes comuns. Alelos específicos do MHC estão frequentemente associados à autoimunidade. Os genes do MHC podem ser importantes no desenvolvimento da autoimunidade, pois apresentam peptídeos próprios nativos ou quimicamente modificados às células T. Muitos genes não MHC têm sido implicados em várias doenças autoimunes, mas seus papéis são, em grande parte, indefinidos. Várias doenças autoimunes raras são causadas por mutações em um único gene que interfere nos mecanismos de tolerância. Elas incluem mutações nos genes que codificam AIRE, CTLA-4, FOXP3, FAS e proteína C2 do complemento.

7. As infecções podem promover o desenvolvimento de autoimunidade das seguintes maneiras: (a) induzindo a expressão de moléculas coestimuladoras por APCs que apresentam antígenos próprios aos linfócitos; (b) causando inflamação e dano tecidual, o que expõe autoantígenos normalmente sequestrados ao sistema imune; e (c) por mimetismo molecular, se o microrganismo expressar um antígeno molecularmente semelhante a um autoantígeno e, assim, simular uma resposta imune (anticorpos ou células T) que reaja de forma cruzada com antígenos próprios.

CAPÍTULO 10

1. Como a instabilidade genômica é uma característica das células cancerosas, os tumores frequentemente contêm muitos genes mutados

que produzem proteínas (neoantígenos) que não estão normalmente presentes e, portanto, podem parecer estranhas ao sistema imune e induzir respostas imunes. Os tumores podem superexpressar ou expressar inadequadamente antígenos que, em geral, são expressos apenas em baixos níveis nos tecidos normais, ou apenas durante o desenvolvimento e, por isso, não induzem tolerância. Alguns tumores causados por vírus oncogênicos podem expressar antígenos virais que induzem respostas imunes.

2. Alguns tumores ocorrem com mais frequência em pacientes imunocomprometidos do que em pessoas com sistema imune normal. A presença de células T CD8+, Th1 efetoras e células T de memória abundantes dentro ou ao redor de alguns tumores é preditiva de um melhor prognóstico. Em modelos animais, a rejeição imunológica de tumores pode ser demonstrada por meio do transplante de células tumorais em animais previamente imunizados com células do tumor ou mediante a transferência de células T de animais portadores de tumor. Os fármacos que bloqueiam moléculas inibidoras de células T melhoram as respostas dessas células dos pacientes aos seus tumores e previnem a progressão do crescimento tumoral.

3. As células T CD8+ naive reconhecem os antígenos tumorais da mesma forma que reconhecem os antígenos microbianos: pela ligação do TCR aos peptídeos derivados do tumor exibidos nas moléculas do MHC de classe I em células dendríticas. Isso significa que as DCs devem internalizar as células tumorais (ou seus produtos) e processar as proteínas tumorais internalizadas pela via do MHC de classe I, que envolve a degradação proteassômica das proteínas em peptídeos. A apresentação de peptídeos derivados de proteínas internalizadas em moléculas do MHC classe I é chamada apresentação cruzada. As DCs exibem não apenas antígenos peptídicos derivados do tumor para células T CD8+ naive, mas também coestimuladores. A combinação de antígeno e coestimuladores ativa a expansão clonal e a diferenciação das células T CD8+ naive em linfócitos T citotóxicos efetores.

4. Os mecanismos de evasão imune tumoral incluem a regulação negativa das moléculas do MHC para evitar o reconhecimento dos antígenos tumorais pelas células T; perda de expressão de antígenos tumorais; secreção de citocinas imunossupressoras (p. ex., TGF-β); envolvimento de receptores inibidores em células T (p. ex., CTLA-4, PD-1). Os tumores também podem promover outros supressores celulares das respostas imunes, incluindo células Tregs e células supressoras de origem mieloide.

5. As respostas imunes do hospedeiro aos antígenos tumorais podem ser melhoradas pelo tratamento do paciente portador do tumor com anticorpos como o anti-CTLA-4 ou o anti-PD-1, que bloqueiam os receptores inibidores das células T, o chamado "bloqueio do ponto de controle imunológico" (ou bloqueio de *checkpoint*). Essas terapias são frequentemente complicadas por reações autoimunes contra vários tecidos. Alguns tumores são tratados por transferência adotiva de células T de um paciente que foram geneticamente modificadas *ex vivo* para expressar receptores antigênicos quiméricos (CARs, do inglês *chimeric antigen receptors*) específicos para um antígeno tumoral. Os CARs utilizam um domínio semelhante a anticorpo para ligar os antígenos tumorais associados aos domínios de sinalização que são ativos nas células T (domínios de sinalização do complexo TCR e dos receptores coestimuladores). A terapia com células CAR-T é frequentemente complicada por inflamação sistêmica grave causada pela liberação de citocinas das células T ativadas, bem como por neurotoxicidade ainda pouco esclarecida. A imunidade passiva aos tumores pode ser induzida pela administração de anticorpos antitumorais ou células T que expressam receptores antigênicos específicos para antígenos tumorais.

6. As moléculas do MHC alogênico com qualquer peptídeo ligado, provavelmente irão se assemelhar ao MHC próprio mais um peptídeo

estranho; portanto, as células T normais podem reagir de forma cruzada com as moléculas alogênicas. Existem muitos milhares de moléculas do MHC alogênicas em cada célula do enxerto, que exibem um grande número de peptídeos diferentes do doador. Muitos desses complexos MHC-peptídeo podem ser reconhecidos pelas células T do receptor do enxerto. Os indivíduos desenvolvem tolerância a antígenos próprios (complexos de MHC próprios com peptídeos próprios), mas não são tolerantes aos antígenos estranhos de um enxerto (MHC estranho com peptídeos próprios ou estranhos).

7. Os aloenxertos podem ser atacados por células T alorreativas que são ativadas após o transplante. Os linfócitos T citotóxicos CD8+ reconhecem moléculas alogênicas do MHC de classe I nas células do enxerto e matam essas células diretamente. As células T CD4+ reconhecem moléculas alogênicas do MHC de classe II e iniciam respostas inflamatórias que danificam as células do enxerto. Essas respostas das células T contribuem para a rejeição celular aguda. Na rejeição crônica, as células T alorreativas podem induzir inflamação, que promove doença vascular do enxerto, levando, em última instância, à falência do enxerto devido ao suprimento sanguíneo inadequado. Os aloenxertos podem ser rejeitados por anticorpos contra o MHC alogênico ou outros antígenos de histocompatibilidade menores. Se os anticorpos forem pré-formados no receptor como resultado de gravidez, transfusões ou transplante anteriores, eles podem ligar-se às células endoteliais do enxerto e causar rejeição hiperaguda. Se os anticorpos se formarem como resultado da exposição ao aloenxerto após o transplante, poderão causar rejeição humoral aguda.

8. Os pacientes que necessitam de um transplante podem passar por uma triagem para testar a presença de anticorpos séricos que reagem com diferentes moléculas do MHC. Não serão utilizados doadores cujas moléculas do MHC sejam reconhecidas pelos anticorpos dos pacientes. Os receptores podem ser categorizados de acordo com os alelos HLA que expressam, e os órgãos podem ser escolhidos com base nos alelos de melhor compatibilidade. A correspondência ou compatibilidade entre HLAs é essencial para o transplante de células-tronco hematopoéticas, mas não é tão importante para transplantes de órgãos sólidos. A rejeição de enxertos de órgãos sólidos é prevenida principalmente pelo tratamento do receptor com medicamentos imunossupressores, como inibidores de calcineurina (p. ex., ciclosporina, tacrolimo), inibidores de mTOR (p. ex., rapamicina), anticorpos anticélulas T, corticosteroides e antimetabólitos (micofenolato mofetila).

9. As células T transplantadas com células-tronco hematopoéticas podem responder a moléculas de histocompatibilidade menores no receptor, causando a doença do enxerto contra o hospedeiro. Os receptores também são frequentemente imunodeficientes à medida que seus sistemas imunes são reconstituídos.

CAPÍTULO 11

1. Hipersensibilidade refere-se a lesões teciduais e doenças causadas por respostas imunes. A hipersensibilidade imediata (hipersensibilidade tipo I) é causada pela liberação de mediadores dos mastócitos, desencadeada pela ligação cruzada do antígeno à imunoglobulina E (IgE) ligada aos receptores Fc específicos para IgE. Anticorpos específicos para antígenos celulares ou teciduais podem causar danos ao ativar o complemento e engajar fagócitos (hipersensibilidade tipo II); os anticorpos também podem destruir células circulantes e bloquear moléculas essenciais ou seus receptores. Os complexos antígeno-anticorpo (imunocomplexos) depositam-se nos vasos sanguíneos, causando inflamação e trombose, levando à lesão tecidual (hipersensibilidade tipo III). As reações dos linfócitos T, muitas vezes contra antígenos próprios nos tecidos, podem causar inflamação e danos aos tecidos (hipersensibilidade tipo IV).

2. As respostas imunes prejudiciais podem ser elicitadas por autoantígenos (autoimunidade), antígenos ambientais e substâncias químicas (alergias e outros tipos de hipersensibilidade), bem como infecções microbianas.
3. A exposição a um antígeno ambiental induz a diferenciação de células auxiliares foliculares produtoras de IL-4, que por sua vez induzem respostas de anticorpos IgE ao antígeno. A IgE se liga a receptores Fcε específicos para IgE de alta afinidade nos mastócitos presentes em tecidos de todo o corpo. Na exposição subsequente ao mesmo antígeno, as moléculas de IgE ligadas aos mastócitos interagem com o antígeno e sofrem ligação cruzada, gerando sinais dos receptores Fcε associados, que levam à liberação de grânulos dos mastócitos, produção de leucotrienos e prostaglandinas, síntese e secreção de citocinas. As aminas vasoativas, como a histamina, liberadas dos grânulos, bem como as prostaglandinas, causam alterações vasculares agudas, levando ao aumento da permeabilidade dos vasos sanguíneos e ao edema, geralmente poucos minutos após a exposição ao antígeno. A reação de fase tardia é uma resposta inflamatória que se desenvolve ao longo de horas, na qual os leucócitos sanguíneos são recrutados para o sítio da desgranulação dos mastócitos, causada pelo TNF e por outras citocinas secretadas pelos mastócitos.
4. Rinite alérgica e sinusite são reações de hipersensibilidade imediata a alergênios inalados, como proteínas de pólen, que levam à secreção de histamina pelos mastócitos da mucosa das vias respiratórias superiores, produção de IL-13 pelas células Th2 e inflamação duradoura devido a várias citocinas. As alergias alimentares são causadas por alergênios ingeridos, levando à liberação de histamina pelos mastócitos da mucosa intestinal e causando aumento do peristaltismo. A asma alérgica brônquica é causada por alergênios inalados que induzem a liberação de mediadores pelos mastócitos brônquicos, incluindo leucotrienos, que causam constrição brônquica e obstrução das vias respiratórias, secreção excessiva de muco nas vias respiratórias e hipertrofia da musculatura lisa brônquica. A dermatite atópica (eczema) se desenvolve no contexto de uma função de barreira cutânea defeituosa, levando a infecções bacterianas locais e à ativação dos queratinócitos para secretar citocinas que promovem respostas imunes do tipo 2. Pacientes adultos com eczema podem desenvolver reações crônicas de fase tardia na pele, enquanto crianças com eczema apresentam risco aumentado de desenvolver alergias alimentares e asma. A anafilaxia é uma reação sistêmica grave de hipersensibilidade imediata caracterizada por choque e obstrução das vias respiratórias resultante da degranulação de mastócitos em muitas regiões do tecido, geralmente após exposição a um antígeno injetado ou ingerido. As doenças de hipersensibilidade imediata são tratadas inibindo a desgranulação dos mastócitos, antagonizando os efeitos dos mediadores dos mastócitos e reduzindo a inflamação. Os medicamentos incluem anti-histamínicos para febre do feno, agonistas beta-adrenérgicos inalatórios e corticosteroides para asma, e epinefrina na anafilaxia. Alguns pacientes se beneficiam da administração repetida de pequenas doses de alergênios, a chamada dessensibilização. Anticorpos que bloqueiam a ligação da IgE aos seus receptores nos mastócitos ou bloqueiam várias citocinas ou seus receptores, incluindo IL-4, IL-5, IL-33 e linfopoietina estromal tímica (TSLP, do inglês *thymic stromal lymphopoietin*), estão agora aprovados para o tratamento de algumas formas de asma e dermatite atópica.
5. Os anticorpos causam lesões e doenças nos tecidos ao ativar funções efetoras citotóxicas e inflamatórias, principalmente ativação do complemento, opsonização e fagocitose via receptores Fc. Alguns anticorpos podem causar doenças ligando-se e interferindo na função normal de uma proteína específica.
6. Exemplos de doenças causadas por anticorpos específicos para antígenos de superfície celular ou teciduais incluem trombocitopenia autoimune ou anemia causada por anticorpos

específicos para proteínas de membrana de plaquetas ou de eritrócitos e doenças bolhosas, como pênfigo vulgar, causada por anticorpos contra proteínas de adesão celular em queratinócitos da pele. Na anemia perniciosa, autoanticorpos específicos para o fator intrínseco, uma proteína necessária para a absorção da vitamina B_{12}, diminuem a captação intestinal dessa vitamina, causando anemia e problemas neurológicos. Em algumas formas de glomerulonefrite, os anticorpos ligam-se às proteínas da matriz na membrana basal glomerular e induzem dano inflamatório. Na febre reumática, a inflamação cardíaca é causada por um anticorpo específico para um antígeno bacteriano estreptocócico que apresenta reação cruzada com um antígeno miocárdico.

7. Os imunocomplexos depositam-se nas paredes dos vasos sanguíneos e causam inflamação do vaso (vasculite), o que leva à coagulação do sangue no lúmen do vaso (trombose) e à perda de fornecimento de sangue aos tecidos irrigados pelos vasos. O local de deposição do imunocomplexo não está relacionado com a especificidade dos anticorpos. Portanto, a doença do imunocomplexo pode afetar simultaneamente muitos sítios teciduais diferentes, como ocorre no lúpus eritematoso sistêmico, nas síndromes de arterite associadas a infecções crônicas e na doença do soro após injeção terapêutica de anticorpos de outra espécie. As doenças causadas por anticorpos contra proteínas da superfície celular ou da matriz extracelular são geralmente caracterizadas por lesão e perda de função restritas ao órgão ou tecido particular que expressa a proteína.

8. O diabetes tipo 1 é causado pelas células T $CD4^+$ e $CD8^+$ que são específicas para as proteínas celulares das ilhotas pancreáticas e que destroem as células produtoras de insulina, levando ao comprometimento do metabolismo da glicose e à doença cardiovascular. A esclerose múltipla é causada por células T $CD4^+$ específicas para proteínas da bainha de mielina do sistema nervoso central (SNC) que causam inflamação, desmielinização e sintomas motores e sensoriais do SNC.

A hipersensibilidade de contato (p. ex., hera venenosa, hipersensibilidade ao níquel) é causada por células T específicas para proteínas da pele que são modificadas por toxinas vegetais, metais e outros produtos químicos, causando inflamação e bolhas.

CAPÍTULO 12

1. As infecções são a manifestação mais comum das doenças de imunodeficiência. O tipo de infecção pode variar de acordo com o tipo de deficiência. As deficiências de células B/anticorpos resultam em aumento de infecções por bactérias e fungos que vivem e se replicam fora das células, bem como infecções virais, como viroses respiratórias e gastrintestinais, que normalmente são combatidas por anticorpos neutralizantes. Em contraste, as deficiências de células T resultam no aumento de infecções por microrganismos que vivem e se reproduzem no interior das células, tais como micobactérias e certos fungos e vírus. Os tumores malignos também aumentam em pacientes com doença de imunodeficiência.

2. Mutações da cadeia γ comum (γ_c) dos receptores de citocinas, adenosina desaminase, RAG1 e RAG2, bloqueiam a maturação das células T e B, levando à doença de imunodeficiência combinada grave (SCID, do inglês *severe combined immunodeficiency disease*). Mutações na tirosinoquinase de Bruton bloqueiam a maturação das células B, causando agamaglobulinemia ligada ao X. Mutações em fatores de transcrição necessários para induzir a expressão do MHC de classe II causam a síndrome do linfócito nu, levando ao comprometimento do desenvolvimento de células T $CD4^+$ e à falha na ativação das poucas células T $CD4^+$ que amadurecem. Na síndrome de DiGeorge, a deleção de uma parte do cromossomo 22 causa defeito no desenvolvimento do timo, levando a uma falha na maturação das células T.

3. A deficiência do MHC de classe II (ver Questão 2) resulta em fraca imunidade mediada por células e fracas respostas T-dependentes de

células B, levando à suscetibilidade uma variedade de infecções. Mutações no ligante de CD40 (CD40L) resultam na síndrome de hiper-IgM ligada ao X, caracterizada por uma incapacidade das células T auxiliares de ativar células B e macrófagos, resultando em respostas T-dependentes de células B defeituosas e comprometimento da ativação de macrófagos. Os meninos afetados têm baixos níveis de IgG e defeitos na imunidade mediada por células, além de serem suscetíveis a infecções por bactérias extracelulares e pelo fungo intracelular *Pneumocystis jirovecii*. Muitas outras mutações que afetam várias vias de sinalização e receptores de células T e B foram descritas. Os exemplos incluem: a suscetibilidade mendeliana à doença micobacteriana, que é caracterizada por comprometimento da imunidade mediada por Th1 contra infecções intracelulares como resultado de mutações de genes necessários para células T produtoras de IFN ou para sinalização do receptor de IFN-γ; e a imunodeficiência comum variável, que é decorrente de mutações em genes envolvidos na maturação e ativação de células B, levando a respostas de anticorpos defeituosas.

4. O HIV entra nas células T ligando-se ao CD4 e ao receptor de quimiocina CXCR4 ou CCR5, levando à fusão do vírus com a membrana da célula hospedeira. Uma vez dentro da célula, o vírus sofre desnudamento pela protease viral, seu genoma de RNA é copiado em DNA pela transcriptase reversa viral, e o DNA se integra ao DNA da célula hospedeira pela ação da integrase viral. O DNA viral integrado é transcrito em mRNA viral pelas enzimas do hospedeiro, as proteínas virais são traduzidas (também pelas enzimas da célula hospedeira), e novas partículas virais são formadas e liberadas por brotamento na superfície celular.

5. Os principais problemas clínicos causados pelas infecções pelo HIV são infecções oportunistas, certos tumores causados por vírus oncogênicos (vírus Epstein-Barr [EBV, do inglês *Epstein-Barr virus*], herpes-vírus associado ao sarcoma de Kaposi [KSHV, do inglês *Kaposi sarcoma herpesvirus*]), defeitos neurocognitivos e emaciação. As infecções são causadas por uma profunda perda de imunidade mediada por células T e mediada por anticorpos T-dependentes, principalmente devido à morte de células T CD4$^+$ infectadas. O aumento de tumores reflete a redução da imunovigilância mediada por células T contra vírus oncogênicos e células transformadas. A anormalidade neurocognitiva reflete a perda da função microglial e talvez neuronal de patogênese incerta. A síndrome de emaciação (ou síndrome consumptiva) é causada por metabolismo alterado e redução da ingestão calórica, possivelmente como resultado de citocinas produzidas durante infecções repetidas e crônicas. Muitas dessas manifestações clínicas foram bastante reduzidas pelo tratamento com combinações de fármacos antirretrovirais.

ÍNDICE ALFABÉTICO

A

Abscessos bacterianos cutâneos, 285
Ácido(s)
- araquidônico, 261
- nucleicos, 207
Adenosina desaminase, 281
Adesão firme, 49
Adjuvantes, 54, 123
Afinidade, 91
Agamaglobulinemia
- de Bruton, 283
- ligada ao X, 106, 282, 283
AIDS clínica, 292
Alemtuzumabe, 249
Alergênios, 149, 259
Alergia(s), 256
- alimentares, 262, 263
Aloantígenos, 242
Aloenxertos, 242
Alogênicos, 242
Alorreconhecimento
- direto, 244
- indireto, 245, 246
Alvo molecular da rapamicina, 128, 249
Aminas vasoativas, 261
Anafilaxia, 263, 264
Anemia
- hemolítica, 267
-- autoimune, 267
- perniciosa, 267
Anergia, 215, 216
Angioedema hereditário, 200
Anomalias linfocitárias associadas a outras doenças, 286
Anti-CD25, 249
Anticorpos, 5, 87, 89, 256
- antirreceptor de IL-2, 249
- do isótipo IgG, 190
- em sítios anatômicos especiais, 201

- monoclonais, 93, 94
-- terapêuticos, 96
- naturais, 164, 250, 251
- protetores, 188
Antígeno(s), 5
- alorreativos, 242
- associado à função leucocitária-1, 120
- de aloenxertos, 243
- de transplante, 243
- fetais, 220
- imunogênicos, 210
- leucocitário humano, 67, 70, 222, 243
- reconhecidos por linfócitos T, 60
- restritos ao tecido, 212
- sanguíneos do grupo ABO, 251
- sinal 1, 2, 54
- T-dependentes, 163
- tolerogênicos, 210
- tumorais, 230
- virais, 232
- xenorreativos, 242
Apoptose de linfócitos maduros, 216, 217
Apresentação
- cruzada, 76, 77, 78, 234
-- de antígenos internalizados para células T CD8$^+$, 77
- de antígenos
-- pelos linfócitos B às células T auxiliares, 172
-- proteicos, 73
Armadilhas extracelulares de neutrófilos (NETS), 52
Arteriosclerose do enxerto, 249
Artrite reumatoide, 273
Asma, 262, 263, 264
- brônquica, 263
Ataxia-telangiectasia, 286
Atenuação do sinal de célula B, 184
Ativação
- alternativa de macrófagos, 38
- clássica de macrófagos, 38, 146
- da célula B por antígeno, 168

- de células Th2, 259
- de linfócitos, 55, 128
-- B mediada por células T auxiliares, 173
-- T, 117
--- citotóxicos, 60
- de mastócitos, 260
- defeituosa de linfócitos T, 285
- do sistema complemento, 195
- e inibição de células T, 118
- e migração de células T auxiliares e de células B, 170
Atopia, 256
Autoantígenos, 218
Autoimunidade, 209, 220, 255
Avidez, 93

B

Baço, 17
Barreiras epiteliais, 36
Bloqueio de ponto de controle, 133, 215, 239
Burst oxidativo, 51

C

Cadeia(s)
- IL-2Rg, 281
- invariante, 79
- leves substitutas, 105
Calcineurina, 127
Câncer, 229
Candidíase mucocutânea, 285
Captura de antígenos proteicos, 61
Caspases, 155, 216
Catelicidinas, 37
CCR7, 19
CD1a-e, 331
CD2 (LFA-2), 331
CD3d (CD3d), 331
CD3e (CD3e), 331
CD3g (CD3g), 331
CD4, 331
CD5, 332
CD8a (CD8a), 332
CD8b (CD8b), 332
CD10, 332
CD11a, 332
CD11b, 332
CD11c, 332
CD14, 332
CD16, 42
CD16a, 332
CD16b, 332
CD18, 332
CD19, 333

CD20, 333
CD21, 333
CD22, 333
CD23, 333
CD25, 333
CD28, 333
CD29, 333
CD30, 333
CD31, 333
CD32, 334
CD34, 334
CD35, 334
CD36, 334
CD40, 173, 334
CD40-ligante, 173
CD44, 334
CD45, 334
CD45R, 334
CD46, 335
CD47, 335
CD49d, 335
CD54, 335
CD55, 335
CD58, 335
CD59, 335
CD62E, 335
CD62L, 335
CD62P, 335
CD64, 335
CD66e, 335
CD69, 336
CD74, 336
CD79a, 336
CD79b, 336
CD80, 336
CD81, 336
CD86, 336
CD88, 336
CD89, 336
CD90, 336
CD94, 337
CD95, 337
CD102, 337
CD103, 337
CD106, 337
CD134, 337
CD141, 337
CD150, 337
CD152, 337
CD154, 337
CD158, 337
CD159a, 338

Índice Alfabético

CD159c, 338
CD162, 338
CD178, 338
CD206, 338
CD223, 338
CD244, 338
CD247, 338
CD252, 338
CD267, 338
CD268, 338
CD269, 338
CD273, 338
CD274, 339
CD275, 339
CD278, 339
CD279, 339
CD303, 339
CD304, 339
CD314, 339
CD357, 339
CD363, 339
CD365, 339
CD366, 339
CD369, 340
Célula(s)
- apresentadoras de antígeno, 14, 60, 61, 66
- B, 106, 164, 170, 181, 219
-- da zona marginal, 164
-- de memória, 181
-- do centro germinativo, 181
-- foliculares, 164
-- imaturas, 106
-- madura, 106
-- transicionais, 219
- B-1, 164
- de memória, 14, 132
-- central, 132
-- efetora, 132
-- residente teciduais, 132
- dendrítica(s), 39, 61, 63, 64
-- foliculares, 18, 181
-- plasmocitoide, 52
- do sistema imune adaptativo, 10
- epiteliais medulares tímicas, 212
- linfoides, 10
-- inatas, 41
--- do grupo 2, 259
- mieloides, 10
- natural killer, 26, 41
- pré-B, 105
- pré-T, 108
- pró-B, 105
- pró-T, 108

- T
-- auxiliares, 11, 170
--- CD4$^+$, 143, 145
--- foliculares, 145, 174
-- CD4, 14, 128
-- CD4$^+$ efetoras, 14
-- de memória, 22
-- duplo-negativas, 108
-- duplo-positivas, 108
-- efetoras, 137
-- invariantes associadas à mucosa, 97
-- *naive*, 135
-- que expressam receptor antigênico quimérico, 237
-- reguladoras (Treg), 109, 213, 215
--- mecanismos de ação das, 215
--- na tolerância periférica, 213
-- simples-positivas, 108
- Tfh, 178
- Th1, 145, 146, 148, 152, 153, 154
- Th2, 145, 148, 149, 150
- Th17, 145, 152, 153, 154
Células-tronco hematopoéticas, 250
Centro germinativo, 18, 175
Choque séptico, 46
Ciclosporina, 127, 249
Citocinas, 4, 14, 143, 178
- da imunidade inata, 46
Citomegalovírus, 157, 277
Citotoxicidade celular dependente de anticorpo, 43, 194
Classes, 91
- de linfócitos, 12, 13
Coestimulação, 117
na ativação das células T, 121
Coestimulador(es), 54, 55
- de células T, 121
- induzível, 122, 175
Coinibidores, 132, 133
Colectinas, 46
Complemento, 195
Complexo
- de ataque à membrana, 198
- pré-BCR, 105
- principal de histocompatibilidade (MHC), 232
- receptor
-- da célula B, 88, 167
-- de célula T, 88
Componentes da imunidade inata, 36
Correceptores, 119
Corticosteroides, 249
Covid-1, 204
CTLA-4, 133, 134, 249
CXCR5, 19

D

Declínio da resposta imune, 138
Dectinas, 36
Defeitos
- na ativação e na função dos linfócitos, 283
- na expressão ou sinalização do complexo receptor de células T, 285
- na imunidade inata, 279
- na maturação do linfócito, 280
- na sinalização de TLR, 280
- nas respostas das células B, 283
Defensinas, 30, 37, 153
Defesa antiviral, 52
Deficiência(s)
- da imunidade inata, 278
- de adesão leucocitária (LADS), 51, 279
- de células
-- B, 278
-- T, 278
- de IgA, 284
- hereditárias de proteínas do complemento, 200
- seletiva
-- de células B, 283
-- de classes de Ig, 284, 285
Degeneração macular relacionada à idade, 201
Deleção, 107, 216, 219
Derivado proteico purificado, 272
Dermatite atópica, 263
Desaminase induzida por ativação, 177, 284
Desenvolvimento
- de células Th1, 148
- dos linfócitos, 97, 98
-- B e T, 97
-- T de memória, 132
- e funções de linfócitos T efetores CD4, 143
Desnutrição proteico-calórica, 287
Desoxirribonucleotidil transferase terminal, 103
Dessensibilização, 263
Diabetes tipo 1, 273
Diferenciação de células
- T naive em células efetoras, 131
- Th2, 152
- Th17, 154
Disseminação de epítopos, 274
Distúrbios
- de hipersensibilidade tipo III, 268
- imunológicos, 3
Diversidade, 7, 8, 103, 104
- combinatória, 103
- em receptores de antígeno, 104
- juncional, 103
Divisão do trabalho, 5

DNA citosólicos, 34
Doador, 242
Doença(s)
- alérgicas, 261, 264
- autoimunes, 222, 255
- causadas por
-- anticorpos específicos para antígenos celulares e teciduais, 265
-- complexos antígeno-anticorpo, 268
-- linfócitos T, 270
- de adesão leucocitária
-- tipo 1, 280
-- tipo 2, 280
- de Crohn, 273
- de Graves, 265, 267
- de imunodeficiência, 277
- do enxerto *versus* hospedeiro, 252
- do soro, 269
- granulomatosa crônica, 52, 279, 280
- inflamatória intestinal, 30
- mediadas por
-- anticorpos, 257, 265, 267
-- anticorpos humanos, 267
-- células T, 257, 270, 273
-- imunocomplexos, 257, 268, 269
Domínio de imunoglobulina, 89

E

Eczema, 263
Edição de receptor, 106, 219
Eficácia da vacinação, 3
Endossomos, 79
Endotelite, 248
Enzima
- ARTEMIS, 102
- caspase-1, 33
Epítopos, 91
- conformacionais, 91
Escherichia coli, 205
Esclerose múltipla, 273
E-selectina, 48, 335
Esfingosina 1-fosfato, 135
Espécies reativas de oxigênio, 51
Especificidade, 7, 8
Estágios da defesa do hospedeiro, 4
Estimulação
- das respostas imunes antitumorais do hospedeiro pela vacinação com antígenos tumorais, 241
- de linfócitos B pelo antígeno, 164
Estímulos para ativação de células T CD8+, 123
Estratégias de terapia e vacinação, 293
Estrutura dos anticorpos, 90

Índice Alfabético

Evasão
- da imunidade
-- humoral por microrganismos, 204
-- inata, 54
- das respostas imunes por tumores, 234
- microbiana da imunidade inata, 53
Exaustão, 158, 216
- da célula T, 158
Exclusão alélica, 106
Exonucleases, 103
Expansão clonal, 9, 115, 130
Explosão respiratória, 51
Expressão de receptores de citocinas, 128

F

Fagócitos, 37
Fagocitose, 44, 192, 265
- e destruição de microrganismos, 51
- mediada por anticorpos, 193
Fagossomos, 51, 79, 193
Fases indutora e efetora da imunidade mediada por células, 116
FAS-ligante, 156
Fator(es)
- acelerador de decaimento, 201
- de crescimento da célula T, 129
- de necrose tumoral (TNF), 47, 64
- de transcrição
-- da proteína ativadora 1, 127
-- GATA-3, 152
-- NF-kb, 127
-- T-BET, 148
- estimuladores de colônias, 37
- genéticos, 222
- H, 201
- I, 201
- nuclear
-- de células T ativadas, 127
-- kb (NF-kb), 280
- transformador de crescimento β, 154, 203, 215
FcgRIIB, 183
Febre
- do feno, 261, 263
- reumática, 267
Feedback de anticorpo, 183
Filagrina, 259
FK506, 249
Flagelina, 29
Folículos, 18
Fosfatidilinositol 4,5-bifosfato (PIP2), 127
Fosfolipase Cg, 127
Fragmento
- cristalino (Fc), 89
- de ligação ao antígeno (Fab), 89
Funções
- das células apresentadoras de antígeno, 83
- do sistema complemento, 198
- efetoras dos anticorpos, 188, 189

G

Gasdermina D, 34
Gene(s)
- ARTEMIS, 282
- BTK, 283
- da resposta imune, 82
- de imunoglobulina, 102
- de receptores antigênicos, 100
- do complexo principal de histocompatibilidade (MHC), 67, 69, 242
-- de classe I e de classe II, 67
- NOD2, 30
- RAG1 ou RAG2, 282
Geração da diversidade de Ig e TCR, 103
Globulina antitimócito, 249
Glomerulonefrite, 269
- pós-estreptocócica, 269
GMP-AMP cíclico, 35
Gota, 34
Granulisina, 156
Granulomas, 52
Granzimas, 155
Guanosina monofosfato-adenosina monofosfato (GMP-AMP), 35

H

Hanseníase, 151
- lepromatosa, 151
Haplótipo do MHC, 70
Hemoglobinúria paroxística noturna, 201
Hemostasia, 138
Herpes-vírus simples, 157
Hibridomas, 93, 94
Hipermutação somática, 175, 179
Hipersensibilidade, 256
- do tipo tardio, 146, 271
- imediata, 256, 257
- tipo I, 256, 267, 269
- tipo II, 267, 269
- tipo III, 269
Hipertireoidismo, 265, 267
Hipótese da seleção clonal, 8
Homing (migração dirigida) de células T, 137
Hospedeiro, 242

I

IL-2, 128, 129
Imunidade, 1, 2
- adaptativa, 4, 5, 6, 10, 27
- adquirida, 4
- ativa, 7
- da mucosa, 202, 203
- de rebanho, 3
- específica, 4
- humoral, 5, 161
- inata, 4, 5, 25, 27, 36, 54
-- componentes da, 36
-- na estimulação de respostas imunes adaptativas, 54
- mediada por células, 5, 113, 141, 142, 143, 144, 156
- nativa, 25
- natural, 25
- neonatal, 204
- passiva, 7
- secretora, 203
Imunodeficiência(s)
- adquirida, 277, 287
- combinada grave (SCID), 280
-- autossômica recessiva, 281
--- devido à deficiência em ADA ou PNP, 282
--- devido ao defeito da recombinação VDJ, 282
-- ligada ao X, 281, 282
- primárias, 277, 278
- variável comum (IDVC), 284, 285
Imunogênicos, 210
Imunoglobulina(s), 87, 88
- A, 92, 202
- A1, 92
- A2, 92
- E, 194, 260
- G, 92, 256, 268
- G1, 92
- G2, 92
- G3, 92
- G4, 92
- intravenosa, 194
Imunologia dos tumores e do transplante, 229
Imunossupressão, 287
Imunoterapia
- alergênio-específica, 263
- do câncer, 229, 235
- passiva com anticorpos monoclonais, 236
Imunovigilância tumoral, 230
Indução de respostas imunes contra transplantes, 244
Infecção(ões), 2, 223
- crônicas, 273
- pelo vírus da imunodeficiência humana, 287
- por HIV e da AIDS, 291

Inflamação, 4, 38, 44, 48, 199, 265
Inflamassomas, 30, 33, 34
Influências ambientais, 223
Inibidor(es)
- de C1, 200
- de calcineurina, 249
Inositol 1,4,5-trifosfato (IP3), 127
Integrinas, 49, 120
Interferonopatias, 35
Interferons tipo I, 26, 47
Interferon-γ, 47
Interleucina(s), 46, 145
Interleucina-1 (IL-1), 32, 47
Interleucina-1b (IL-1b), 32
Interleucina-2 (IL-2), 115
Interleucina-6 (IL-6), 47
Interleucina-10 (IL-10), 47
Interleucina-12 (IL-12), 47
Interleucina-15 (IL-15), 47
Interleucina-17 (IL-17), 145, 153
Interleucina-18 (IL-18), 32, 47
Internalização e proteólise de antígenos, 78
Irradiação, 287
Isótipos (classes) de anticorpos, 91, 92

J

Janus quinase 3 (JAK3), 281

L

Latência, 292
LCK, 125
Lectina, 36
- ligante de manose, 197
Legionella pneumophila, 156
Leishmania major, 151
Lesão tecidual mediada por células T, 270
Leucócitos polimorfonucleares, 37, 38
Ligação
- de antígenos aos anticorpos, 91
- de peptídeos a moléculas do MHC, 70
-- de classe I, 76, 79
-- de classe II, 79
Linfa, 17
Linfócitos, 10
- B, 5, 11, 18, 22, 85
- com diversidade limitada, 43
- efetores, 13
- estágios da história de vida dos, 15
- imaturos, 99
- naive, 11, 12
- T, 18, 21, 60, 85
-- auxiliares, 6, 170, 173

--- CD4+, 145, 147
--- nas respostas imunes humorais, 170
-- CD8+
--- citotóxicos, 114, 154
--- naive, 154
-- citotóxicos, 6, 11
--- CD8+, 155, 156
-- de memória, 132
-- efetores CD4+, 143
-- helper, 6
-- *naive*, 21, 115
-- reguladores, 11
Linfo-histiocitose hemofagocítica, 285, 286
Linfonodos, 17
Linfopoietina estromal tímica, 152, 259
Linhagem germinativa dos *loci* gênicos de receptores antigênicos, 101
Lipopolissacarídeos, 26, 83
Lise celular, 44, 199
Listeria monocytogenes, 53, 144, 156
L-selectina, 335
Lúpus eritematoso sistêmico, 269

M

Macrófagos, 37
- M1 ou pró-inflamatórios, 38, 146
- M2 ou pró-reparadores, 39
- residentes nos tecidos, 38
Mastócitos, 40, 194, 261
Maturação
- da afinidade, 188
- da célula
-- B, 105, 106
-- T, 108
- de afinidade, 93, 163, 179
- dos linfócitos, 99
- e seleção de linfócitos
-- B, 105
-- T, 107
Mecanismo(s)
- de *feedback* de anticorpos, 183
- de lesão tecidual, 265
- de recombinação V(D)J, 100
- efetores da imunidade humoral, 187
- imunes de rejeição
-- ao enxerto, 247
-- tumoral, 232
Medula óssea, 11
Memória, 5, 7, 9
- imunológica, 5, 9
Miastenia *gravis*, 200, 267
Micobactérias, 157

- atípicas, 286
Micofenolato de mofetila, 249
Microbioma, 220
Migração
- de leucócitos, 50
- de linfócitos T nas reações imunes mediadas por células, 135
Mimetismo molecular, 225
Molécula(s)
- de adesão
-- intercelular 1, 120
-- nas células T, 120
- do MHC, 11, 60, 66
-- de classe I, 67, 68
-- de classe II, 68
Monócitos, 37, 38
Morte celular programada, 138
Motivos
- de ativação do imunorreceptor baseados em tirosina (ITAMS), 43, 125
- de inibição do imunorreceptor baseados em tirosinas (ITIMS), 43
Mutações condutoras, 232
Mutações passageiro (*passenger mutations*), 232
Mycobacterium
- *leprae*, 151
- *tuberculosis*, 156

N

Naive, 9
Não reatividade ao próprio organismo, 7, 10
Neoantígenos, 232
Neutralização de microrganismos e toxinas microbianas, 190
Neutrófilos, 37
NKG2, 43
NKG2D, 42

O

Opsoninas, 192
Opsonização, 44, 192, 193, 199, 265
Órgãos linfoides
- geradores, 11
- periféricos, 18
- secundários, 11
Oxidase do fagócito, 51
Óxido nítrico, 52

P

Padrões
- de herança e nomenclatura de genes do HLA, 70
- moleculares associados

-- a patógenos (PAMPS), 27
-- ao dano (DAMPS), 28
Patogênese, 221, 289
- da AIDS, 289
PD-1, 133, 134, 158
Pênfigo vulgar, 267
Peptídeo de cadeia invariante de classe II, 79
Perforina, 155
PI3 quinase, 127
Pirina, 33
Piroptose, 34
Plasmablastos, 181
Plasmócitos, 13, 162, 181
P-nucleotídios, 103
Poliartrite nodosa, 269
Polimorfismos em genes não HLA, 223
Ponto de checagem, 98
Poxvírus, 157
Pré-linfócitos, 99
Pré-receptor antigênico, 98
Processamento de antígenos, 73
- citosólicos, 74
- internalizados, 78
Produção
- de anticorpo IgE, 259
- de receptores antigênicos variados, 100
Produtos de oncogenes ou genes supressores de tumor mutantes, 232
Propriedades das respostas imunes adaptativas, 7
Proteases, 261
Proteassomos, 74, 75
Proteína(s)
- C reativa, 46
- C3, 44, 167
- cofator de membrana, 201
- das famílias B7 e CD28, 122
- de morte celular programada 1, 234
- do MHC, 69
- mitocondrial de sinalização antiviral (MAVS), 35
- plasmáticas da imunidade inata, 46
- produzidas pelas células T estimuladas por antígeno, 125
- Spike, 204
- β_2-microglubulina, 67
Proteólise de proteínas citosólicas, 75
Prova cruzada ou *crossmatch*, 247
Pró-vírus, 288
P-selectina, 335
Psoríase, 273
Púrpura trombocitopênica autoimune, 267

Q

Quimiocinas, 18, 47, 49
Quimioterapia, 287
Quinase regulada por sinal extracelular, 127

R

Rapamicina, 128, 249
Reação(ões)
- alérgicas, 258, 259
- cruzada, 93
- de Arthus, 269
- de hipersensibilidade, 255, 256, 272
-- do tipo tardio na pele, 272
- extrafoliculares e do centro germinativo, 174
- imunes
-- inatas, 48
-- mediadas pela célula T, 142
- linfocitária mista, 247
- mediadas por mastócitos e imunoglobulina E, 194
- transfusional, 252
Receptor(es)
- antigênicos
-- de células T, 41, 95
-- dos linfócitos, 86
- CD28, 121
- celulares
-- da imunidade inata, 36
-- para microrganismos e células danificadas, 29
- da célula T, 61
- da imunidade inata, 27
- de antígeno da célula T, 97
- de complemento tipo 2, 167
- de formil peptídeo 1, 36
- de manose, 36
- de reconhecimento de padrões, 27
- do hormônio tireoestimulante, 265
- do tipo
-- NOD, 30
-- Toll, 29, 31, 32, 64
- FAS (CD95), 156
- Fc, 183, 194
-- de leucócitos, 193
-- neonatal, 190, 191
- semelhantes à imunoglobulina de células assassinas (KIRS), 43
Recirculação e migração de linfócitos para os tecidos, 20
Recombinação
- de troca, 177
- somática, 100
Reconhecimento
- antigênico, 117

- de complexos peptídeo-MHC, 119
- direto, 245
- do antígeno
-- pelo receptor da célula T, 95
-- por outros linfócitos T, 83
- indireto, 245
Recrutamento de fagócitos para sítios de infecção e de dano tecidual, 48
Região(ões)
- constantes, 88
- de dobradiça, 89
- determinantes de complementariedade, 88
- hipervariáveis, 88
- N, 103
- variáveis, 88
Regulação
- da ativação do complemento, 200
- das respostas
-- de células T por receptores inibidores, 132
-- imunes
--- humorais, 183
--- inatas, 53
Regulador autoimune (AIRE), 212
Rejeição
- aguda, 247
- ao enxerto, 247, 249
- crônica, 249
- hiperaguda, 247
Remoção do baço, 287
Reparo tecidual, 52
Repertório de linfócitos, 8
Resíduos de ancoragem, 71
Resistência de microrganismos patogênicos, 156
Resposta(s)
- celulares anormais, 265
- de anticorpo
-- T-dependentes, 163
-- T-independentes, 163, 182
- de células T, 115
- de fase aguda, 46
- de linfócitos T *naive*, 115
- funcionais de linfócitos T ao antígeno e à coestimulação, 128
- imune, 1
-- adaptativa, 5, 59
-- ao HIV, 292
-- contra transplantes, 242
-- contra tumores, 230, 233
-- humorais, 162
-- inatas, 26
-- primária, 9
-- secundárias, 9

- inflamatória aguda, 49
- secundárias, 164
- tipo 2, 259
Rinite alérgica, 263
Rolamento de leucócitos, 48

S

Sarcoma de Kaposi, 292
Secreção
- de citocinas, 128
- de mediadores, 260
Segmentos gênicos de diversidade (D) e juncionais (J), 100
Segundos sinais, 121
Seleção
- clonal, 8
- de células
-- B maduras, 106
-- T maduras, 108
- negativa, 108, 212
- positiva, 108
Selectinas, 48
Sensibilidade de contato, 273
Sensores
- de DNA citosólico, 35
- de RNA, 34
Sequências de DNA projetadas, 103
Sinais
- de perigo, 54
- imunes inatos na ativação da célula B, 167
Sinalização induzida pelo antígeno em células B, 166
Sinapse imune, 124
Síndrome(s)
- aguda da infecção pelo HIV, 291
- autoinflamatórias, 34
- da imunodeficiência adquirida (AIDS), 277, 288
- de Chediak-Higashi, 279, 280
- de DiGeorge, 282, 283
- de Goodpasture, 267
- de hiper-IgM ligada ao X, 177, 283, 285
- de Wiskott-Aldrich, 286
- do linfócito nu, 285
- linfoproliferativa
-- autoimune, 218
-- ligada ao X, 285
- poliglandular autoimune, 213
- urêmica hemolítica atípica, 201
Singênicos, 242
Sinusite, 263
Sirolimo, 128, 249
Sistema

- complemento, 44, 195
- imune, 1
-- cutâneo, 17
-- das mucosas, 17, 19
-- inato, 25, 26, 28
- imunológico na saúde e na doença, 2
- mononuclear fagocítico, 38
Soroterapia, 192
Subpopulações de células B maduras, 107
Superantígenos, 120, 270
Supressores da sinalização de citocinas (SOCS), 53
Suscetibilidade mendeliana a doenças micobacterianas, 285, 286

T

Tacrolimo, 127, 249
Tapasina, 76, 77
Tecidos
- do sistema imune, 16
- e órgãos linfoides secundários, 16
Terapia
- adotiva com células T, 236
-- tumor-específicas autólogas, 236
- antirretroviral, 293
- de imunodeficiências primárias, 287
Timo, 11
Tirosinoquinase(s)
- de Bruton, 283
- proteicas, 88
Tolerância
- a antígenos fetais, 220
- a microrganismos comensais nos intestinos e na pele, 220
- central, 210, 211
-- dos linfócitos B, 218
-- dos linfócitos T, 212
-- por deleção, 213
- dos linfócitos B, 218
- imunológica, 10, 209, 210
- periférica, 210, 211
-- dos linfócitos B, 219
-- dos linfócitos T, 213
Tolerogênicos, 210
Toxina diftérica, 191
Transfusão, 250
Transplante
- de células sanguíneas, 250
- de células-tronco hematopoéticas, 252

- de órgãos, 229
Transportador associado ao processamento antigênico (TAP), 76
Transporte de complexos peptídeo-MHC para a superfície celular, 77, 80
Tríade atópica, 263
Troca de classe (isótipo) de cadeia pesada, 91, 162, 176, 188
Trombocitopenia, 267
Tuberculoide, 151
Tumores, 230, 241
- causados por vírus oncogênicos, 241

U

Ubiquitina, 75

V

Vacinação, 205
Vacinas
- conjugadas, 173, 207
- de subunidades, 206
- tumor-específicas, 241
- virais híbridas, 207
Vasculite, 269
Vênulas de endotélio alto, 21, 135
Via(s)
- bioquímicas de ativação das células T, 124
- da lectina de ativação do complemento, 197
- das lectinas, 44
- de ativação do complemento, 45, 195
-- alternativa, 44, 195
-- clássica, 44, 195
- de transdução de sinais em linfócitos T, 126
- do estimulador dos genes IFN (STING), 35
- RAS/RAC-MAP quinase, 127
Vírus
- da imunodeficiência humana (HIV), 277, 288
- Epstein-Barr, 157, 277
- vivos atenuados, 206

X

Xenoantígeno, 242
Xenoenxertos, 242, 250
Xenogênicos, 242
Xenotransplante, 250

Z

ZAP-70, 126, 127